临床影像学诊疗策略及实例荟萃

杨欣欣　何文杰　陈　群 ◎ 主编

中国纺织出版社有限公司

图书在版编目（CIP）数据

临床影像学诊疗策略及实例荟萃 / 杨欣欣、何文杰、陈群主编 . -- 北京 ：中国纺织出版社有限公司，2024.12. -- ISBN 978-7-5229-2326-0

Ⅰ . R445

中国国家版本馆 CIP 数据核字第 2024AS4114 号

责任编辑：傅保娣　　责任校对：王蕙莹　　责任印制：王艳丽

中国纺织出版社有限公司出版发行
地址：北京市朝阳区百子湾东里 A407 号楼　邮政编码：100124
销售电话：010—67004422　传真：010—87155801
http://www.c-textilep.com
中国纺织出版社天猫旗舰店
官方微博 http://weibo.com/2119887771
北京虎彩文化传播有限公司印刷　各地新华书店经销
2024 年 12 月第 1 版第 1 次印刷
开本：787×1092　1 / 16　印张：26.25
字数：545 千字　定价：138.00 元

主编简介

杨欣欣

主治医师，2012 年硕士毕业于广州中医药大学影像医学与核医学专业，现工作于深圳市第二人民医院（深圳大学第一附属医院）影像科。擅长胸部、腹部、神经系统、关节及血管的影像诊断。广东省精准医学应用学会分子影像分会委员。发表论文 3 篇。

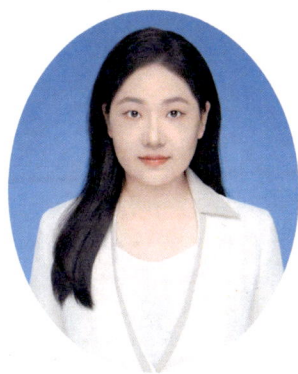

何文杰

主治医师，2018 年硕士毕业于复旦大学影像医学与核医学专业，现工作于深圳市第二人民医院（深圳大学第一附属医院）放射科。主要研究方向为中枢神经系统疾病的影像诊断及功能影像学研究，在阿尔茨海默病、特发性正常压力脑积水影像学研究中有丰富的经验。广东省医学教育协会放射影像专业委员会委员，阿尔茨海默病防治协会 AI 专业委员会委员。参与国家自然科学基金 1 项、深圳市重点科技计划项目 1 项。发表 SCI 论文 10 余篇，北大核心期刊论文 3 篇。

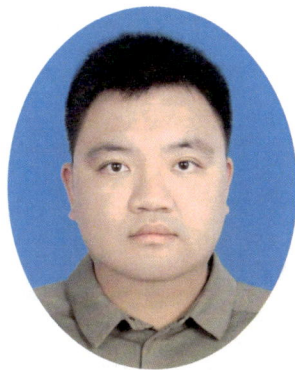

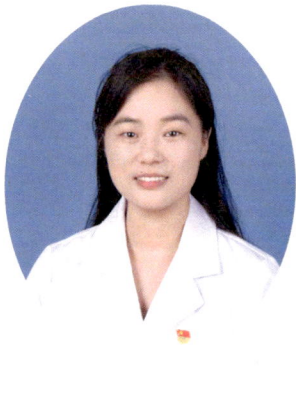

陈 群

　　主治医师，硕士毕业于广州中医药大学影像医学与核医学专业，现工作于深圳市宝安区人民医院（深圳大学第二附属医院）放射影像科。从事放射诊断工作 10 余年，擅长乳腺钼靶、X 线及 CT 诊断等。深圳市医学会放射医学分会乳腺专业学组委员。2022 年获"优秀援疆专家""对口帮扶先进工作者""优秀党员"等称号。主持深圳市宝安区课题 1 项，参与区级课题 1 项，发表论文 2 篇，参编著作 2 部。

编委会

主　编　杨欣欣　深圳市第二人民医院（深圳大学第一附属医院）

何文杰　深圳市第二人民医院（深圳大学第一附属医院）

陈　群　深圳市宝安区人民医院（深圳大学第二附属医院）

副主编　秦俊芳　长治医学院附属和济医院

王学军　遂宁市第一人民医院

赵莹莹　深圳市第二人民医院（深圳大学第一附属医院）

赵　静　深圳市第三人民医院

黄茗勇　深圳市第三人民医院

前　言

　　医学影像技术在临床上应用非常广泛，为疾病的诊断提供了科学和直观的依据，可以更好地配合临床疾病诊断工作，对最终准确判断病情起着不可替代的作用。近年来，随着影像领域的不断发展，影像技术和方法也在不断地创新，影像诊断已从单一依靠形态变化进行诊断发展成为集形态、功能、代谢改变为一体的综合诊断体系，是现代医学临床工作不可缺少的助手。

　　本书既反映了医学影像学的发展现状，又突出了当前医学影像学的发展趋势，具有很强的时效性和实用性。本书以临床常见疾病为架构，详细介绍了常见疾病的影像学检查方法、影像学表现、诊断与鉴别诊断等内容，将基础理论与临床实践相结合，内容丰富，详略得当，条理清晰，适用于广大影像科医师，也可作为临床医师选择影像检查方法、学习疾病影像表现的参考书。

　　本书编者均具有扎实的理论知识和丰富的临床经验，但由于编写时间和篇幅有限，难免有不足之处，恳请广大读者予以批评、指正。

编　者

2024 年 12 月

目　录

第一章 五官疾病影像学诊疗

第一节 眼部疾病

一、炎性病变

（一）格雷夫斯眼病

1. 概述

格雷夫斯病（GD）一般指弥漫性甲状腺肿伴甲状腺功能亢进，常可出现格雷夫斯眼病（GO），少数患者可出现胫骨前黏液水肿和甲状腺肢端病变。GO患者可伴有或不伴有甲状腺功能亢进；还可出现在甲状腺功能亢进的前或后，或在甲状腺功能亢进经过药物、手术、放射性碘等治疗后才发生。因此，在诊断GO时，甲状腺功能亢进并非必要条件。

2. CT表现

（1）一条或多条眼外肌增粗为本病最突出的特征，是眼外肌水肿、炎性浸润、脂肪变性和纤维增生的结果。首先累及下直肌，其次为内直肌，最后为上直肌和外直肌。轴位扫描能清晰显示内、外直肌，冠状位扫描显示下直肌、内直肌、上直肌及上斜肌更直观。与眼外肌炎不同之处为肌腹梭形肿胀，肌腱止点正常，前1/3仍细；后者肌腱有明显的炎症。与眼外肌转移癌的区别是后者呈结节状局部肿大。与淋巴样肿瘤的区别是后者多发生于上直肌和提睑肌，且增粗更为明显。

（2）球后脂肪增多是引起突眼的直接原因之一。脂肪密度正常，少数可见条纹状、点片状影，为脂肪水肿、浸润所致。

（3）视神经增粗发生率为5%，为肥大的眼外肌在眶尖部压迫视神经所致。通过高分辨率 CT（HRCT）轴位扫描和冠状位重建可显示这一征象。

（4）泪腺增大、向前移位为泪腺炎性浸润的表现，泪腺增大常与眼肌增大等并存。

（5）眼上静脉扩张为眼外肌在眶尖部压迫近静脉所致。

3．诊断与鉴别诊断

（1）炎性假瘤：GO 主要是与炎性假瘤相鉴别，炎性假瘤表现为眼外肌肌腹和肌腱均增粗，上直肌、内直肌最易受累，框壁骨膜与眼外肌之间的脂肪间隙消失。

（2）颈动脉海绵窦瘘：有外伤病史，眼球突出明显，听诊及血管搏动音，增强扫描显示眼上静脉明显增粗，MRI 斜矢状位可以清晰显示。

（3）外伤性眼外肌增粗：表现眼肌肿胀，常见眶壁骨折、眼睑肿胀等征象。

（二）蜂窝织炎

1．概述

蜂窝织炎是指由金黄色葡萄球菌、溶血性链球菌或腐生性细菌等引起的皮肤和皮下组织广泛性、弥漫性化脓性炎症。

2．CT 表现

患侧眼睑软组织普遍性肿胀，眼球壁增厚，肌锥内外脂肪间隙内有较淡的浸润性病灶。如果同侧鼻旁窦内也有均匀密度增高影，提示眶内炎性浸润性病变与鼻旁窦炎有关（图 1-1）。

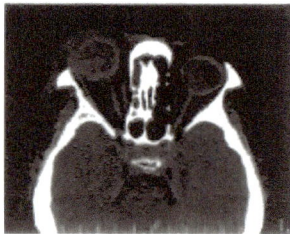

图 1-1　右侧眼眶蜂窝织炎 CT 表现

3．鉴别诊断

眶内转移性肿瘤：发生在眶骨、肌锥内外、眼外肌，其中 60% 发生在肌锥外，20% 为弥漫性，2/3 的患者伴有眶骨改变，临床有原发病史。

（三）眼眶炎性假瘤

1．概述

眼眶炎性假瘤是一种特发性的良性非特异性炎症。因其病变外观类似肿瘤，故称为炎性假瘤。炎性假瘤按照病理组织学改变可分为淋巴细胞浸润型、纤维组织增生型和混合型。

本病多见于成年患者，高发年龄为 40～50 岁。通常单眼发病，也可双眼发病。临床病程可表现为急性、亚急性或慢性过程。炎性假瘤可以累及眼眶内所有组织结构，也可与眶周鼻旁窦炎性假瘤伴发。

2．CT 表现

CT 表现多种多样，具有一定的特征性。根据受累部位的不同分为 5 种类型。

（1）炎性肿块型：眶内局限性高密度软组织肿块，位于眶前部或眶后部，边界清楚，增强扫描肿块轻度至中度强化或不强化。邻近眼球的肿块常伴眼环增厚。肿块邻近的眼环、视神经、眼外肌及泪腺均可受累。炎性肿瘤须与淋巴瘤及鼻旁窦肿瘤眶内侵犯相鉴别，淋巴瘤与炎性假瘤表现相似，亦可侵犯邻近的视神经、眼外肌、眼环等，但肿块常呈"铸型样"外观，而炎性假瘤经肾上腺皮质激素治疗有效。鉴别困难时可行组织活检定性。鼻旁窦肿瘤眶内侵犯可见鼻旁窦内肿块和眶壁的骨质破坏。

（2）肌炎型：一条或多条肌肉受累，以下直肌最常见。特点为包括前端肌腱附着处的整个眼肌增粗，常累及邻近肌肉的眶内脂肪，使肌肉边缘模糊而不规则。结合临床较易鉴别 GO，GO 多累及双侧且对称发病，以肌腹增粗为特点。单个眼肌增粗须与淋巴瘤鉴别，后者肌肉增粗较炎性假瘤明显，临床无急性发病史，肾上腺皮质激素治疗无缩小。转移瘤也可出现眼肌增粗，常表现局限结节性增粗（图 1-2）。

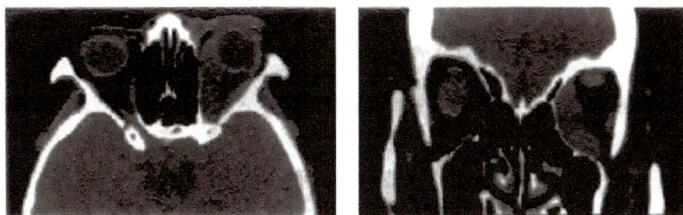

图 1-2　肌炎型炎性假瘤 CT 表现

（3）泪腺炎型：泪腺单独受累或合并其他组织同时受累。泪腺呈弥漫性增大，密度均匀，眶壁骨质无破坏。与泪腺良性肿瘤的区别是后者病变局限于泪腺，边界清楚，密度均匀，邻近组织受压移位。与恶性肿瘤的区别是后者密度多不均匀，邻近眶壁常有骨质破坏。与泪腺炎和淋巴瘤的 CT 表现相似，须结合临床加以鉴别。皮样囊肿在肿块内可出现脂肪低密度影。

（4）巩膜周围炎和视神经周围炎型：炎症累及巩膜周围的筋膜或 Tenon 囊（眼球筋膜鞘），眼球筋膜向后覆盖视神经的前 1/3，因而巩膜周围炎也包括视神经前 1/3 的周围炎。CT 显示眼球后壁增厚，并扩展至视神经前端，即 Tenon 囊受累，视神经增粗；邻近眶内脂肪受累，可见条状高密度影；邻近的眼外肌亦可受累。视神经增粗、眼环增厚及眼外肌增粗为常见特征性表现。急性蜂窝织炎也可出现眼环增厚，但常引起眶骨骨质破坏，并可根据临床病程短、症状重加以鉴别。

（5）弥漫型：眼眶多个部位同时受累，包括眶内脂肪、眼肌、泪腺及眼筋膜囊等，以眶内脂肪受累最为明显。表现为脂肪内条纹状高密度影，眼外肌增粗，视神经增粗，眼球增厚，泪腺增大。严重时，球后结构如视神经、眼外肌等被遮盖，显示不清，形成"冰冻眼眶"，且常合并眶腔增大。CT 增强扫描时假瘤多轻度强化。

3. 诊断

GO 表现为肌腹增粗，附着于眼球壁上的肌腱不增粗，常使双侧下直肌、上直肌、内直肌肌腹增粗，临床有甲状腺功能亢进表现。部分患者横断位扫描眼外肌增粗如肿块样，应行冠状位或 MRI 检查。

（四）慢性泪腺炎

1. 概述

慢性泪腺炎在临床上较急性泪腺炎普遍，常与全身感染有关。多为原发性，也可由急性转变而来，病变多为双侧，上睑外上侧有一无疼痛的隆起，但可有触痛，肿物还可触及分叶状，伴有眼球向下内方移位，上转受限，从而发生复视或导致上睑下垂。

2. CT 表现

CT 显示泪腺呈现条状肥厚，边缘不规整，且无肿块状隆起症。

3. 鉴别诊断

本病与泪腺良恶性占位及米库利奇病易于鉴别。泪腺区占位多有具体肿块征，并有泪腺窝区眶骨受压变形或不规则骨质破坏的征象；米库利奇病多表现为双侧泪腺对称性肿大，并有头面部其他腺体肥大。

二、肿瘤性病变

（一）视网膜母细胞瘤

1. 概述

视网膜母细胞瘤是一种来源于光感受器前体细胞的恶性肿瘤。常见于 3 岁以下儿童，具有家族遗传倾向，可单眼、双眼先后发病或同时罹患，是婴幼儿最常见的眼内恶性肿瘤，成人中罕见。

视网膜母细胞瘤的临床表现复杂，可表现为结膜内充血、水肿、角膜水肿、虹膜新生血管、玻璃体浑浊、眼内压升高及斜视等。本病易发生颅内及远处转移，常危胁患儿生命，因此早期发现、早期诊断及早期治疗是提高治愈率、降低死亡率的关键。

2. CT 表现

CT 显示眼球内不规则形肿块，常见钙化，可呈团块状、片状或斑点状，是本病的特征性表现。若患侧视神经增粗多提示肿瘤已沿视神经向颅内转移（图 1-3）。

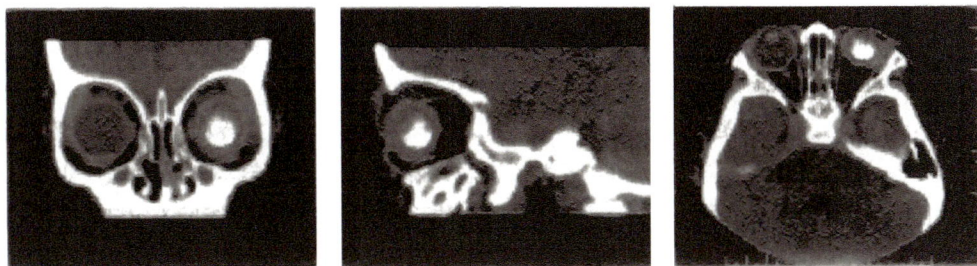

图 1-3 左侧眼球视网膜母细胞瘤 CT 表现

3. 诊断与鉴别诊断

婴幼儿眼球内发现钙化性肿块，应首先考虑视网膜母细胞瘤。鉴别诊断：原始永存玻璃体增生症，表现为眼球小，钙化少见，整个玻璃体腔密度增高，MRI 可发现玻璃体管存在。渗出性视网膜炎常为单侧，发病年龄一般为 4 ~ 8 岁，MRI 显示为视网膜下积液信号，增强后脱离的视网膜明显强化。

（二）视神经胶质瘤

1. 概述

视神经胶质瘤是发生于视神经内胶质细胞的良性肿瘤，可沿视神经向颅内蔓延。多发于学龄前儿童，成人少见，部分与神经纤维瘤病伴发，疑有遗传倾向。预后较颅内胶质瘤好。

2. CT 表现

视神经管形或梭形增粗，边界光整，密度均匀，CT 值为 40 ~ 60 HU，增强扫描呈轻度至中度强化。部分胶质瘤内可有囊变或黏液样改变，少数还可有钙化。当视神经管内段受累时可引起视神经管扩大。

3. 鉴别诊断

本病须与下列疾病相鉴别。①视神经鞘脑膜瘤，主要见于成年人。CT 表现为高密度并可见钙化，边界欠光整；肿瘤强化明显，而视神经无强化，形成较具特征性的"轨道征"。②视神经炎，主要指周围视神经鞘的炎性病变，发生快，消失也快，根据病史可鉴别。部分慢性视神经炎有时与胶质瘤不易鉴别。③视神经蛛网膜下隙增宽，见于颅内压增高，一般有颅内原发病变。

（三）泪腺混合瘤

1. 概述

泪腺肿瘤在眶原发性肿瘤中发病率最高，而泪腺混合瘤又是其中最常见者，有良性及恶性两种。良性泪腺混合瘤多见于中年人，病程长，来源于泪腺管或腺泡，也可以起源于副泪腺及先天性胚胎组织残留（泪腺原基）。恶性泪腺混合瘤缺少或无完整的包膜，包块与眶缘发生粘连，粘连部眶缘有压痛。瘤组织除有良性泪腺混合瘤的结构外，还有癌变的组织构成。瘤组织向眶内浸润，破坏骨质，可发生全身转移，严重者向颅内转移，危及生命。

2. CT 表现

CT 表现为泪腺窝区圆形或椭圆形肿块，边界光整，多数密度均匀，与眼外肌等密度，较大肿块常有囊变或坏死，少数肿瘤内可见钙化；泪腺窝扩大，骨皮质受压，无骨质破坏征象；早期扫描呈轻至中度强化。还可有眼球、眼外肌及视神经受压移位改变。

3. 鉴别诊断

本病须与下列疾病鉴别。①泪腺恶性上皮性肿瘤，肿瘤边缘多不规则，常伴有泪腺窝区骨质破坏改变。②泪腺非上皮性肿瘤，形态不规则，一般呈长扁平形，肿块常包绕眼球生长。

（四）泪腺恶性上皮性肿瘤

1. 概述

泪腺恶性上皮性肿瘤是眼部常见的恶性肿瘤，一般不发生全身转移。可分为恶性混合瘤、腺样囊性癌、腺癌、黏液表皮样癌和多形性低度恶性腺癌，其中腺样囊性癌最多见，且为高度恶性的肿瘤。临床主要表现为泪腺窝迅速增大的包块、眼球突出、眼睑肿胀，伴疼痛不适。

2. CT 表现

肿瘤呈圆形或椭圆形，无完整包膜，边缘多不规则，呈锯齿状改变，实质与眼外肌等密度，部分可有囊变，少数有钙化。增强扫描呈中度至明显不均匀强化。本病多伴有眶壁骨质破坏，另可广泛累及眼外肌等眶内结构。

3. 鉴别诊断

本病须与多形性腺瘤、炎性假瘤及皮样囊肿进行鉴别。多形性腺瘤多为圆形或椭圆形，边界清晰，眶骨受压变薄，无溶骨性骨质破坏。炎性假瘤形态多不规则，无骨质受压改变或骨质破坏。皮样囊肿 CT 上呈脂肪密度，MRI 上 T_1WI 为高信号，有特征性。

（五）海绵状血管瘤

1. 概述

海绵状血管瘤是指由众多薄壁血管组成的海绵状异常血管团，血管造影检查时常无异常血管团的发现，故将其归类于隐匿型血管畸形。实际该病并非真正的肿瘤，而是一种缺乏动脉成分的血管畸形。随着医学影像学的发展，有关该病的报告日渐增多，其在人群中的发生率为 0.5% ~ 0.7%，占所有脑血管畸形的 8% ~ 15%。因部分患者无症状，故确切的人群发生率仍未知。海绵状血管瘤好发于 30 ~ 40 岁，无明显性别差异。

2．CT 表现

CT 检查肿瘤呈圆形、椭圆形或梨形，边界光整，密度均匀（图 1-4），CT 值平均为 55 HU。少数肿瘤内可见小圆形高密度钙化，为静脉石形成，是本病的特征性表现之一。增强扫描有特征的"渐进性强化"，即肿瘤内首先出现小点状强化，逐渐扩大，随时间延长形成均匀的显著强化。强化出现时间快、持续时间长，因此增强扫描对本病诊断有重要临床意义。还可有眼外肌、视神经、眼球受压移位，眶腔扩大等征象。

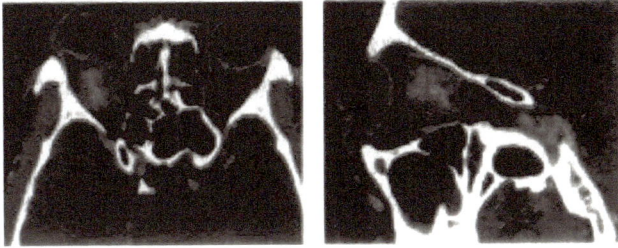

图 1-4　眼眶海绵状血管瘤

3．鉴别诊断

（1）神经鞘瘤：典型的神经鞘瘤密度较低且不均匀，增强后呈轻、中度快速强化，内见无强化低密度区。眶尖神经鞘瘤可形成眶颅沟通性肿瘤。MRI 检查更有利于显示神经鞘瘤的病理特征。

（2）海绵状淋巴管瘤：肿瘤内密度不均匀，可并发出血，有时难以鉴别。

（六）淋巴瘤

1．概述

肿瘤可发生于眶内任何部位，但最常见于泪腺、结膜、眼睑或球后。眶内真正的淋巴组织位于结膜下和泪腺，这两个部位最常出现淋巴网状内皮细胞增生和恶性变。肿瘤沿神经和血管向周围扩散，发生球后部淋巴瘤。泪腺区肿瘤可使眼球向下移位；球后肿瘤致眼球运动障碍和突眼。恶性淋巴瘤，包括霍奇金淋巴瘤和非霍奇金淋巴瘤，眶内淋巴瘤多属于非霍奇金淋巴瘤。肿瘤无包膜，主要由未分化细胞和明显异型的淋巴细胞组成，缺乏明显的纤维基质。老年患者发病缓慢，病史可达 6 ~ 12 个月，年轻患者多伴有全身淋巴瘤，数周到数月出现症状。

2．CT 表现

CT 可准确显示眶内淋巴瘤的累及范围，与临床特征相结合可作出提示性诊断。肿瘤常位于眼眶前部、泪腺区和球后。形态不规则，呈均匀较高密度肿块，边界锐利；亦可呈浸润性生长，围绕眶内结构眶骨、眼球、视神经周围蔓延，呈"铸型样"外观（图 1-5），一般不造成眼球变形，无骨侵蚀改变。球后淋巴瘤常呈弥漫性浸润生长，可侵犯视神经、眼外肌和眶内脂肪，与眼球粘连，肿瘤可扩展到眼球前部。泪腺区淋巴瘤，可出现泪腺弥漫性增大，眼球向内向前移位可侵犯邻近脂肪，但病变不侵犯骨质，不引起眼眶扩大；注射对比剂后淋巴瘤呈轻度强化。

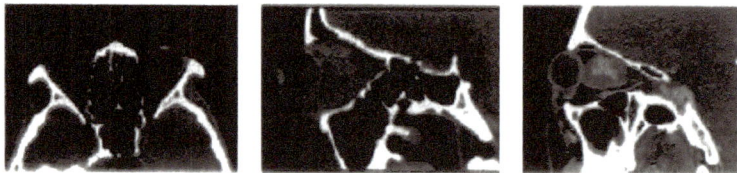

图 1-5　右侧眼眶淋巴瘤（"铸型样"外观）CT 表现

3. 鉴别诊断

（1）炎性假瘤：可使泪腺弥漫性增大和强化，但常为多发病灶，伴有肌炎、球后壁巩膜、视神经周围炎和眶内脂肪浸润，而淋巴瘤常表现泪腺区单发肿块。

（2）泪腺良性肿瘤：边界清楚，肿瘤内可见脂肪密度和钙化灶，可出现骨侵蚀变薄。

（3）泪腺上皮性恶性肿瘤：常致眶外上壁骨质破坏。

三、外伤及异物

（一）眼内异物

1. 概述

异物分为金属和非金属异物，前者包括钢、铁、铜、铅及其合金等，后者包括玻璃、塑料、橡胶、沙石、骨片和木片等。眼内异物可产生较多的并发症，如眼球破裂、晶状体脱位、出血及血肿形成、视神经挫伤、眼眶骨折、颈动脉海绵窦瘘，以及感染等。临床表现根据异物进入眼部的路径、异物存留部位，以及异物对眼部结构损伤的程度的不同而不同。眼球内异物的主要表现有视力障碍、眼球疼痛等；眶内异物若损伤视神经则表现为视力障碍，若损伤眼外肌可出现复视、斜视和眼球运动障碍等。

2. CT 表现

CT 可显示异物的种类、大小及数目，金属异物表现为高密度影，周围可有明显的放射状金属伪影（图 1-6）。非金属异物又分为高密度和低密度非金属异物，高密度异物包括沙石、玻璃和骨片等，CT 值多在 300 HU 以上，一般无伪影；低密度异物包括植物类、塑料类等，CT 值为 −199 ～ 50 HU。CT 不仅能准确地显示金属异物，还可显示少数较大的低密度非金属异物，如木质异物，对于较小的木质异物或其他低密度非金属异物常很难显示。

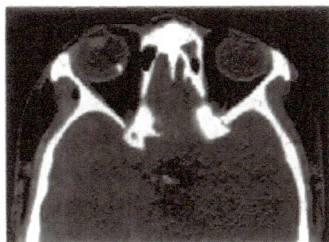

图 1-6　右侧眼球后壁异物（铁屑）CT 表现

3. 鉴别诊断

详细询问外伤史是鉴别诊断的关键。①眼球钙斑，见于视网膜母细胞瘤、脉络膜骨瘤等，较易鉴别。钙斑也可见于创伤后改变如晶状体钙化、出血钙化等。②眶内钙化，常见于肿瘤如脑膜瘤，一般可见明确肿块影，容易鉴别。③人工晶状体及义眼，询问病史有助于确诊。④眶内气肿，木质异物与气肿 CT 密度相近，异物具有固定形状有助于鉴别。

（二）眼眶骨折和视神经管骨折

1. 概述

临床表现主要有复视、眼球运动障碍、视力下降或失明、眼球内陷或突出等。眼眶骨折分为爆裂骨折、单纯骨折和复合型骨折。眼眶爆裂骨折指外力作用于眼部使眶内压力骤然增高致眶壁发生骨折而眶缘无骨折，即骨折不是外力直接作用于眶壁，而是经过眶内容物的传导作用于眶壁所致。

2. CT 表现

CT 直接征象为眶壁或视神经管的骨质连续性中断、粉碎及移位等改变；间接征象有骨折邻近的软组织改变，包括眼肌增粗、移位及嵌顿、眶内容脱出或血肿形成并通过骨折处疝入附近鼻旁窦内（图 1-7、图 1-8）。诊断时注意不要把正常结构如眶下孔、筛前、后动脉走行处及眶壁正常弯曲处误认为骨折。还须注意周围结构有无骨折或其他外伤。诊断骨折主要进行 CT 检查，较少进行超声或 MRI 检查。

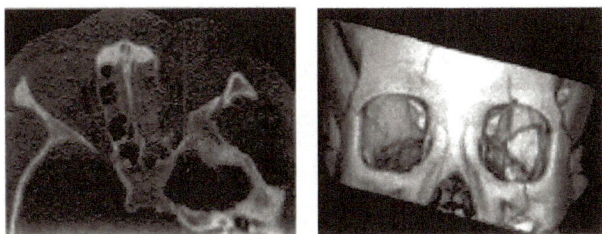

图 1-7　眼眶壁多发骨折 CT 表现

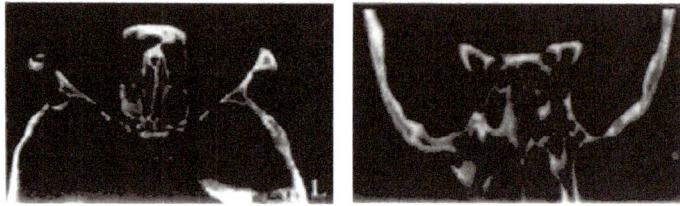

图 1-8　右侧视神经管骨折 CT 表现

3. 诊断

结合外伤病史，一般诊断较为明确。

（秦俊芳）

第二节　耳部疾病

一、外耳道闭锁

（一）概述

先天性小耳及外耳道闭锁常合并发生，系胚胎发育过程中第一、第二鳃弓或第一鳃沟发育不全所致，可伴有第一咽囊发育不全引起的咽鼓管、鼓室或乳突畸形。

分型：第一型，耳郭较正常为小，外耳道及鼓膜存在，适应听力尚可；第二型，耳郭畸形，外耳道闭锁，鼓膜及锤骨柄未发育，砧骨体与锤骨小头融合，镫骨已育或未育，呈传音性聋，此型多见；第三型，耳郭畸形较重，外耳道闭锁，听骨畸形，合并非鳃源性内耳畸形，内耳功能丧失。第二型、第三型有时伴有颌面发育不全，称为特雷彻·柯林斯综合征。颞骨 CT 示外耳道闭锁，鼓室狭小，听骨畸形。

（二）CT 表现

外耳道骨性闭锁表现为无外耳道影像（图 1-9），狭窄表现为外耳道前后径或垂直径小于 4 mm。锤砧骨融合畸形并与闭锁板相连或镫骨缺如提示听小骨畸形。耳蜗空心呈囊状提示 Mondini 畸形。大前庭水管综合征表现为正常前庭水管中段大于 1.5 mm，MRI 中 T_2WI 可示内淋巴管及内淋巴囊扩大。内耳道小于 3 mm 为狭窄。内耳道底板骨质缺损是先天性脑脊液耳漏的主要原因。

（三）诊断与鉴别诊断

外耳道闭锁须与外耳道骨瘤和外耳道胆脂瘤进行鉴别。外耳道骨瘤：单侧，为外耳道骨壁隆起造成外耳道狭窄或者闭塞。外耳道胆脂瘤：耳郭正常，软组织肿块突入外耳道内，外耳道骨壁受压改变。其他先天畸形，一般诊断较为明确。

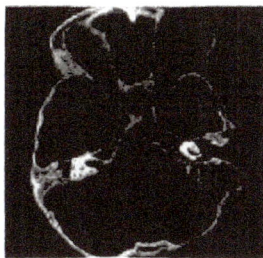

图 1-9　右侧外耳道骨性闭锁 CT 表现

二、炎性病变

（一）中耳乳突炎

1. 概述

中耳乳突炎是中耳炎的进一步发展，病变由中耳腔发展到乳突腔。其实慢性中耳炎患者都有乳突炎症。

2. CT 表现

CT 表现为乳突气房透明度低或不含气、不规则软组织密度影、骨质破坏或增生硬化及并发症改变。如果 CT 显示鼓室内条状软组织影并有钙化，提示鼓室硬化症。如果 CT 显示鼓室或上鼓室软组织肿块，伴骨质侵蚀及听小骨破坏，有强化提示胆固醇肉芽肿，无强化提示胆脂瘤形成。

3. 鉴别诊断

（1）胆脂瘤：边界清楚甚至硬化，而骨疡型乳突炎边缘模糊不整。

（2）耳部肿瘤：两者骨质破坏有时难以鉴别。

（二）胆脂瘤

1. 概述

胆脂瘤又称表皮样囊肿、珍珠瘤等。目前认为是源于异位胚胎残余的外胚层组织的先天性缺乏血管的良性肿瘤。好发于脑部和耳部。根据胆脂瘤分布的位置不同可以分为颅内胆脂瘤、外耳道胆脂瘤和胆脂瘤型中耳炎等。一般认为颅内胆脂瘤的发病率为全脑肿瘤的

0.5% ~ 1.8%。可为多发，直径几毫米至数厘米。胆脂瘤多采取手术切除。

2. CT 表现

上鼓室、鼓窦入口及鼓窦骨质受压破坏，边缘光滑伴有骨质硬化，腔道扩大及腔道内软组织影充填，增强扫描无强化。还可见鼓室盖壁、乙状窦壁及听小骨骨质破坏（图 1-10）。

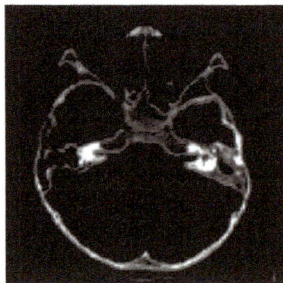

图 1-10 胆脂瘤 CT 表现

3. 鉴别诊断

（1）慢性中耳炎：骨质破坏，边缘模糊不清。

（2）中耳癌：表现为鼓室内软组织肿块、周边骨质破坏，增强扫描可见肿块向颅中窝及颅后窝侵犯。

三、外伤

（一）概述

颞骨外伤包括骨折和听小骨脱位。其中乳突部骨折最常见，多由直接外力所致。听小骨外伤表现为传导性聋。面神经管骨折常有迟发型面神经麻痹。

（二）CT 表现

颞骨骨折需要通过 1 ~ 2 mm 薄层扫描观察，可分为纵行骨折（骨折线平行于岩骨长轴，约占 80%）、横行骨折（骨折线垂直于岩骨长轴，占 10% ~ 20%）及粉碎性骨折。骨折好发于上鼓室外侧，常累及上鼓室及面神经前膝。迷路骨折多为横行骨折，但累及岩部的纵行骨折亦可累及迷路，均致感音神经性聋。少见迷路出血机化，表现为膜迷路密度增高。听小骨外伤 HRCT 显示听小骨骨折或脱位，因结构细小容易漏诊，三维螺旋 CT 对显示听小骨有独特的优越性，锤砧关节脱位或砧镫关节脱位常见（图 1-11）。

（三）诊断

结合外伤病史，一般诊断较为明确。

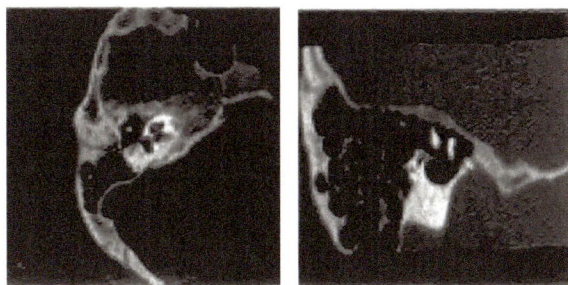

图 1-11　右侧乳突骨折伴听小骨脱位 CT 表现

四、颞骨肿瘤

(一)听神经瘤

1. 概述

听神经瘤是指起源于听神经鞘的良性肿瘤，确切的称谓是听神经鞘瘤，是常见的颅内肿瘤之一，占颅内肿瘤的 7% ~ 12%，占桥小脑角肿瘤的 80% ~ 95%。多见于成年人，发病高峰在 30 ~ 50 岁，20 岁以下者少见，儿童单发性听神经瘤罕见。无明显性别差异。左、右发生率相仿，偶见双侧性。临床以桥小脑角综合征和颅内压增高为主要表现。

2. CT 表现

CT 表现为桥小脑角池肿瘤，内耳道扩大，明显强化。多数与脑组织等密度，平扫不易发现，常规进行增强检查。CT 气脑池造影可以显示早期管内型听神经瘤，表现为局部肿块，但为创伤性检查（图 1-12）。

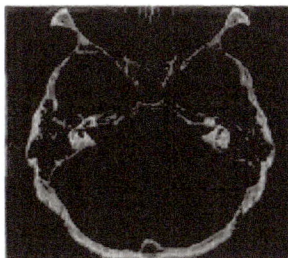

图 1-12　右侧听神经瘤（内听道扩大）CT 表现

3. 鉴别诊断

三叉神经瘤、胆脂瘤、脑膜瘤多不累及内耳道，不难鉴别。

（二）血管球瘤

1. 概述

血管球瘤是一种少见的良性小型血管瘤，很少发生恶变，血管球是正常组织结构，直径约 1 mm，位于真皮网状层下，属于起源于神经末梢网与小血管网的神经末梢球体。症状主要为搏动性耳鸣，也可有传导性听力下降。耳镜可见紫色肿物。

2. CT 表现

CT 在颈静脉球瘤可见颈静脉窝扩大及骨壁侵蚀。破坏鼓室下壁，侵入下部鼓室，向下蔓延可破坏舌下神经管。鼓室球瘤可见鼓室下部软组织影，可无骨质改变，也可有鼓室下壁侵蚀。CT 增强检查有明显强化（图 1-13）。

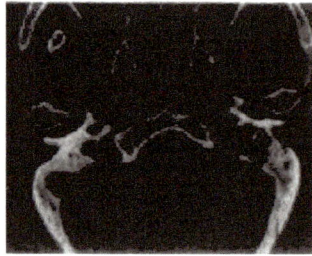

图 1-13　左侧颈静脉球瘤 CT 表现

3. 鉴别诊断

血管球瘤须与颈静脉球高位、先天性中耳胆脂瘤进行鉴别。颈静脉球高位表现为颈静脉孔骨皮质完整，最上部可延伸至内耳道底部。先天性中耳胆脂瘤表现为鼓膜后白色肿块，肿块无强化特点。

（三）中耳外耳癌

1. 概述

中耳外耳癌是一种少见的恶性肿瘤。原发于中耳外耳道的肿瘤统称为颞骨肿瘤。外耳道癌好发于 50 ~ 60 岁，女性多于男性。中耳癌多发于 50 ~ 60 岁，男性和女性发病比例基本相同。

2. CT 表现

CT 表现为外耳道及鼓室内充满软组织肿块。外耳道骨壁侵袭性破坏，边缘不整。肿物向周围扩展可累及乳突、面神经管、咽鼓管、颈动脉管、颈静脉窝，以及颅中窝、颅后窝。增强检查明显强化。

3. 鉴别诊断

（1）耳道炎：鉴别困难，须活检。

（2）颞骨横纹肌肉瘤：多见于儿童，表现为颞骨广泛破坏，并有软组织肿块，增强有高度强化。

（秦俊芳）

第三节　口腔颌面部疾病

一、颞下颌关节紊乱综合征

（一）概述

颞下颌关节紊乱综合征是口腔颌面部最常见的疾病，发病机制尚未完全明了。本病的主要临床表现为关节区疼痛、运动时关节弹响、下颌运动障碍等。多数属于关节功能失调，预后良好，但极少数患者也可发生器质性改变。

（二）CT 表现

（1）关节间隙改变，可引起关节间隙增宽或变窄，髁突移位。

（2）关节盘改变，关节盘穿孔或移位。

（3）关节囊及滑膜改变。

（4）骨质改变（图 1-14）。

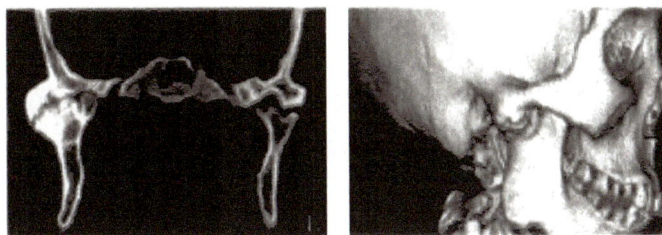

图 1-14　右侧颞下颌关节骨性强直 CT 表现

（三）诊断

结合病史，一般诊断较为明确。晚期可发展为骨性关节炎。

二、颌面部肿瘤

（一）造釉细胞瘤

1. 概述

造釉细胞瘤多见于青壮年，好发于下颌磨牙区及升支部。生长缓慢，病程较长，可数年至十年。男女无差异，多发生于下颌骨。初期无症状，后期颌骨膨大，面部畸形，牙齿松动、脱落。可产生吞咽、咀嚼、语言、呼吸障碍，4.7%发生恶变。组织来源于牙板和造釉器的残余上皮，牙周组织的残余上皮。局检剖面可分为实质性或囊性，多两者兼有。有侵蚀性生长特点，虽有包膜，但多不完整。

2. CT表现

病变呈囊状低密度区混杂有等密度影，囊性低密度区大小不等，相差悬殊，周围可见边界清晰呈稍高密度的囊壁。还可见特征性的由骨皮质膨胀形成的骨壳样影（图1-15）。

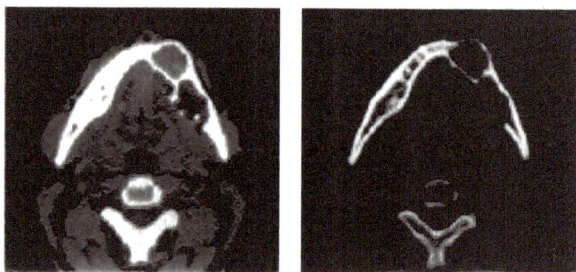

图1-15　造釉细胞瘤CT表现

3. 诊断与鉴别诊断

造釉细胞瘤须与牙源性囊肿和骨巨细胞瘤等鉴别。前者呈圆形低密度影，边缘光滑锐利，囊壁硬化完整，囊内可见牙齿。后者呈分隔状，瘤壁无硬化。

（二）口腔癌

1. 概述

口腔癌是发生在口腔的恶性肿瘤总称，大部分属于鳞状上皮细胞癌，即黏膜发生变异。在临床实践中口腔癌包括牙龈癌、舌癌、软硬腭癌、颌骨癌、口底癌、口咽癌、涎腺癌、唇癌、上颌窦癌及发生于颜面部皮肤黏膜的癌症等。口腔癌是头颈部较常见的恶性肿瘤之一。

2. CT表现

肿瘤呈低密度，边界不清，侵犯舌根时，局部不规则膨突，不均匀强化，常见颈部淋巴结肿大。

3. 诊断与鉴别诊断

口腔癌须与感染性病变、创伤性溃疡、结核性溃疡，以及放疗后改变等进行鉴别。

感染性病变异物或炎症多有明确病史，CT 能显示涎腺的结石，蜂窝织炎要结合临床进行诊断。创伤性溃疡常可发现创伤性因素存在。结核性溃疡常有持续性疼痛及浅溃疡存在。放疗后病变，放疗病史是关键。

三、腮腺肿瘤

（一）概述

腮腺位于外耳道的前下方，腮腺组织富含脂肪，与周围组织对比明显。腮腺区可发生多种类型的肿瘤，良性肿瘤以多形性腺瘤居多，恶性肿瘤以黏液表皮癌居多。腮腺肿瘤在颌面部比较常见，腮腺腺体的大部分和腺体导管集中在浅叶，因此肿瘤多见于浅叶。目前 CT 既能发现肿瘤，又能为术前评估和预后提供科学的依据，已经成为腮腺肿瘤的主要检查手段。本病主要以外科手术治疗为主。

（二）CT 表现

良性肿瘤呈圆形或分叶状边界清楚的等或稍高密度影，轻至中等强化。恶性肿瘤呈边界不清稍高密度影，其内密度不均匀，呈不均匀强化，以及下颌骨骨质破坏，常合并颈部淋巴结肿大（图 1-16、图 1-17）。

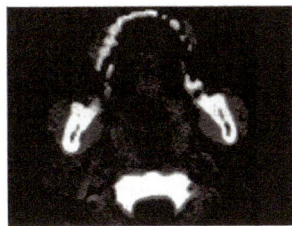

图 1-16 右侧腮腺良性混合瘤 CT 表现　　　　图 1-17 右侧腮腺腺泡细胞癌 CT 表现

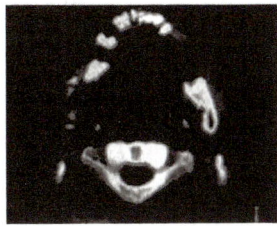

（三）鉴别诊断

腮腺肿瘤需要进行良、恶性的鉴别诊断，主要从肿块的边缘、密度，以及有无淋巴结肿大 3 个方面考虑。肿瘤是否边界清楚为良恶性肿瘤的鉴别要点。肿瘤若不规则并浸润性生长，增强后可明显强化，同时颈部可见多发肿大淋巴结，多为恶性肿瘤的典型征象。有无面神经受累也是重要的鉴别点，恶性肿瘤可发生面神经瘫痪，而良性肿瘤出现面神经受累的症状较少。

（秦俊芳）

第二章 颅脑疾病影像学诊疗

一、颅内肿瘤的基本 MRI 表现

（一）占位征象

由于颅腔容积固定，颅内肿瘤几乎均有占位效应。产生占位效应的原因主要是：①肿瘤本身；②瘤周水肿；③瘤周胶质增生；④肿瘤继发病变，出血、脑积水等。

不同部位的肿瘤有不同征象。

1. 幕上半球占位征象

其表现特征：①脑室系统（主要是双侧脑室、第三脑室）变形、移位；②肿瘤附近脑沟、脑池变窄或闭塞；③中线结构（如大脑镰、透明中隔等）向健侧移位。

2. 幕下半球占位征象

其表现特征：①第四脑室变形、移位，其上位脑室扩大积水；②同侧脑池变窄（如小脑肿瘤）或轻度扩大（如听神经瘤）；③脑干变形、移位。

3. 脑干肿瘤占位征象

其表现特征：①脑干本身体积膨大；②相邻脑池受压变窄或闭塞；③第四脑室变形、后移。

4. 其他

脑室内肿瘤、鞍区肿瘤、松果体区肿瘤等均可造成类似改变。上述占位征象在肿瘤较小时，表现不明显，随着肿瘤体积的增大，占位征象则日趋显著。

（二）信号异常

正常成人的脑灰质弛豫时间：T_1 为 800 毫秒，T_2 为 60 毫秒。脑白质弛豫时间为：T_1 为 500 毫秒，T_2 为 50 毫秒。因此，在 T_1WI 上，脑白质信号略高于脑灰质；在 T_2WI 上，脑白质信号低于脑灰质。

肿瘤的信号特征取决于肿瘤实质的含水量，尤其是细胞外间隙。其特征可以归纳为：①多数肿瘤呈长 T_1、长 T_2 改变；②少数肿瘤（如脑膜瘤、错构瘤及神经纤维瘤等）与正常脑组织信号接近，需要结合发病部位、占位效应等综合判断；③其他物质的肿瘤，如含脂肪成分多的肿瘤，因脂肪成分不同可呈短 T_1 高信号、等信号或低信号，以高信号居多。T_2WI 则特异性较低，为较高信号。若瘤内出血，则因出血的不同时间而有不同信号表现。囊变部位呈长 T_1、长 T_2 信号；钙化呈长 T_1、短 T_2 信号；而顺磁性物质则呈短 T_1、短 T_2 信号改变。

良性肿瘤的 T_1、T_2 加权像信号接近正常脑组织，而恶性肿瘤的 T_1、T_2 加权像信号则与正常脑组织的信号差别大，有助于鉴别肿瘤的良恶性。

（三）脑水肿

瘤周水肿和脑肿胀常同时存在。其发生机制可能为：①血脑屏障破坏、血管通透性增加；②静脉回流障碍，毛细血管内压力增高；③组织缺氧和代谢障碍，钠泵减弱，细胞内水分增多。

脑水肿分为 3 度：Ⅰ度，瘤周水肿 ≤ 2 cm；Ⅱ度，瘤周水肿 > 2 cm，且小于一侧大脑半球的宽径；Ⅲ度，瘤周水肿大于一侧大脑半球的宽径。

脑水肿的范围与肿瘤恶性程度有关，肿瘤恶性程度高，水肿范围大；反之亦然。

脑水肿在 MRI 上表现为：T_1WI 上呈现为肿瘤周围的低信号区，T_2WI 呈高信号改变，一般沿脑白质分布，如胼胝体、放射冠、视放射等，可随弓状纤维呈指状伸入大脑皮质的灰质之间。

（四）脑积水

颅内肿瘤可阻塞脑脊液循环通路，形成阻塞性脑积水。脑室内脉络丛乳头状瘤使脑脊液分泌增加，则可形成交通性脑积水。临床上以前者多见。

阻塞性脑积水表现为阻塞部位以上脑室系统扩大，还可以有脑室旁白质水肿，呈现长 T_1、长 T_2 信号改变。其原因为脑室内压力升高，室管膜的细胞连接受损出现裂隙，水分子进入脑室周围组织。脑积水时间长，室管膜受损而出现胶质增生，形成室管膜瘢痕，又可阻止脑脊液漏入脑实质，使脑室周围异常信号减轻，甚至消失。

肿瘤造成阻塞的部位不同，可出现不同范围的脑积水。单侧室间孔受阻，可出现一侧侧脑室扩大；双侧同时受阻，表现为双侧侧脑室扩大。多见于鞍区肿瘤、第三脑室肿瘤，以及透明隔肿瘤等。

中脑导水管阻塞可出现第三脑室和双侧侧脑室扩大，常见于松果体区肿瘤、中脑胶质瘤等。

第四脑室出口阻塞，可造成第四脑室以上脑室系统扩大，主要见于幕上占位病变和脑干病变。

脑室内肿瘤亦可形成阻塞性脑积水，第三、第四脑室内的肿瘤易出现。侧脑室体部或三角部肿瘤，可出现侧室下角扩大或者后角扩大。

（五）脑疝

颅内肿瘤占位效应发展到一定程度，使邻近部位的脑组织从颅腔高压区向低压区移位，从而引起一系列临床综合征，称为脑疝。临床常见有小脑幕裂孔下疝、枕骨大孔疝和大脑镰疝。

小脑幕裂孔下疝（颞叶钩回疝）是幕上占位病变将海马旁回和钩回疝入小脑幕裂孔，将脑干挤向对侧。MRI 表现为中脑受压向对侧移位、旋转或形态异常；鞍上池、脚间池、四叠体池和环池变形、移位或闭塞；侧脑室同侧受压，对侧扩大；还可以出现大脑后动脉闭塞等征象。

枕骨大孔疝（小脑扁桃体疝）是颅内压增高时，小脑扁桃体经枕骨大孔疝出到椎管内。MRI 表现为枕大池消失，阻塞第四脑室而出现上位脑室扩大。

大脑镰疝（扣带回疝）时，大脑镰呈镰刀形，前部较窄，向后逐渐增宽。幕上半球病变可将同侧扣带回等和中线结构挤向对侧。MRI 表现为大脑纵裂、透明中隔和第三脑室离开中线，病侧扣带回移向对侧，严重时基底核和丘脑亦可移至对侧。

较少见的还有直回疝、小脑幕裂孔上疝和切口疝等。

二、星形细胞瘤

（一）概述

星形细胞瘤是最常见的神经上皮性肿瘤，占颅内肿瘤的 13% ~ 26%，占神经上皮源性肿瘤的 40%。发病男性多于女性，约占 60%。年龄分布在 6 个月至 70 岁，高峰年龄为31 ~ 40 岁，多见于青壮年。

（二）病理

1. 发生部位

其可发生在中枢神经系统的任何部位，一般成人多见于幕上半球，儿童则多见于幕下。幕上肿瘤好发于额叶、颞叶，并可沿胼胝体侵及对侧。幕下者多发生于小脑。

2. 大体病理

分化良好的星形细胞的肿瘤，多位于大脑半球白质，少数肿瘤可位于灰质并向白质或脑膜浸润，肿瘤没有包膜，有时沿白质纤维或者胼胝体纤维，向邻近脑叶或对侧半球发展。含神经胶质纤维多的肿瘤色灰白，与正常白质相似；少数则呈灰红色，质软易碎。肿瘤可有囊变，为单发或多发，囊内含有黄色液体，称为"瘤内有囊"，如病变形成大囊，囊壁有小瘤结，则称为"囊中有瘤"。分化不良的肿瘤，呈弥漫性浸润性生长，半数以上有囊变，易发生大片坏死和出血。

（三）临床表现

局灶性或全身性癫痫发作是星形细胞瘤最重要的临床症状，其次是精神改变、神经功能障碍及颅内高压等。

（四）MRI 表现

1. 幕上 I 级、II 级星形细胞瘤

大多数 I 级、II 级星形细胞瘤为实体形，位于皮髓质交界处，局部脑沟变平，其瘤体呈明显的长 T_2 高信号，不太明显的长 T_1 低信号，边界较清楚，90% 瘤周不出现水肿，占位征象不明显。少数有轻度或者中度水肿，约 1/4 的病例有钙化，表现为 T_1WI 和 T_2WI 呈不规则低信号，MRI 显示钙化不如 CT。瘤内出血少见。

注射 Gd-DTPA 增强后，I 级星形细胞瘤一般不强化，II 级星形细胞瘤呈轻度强化。

2. 幕上 III 级、IV 级星形细胞瘤

III 级、IV 级星形细胞瘤属于恶性肿瘤，其 MRI 表现为 T_1、T_2 值比 I 级、II 级星形细胞瘤延长更明显，瘤体边界不规则，周围脑组织水肿明显，占位效应显著。瘤内出现坏死、囊变或出血时，则呈混杂信号，位于额叶、顶叶及颞叶的肿瘤，瘤体可横跨胼胝体向对侧扩散，也可沿侧脑室、第三脑室、中脑导水管及第四脑室的室管膜扩散。

注射 Gd-DTPA 后，肿瘤实体可表现为均一性强化，亦可呈不均匀强化或不规则、不完整环状强化，环壁不均匀，有瘤节，邻近病变的脑膜因浸润肥厚而强化。

3. 小脑星形细胞瘤

小脑星形细胞瘤 80% 位于小脑半球，20% 位于小脑蚓部，可为囊性或实性。

囊性星形细胞瘤在 MRI 图像表现为长 T_1 低信号和长 T_2 高信号改变，边界清楚，少数病变囊壁有钙化，在 T_1WI、T_2WI 上均呈低信号。注射 Gd-DTPA 后，囊壁瘤节不规则强化。

实性星形细胞瘤则呈不规则的长 T_1、长 T_2 改变，多数伴有坏死、囊变区，肿瘤实性部分有明显强化。

小脑星形细胞瘤多有水肿，第四脑室受压、闭塞，上位脑室扩大积水，脑干受压前移，脑桥小脑角池闭塞。

（五）诊断

1. 癫痫、精神改变

其有脑受损定位征象、高颅压表现。

2. Ⅰ级、Ⅱ级星形细胞瘤

T_1WI 为略低信号，T_2WI 为高信号，坏死、囊变少，瘤周水肿轻、强化轻。

3. Ⅲ级、Ⅳ级星形细胞瘤

长 T_1、长 T_2 改变，信号强度不均匀，多见坏死、囊变、出血肿瘤边缘不整，瘤体有不均匀显著强化。瘤周水肿、占位征象重。

4. 小脑星形细胞瘤

小脑星形细胞瘤多位于小脑半球，表现为"囊中有瘤"或"瘤中有囊"，呈长 T_2 改变，肿瘤实质部分强化明显，易出现阻塞性脑积水。

（六）鉴别诊断

1. 幕上星形细胞瘤

（1）单发转移瘤。

（2）近期发病的脑梗死。

（3）颅内血肿吸收期。

（4）脑脓肿。

（5）非典型脑膜瘤。

（6）恶性淋巴瘤。

2. 幕下星形细胞瘤

（1）髓母细胞瘤。

（2）室管膜瘤。

（3）血管网状细胞瘤。

（4）转移瘤。

三、少突胶质细胞瘤

（一）概述

少突胶质细胞瘤占颅内肿瘤的 1% ~ 4%，约占胶质细胞瘤的 7%，男性多于女性，好发年龄为 30 ~ 50 为岁，高峰年龄为 30 ~ 40 岁。

（二）病理

1. 发病部位

本病绝大多数发生于幕上，约占 96%，特别常见于额叶，其次为顶叶、颞枕叶等。

2. 大体病理

少突胶质细胞瘤一般为实体，色粉红，质硬易碎，边界可辨，但无包膜，瘤向外生长，有时可与脑膜相连，肿瘤深部也可囊变，出血坏死不常见，约 70% 的肿瘤内有钙化点或钙化小结。

（三）临床表现

少突胶质细胞瘤生长缓慢，病程较长。50% ～ 80% 的患者有癫痫，1/3 的患者有偏瘫和感觉障碍，1/3 的患者有高颅压征象，还可出现精神症状等。

（四）MRI 表现

肿瘤在 MRI 图像上表现为长 T_1 低信号和长 T_2 高信号，约 70% 的病例可见钙化，表现为 T_1WI、T_2WI 上肿瘤内部不规则低信号。大多数肿瘤边界清楚，水肿轻微。Gd–DTPA 增强后，瘤体呈斑片状、不均匀轻度强化或不强化，恶变者水肿及强化明显。

（五）诊断

（1）多见于成人，病程进展缓慢。

（2）临床上以癫痫、精神障碍、偏瘫或偏身感觉障碍为主要表现。

（3）肿瘤多发生于幕上，以额叶为多，其次为顶叶、颞叶。

（4）肿瘤在 MRI 图像上呈长 T_1、长 T_2 改变，瘤体内多见长 T_1、短 T_2 的不规则低信号，为钙化所致。

（5）恶性者，水肿重，可有囊变、出血，强化明显。

（六）鉴别诊断

（1）星形细胞瘤。

（2）钙化性脑膜瘤。

（3）室管膜瘤。

（4）钙化性动静脉畸形。

（5）结核球。

四、脑干胶质瘤

（一）概述

脑干胶质瘤系神经外胚层肿瘤，绝大多数为原纤维或纤维性星形细胞瘤（Ⅰ级、Ⅱ级，WHO 分类），间变型或恶性胶质瘤较少见。

（二）MRI 表现

脑干体积增大，正常形态消失，肿块呈略长 T_1 或等 T_1、长 T_2 改变。较大肿块中央可有囊变、坏死，与脑脊液信号相仿。肿块周围脑池（四叠体池、环池、桥前池等）变形、扭曲、闭塞。中央导水管、第四脑室受压变窄、移位或闭塞，可致上位脑室梗阻性脑积水。增强后，以不均匀、不规则强化为多，亦可呈环形或结节状强化。

（三）鉴别诊断

（1）髓母细胞瘤。

（2）转移瘤。

（3）脑干梗死。

（4）脑干感染性病变。

（5）脑干脱髓鞘性疾病。

五、髓母细胞瘤

（一）概述

髓母细胞瘤来源于胚胎残留组织，恶性程度高，多见于儿童，占颅内肿瘤的 1.8% ~ 6.5%，约占胶质瘤的 10%，男性多于女性，发病高峰年龄为 4 ~ 8 岁。

（二）病理

1. 发病部位

肿瘤主要发生在小脑蚓部，少数可发生在小脑半球（多见于年长儿与成人），肿瘤增大后可突入第四脑室，甚至达小脑延髓池。

2. 大体病理

肿瘤由于富含实质细胞和血管，质脆软似果酱，呈浸润性生长，边界不明确，有时可有假包膜，而边界清楚。

3. 组织学分类

促纤维增生型髓母细胞瘤，髓母肌母细胞瘤。

（三）临床表现

最常见的症状为头痛、呕吐、共济失调、高颅压征象。神经根受刺激可引起斜颈。

（四）MRI 表现

MRI 表现为小脑蚓部占位性病变，呈长 T_1、长 T_2 信号改变，部分肿瘤可呈等 T_2 信号，原因可能与肿瘤细胞中细胞核（细胞核含水量比细胞质少）所占比例较大有关。瘤体内可有出血、囊变、钙化，但较少见。第四脑室受压变形、移位，多伴有梗阻性脑积水。Gd-DTPA 增强，多有明显均匀的强化。

肿瘤可沿脑脊液种植转移至脑室壁、脑池、蛛网膜下隙等。

（五）诊断

（1）多见于儿童，伴小脑受损及高颅压征象。

（2）多发生于小脑蚓部呈长 T_1、长 T_2 改变，强化明显且较均匀。

（3）易发生脑脊液种植转移。

（六）鉴别诊断

（1）星形细胞瘤。

（2）室管膜瘤。

（3）小脑动静脉畸形。

六、脑膜瘤

（一）概述

脑膜瘤是颅内最常见的肿瘤之一，占颅内肿瘤的 15% ～ 20%，仅次于星形细胞瘤，居第二位。可见于任何年龄，多数见于 40 ～ 70 岁，高峰年龄约为 45 岁。女性多见，男女发病之比约为 1 ∶ 2。

（二）病理

1. 发病部位

脑膜瘤起源于蛛网膜内皮细胞或硬膜内的脑膜上皮细胞群，因此，凡有蛛网膜颗粒或蛛网膜绒毛的部位均可发生，以大脑凸面、矢状窦旁、大脑镰旁最多见，其次为蝶骨嵴、鞍结节、颅中窝、嗅沟、脑桥小脑角及颅后窝等。

2. 大体病理

肿瘤常单发，偶为多发，大小不一，形态可随发生部位不同而异。肉眼观肿瘤呈球形、分叶状或不规则形，边界清楚，质实或硬。少数肿瘤呈斑块状，覆盖在脑半球的表面，称为斑块型。肿瘤质硬，切面灰白色，呈颗粒或条索旋涡状，有的含沙砾样物质。

脑膜瘤多为良性，邻近的脑组织受压，但无肿瘤浸润，邻近的颅骨有时因瘤细胞的浸润而发生骨质增生，但一般并无广泛的播散或转移。

3. 组织学分类

WHO 关于脑膜瘤的分类如下。

（1）脑膜皮瘤型（内皮瘤型、合体细胞型、蛛网膜皮瘤型）。

（2）纤维型（成纤维细胞型）。

（3）过渡型（混合型）。

（4）砂样瘤型。

（5）血管瘤型。

（6）血管网状细胞型。

（7）血管外皮细胞型。

（8）乳头状型。

（9）间变性（恶性）脑膜瘤。

（三）临床表现

（1）肿瘤生长缓慢，又居脑外，特别是在"静区"，定位征象不明显。

（2）高颅压征象出现缓慢。

（3）脑膜瘤发生在不同的部位，可有不同的功能异常，如癫痫、精神障碍、嗅觉异常、视力障碍等。

（四）MRI 表现

1. 肿瘤本身 MRI 表现特点

大多数脑膜瘤的信号接近于脑灰质。T_1WI 上，肿瘤多呈等信号，少数为低信号。T_2WI 上，则多表现为等信号，部分可为高信号或低信号。在脑膜瘤内部，MRI 信号常不均一，可能为囊变、坏死、出血、钙化或纤维分隔所致。此外，MRI 还可显示瘤体内不规则血管影，呈流空效应。Gd-DTPA 增强后呈明显强化，多较均匀，较大肿瘤出现囊变、坏死时，则不均匀，相邻脑膜可呈鼠尾状强化征象。大部分脑膜瘤与邻近脑组织有一包膜相隔，在 T_1WI、T_2WI 上均表现为连续或不连续的低信号，病理证实为由纤维组织和肿瘤滋养血管构成。

2. 提示肿瘤位于脑外的征象

白质塌陷征：脑膜瘤较大时，压迫相邻部位脑实质，使脑灰质下方呈指状突出的脑白质变薄，且与颅骨内板之间的距离增大，此征象称为白质塌陷征，是提示脑外占位性病变可靠的间接征象。以宽基底与硬膜相连。肿瘤所在脑沟、脑池闭塞，邻近脑沟、脑池增宽。颅骨正常结构消失，不规则。

（五）诊断

（1）神经定位体征不定，高颅压征象出现晚。

（2）MRI 平扫，示大多数病变呈等信号，强化明显且均一，肿瘤伴有坏死、囊变时，则强化不均匀。

（3）有脑外肿瘤征象。

（六）鉴别诊断

1. 位于大脑凸面和大脑镰的脑膜瘤

（1）胶质瘤。

（2）转移瘤。

（3）淋巴瘤。

2. 位于鞍上和颅前窝的脑膜瘤

（1）垂体瘤。

（2）星形细胞瘤。

（3）颈动脉瘤。

（4）脊索瘤。

（5）转移瘤。

（6）恶性淋巴瘤。

3. 位于颅中窝的脑膜瘤

（1）三叉神经鞘瘤。

（2）神经节细胞瘤。

（3）胶质瘤。

（4）颈内动脉动脉瘤。

（5）软骨瘤。

4. 位于颅后窝的肿瘤

（1）听神经瘤。

（2）转移瘤。

（3）血管网状细胞瘤（实性）。

（4）恶性淋巴瘤。

（5）脊索瘤。

5. 位于脑室内的脑膜瘤

（1）脉络丛乳头状瘤。

（2）胶样囊肿。

七、听神经瘤

（一）概述

听神经瘤是脑神经瘤中最常见的一种，占颅内肿瘤的 5.9% ~ 10.6%。其起源于听神经，可发生于任何年龄，高峰发病年龄为 30 ~ 50 岁，男性发病略多于女性。听神经瘤多为良性肿瘤，恶性者罕见。

（二）病理

小脑脑桥角区是听神经瘤的发病部位。

听神经由桥延沟至内耳门长约 1 cm，称为近侧段；在内听道内长约 1 cm，称为远侧段。听神经瘤约 3/4 发生在远侧段，约 1/4 发生在近侧段。

肿瘤呈圆形或结节状，有完整包膜，大小不一，质实，常压迫邻近组织，但不发生浸润，与其所发生的神经粘连在一起，可伴有出血和囊性变。镜下肿瘤组织学分束状型和网状型形态。后者常有小囊腔形成。

（三）临床表现

其常以单侧耳鸣、耳聋、头晕、眩晕等为首发症状，少数患者可有高颅压、锥体束征象。

（四）MRI 表现

MRI 具有高对比度、无创伤，以及无颅骨伪影影响的特点，目前成为听神经瘤诊断最敏感的方法。其影像特点为：多数肿瘤呈略长 T_1、等长 T_1 和长 T_2 信号改变，T_1WI 上表现为略低或等信号，T_2WI 上呈高信号。肿瘤信号均匀一致，但较大肿瘤可有囊变。肿瘤呈类圆形或半月形，紧贴内听道口处，瘤组织呈漏斗状，尖端指向内听道口。脑干、小脑受压移位征象。注射 Gd–DTPA 肿瘤实质部分信号明显升高，囊性部分无强化。微小听神经瘤位于内听道内，体积小，诊断困难，MRI 可直接显示耳蜗、听神经及前庭器官。微小听神经瘤与正常健侧听神经相比呈不对称性局限性增粗，呈结节状略长 T_1（或等 T_1）及长 T_2 信号改变。增强后，均一明显强化。

（五）诊断

（1）多于中年后缓慢起病。

（2）以耳鸣、耳聋、眩晕、头晕为首发症状。

（3）脑桥小脑角区，以内听道口为中心的肿块，伴同侧听神经增粗，在 T_1WI 上呈略低或等信号，T_2WI 上呈高信号，注射 Gd–DTPA 后呈明显均匀的强化。

（六）鉴别诊断

（1）脑膜瘤。

（2）表皮样囊肿。

（3）室管膜瘤。

（4）脊索瘤。

（5）颈静脉球瘤。

（6）血管网状细胞瘤。

（7）动脉瘤。

（8）小脑脓肿。

八、垂体腺瘤

(一)概述

垂体腺瘤是鞍区最常见的良性肿瘤,约占颅内肿瘤发病构成的 10%,仅次于胶质瘤和脑膜瘤。正常垂体上缘下凹或偏平,高度在男性 < 7 mm,在女性 < 9 mm(垂体高度以女性生育期最高,随年龄增大而下降,男性一生变化不明显)。明显的局部上凸者 90% 以上为垂体微腺瘤所致。正常垂体柄直径 < 4 mm,90% 左右的正常者比基底动脉细,下端可微偏移。垂体柄移位是垂体病变的间接指征。正常腺垂体的 MRI 信号与脑灰质相似,神经垂体 91% 在 T_1WI 上呈高信号,其原因可能为:①神经垂体 Herring 体内含脂类物质;②神经垂体分泌含脂类的激素。

垂体病变须行冠状位和矢状位扫描,层厚为 1 ~ 2 mm,发现可疑病变需要行 Gd-DTPA 增强扫描。

(二)临床表现

1. 压迫症状

包括视力障碍、垂体功能低下症状、头痛等。

2. 内分泌亢进症状

包括 PRL 腺瘤出现闭经、泌乳,HGH 腺瘤出现肢端肥大,ACTH 腺瘤出现库欣综合征等。

(三)MRI 表现

鞍内肿瘤在 MRI 上有 4 种征象:①蝶鞍扩大,伴骨质吸收变薄或破坏;②垂体高度 > 9 mm,并且局限性上凸;③鞍内出现异常肿块;④漏斗上升。

1. 垂体微腺瘤的 MRI 表现

垂体微腺瘤在矢状位和冠状位显示最清晰,在 T_1WI 上呈略低信号,在 T_2WI 上为稍高信号异常改变。冠状位可显示垂体局限性上凸,垂体柄移位,鞍底向下凹陷,双侧海绵窦可不对称。部分微腺瘤呈短 T_1 或等 T_1 及等 T_2 信号改变。Gd-DTPA 增强后,早期正常垂体、海绵窦明显强化,而微腺瘤由于血供不如垂体丰富,而呈低信号。延迟扫描,肿瘤呈等信号或稍高信号(高于垂体部分)。

2. 垂体大腺瘤的 MRI 表现

肿瘤呈圆形、分叶状或不规则形。冠状位扫描显示呈哑铃状,即"束腰征",这是肿瘤向鞍上生长、受鞍隔束缚之故,蝶鞍扩大、变薄或破坏。

实性肿瘤与脑组织呈等信号,有囊变、坏死时,则该区呈明显长 T_1、长 T_2 改变。瘤内出血时,除急性期外,在 T_1WI、T_2WI 上均呈高信号。海绵窦受侵时,双侧海绵窦不对称,颈内动脉受压移位，Mechel 腔消失。注射 Gd-DTPA 后，瘤体实性部分明显强化，但早期低于正常垂体。

（四）诊断

1. 微腺瘤

临床、实验室检查有相关分泌异常；垂体内局灶性异常信号，可伴有垂体上缘上凸，垂体柄移位，鞍底下陷。动态增强早期，瘤体不强化，与强化明显的正常垂体形成鲜明的对比。

2. 大腺瘤

鞍内软组织肿块，多有"束腰征"，与正常垂体呈等信号，可伴有囊变、坏死，蝶鞍扩大，骨质被吸收破坏，增强后强化明显。

（五）鉴别诊断

1. 微腺瘤

（1）垂体囊肿。

（2）转移瘤。

（3）垂体梗死。

2. 大腺瘤

（1）颅咽管瘤。

（2）脑膜瘤。

（3）星形细胞瘤。

（4）动脉瘤。

九、颅咽管瘤

（一）概述

颅咽管瘤起源于胚胎时期 Rathke 囊的上皮残余，占脑肿瘤的 2%～4%。从新生儿至老年人均可发生，20 岁以前发病接近半数，男性较多于女性。

（二）病理

颅咽管瘤可沿鼻咽后壁、蝶窦、鞍内、鞍上池至第三脑室前部发生，以鞍上多见，也可鞍上、鞍内同时发生。

肿瘤大多数为囊性或部分囊性，少部分为实性。囊性肿瘤生长缓慢，囊壁光滑，厚薄不等。囊内可为单房或多房，囊液黄褐色，含有不同数量的胆固醇结晶、角蛋白脱屑，以及正铁血红蛋白。囊壁和肿瘤实性部分多有钙化。

（三）临床表现

（1）颅咽管瘤压迫视交叉，可致视力视野障碍。

（2）内分泌症状，垂体受压出现侏儒症（多见于儿童）、尿崩症。

（3）高颅压症状等。

（四）MRI 表现

颅咽管瘤 MRI 表现变化多样。

1. 囊性病变常表现为两种信号特点

（1）病变内含较高浓度的蛋白、胆固醇或正铁血红蛋白时，呈短 T_1、长 T_2 信号改变，在 T_1WI、T_2WI 上均呈高信号。

（2）病变为囊性坏死和残留的上皮细胞，并且蛋白含量少时，呈长 T_1、长 T_2 信号改变，在 T_1WI 上为低信号，在 T_2WI 上为高信号。

2. 实性颅咽管瘤亦表现为两种信号特点

（1）病变缺少胆固醇和正铁血红蛋白，呈等 T_1、长 T_2 信号改变。

（2）病变内含角蛋白、钙质或散在的骨小梁时，呈长 T_1、短 T_2 信号改变，在 T_1WI、T_2WI 上均呈低信号。

注射 Gd–DTPA 后，在 T_1WI 上肿瘤实质部分表现为均匀或不均匀增强，囊性部分呈壳状强化。

（五）诊断

（1）青少年多见。

（2）临床上表现为高颅压、视力视野障碍及内分泌方面的改变。

（3）MRI 表现多样化，囊性病变根据囊内成分的不同，在 T_1WI、T_2WI 上均可表现为高信号，亦可呈 T_1WI 低信号、T_2WI 高信号；实性病变则表现为在 T_1WI 上呈等信号，在 T_2WI 上呈高信号，亦可均表现为低信号。

（六）鉴别诊断

（1）垂体瘤。

（2）畸胎瘤。

（3）生殖细胞瘤。

（4）胶质瘤。

十、颅内转移瘤

（一）概述

国内报道颅内转移瘤的发生率占颅内肿瘤的 3.5%～10%。肿瘤来源前三位依次为肺癌、子宫癌与卵巢癌、黑色素瘤。发病高峰年龄为 40～60 岁，通常男性多于女性。

颅内转移瘤的转移途径如下。

1. 血行转移

常见于肺癌、乳腺癌、肾癌和皮肤癌转移等。

2. 直接侵入

鼻咽癌、视网膜母细胞瘤、颈静脉球瘤等侵入。

3. 经蛛网膜下隙转移

极少数脊髓内肿瘤，如胶质瘤、室管膜瘤可经此途径向颅内转移。

4. 经淋巴途径转移

中枢神经系统无淋巴系统，但却有淋巴系统转移的学说。转移可能源于以下途径：①椎间孔血管周围的淋巴管；②脑神经内、外衣中的淋巴管；③已有颈淋巴结转移癌的颈淋巴管。

（二）病理

1. 结节型

幕上大脑中动脉供血区脑实质内多见，小脑少见，脑干更少见。其可以是单发，也可多发。较大肿瘤中间有出血、坏死；肿瘤周围水肿广泛，肿瘤界限清楚，但镜下观察，肿瘤沿血管间隙蔓延。

2. 脑膜弥散型

肿瘤沿脑脊液播散广泛转移，位于脑膜、室管膜，使其增厚或呈颗粒状，以颅底多见。位于软脑膜者，称为癌性脑膜炎或弥漫性软脑膜癌瘤。硬脑膜转移罕见。

（三）临床表现

1. 多有原发癌症状

其多有原发癌症状，但 30% 的患者以颅脑症状为首发症状。

2. 脑转移症状

其包括高颅压、精神障碍、神经定位体征、脑膜炎等。

（四）MRI 表现

病变多见于皮髓质交界处，亦可局限于白质内。病变小者为实性结节，大者多有坏死。可多发，亦可单发。大多数病变均呈稍长 T_1、长 T_2 信号改变，瘤周水肿明显。小肿瘤大水肿为转移瘤的特征表现，但 4 mm 以下的小结节周围常无水肿。注射 Gd-DTPA 后，绝大多数病例有强化，强化形态多样，可呈结节状，点状均匀强化或不均匀强化，亦可表现为不规则状环形强化，边缘与周围组织界限清晰。

（五）诊断

（1）原发肿瘤病史。

（2）多数肿瘤呈稍长 T_1、长 T_2 信号改变，瘤周水肿明显，形态多样。小肿瘤大水肿应高度怀疑转移瘤的可能性，特别是无明确原发病史时。

（六）鉴别诊断

1. 多发转移瘤

（1）多发脑脓肿。

（2）多发脑膜瘤。

（3）脑梗死。

（4）多发性硬化。

（5）脑白质病。

2. 单发转移瘤

（1）胶质瘤。

（2）脑膜瘤。

（3）单发脑脓肿。

（4）结核球。

（黄茗勇）

第二节 颅脑外伤

颅脑外伤是脑外科常见疾病，为年轻人第一位死因。颅脑外伤多由直接暴力所致，也可由间接暴力引起。因受力部位和外力类型、大小、方向不同，患者可出现不同程度的颅内损伤，如脑挫裂伤、脑内出血、脑外出血，脑外出血又包括硬膜外、硬膜下和蛛网膜下隙出血。急性脑外伤病死率高。CT 应用以来，脑外伤诊断水平不断提高，极大地降低了病死率和病残率。

一、脑挫裂伤

（一）病理

脑挫裂伤是临床最常见的颅脑扭伤之一，包括脑挫伤和脑裂伤。脑挫伤是指外力作用下脑组织发生局部静脉淤血、脑水肿、脑肿胀和散在的小灶性出血。脑裂伤则是指脑膜、脑组织或血管撕裂。二者常合并存在，故统称为脑挫裂伤。

（二）CT 表现

CT 表现为低密度脑水肿区内，散布斑点状高密度出血灶。小灶性出血可以互相融合，病变小而局限时可以没有占位效应，但广泛者可以有占位征象（图 2-1）。

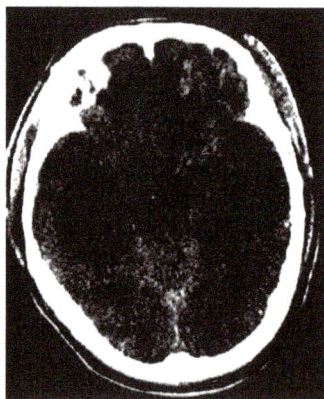

图 2-1 脑挫裂伤 CT 表现

早期低密度水肿不明显，随着时间推移，水肿区逐渐扩大，第 3 ~ 5 天达到高峰，以后出血灶演变为低密度，最终形成软化灶。

（三）鉴别诊断

（1）部分容积效应，前颅底骨可能因部分容积效应反应到脑额叶高密度影，但薄层扫描后即消失。

（2）出血性脑梗死，有相应的临床表现和病史。

（四）注意事项

CT 可以快速诊断，病变小者如治疗及时一般能痊愈，不遗留或很少有后遗症。病变较大者形成软化灶。

二、脑内血肿

（一）病理

外伤性脑内血肿约占颅内血肿的 5%。多发生于额、颞叶，即位于受力点或对冲部位脑表面区，与高血压脑出血好发位置不同。绝大多数为急性血肿且伴有脑挫裂伤和（或）急性硬膜下血肿。少数为迟发血肿，多于伤后 48 ~ 72 小时内复查 CT 时发现。

（二）CT 表现

CT 表现为边界清楚的类圆形高密度灶（图 2-2）。颅脑急性外伤后 6 小时进行 CT 检查，可见右颞脑内血肿，周边可见低密度水肿带，右侧侧脑室受压改变，中线结构左移。血肿进入亚急性期时呈等密度，根据占位效应和周围水肿，结合外伤史，CT 仍能诊断。

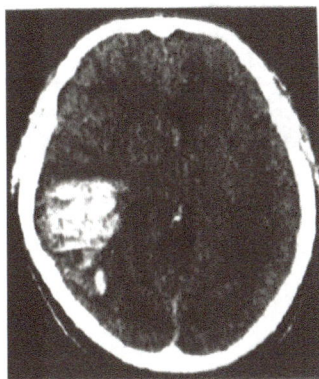

图 2-2　脑内血肿 CT 表现

（三）鉴别诊断

脑内血肿主要与高血压脑出血鉴别，根据有无外伤史很容易鉴别。

（四）注意事项

CT 可以快速诊断，如果血肿较大，可以进行立体定向血肿穿刺抽吸术。如外伤后 CT 扫描原来无血肿患者有进行性意识障碍者，应及时进行 CT 复查，以除外迟发性血肿。

三、硬膜外血肿

（一）病理

硬膜外血肿位于颅骨内板与硬膜之间的血肿，临床常见，约占 30%。主要因脑膜血管破裂所致，脑膜中动脉常见，血液聚集硬膜外间隙。硬膜与颅骨内板粘连紧密，故血肿较局限，呈梭形。临床表现因血肿大小、部位及有无合并伤而异。典型表现为：外伤后昏迷、清醒、再昏迷。此外，有颅内压增高表现，严重者可出现脑疝。

（二）CT 表现

CT 表现为颅板下局限性双凸透镜形、梭形或半圆形高密度灶（图 2-3），多数密度均匀，呈高、等混杂密度影，主要是新鲜出血与血凝块收缩时析出的血清混合所致。硬膜外血肿多位于骨折附近，一般不跨越颅缝。跨越者常以颅缝为中心呈"3"字形。

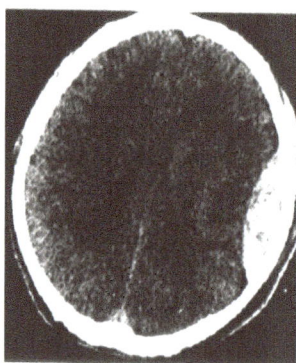

图 2-3　硬膜外血肿 CT 表现

（三）鉴别诊断

硬膜外血肿主要与高血压脑出血鉴别，根据有无外伤史很容易鉴别。

（四）注意事项

CT 对硬膜外血肿具有很重要的诊断价值，应注意的是硬膜外血肿一般伴有局部颅骨骨折。

四、硬膜下血肿

（一）病理

硬膜下血肿是位于硬膜与蛛网膜之间的血肿，临床常见，占颅内血肿 40%。主要因静脉窦损伤出血所致，血液聚集于硬膜下腔，沿脑表面分布。急性期是指外伤后 3 天内发生的血肿，约占硬膜下血肿的 70%。病情多较危重，常有意识障碍；亚急性期是指外伤后 4 天至 3 周内发生的血肿，约占硬膜下血肿 5%，原发损伤一般较轻，出血较慢，血肿形成较晚，临床表现较急性者出现晚且轻；慢性期是指伤后 3 周以上发生的血肿，约占 20%。慢性硬膜下血肿并非急性或亚急性硬膜下血肿的迁延，而是有其自身的病理过程。可为直接损伤或间接的轻微损伤，易忽略。好发于老年人，为脑萎缩使脑表面与颅骨内板间隙增宽，外伤时脑组织在颅腔内移动度较大所致血管断裂出血。慢性硬膜下血肿常不伴有脑挫裂伤，为单纯性硬膜下血肿。患者症状轻微，多于伤后数周或数月出现颅内压增高、神经功能障碍及精神症状来就诊。

（二）CT 表现

急性期见颅板下新月形或半月形高密度影，常伴有脑挫裂伤或脑内血肿，脑水肿和占位效应明显（图 2-4）。亚急性表现为颅板下新月形或半月形高、等密度或混杂密度区。1～2 周后可变为等密度；慢性期表现为颅板下新月形或半月形低密度、等密度、高密度或混杂密度区。血肿的密度和形态与出血时间、血肿大小、吸收情况及有无再出血有关。

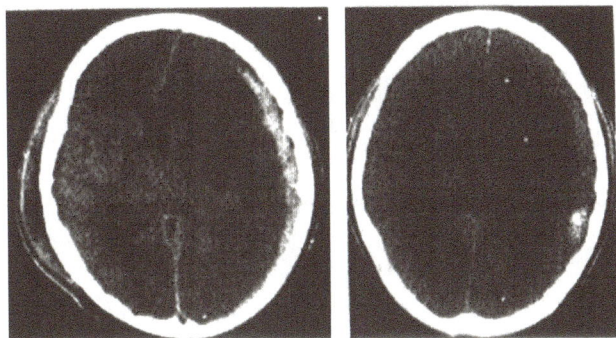

图 2-4　硬膜下血肿 CT 表现

（三）鉴别诊断

硬膜下血肿主要与硬膜外血肿鉴别，硬膜下血肿呈新月形，可以跨越颅缝。

（四）注意事项

CT 对急性硬膜下血肿诊断很有价值，但对亚急性、慢性硬膜下血肿却显示欠佳，血液因其顺磁性，在 MRI 下显示非常清楚，应进一步进行 MRI 检查。

五、外伤性蛛网膜下隙出血

（一）病理

外伤性蛛网膜下隙出血，近期外伤史，蛛网膜小血管破裂所致，多位于大脑纵裂和脑底池。脑挫裂伤是外伤性蛛网膜下隙出血的主要原因，两者常并存。

（二）CT 表现

CT 表现为脑沟、脑池内密度增高影，可呈"铸形样"改变。大脑纵裂出血多见，形态为中线区纵行窄带形高密度影。出血亦见于外侧裂池、鞍上池、环池、小脑上池或脑室内。

蛛网膜下隙出血一般 7 天左右吸收。

（三）鉴别诊断

结核性脑膜炎，根据近期外伤史和临床症状容易鉴别。

（四）注意事项

CT 在急性期显示较好，积血一般数天后吸收消失。伤后 5 天后，CT 难以显示，血液因其顺磁性，在 MRI 下显示非常清楚，故应进行 MRI 检查。

六、硬膜下积液

（一）病理

硬膜下积液又称硬膜下水瘤，占颅脑外伤的 0.5% ~ 1%。由外伤致蛛网膜撕裂，使裂口形成活瓣，导致脑脊液聚积。可因出血而成为硬膜下血肿。临床上可无症状，也可以有颅内压增高的临床表现。

（二）CT 表现

CT 表现呈颅骨内板下方新月形均匀低密度区，密度与脑脊液相似，多位于双侧额部。纵裂硬膜下积液表现为纵裂池增宽，大脑镰旁为脑脊液样低密度区（图 2-5）。双侧额、颞部颅板下可见新月形低密度影，为硬膜下积液。

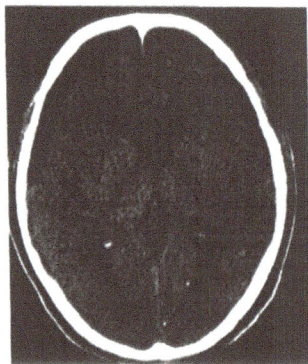

图 2-5　硬膜下积液 CT 表现

（三）鉴别诊断

本病须与老年性脑萎缩相鉴别，根据年龄情况和其他部分脑实质有无萎缩等情况可以鉴别。

（四）注意事项

CT诊断硬膜下积液时应结合临床病史及年龄等因素。

七、头皮下血肿

（一）临床表现

头皮下血肿临床上可无明显症状，有时可表现为局部软组织肿胀。若伴有头皮擦伤、挫裂伤，临床上可表现为局部头皮呈斑点状淤血。如为锐器伤，头皮有破裂口，深浅不一，可见活动性出血。

（二）影像学表现

（1）X线平片和造影：头皮血肿发生于着力点附近，X线平片上可见局限性或广泛性头皮软组织肿胀，其内密度稍高，可伴或不伴相应部位的颅骨骨折。若为开放性外伤，可见头皮下积气。单纯头皮血肿一般不行血管造影检查。当头皮血肿合并其他颅内原发性外伤时，方行血管造影检查。血管造影中，有活动性出血时可见造影剂外溢，有时可见动静脉瘘或假性动脉瘤。若血肿较大，可见颅外无血管区。

（2）CT检查：CT扫描是检查头皮血肿首选的影像学方法。头皮血肿在CT平扫图像上可见局限性或广泛性头皮肿胀，局部密度增高，可呈均匀高密度，亦可呈等高混合密度。

（3）MRI检查：MRI检查时间较长。虽然目前一些新的成像序列大大缩短了检查时间，但是MRI仍不是头皮损伤首选的影像学检查方法。在MRI上，头皮血肿可呈局限性或广泛性软组织肿胀，T_1WI呈等或略低信号，T_2WI呈高信号，信号均匀，有时亦可不均匀。

（三）诊断

头部外伤病史，着力点附近软组织肿胀，CT平扫可见局限性或广泛性密度增高。

八、帽状腱膜下血肿

（一）临床表现

帽状腱膜下组织为疏松的结缔组织，故帽状腱膜下血肿范围往往较广泛，常跨越颅缝，可见整个头皮软组织肿胀。若合并脑组织外伤，常见的症状有头痛、呕吐、昏迷及神经功能障碍等。

（二）影像学表现

（1）X线平片和造影：侧位X线平片上可见广泛头皮软组织肿胀，呈"帽状"位于头颅穹隆部，其内密度稍高，可均匀，也可不均匀。若为开放性损伤，可见头皮下积气。单纯帽状腱膜下血肿一般不进行血管造影检查。

（2）CT 和 MRI 检查：CT 是检查帽状腱膜下血肿的首选影像学方法。帽状腱膜下组织较疏松，因此 CT 平扫表现为血肿范围较广泛，似"帽状"裹在头颅穹隆部，呈高密度，密度均匀或不均匀。MRI 是帽状腱膜下血肿的辅助检查手段，在 MRI 图像上可见广泛头皮下软组织肿胀，外层头皮下组织 T_1WI 呈等或低信号，T_2WI 呈高信号；内层帽状腱膜下血肿 T_1WI 呈等或略低信号，T_2WI 呈低信号，信号均匀，有时信号也可不均匀。CT 和 MRI 均可发现原发性颅脑外伤。

（三）诊断

头部外伤病史，CT 平扫显示血肿范围广泛，呈高密度"帽状"裹在头颅的穹隆部。

九、骨膜下血肿

（一）临床表现

骨膜下血肿可无明显症状，有时仅表现为局部头皮肿胀。若伴有颅脑外伤，可有恶心、呕吐、昏迷及神经功能障碍等症状。

（二）影像学表现

（1）X 线平片和造影：无明显异常改变或仅见轻度局限性头皮肿胀。骨膜下血肿可伴有颅骨骨折。一般不进行血管造影检查，如做血管造影仅可见颅外梭形或新月形无血管区，若有活动性出血则可见造影剂外溢。

（2）CT 和 MRI 检查：CT 是检查骨膜下血肿的首选影像学方法，血肿范围较局限，紧贴颅外板，呈梭形或新月形，为均匀高密度或等高混合密度。骨膜下血肿常伴颅骨骨折，有时可见血肿部位骨折线及撕裂的硬膜进入颅内。MRI 是骨膜下血肿的辅助检查手段，T_1WI 呈等信号，T_2WI 呈高信号，信号均匀。周围头皮软组织肿胀，T_1WI 呈低或等信号，T_2WI 呈高信号。

（三）诊断

有头部外伤病史，紧贴颅外板，呈梭形或新月形，为均匀高密度或等高混合密度，常伴颅骨骨折。

十、头皮撕脱

（一）临床表现

头皮撕脱多因长辫卷入转动的机器中或高速度的钝器切线打击头部所致。创口常常较大，甚至整个头皮撕脱，可因创口大量出血而发生出血性休克。暴露的颅骨可因缺血导致感染或坏死，后果严重。

（二）影像学表现

（1）X 线平片和造影：头颅 X 线正、侧位片及切线位片上可见大片头皮缺损，局部颅骨外露，缺损头皮边缘较毛糙，可伴或不伴头皮血肿，周围头皮肿胀可见头皮下积气。头皮撕脱一般不进行血管造影检查。

（2）CT 和 MRI 检查：CT 图像上可见大片头皮撕脱缺如，撕脱边缘毛糙，局限颅骨外露，显示范围及深度较 X 线平片更为清晰。撕脱周围头皮肿胀，可见头皮下积气。一般不进行 MRI 检查，合并颅脑外伤时方进行 MRI 检查。

（三）诊断

有头部外伤病史，CT 平扫可见局部颅骨外露，撕裂头皮边缘毛糙，头皮下可见积气。

十一、线形骨折

（一）临床表现

线形骨折是常见的颅骨骨折类型，占颅骨骨折的 2/3 以上。

（二）影像学表现

（1）X 线平片和造影：X 线平片上，线形骨折表现为锐利而清晰的透亮直线，也可呈分叉或星状放射。骨折线宽度多为 1 ~ 3 mm，个别宽者可达 1 cm 以上。骨折线大多发生在暴力的冲击部，发生在远隔部位者很少见。骨折线常以冲击点为中心向外延伸，一部分颅盖骨骨折可延伸至颅底。在观察骨折线时必须注意以下几点。①骨折线是否跨越血管沟槽迹影。若骨折线通过脑膜中动脉迹影、静脉窦压迹、板障静脉迹影、导静脉迹影和蛛网膜颗粒区域，很可能撕裂血管引起出血，必要时进行 CT 检查以除外脑外血肿。②骨折线是否通过鼻旁窦、中耳及乳突。若通过者亦属开放性骨折，可导致颅内感染。③骨折线是否通过脑神经管和孔。通过者可出现相应脑神经和伴行血管损伤的症状，此时应加特殊部位摄片。如前额部着力伤后一侧视力障碍时应摄视神经孔位片，眼眶部骨折时应摄柯氏位片等。

（2）CT 和 MRI 检查：CT 是诊断颅骨骨折首选的影像学方法，它不仅可显示颅骨骨折的本身，还可显示颅内损伤的情况。CT 图像上骨折线表现为锐利的低密度影。若骨折线跨越血管沟槽区域，常伴硬膜外血肿。单纯线形骨折一般不进行 MRI 检查。

（三）诊断

有头部外伤病史，头颅 X 线正位片显示线形骨折呈线状透亮影，CT 平扫显示线形骨折呈低密度影。

十二、粉碎性骨折

（一）临床表现

粉碎性骨折常见于颅盖骨，少数位于颅底的眶顶和枕骨鳞部。

（二）影像学表现

（1）X 线平片和造影：X 线平片上粉碎性骨折形成多条骨折线，彼此交错，颅骨碎成数片。骨片互相重叠，常有骨片凹陷和错位；碎骨片也可游离嵌入颅内。如属火器伤，颅内常合并存在金属异物。

（2）CT 和 MRI 检查：CT 是检测粉碎性骨折的有效方法。CT 图像上不仅可显示彼此交错的骨折线、相互重叠的碎骨片，还可观察颅内损伤情况。单纯的粉碎性骨折一般不进行 MRI 检查。

（三）诊断

有头部外伤病史，头颅 X 线正位片显示骨折片呈粉碎状，CT 平扫显示骨折片呈粉碎、凹陷状。

十三、凹陷性骨折

（一）临床表现

凹陷性骨折大多位于颅盖骨，好发于颞骨，其次为额骨和顶骨，枕骨很少见。由于致伤物与头颅接触面积的大小不同，可分别造成环形或锥形的凹陷性骨折。婴幼儿乒乓球性骨折亦为凹陷性骨折。

（二）影像学表现

（1）X 线平片和造影：X 线平片上凹陷性骨折表现常为颅板全层向内凹陷，单纯内板凹陷者极少见，骨折线多不规则或呈环状，常部分透光，部分致密，为骨板断处凹陷和重叠所致。切线位片能确切显示凹陷的深度。

（2）CT 和 MRI 检查：CT 骨窗可清晰地显示凹陷骨折的详细情况，内板凹陷常多于外板凹陷。个别情况亦有内板单独向颅内陷入。严重的凹陷性骨折常刺破硬脑膜，可伴局限性硬膜外血肿。单纯凹陷性骨折一般不进行 MRI 检查。

（三）诊断

有头部外伤病史，头颅 X 线正位片显示骨折呈凹陷状，CT 平扫显示骨折呈凹陷状。

十四、颅缝分离

（一）临床表现

外伤引起的颅缝分离并不少见，其意义与颅骨骨折相同，大多发生于儿童。颅缝分离可单独存在或同时伴有骨折，各缝均可发生，往往以人字缝多见。

（二）影像学表现

（1）X线平片和造影：正常人字缝宽度多在 1.5 mm 以下，儿童亦不超过 2 mm。如超过即可确定有颅缝分离，常伴有骨折，也可引起颅缝错位或重叠。

（2）CT 和 MRI 检查：CT 诊断颅缝分离优于 X 线平片。CT 图像上骨窗片不仅可测量颅缝宽度，还可在同一层面比较两侧颅缝是否对称。因此，在 CT 图像上发现人字缝宽度超过 2 mm 或两侧相差 1 mm 以上，即可诊断颅缝分离，同时 CT 还可检测颅内损伤情况。单纯颅缝分离一般不进行 MRI 检查。

（三）诊断

有头部外伤病史，CT 图像上发现人字缝宽度超过 2 mm 或两侧相差 1 mm 以上。

十五、开放性骨折

开放性骨折是骨折的一种特殊类型，为骨折的同时伴硬膜撕裂，从而使颅腔与外界相通，包括锐器、火器的穿通伤和累及含气鼻旁窦或乳突气房的颅底骨折。

（一）影像学表现

（1）X线平片和造影：X 线平片上开放性骨折包括各种类型的骨折。例如，线形骨折、粉碎性骨折和凹陷性骨折，并于伤口内可见各种异物。若为穿通性骨折，又可分为两次穿通和一次穿通。为枪弹伤时，子弹可一次穿通颅骨入颅，并再次穿通颅骨出颅；也可仅为一次入颅而留有子弹在颅内。颅内积气和气窦积液是开放性骨折常见的影像学表现。颅内积气在 X 线平片上呈一堆圆形或椭圆形透光气影，有时可以相互融合。颅底骨折涉及充气鼻旁窦或乳突气房时，血液和脑脊液可进入其内，并积于窦腔或气房内。头颅 X 线平片水平侧位投照可显示窦腔内有清晰的液平面存在。若液体充满窦腔也可仅表现为窦腔密度均匀增高，而不见液平面。

（2）CT 和 MRI 检查：CT 是颅骨开放性骨折的首选检查方法，它不仅可显示颅骨骨折本身，还可显示颅内积气及窦腔积液情况。高分辨率 CT 骨扫描与 X 线平片相比，大大提高了颅底骨折的检出率。单纯开放性骨折一般不进行 MRI 检查。

（二）CT 表现

有头部外伤病史，颅骨骨折的同时伴异物、颅内积气和气窦积液。

十六、颅骨生长性骨折

颅骨生长性骨折于 1816 年由 Howship 报道，是由线形骨折不断扩大所致。文献报道其发病率在 0.05% ~ 1.6%。婴幼儿颅盖部线形骨折的骨折线中间有骨膜或蛛网膜、异物等间隔，不仅阻止骨折愈合，而且骨折缝隙不断受到蛛网膜下隙、膨出的脑组织或形成的囊肿等的冲击，骨折缘逐渐被侵蚀和吸收，其骨折线不易愈合，间隙反而随年龄增大而逐渐增宽。硬膜、蛛网膜撕裂后未及时修复是生长性骨折形成的主要原因。

（一）影像学表现

（1）X 线平片和造影：X 线平片上表现为长条形骨缺损，也可呈卵圆形或不规则形，骨缺损边缘常硬化增白。骨缺损较大时可伴有脑膜膨出或脑膜脑膨出。

（2）CT 和 MRI 检查：CT 表现为不规则骨缺损，缺损边缘可见骨质增生，缺损较大时亦常可见脑膜膨出或脑膜脑膨出。

（二）CT 表现

既往颅骨线形骨折病史，CT 表现为不规则骨缺损，缺损边缘可见骨质增生。

十七、脑震荡

脑震荡是指头部遭受外力打击后，即刻发生的短暂性一过性脑功能障碍。

（一）病理

发生机制至今仍有许多争论，病理改变无明显变化。

（二）临床表现

表现为短暂性昏迷、近事遗忘及头痛、恶心和呕吐等症状，神经系统检查无阳性体征发现。脑震荡是最轻的一种脑损伤，经治疗后大多可以治愈。可以单独发生，也可以与其他颅脑损伤如颅内血肿合并存在。

（三）影像学表现

单独发生时无阳性发现。

（四）诊断

头伤后立即发生短暂性昏迷，时间在 30 分钟内，清醒后常有近事遗忘、头痛、头晕、恶心、食欲缺乏、呕吐、耳鸣、注意力不集中等症状，血压、呼吸和脉搏基本正常；神经系统检查无阳性体征，腰椎穿刺检查脑脊液压力和成分正常，影像学检查无阳性发现。

（五）鉴别诊断

短暂昏迷的病史及影像学检查无阳性发现的特点可资与脑挫裂伤鉴别。

十八、弥漫性轴索损伤

弥漫性轴索损伤（DAI）又称脑白质剪切伤，发生率在外伤性脑损伤中列第二位，致死率较高。其好发于脑的中央，呈双侧性，尤以大脑半球白质剪切伤为最多见，属严重颅脑损伤。头颅受到突然加速（减速）力、旋转力的作用，引起皮（髓）质相对运动而导致相应部位的撕裂及轴索损伤。

（一）病理

大多数 DAI 病变只是轻微改变，没有出血，偶尔可见少量蛛网膜下隙出血和硬膜下出血，较小的额、颞叶灰质与白质交界处出血，以及胼胝体和脑干背外侧撕裂和出血。镜下可见广泛轴索受损，表现为轴索肿胀，此为细胞和轴浆聚集所致。肿胀的轴索最终将形成一所谓的退缩球，后者为 DAI 的神经病理标志。由于轴浆运输受损，轴索断裂，可出现华勒变性、弥漫性传入神经阻滞。

（二）临床表现

临床症状早于 CT、MRI 阳性发现，并且临床症状较严重，可与 CT、MRI 表现不成比例。典型者受伤后立即昏迷，昏迷持续时间可长可短，部分患者昏迷后直至死亡。脑干受损（脑桥延髓破裂）者常立即死亡。轻度者可无昏迷症状。DAI 患者可有偏瘫、颈项强直等表现。

（三）影像学表现

几乎所有的病例都是多发病灶。多见于灰质与白质交界、胼胝体、穹隆、上部脑干、基底节和内囊的出血。

（1）CT检查：CT 可无任何阳性发现或仅有轻微的改变，部分病例可合并出现蛛网膜下隙出血的征象。首次检查仅 20% ~ 50% 病例表现为脑实质内点状出血。因此，疑有 DAI 患者应 24 小时随访观察，约 1/6 病例病程出现进展。当发现大脑皮质与髓质交界部位出现点状高密度灶，特别是多发时，可结合临床表现，作出 DAI 的诊断。

（2）MRI检查：MRI 显示 DAI 优于 CT 扫描，其信号特征取决于病灶有无出血及病灶形成时间的长短。无出血者显示为皮质与髓质交界部单发或多发的点状 T_1WI 低信号和 T_2WI 高信号灶。出血灶的急性期显示为 T_1WI 等信号和 T_2WI 低信号，亚急性期显示 T_1WI 和 T_2WI 均为高信号，慢性期显示 T_1WI 低信号和 T_2WI 高信号。DWI 显示为单发或多发点状低信号出血灶，SWI 可显示较常规序列更多的病灶。

（四）诊断

DAI 是引起外伤后昏迷最常见的原因。CT 扫描可无阳性发现或仅有少量蛛网膜下隙出血的表现，部分可出现脑实质点状出血。MRI 显示病灶优于 CT，信号特征取决于出血的有无及时间的长短，DWI 和 SWI 序列敏感性更强。

（五）鉴别诊断

未出血的 DAI 有时需要与脑白质脱髓鞘病变（卵圆形，可强化）、小血管病变、腔隙性梗死（患者年龄较大）、转移瘤（强化）相鉴别。出血性病灶需与高血压性微出血（长期慢性高血压脑病）、血管淀粉样变（年老患者，血压正常，常伴有痴呆）、海绵 / 毛细血管瘤（混合性出血）相鉴别。

十九、脑室出血

脑室出血是一种严重的颅脑损伤。单纯的脑室内出血预后较好，如脑室内出血伴有其他原发性颅脑损伤时预后较差。

（一）病理

常见于侧脑室，其次是第三脑室及第四脑室，可伴发蛛网膜下隙出血。

（二）临床表现

常出现意识障碍、头痛等症状。

（三）影像学表现

（1）CT 检查：出现脑室内高密度改变，出血少时首先沉积于侧脑室后角，可出现低、高混合密度的液液平面，出血量大时可出现脑室"铸型样"改变。

（2）MRI 检查：脑室内出血表现为脑室内 T_1WI 呈等信号，T_2WI 呈高信号，积血沉积于侧脑室后角，在 T_2WI 可形成高、低信号的液液平面。出血后期，血液被脑脊液稀释，脑室内信号逐渐恢复正常。

脑室内大量积血可造成急性梗阻性脑积水，首先表现为侧脑室颞角增大，而后累及脑室其他部分。一般在出血 4 小时后脑积水征象消失，但部分病例随时间延长，脑室内血液分解和脑脊液吸收，同时伴发蛛网膜颗粒纤维化，可演变成交通性脑积水。此时 CT、MRI 均可诊断。

（四）诊断

颅脑外伤后脑室内出现出血性密度或信号异常，同时可合并其他原发性颅脑损伤（如DAI、脑深部灰质损伤、脑干损伤等）的影像学表现。

二十、外伤脑积水

外伤性脑积水多见于重型脑损伤伴脑挫裂伤、蛛网膜下隙出血的患者，是造成重型脑损伤昏迷患者高病死率的重要因素之一。

（一）病理

外伤性脑积水可分为急性和慢性两种。急性脑积水是指伤后 2 周内发生的脑积水，可能的机制是：①血块直接阻塞脑脊液循环通路或蛛网膜绒毛吸收脑脊液能力降低；②脑水肿、颅内血肿、脑疝、脑膨出或突出亦可压迫脑池和脑表面的蛛网膜下隙，影响脑脊液的循环与吸收；脑室内出血、脑室穿通伤、积血可阻塞室间孔、导水管、第四脑室正中孔，使脑脊液不能回流到蛛网膜下隙。

（二）临床表现

急性外伤性脑积水呈进行性颅内压增高，可表现为脑外伤后持续昏迷或曾有一度好转又复恶化，患者虽经脱水、排除血肿、减压手术及激素等治疗，但意识恢复欠佳。影像学方法可协助诊断。

（三）影像学表现

（1）CT 和 MRI 检查：脑室系统扩大并以侧脑室前角明显；侧脑室周围，特别是额角部有明显的间质性水肿带；脑室扩大的程度甚于脑池的扩大；脑回无萎缩表现，脑沟不加宽。

（2）放射性核素脑池造影：较不常用。可有放射性核素自脑池向脑室反流，最常见的为放射性核素自第四脑室正中孔反流回脑室，脑室系统显影而蛛网膜下隙不显影，说明脑脊液的循环与吸收发生障碍。

（四）诊断

脑外伤后出现脑室扩大，间质性脑水肿，可合并蛛网膜下隙出血、脑室出血、脑挫裂伤等。

（五）鉴别诊断

本病须与脑萎缩相鉴别。后者的特点是侧脑室普遍增大、脑沟增宽，无脑室周围的透亮水肿区。

二十一、外伤后脑积水

外伤后脑积水可分为交通性脑积水和梗阻性脑积水，多表现为正常颅内压脑积水。

（一）病理

脑挫伤致蛛网膜下隙出血发生后，引起无菌性炎症反应，软膜与蛛网膜之间发生粘连，造成脑脊液的循环和吸收障碍。脑室穿通伤或髓内血肿破入脑室后，常在室间孔、导水管或第四脑室出口处发生阻塞性脑积水，引起一侧或双侧脑室积水。小脑幕切迹疝使脑干移位而致环池闭塞或导水管受压迫也能引起脑积水。不适当的大骨瓣减压，脑严重膨出、移位，导致脑脊液循环受阻可伴发脑积水。

（二）临床表现

患者主要表现为精神症状、运动（步态）障碍及尿失禁。可出现淡漠、情绪不稳、痴呆、步态不稳、共济失调、下肢僵硬、震颤性麻痹等临床表现，偶尔尚有大小便失禁、癫痫、情感自制力减退等症状。病情发展较缓慢，症状时有波动。测压时腰椎穿刺或脑室内压力大多正常，脑脊液蛋白含量升高。眼底检查亦无视神经盘水肿现象。

（三）影像学表现

脑室普遍性或局限性扩大的交通性或梗阻性脑积水的表现伴其他脑外伤后改变。

（四）诊断

脑外伤后出现交通性或梗阻性脑积水。

二十二、外伤后脑水肿

脑水肿是脑外伤后重要的继发反应，外伤即刻可发生血管源性水肿，数小时后发生细胞毒性水肿，常出现或混合于脑挫伤，为局限性或弥漫性，一般 2 周内可消散，常继发脑萎缩。

（一）病理

脑组织的水分含量增加，星形胶质细胞肿胀，脑池、脑室、脑沟消失。外伤后血脑屏障破坏、内皮细胞的紧密连接破坏，导致血管源性水肿，主要发生在白质和髓鞘。随后细胞能量障碍，细胞内吸收水分导致细胞肿胀、细胞毒性水肿。同时，脑组织水平衡失调，可引起间质性脑水肿、淤血性水平衡障碍。当静脉输入过多液体时，患者可出现低渗透压性水肿。血管内压急剧上升，超出脑血管储备能力时发生液压性水肿。与血管源性水肿不同的是，血脑屏障保持完整，常发生于颅脑减压术后。

（二）临床表现

因原发损伤不同而异。

（三）影像学表现

（1）CT检查：CT可为局限性或弥漫性以白质为主的低密度区，一般无强化，除非血脑屏障破坏。邻近脑室受压，脑沟变窄，甚至消失。

（2）MRI检查：MRI显示水肿区T_1WI低信号，T_2WI高信号，常无强化，血脑屏障破坏时可有斑片状强化。血管源性水肿ADC值增加，细胞毒性水肿ADC值下降。H-MRS显示NAA峰降低，Cho峰轻度增高。MRA扫描可提示血流下降，脑血管清晰度下降。

（四）诊断

脑外伤后继发脑组织含水量增加，表现为CT密度减低，MRI显示T_1WI低信号、T_2WI高信号，脑室、脑沟裂变窄。

（五）鉴别诊断

（1）缺氧性脑病：病史为鉴别的主要线索。

（2）代谢性脑病：如尿毒症、高血压脑病、静脉压升高、线粒体疾病，可出现脑水肿改变，为全身性疾病的一部分。

二十三、外伤性脑肿胀

外伤性脑肿胀分为弥漫性和半球性两种类型，致死率可达50%。

（一）病理

外伤后脑充血和脑水肿均可引起脑肿胀。

（二）临床表现

弥漫性脑肿胀常发生于伤后早期或晚期，血管源性脑水肿是其主要形成原因。一般认为，弥漫性脑肿胀的发生与原发性脑损伤的程度和伤后呼吸、循环系统并发症的防治有关。半球性脑肿胀常发生在伤后1～3天内，可能主要系脑缺血致细胞毒性脑水肿引起，多见于颅内血肿或脑挫裂伤行开颅手术后。两者预后均与脑受压程度、颅内压和脑灌流状况密切相关。

（三）影像学表现

弥漫性脑肿胀表现为双侧大脑半球对称性肿大，脑沟及基底池、蛛网膜下隙模糊消失，脑室、脑池受压变小或消失，脑CT值可正常、增高或降低，CT值降低者预后差；而后出现大脑半球密度均匀减低，灰、白质分界模糊消失，小脑密度高于肿胀的大脑半球。半球性脑肿胀表现为一侧脑体积增大，脑室、脑池受压变小和中线移位。

（四）诊断

单侧或双侧大脑半球体积增大，脑室、脑池、蛛网膜下隙模糊、狭窄，脑 CT 值可正常、增高或降低。

（五）鉴别诊断

本病须与下列疾病鉴别。①缺氧性脑病：病史为鉴别的主要线索。②代谢性脑病：如尿毒症、高血压脑病、静脉压升高、线粒体疾病，可出现脑水肿改变，为全身性疾病的一部分。

二十四、脑疝

脑疝是指在颅内压增高的情况下，脑组织和血管从一个腔隙移动到另一个腔隙，脑脊液结构（脑室、脑沟）移位或消失。颅内压增高，脑血流动力学和液体分布的改变，加重了原发损伤的严重性，脑疝常引起严重的神经功能障碍，甚至死亡。

（一）病理

由于颅骨和硬脑膜的限制，原发性损伤致使脑组织、神经、血管受压，而可代偿的间隙（脑脊液、血管和血管周围间隙）非常有限，颅内容积的增加不能被容纳，可导致局限性或弥漫性颅内压增高，脑组织变形和移位。

根据脑疝发生的部位与疝出组织的不同，可分为许多类型，有天幕裂孔疝（小脑幕切迹疝或颞叶疝）、枕骨大孔疝（小脑扁桃体疝）、天幕裂孔上疝或下疝（小脑幕切迹上疝或下疝和小脑蚓部上疝或下疝）、大脑镰疝或胼胝体疝（扣带回疝）、蝶骨嵴疝或侧裂池疝。此外，脑干沿纵轴向下移位，称为脑干轴性移位。颅骨缺损部位更是脑疝发生的常见部位。

（二）临床表现

在脑外伤原发损害存在的基础上，一旦发生脑疝，有限的裂孔空间内组织受压损伤，特别是小脑幕切迹疝和枕骨大孔疝发生后，脑干受压、扭曲，血供受到影响，脑脊液循环通路同时出现阻碍，颅内压进一步增高，致使脑疝加重。不同类型脑疝可能同时存在，形成恶性循环，病情会极度恶化。临床表现多样，动眼神经麻痹时累及瞳孔，脑干血流降低时心血管功能可崩溃，还可出现去大脑强直状态。Kernohan 切迹疝时可出现假性局部定位体征，对侧大脑脚被挤压至小脑幕可致同侧偏瘫。血管受压可出现扣带回（大脑前动脉闭塞）、枕叶（大脑后动脉闭塞）、基底节（穿支血管闭塞）梗死，中脑出血。如果颅内压持续升高，占位效应逐渐加重，将发生脑死亡。

（三）影像学表现

（1）X 线平片：可见颅内压增高征象，包括脑回压迹加深、蛛网膜粒压迹增大加深、蝶鞍扩大、鞍背及前后床突骨质吸收等。颅内钙化，如松果体钙化移位。儿童病例可见颅腔扩大、颅缝分离、前后膨隆。

（2）CT 和 MRI 检查。

1）大脑镰下疝：可出现扣带回脑镰下移位、侧脑室向对侧移位，同侧脑室受压、Monro 孔堵塞，对侧脑室增大，大脑前动脉移位或闭塞。

2）单侧小脑幕下疝：早期可出现钩回、海马旁回向内侧突出，同侧鞍上池消失，晚期鞍上池完全闭塞，脑干移位，可被压至小脑幕而形成 Kernohan 切迹，动眼神经可受压，大脑后动脉向内下移位，闭塞时可引起枕叶梗死。

3）双侧小脑幕下疝（中央疝）：可出现严重的双侧或单侧小脑幕上占位效应，大脑半球和基底核团向下移位，间脑、中脑经切迹向下移位，双侧颞叶疝入小脑幕裂孔，穿支动脉常闭塞而导致基底节区脑梗死。

4）小脑幕上疝：此时小脑蚓部、小脑通过小脑幕孔向上被推移，引起四叠体池变形，中脑向前移位，可堵塞导水管引起脑积水。

5）横疝（蝶骨嵴疝）：不常见，为颞叶和大脑中动脉横过蝶骨大翼移位，颅中窝较大占位引起上升移位，额叶较大占位可致下降移位。

6）小脑扁桃体疝：小脑扁桃体受压，向下推挤入枕骨大孔，小脑延髓池消失，第四脑室可堵塞导致脑室内梗阻性脑积水。

7）经硬膜或经颅骨疝：颅骨骨折和硬膜撕裂时可出现，也可发生在开颅手术后。此时颅内压增高，脑组织经撕裂的硬膜突出，可延伸至帽状腱膜下。

MRI 可以多断面成像，提供多方位更准确的结构变化，还有助于反映脑疝的血流动力学效应，如弥漫性灌注失衡、血管闭塞、脑组织梗死、弥漫性脑水肿、脑回肿胀等。

（四）诊断

在脑外伤原发损害的基础上出现脑脊液结构（脑室、脑沟）移位或闭塞，脑组织或血管从一个腔隙移动到另一个腔隙。

（五）鉴别诊断

需与颅内低压综合征相鉴别，后者可出现小脑扁桃体下疝，但同时伴有硬膜增厚，均匀对称性强化。

二十五、外伤后脑血管损伤及其并发症

外伤后可出现动脉损伤和静脉损伤，主要包括外伤后脑血管痉挛、脂肪栓塞、动脉

瘤、假性动脉瘤、动脉切割和内膜撕裂、动脉内膜剥离和分割型动脉瘤、动静脉瘘、外伤性皮质静脉撕裂或血栓形成、外伤性硬膜窦撕裂或血栓形成。血管损伤可引起局部或全脑低灌注、脑淤血，可致脑梗死、脑血肿。

（一）病理

直接穿通伤，如枪弹伤、异物等造成动脉的直接损伤；非穿通钝器伤使颈部血管过度拉伸伴快速减速、过伸、旋转；颈椎或颅底部骨折均可引起血管损伤；动脉撞击颅骨（硬脑膜）可致颅内损伤；动脉血栓形成、脂肪栓子及气体栓子或来自内膜片、夹层或假性动脉瘤等的栓子可致脑梗死。同时，血管痉挛（特别是蛛网膜下隙出血后）、血脑屏障破坏伴血管源性水肿、兴奋性氨基酸导致细胞毒性水肿等因素可对血管产生间接性损伤。

（二）临床表现

血管损伤可在受伤后 1 小时内出现症状，潜伏期短则数小时，长则数年。大多数患者在伤后 10 ~ 72 小时出现症状，临床表现因损伤类型和部位不同而异。如果在无症状期诊断脑血管损伤并及早治疗可以阻止随后出现的缺血症状。

（三）影像学表现

（1）血管痉挛：影像学检查可无任何异常发现，仅早期脑血管造影可见局限或广泛脑血管痉挛。

（2）脂肪栓塞：X 线平片常无阳性发现。脑血管造影检查可见栓塞远端血管截断不显影。CT 和 MRI 扫描表现为脑梗死改变。

（3）外伤性动脉瘤：可分为真性动脉瘤、假性动脉瘤和混合性动脉瘤。

1）CT 检查：真性动脉瘤可见局限性血管扩张；假性动脉瘤可见动脉旁假瘤腔形成，周围有纤维组织包裹，CT 增强扫描动脉瘤壁可见不规则强化。

2）MRI 检查：显示瘤体的范围及大小优于 CT。在无血栓形成的动脉瘤内，由于血流速度快，造成流空现象，T_1WI 和 T_2WI 上均表现为无信号病灶，若有血栓形成，则瘤腔内可出现高、低、等混合信号。

3）CTA、MRA、DSA 检查：真性动脉瘤可见动脉壁呈囊状或梭形扩张，形态可规则或不规则；假性动脉瘤可见造影剂经动脉撕裂口进入假性动脉瘤腔内，囊壁可不光整，血栓表现为充盈缺损。

（4）外伤性动静脉瘘：常发生于静脉或静脉窦附近的动脉内分离或撕离。最常见部位为颅底，其中以颈动脉海绵窦瘘（CCF）多见，常伴有颅底骨折。其他外伤性动静脉瘘可位于颈动脉管开口处或枕骨大孔附近，还可见于脑膜中动脉撕裂。血管造影检查是诊断CCF 的首选方法，可见颈内动脉海绵窦段撕裂，窦口可大可小，造影剂经撕裂口溢入海绵窦，并可见早现增粗的眼静脉向前引流，岩上窦、岩下窦早现和开放并向上、向下引流。

CT 和 MRI 上均可见眼静脉增粗、扭曲，同侧眼球突出，海绵窦增宽。

（四）诊断

外伤后出现颈脑血管痉挛、撕裂、夹层、假性动脉瘤、动静脉瘘，局部或全脑低灌注，导致脑梗死、脑血肿。

（五）鉴别诊断

（1）先天性动脉瘤：好发于脑底动脉环附近，而外伤性动脉瘤常位于大脑中动脉，或大脑后动脉及脑膜中动脉。

（2）血管痉挛和夹层：有赖于 CTA、MRA 和 DSA 检查显示内膜、血管内或血管旁血肿。

二十六、外伤后继发性脑缺氧、缺血和梗死

（一）病理

脑外伤后在容积一定的颅腔内出血或细胞外液体积聚，此时脑组织体积、颅内血容量、颅内脑脊液三者的平衡状态被打破。由于颅腔缺乏膨胀性，脑组织缺乏收缩性，维持正常的颅内压主要通过颅腔内血容量和脑脊液容量的减少来代偿。当颅内损伤较轻时，机体可借助脑血管反射性收缩使颅内血容量减少，从而可导致脑缺氧、缺血和梗死。当损伤占位效应较重时，局部循环出现障碍，脑静脉回流受阻，脑血管的代偿作用无法继续维持颅内压的稳定，颅内压增高，又进一步加重脑缺氧、缺血和梗死。毛细血管的通透性增加，严重时可导致脑疝，致使血管受压，如引起大脑后动脉闭塞可出现枕叶梗死，大脑前动脉闭塞致远端扣带回梗死，穿支血管闭塞则出现基底节和内囊梗死，中脑可继发出血改变。

（二）临床表现

可出现颅内压增高和相应脑区梗死症状、体征。

（三）影像学表现

脑外伤继发性梗死的影像学表现与一般梗死类似。CT 表现为某一血管分布区边界不清的低密度区，MRI 上出现点片状 T_1WI 低信号和 T_2WI 高信号。CT 和 MRI 血管及灌注成像可显示相应血管的闭塞及脑组织灌注降低。

（四）诊断

在脑外伤原发损害的基础上出现全脑或血管供应区的脑缺血缺氧性改变和脑梗死。

（五）鉴别诊断

根据外伤史和病程的变化，可与单纯性脑缺氧缺血改变和脑梗死相鉴别。

二十七、外伤后脑神经损伤

颅脑外伤可直接或间接合并脑神经损伤，12 对脑神经可不同程度地单根或多根受损，发生频率依次为嗅神经、动眼神经、视神经、面神经、展神经、听神经、舌咽神经、迷走神经、副神经。筛板骨折或额底部皮质挫伤和剪切伤可引起嗅神经或嗅球损伤；颅底骨折累及视神经孔及眶上裂可引起视神经、滑车神经、展神经及三叉神经眼支的损伤；天幕裂孔疝时可压迫动眼神经；头颅剧烈运动时锐利的天幕缘可损伤滑车神经；骨折累及蝶骨小翼、视神经管时，可引起视神经的撕裂；原发性或继发性脑干损伤可引起脑神经核损害，产生脑神经麻痹。外伤性或自发性颅内动脉瘤可产生节后性霍纳综合征。脑神经损伤者常伴有颅底骨折或相应部位硬膜外血肿。

（一）临床表现

按损伤程度可分为以下 5 度。

Ⅰ度损伤：传导阻滞，神经纤维连续性保持完整，无华勒变性。一般无须特殊处理，通常在伤后数天或数周内，随着传导功能恢复，神经功能可完全自行恢复。

Ⅱ度损伤：轴突中断，但神经内膜管完整，损伤远端发生华勒变性。轴突可从损伤部位再生至终末器官，而不会发生错位生长。

Ⅲ度损伤：神经纤维（包括轴突和鞘管）横断，神经束膜完整。有自行恢复的可能。当轴突再生时，可能长入非原位神经鞘，导致错位生长。

Ⅳ度损伤：神经束遭到严重破坏或断裂，但神经干通过神经外膜组织保持连续。神经内瘢痕多，很少能自行恢复，需手术治疗。

Ⅴ度损伤：整个神经干完全断裂，伴有大量神经周围组织出血，瘢痕形成，只有手术修复才可能恢复。

（二）影像学表现

颅底 CT 二维数据进行三维重建，可清晰见到穿越颅底的裂孔管道的骨折线及游离碎骨片、出血灶，可以根据骨折部位和程度对脑神经受损的程度作出判断。MRI 神经成像技术可重建任意切面的二维和三维图像，软组织对比佳，有助于观察神经损伤及继发改变。

二十八、外伤后颅内感染

外伤后颅内感染常见于开放性颅脑损伤，邻近组织的感染如乳突炎、中耳炎也可向颅内扩散。颅内感染可加重伤情，重者可致死亡。

（一）病理

开放性颅脑损伤如火器伤、枪弹伤、异物伤等情况下细菌可直接侵入，导致头皮感染、颅骨骨髓炎、脑组织伤道感染。此外，细菌还可通过感染性栓塞性静脉炎传入颅内，引起脑膜炎或脑炎，脑炎可转变为脑脓肿、脑室炎、硬膜外和硬膜下积脓。病原菌多为葡萄球菌、链球菌、大肠埃希菌及铜绿假单胞菌等。

（二）临床表现

外伤后头皮软组织急性炎症、全身中毒症状，有剧烈头痛，而后伤口流脓，重者可出现颅内压增高症状和脑膜刺激征，局部神经系统症状可进行性加重。腰椎穿刺见脑脊液浑浊，白细胞计数增加，糖含量减少。

（三）影像学表现

（1）X 线平片：可显示颅骨骨折、颅内异物。颅骨骨髓炎形成时可见骨质疏松及细小的透亮区，后期可见扩大的轮廓毛糙、不规则蜂窝状的透亮区，周围骨质可见少许增生硬化，与正常骨皮质分界不清。

（2）CT 检查：颅骨骨髓炎主要位于板障，也可累及内、外板，表现为不规则蜂窝状低密度骨质破坏区，其内可见细小的高密度死骨，周围可见骨质增生硬化，骨膜反应多不明显，邻近头皮软组织肿胀。脑膜炎时出现基底池和脑沟模糊，脑炎表现为局限性或广泛性低密度脑水肿。脑脓肿常合并有颅内异物。脑室炎、硬膜外和硬膜下积脓的 CT 扫描表现与其他原因所致脑脓肿的 CT 表现相仿。

（3）MRI 检查：颅骨骨髓炎呈 T_1WI 低信号、T_2WI 高信号。急性期边界模糊，慢性期病灶局限，边界清晰，周围软组织肿胀较前减轻。脑膜炎可表现为基底池和脑沟模糊，增强后可见脑膜强化。脑炎一般表现为脑内单发或多发片状 T_1WI 低信号、T_2WI 高信号，脓肿形成后可见圆形或椭圆形环形强化，环壁厚度一致，内、外缘完整。如在 T_1WI 显示低信号病灶内出现无信号的空气则提示脑脓肿。

（四）诊断

多见于开放性颅脑损伤，影像学检查可出现骨髓炎、脑膜炎、脑炎和脑脓肿的表现。

二十九、脑死亡

脑死亡是脑功能的完全性不可逆丧失，同时有解剖学异常和生理学异常。脑死亡首先是临床诊断，现代神经影像可以证实但是不可替代临床标准。

（一）病理

严重脑外伤后可发生脑死亡，主要原因是弥漫性脑水肿造成颅内压增高，致使脑血流减少直至停止，脑功能不可逆性完全丧失。

（二）临床表现

表现为深度昏迷［格拉斯哥昏迷评分（GCS）=3］，排除可逆的昏迷。临床诊断要求检查者具备一定经验，辅助检查无脑干听觉诱发反应、等电位皮质脑电图，影像学检查颅内无血流。继发脑干死亡时可出现反射消失（眼球震颤等）及呼吸暂停等。

（三）影像学表现

主要表现为颅内动脉和静脉窦内无血液流动，弥漫性脑水肿，脑回肿胀，脑脊液腔受压。

（四）诊断

脑死亡是临床诊断；影像学表现为颅内动脉和静脉窦无血流，弥漫性脑水肿，脑脊液腔受压，脑回肿胀。

（五）鉴别诊断

造影过程中需保证静脉灌注成功，排除血管痉挛、可逆性原因引起的弥漫性脑水肿、状态性癫痫、药物过量等情况。

三十、外伤后局灶性和弥漫性脑萎缩、脑软化、胶质增生

外伤后局灶性和弥漫性脑萎缩、脑软化、胶质增生为闭合性颅脑损伤所致脑组织挫裂伤后遗改变。局灶性损伤后 6 ~ 12 个月出现脑软化改变，代之以脑脊液腔，伴随不同程度的局部脑萎缩，脑回变小，此时脑脊液腔隙代偿性扩张，邻近脑室扩大。软化的囊腔周围出现胶质增生。

（一）病理

表现为病理性残腔，轴索退化呈球状，小胶质细胞增生，灶性脱髓鞘，部分脑组织液化坏死，脑深部及脑皮质进行性萎缩。

（二）影像学表现

CT 图像上脑软化表现为低密度无强化病灶，MRI 扫描示 T_1WI 低信号、T_2WI 高信号，与脑脊液信号相仿，邻近脑组织出现萎缩改变。

（三）诊断

外伤后 6 ~ 12 个月出现脑软化灶影像学表现。

三十一、外伤后颅骨缺损

外伤后颅骨缺损因病因、部位、邻近骨和软组织情况，以及伴发的外伤后改变等因素

而不同。

（一）病理

可为外伤所致或手术后骨缺损，可伴发周围骨髓炎，脑实质内软化灶、脑萎缩、脑膨出、脑膜脑膨出等。

（二）影像学表现

颅骨 X 线平片和 CT 扫描是外伤后颅骨缺损的基本检查方法，可显示颅骨缺损的部位、大小、形态，周围骨是否存在骨髓炎，以及脑实质内软化、脑萎缩、脑膨出、脑膜脑膨出等。

（三）诊断

外伤或手术后颅骨缺损。

三十二、外伤后低颅内压综合征

外伤后低颅内压可引起一系列临床表现，影像学检查和脑脊液压力测定具有特征性表现。

（一）病理

造成低颅内压的原因，可能原发于伤后脑血管痉挛，使脉络丛分泌脑脊液的功能受到抑制，亦可能继发于脑脊液漏、休克、严重脱水、低钠血症、过度换气，以及手术或腰椎穿刺放出过多的脑脊液等。

（二）临床表现

临床上患者如有头部外伤后出现较重的头晕、头痛、乏力、食欲缺乏等症状，与脑损伤的轻重程度不符，特别是具有明显的抬高头位头痛加剧、放低头位疼痛减轻的规律时，即应想到低颅内压的可能。如果腰椎穿刺卧位测压在 0.78 kPa（80 mmH$_2$O）以下时即可明确诊断；若压力低于 0.39 kPa（40 mmH$_2$O）则属重度低颅压，常伴有严重失水及电解质紊乱。

（三）影像学表现

根据 Monro-Kellie 理论，脑、脑脊液、血液共同存在于闭合的颅腔内，为了维持正常的颅内压，一种成分的升高依赖于另一种成分的降低来维持平衡。

（1）弥漫性硬脑膜强化：此种表现最常见，无软脑膜受累，双侧幕上、幕下硬脑膜均表现为连续、无结节的线样强化。该增强表现具有可逆性。

（2）脑下垂：出现小脑扁桃体下疝（有时类似于 Chiari Ⅰ 型畸形），桥前池变窄，脑干前后径增大，交叉池变窄，视交叉变平或下陷，颅后窝结构拥挤。

（3）垂体增大：可类似于垂体腺瘤或垂体增生。

（4）脑静脉窦扩大：可为轻度或很明显。

（5）硬膜下积液：双侧或单侧，典型的位于大脑凸面，很薄，邻近脑组织无明显受压移位，信号强度取决于其内的蛋白浓度。

（6）硬膜下出血：较少见，常引起邻近脑质受压移位而出现意识不清等高颅内压症状。

（7）脑室变窄：程度不等，比较病情好转前后 MRI 表现更有意义。

（8）脑肿胀：出现静脉窦栓塞等。

（四）诊断

外伤后脑脊液压力降低，影像学表现为硬脑膜弥漫性强化、脑下垂、静脉窦扩大、硬膜下出血等，严重者可出现颅内压增高、脑肿胀、静脉窦栓塞的表现。

（五）鉴别诊断

临床症状具有一定典型表现，腰椎穿刺压力降低，脑膜强化为对称性、均匀性、可逆性，须与肥厚性硬脑膜炎、转移性肿瘤、脑膜来源肿瘤鉴别。

（何文杰）

第三节　急性期脑血管疾病

急性期脑血管疾病（CVD）以脑出血和脑梗死多见，CT 和 MRI 诊断价值大；动脉瘤和脑血管畸形则需配合 DSA、CTA 或 MRA 诊断。

一、脑出血

（一）病理

脑出血是指脑实质内的出血，根据原因可分为创伤性和非创伤性脑出血。非创伤性脑出血又称原发性或自发性脑内出血，多指高血压、动脉瘤、血管畸形、血液病和脑肿瘤等引起的出血，以高血压脑出血常见，多发于中老年高血压和动脉硬化患者。出血好发于基底核、丘脑、脑桥和小脑，易破入脑室。血肿及伴发的脑水肿引起脑组织受压、软化和坏死。血肿演变分为急性期、吸收期和囊变期，各期时间长短与血肿大小和年龄有关。

（二）CT 表现

呈边界清楚的肾形、类圆形或不规则形均匀高密度影，周围水肿带宽窄不一，局部脑室受压移位，破入脑室可见脑室内积血（图 2-6）。

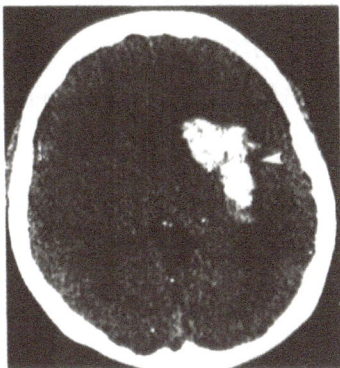

图 2-6 脑出血 CT 表现

注 左侧基底核区条片状高密度影，左侧侧脑室受压变形。

急性期表现为脑内密度均匀一致的高密度灶，呈卵圆形或圆形为主，CT 值为 50 ~ 80 HU；吸收期始于 3 ~ 7 天，可见血肿周围变模糊，水肿带增宽，血肿缩小并密度减低，小血肿可完全吸收；囊变期始于 2 个月以后，较大血肿吸收后常遗留大小不等的囊腔，伴有不同程度的脑萎缩。

（三）鉴别诊断

脑外伤出血，结合外伤史可以鉴别。

（四）注意事项

血肿不同演变时期 CT 显示的密度不同，容易误诊，应密切结合临床。

二、脑梗死

（一）病理

脑梗死包括缺血性和出血性及腔隙性脑梗死。缺血性脑梗死是指脑血管闭塞导致供血区域脑组织缺血性坏死。其原因有：①脑血栓形成，继发于脑动脉硬化、动脉瘤、血管畸形、炎性或非炎性脉管炎等；②脑栓塞，如血栓、空气、脂肪栓塞；③低血压和凝血状态。出血性脑梗死是指部分缺血性脑梗死继发梗死区内出血。腔隙性脑梗死是深部髓质小动脉闭塞所致，为脑深部的小梗死，在脑卒中病变中占 20%，主要好发于中老年人，常见于基底核、内囊、丘脑、放射冠及脑干。

（二）CT 表现

1. 缺血性梗死

CT 示低密度灶，其部位和范围与闭塞血管供血区一致，皮髓质同时受累，多呈扇形（图 2-7）。基底贴近硬膜。可有占位效应。2 ～ 3 周时可出现"模糊效应"，病灶变为等密度而不可见。增强扫描可见脑回状强化。1 ～ 2 个月后形成边界清楚的低密度囊腔。

2. 出血性梗死

CT 示在低密度脑梗死灶内，出现不规则斑点、片状高密度出血灶，占位效应较明显。

3. 腔隙性梗死

CT 表现为脑深部的低密度缺血灶，大小 5 ～ 15 mm，无占位效应。

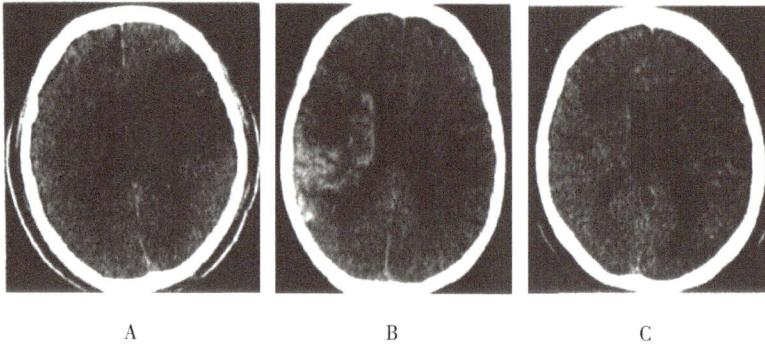

A   B   C

图 2-7　脑梗死 CT 表现

注　A. 左侧额、颞叶大片低密度梗死灶；B. 右侧颞顶叶大片出血性脑梗死；C. 右侧颞叶基底核区腔隙性脑梗死。

（三）鉴别诊断

脑梗死须与脑炎相鉴别。结合病史、临床症状及实验室检查可以鉴别。

（四）注意事项

CT 对急性期及超急性期脑梗死的诊断价值不大，应行 MRI 弥散加权扫描。病情突然加重时应行 CT 复查，明确有无梗死后出血即出血性脑梗死，以指导治疗。

三、动脉瘤

（一）病理

动脉瘤好发于脑底动脉环及附近分支，是蛛网膜下腔出血的常见原因，发生的主要原因是血流动力学改变，尤其是血管分叉部血癌流动对血管壁形成剪切力以及搏动压力造成血管壁退化；动脉粥样硬化也是常见因素；另外常与其他疾病伴发，如纤维肌肉发育异常、马方综合征等。按形态可分为常见的浆果形、少见的梭形及罕见的主动脉夹层。浆果形的囊内可有血栓形成。

（二）CT 表现

分为三型：Ⅰ型，无血栓动脉瘤（图 2-8），平扫呈圆形高密度区，均一性强化；Ⅱ型，部分血栓动脉瘤，平扫中心或偏心处高密度区，中心和瘤壁强化，其间血栓无强化，呈"靶征"；Ⅲ型，完全血栓动脉瘤，平扫呈等密度灶，可有弧形或斑点状钙化，瘤壁环形强化。动脉瘤破裂时 CT 图像上多数不能显示瘤体，但可见并发的蛛网膜下隙出血，脑内血肿、脑积水、脑水肿和脑梗死等改变。

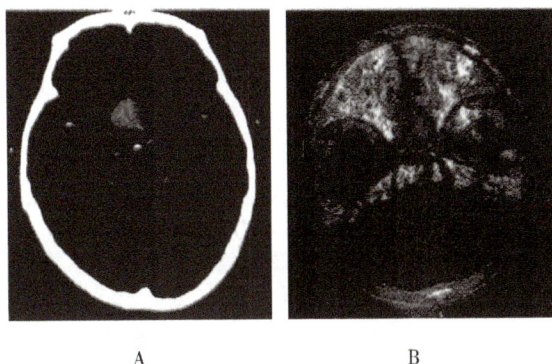

A   B

图 2-8　前交通动脉瘤 CT 表现

注　A. 增强可见鞍上池前方可见一囊样结节灶，强化程度与动脉相仿；B. CTA 的 VRT 重建显示前交通动脉瘤。

（三）鉴别诊断

1. 脑膜瘤

与脑膜宽基相接。

2. 脑出血

结合病史及临床症状。

（四）注意事项

CTA 对动脉瘤显示价值重大，可以立体旋转观察载瘤动脉、瘤颈及其同周围血管的空间关系。

四、脑血管畸形

（一）病理

脑血管畸形为胚胎期脑血管的发育异常，根据 McCormick 分类，分为动静脉畸形、

静脉畸形、毛细血管扩张症、血管曲张和海绵状血管瘤等。动静脉畸形最常见，好发于大脑中动脉、大脑后动脉系统，由供血动脉、畸形血管团和引流静脉构成。好发于男性，以20～30岁最常见。儿童常以脑出血、成人常以癫痫就诊。

（二）CT 表现

显示不规则混杂密度灶，可有钙化，并呈斑点或弧线形强化，水肿和占位效应缺乏。可合并脑血肿、蛛网膜下隙出血及脑萎缩等改变。

（三）鉴别诊断

海绵状血管瘤，增强扫描呈轻度强化，病灶周围无条状、蚓状强化血管影。MRI 可显示典型的网格状或爆米花样高低混杂信号，周围见低信号环。

（四）注意事项

CTA 价值重大，可以立体旋转观察供血动脉和引流静脉（图 2-9）。MRA 显示更清楚。

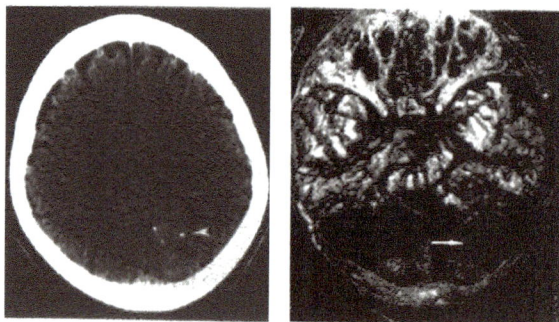

图 2-9　颅内动静脉畸形 CTA 表现

（何文杰）

第四节　颅内感染

根据感染源分为细菌（化脓性）感染、真菌感染、寄生虫感染、病毒感染等。根据感染位置分为：①脑膜炎，软脑膜或蛛网膜下隙和（或）硬脑膜或蛛网膜；②积脓症，硬膜外或硬膜下；③脑炎，脑实质内，脓肿形成早期；④脑室炎。

一、细菌性感染

（一）细菌性脑膜炎

1. 常见病因

（1）新生儿：B 组链球菌、大肠埃希菌、李斯特菌属等细菌感染。

（2）儿童：百日咳鲍特菌、大肠埃希菌、脑膜炎球菌等细菌感染。

（3）成人：肺炎链球菌、脑膜炎球菌等细菌感染。

（4）诱因：鼻窦炎，慢性肺部感染，法洛四联症，大血管转位，其他发绀型心脏病等。

2. 影像学表现

CT 平扫多表现正常，一般需要增强检查。

（1）脑膜对比增强：早期 CT 可表现正常，随病程的进展脑膜可见异常强化。

（2）新生儿细菌性脑膜炎经颅骨超声检查：①敏感的表现，异常脑实质回声；②脑沟回声均质 40%；③脑外液体聚集；④脑室扩张；⑤ 70% ~ 90% 的细菌性脑膜炎发生脑室炎。正常薄的脑室壁增厚，脑室壁回声增强，脑脊液回声内可见碎屑。

（3）并发症：①硬膜下扩散，发生积脓，多见于婴儿和儿童；②脑实质内扩散，脓肿和脑炎；③脑室炎；④脑积水（交通性＞非交通性）；⑤脑萎缩。

（二）结核性脑膜炎

结核性脑膜炎通常来自血行播散型肺结核，慢性肉芽肿过程中基底部脑膜受累会导致脑神经麻痹。影像学表现如下。

1. 基底部脑膜炎

CT、MRI 显示基底部脑膜明显强化，大脑半球凸面的脑膜部分亦可见异常强化；垂体和蝶鞍旁受累；垂体或下丘脑轴受累；脑膜 T_2 信号减低；晚期常引起交通性脑积水和脑萎缩。

2. 结核性脓肿

常单发，亦可多发，常见于免疫力低下的患者，常见于基底核区和大脑半球，呈粟粒状多发小病灶。

（三）积脓

积脓是指感染的液体聚集在硬膜下（常见）或硬膜外（不常见）。积脓属神经外科急症。病因：鼻窦炎（最常见），耳炎，外伤，颅骨切开术后等。

影像学表现：硬膜下或硬膜外低密度液体聚集伴邻近脑组织强化，静脉性梗死≥水肿≥占位效应≥中线移位，积脓厚壁弧形强化，相应鼻窦炎、耳炎表现。

（四）脑脓肿

1. 常见病因

（1）儿童：葡萄球菌（尤其外伤后）、链球菌、肺炎球菌等细菌感染。

（2）成人：需氧菌及厌氧菌混合感染。

2. 机制

（1）血行播散（最常见）：滥用静脉内给药，脓血症。

（2）直接蔓延：鼻窦炎，耳炎，乳突炎，开放性损伤（穿透伤，手术）。

（3）先天性。

3. 影像学表现

（1）位置：①血行播散，灰质（GM）和白质（WM）交界区多发病灶；②穿透伤或鼻窦炎，病变位于入口周围。

（2）形态学改变：①占位效应（脓腔，水肿）；②环形或壁强化，90%；③7~14天内形成包裹；白质区壁要薄于灰质区，因为白质区灌注低于灰质区；由于壁薄，中间区域可发现子病变（脑室断裂），T_2加权像壁呈低信号，内壁通常光滑，如果用激素治疗，囊壁形成可能较晚；④继发于脑室内传播的脑室炎，脑脊液密度增加（蛋白含量增高），室管膜强化，可引起脑室内分隔和脑积水。

二、真菌感染

1. 病因

（1）免疫活性患者：球孢子菌病，组织胞质菌病，芽生菌病等。

（2）免疫抑制患者：艾滋病，化疗，激素，移植后患者。

（3）其他：诺卡菌病，曲霉菌病，念珠菌病，隐球菌病，毛霉菌病。

2. 影像学表现

（1）基底部脑膜炎：基底部脑膜强化（类似结核）。

（2）脓肿：早期，肉芽肿；晚期，脓肿伴环形强化，中心坏死。

（3）诊断参考：①真菌感染，血管侵犯所致出血性梗死，常合并鼻旁窦疾病，且由后者蔓延侵及中枢神经系统，呈等或低信号肿块样病变；②毛霉菌病，不易与真菌感染区分；③球孢子菌病，不易与结核区分；④隐球菌病，基底核区的囊样病变（继发于蔓延至Virchow-Robin间隙的假囊肿）。

三、寄生虫感染

脑猪囊尾蚴病：由猪绦虫所致。食入污染的水或猪肉，食入的虫卵进入小肠，随血行播散进入肌肉、脑和眼组织，囊内幼虫最终死亡，导致炎症（可强化）和钙化。约75%的患者累及中枢神经系统。最常表现为癫痫发作。

治疗：吡喹酮类、阿苯达唑类，梗阻性脑积水者行脑室腹膜引流术。

（一）病变发展转归

（1）无强化囊肿（活的幼虫）。

（2）环状强化病变：死亡幼虫所致炎症反应。

（3）钙化：陈旧病变。

（二）影像学表现

（1）典型囊肿表现：多发囊性水样密度病变，幼虫（头节）在 T_2WI 可呈不同信号强度，环状强化（幼虫死亡时所致炎性反应）。

（2）好发部位：脑实质内（最常见），脑室内（会致梗阻），蛛网膜下隙。

（3）其他：脑积水，慢性脑膜炎，骨骼肌钙化。

四、病毒感染

（一）单纯疱疹病毒（HSV）脑炎

1. 按疱疹病毒分为 2 型

（1）HSV–Ⅰ型，口腔疱疹：儿童和成人；通常由潜伏在三叉神经节的病毒再次感染；精神状态改变；突然起病；侵犯边缘系统；通常双侧发病，但不对称。

（2）HSV–Ⅱ型，生殖器疱疹：新生儿 TORCH 感染，分娩时感染，出生后数周出现，表现为弥漫性脑炎（非灶性）。

2. 影像学表现

（1）早期 CT、MRI 无异常。

（2）首选 MRI，最早可于起病 2 ~ 3 天发现病变。

（3）分布：边缘系统、颞叶高于扣带回、额叶下部。

（4）急性期表现脑回水肿（T_1 低信号，T_2 高信号）。

（5）亚急性期：水肿较前明显；双侧不对称受累；脑回样强化，常见出血。

（二）先天性感染

先天中枢神经系统感染可致脑发育畸形，组织破坏和（或）营养不良性钙化。中枢神经系统征象可以由特异性病原直接造成或影响胎儿发育所致。

1. 病原学

（1）TORCH：弓形体（第二常见）、风疹病毒、巨细胞病毒（最常见）（CMV）、单纯疱疹病毒。

（2）其他：HIV、梅毒螺旋体、水痘—带状疱疹病毒。

2．影像学表现

（1）巨细胞病毒感染：脑室周围钙化；神经元移行异常尤其多见，表现为多小脑回。

（2）先天性弓形体感染：基底核和脑室周围钙化（弥漫），脑积水，脉络膜视网膜炎。

（3）风疹病毒感染：小头畸形，基底核和脑实质钙化。

（4）HSV-Ⅱ感染：多灶性灰白质受累，出血性梗死。

（5）先天性 HIV 感染（原发性 HIV 脑炎）：弥漫性萎缩，1 年后基底核可见钙化。

（三）艾滋病（AIDS）

HIV 是一亲神经病毒，直接侵犯中枢神经系统，为 TORCH 最常见中枢神经系统病原。

HIV 相关感染包括 HIV 脑病（最常见），弓形体感染，造成最常见的中枢神经系统机会感染，隐球菌病，进行性多灶性脑白质病，结核，梅毒，水痘，巨细胞病毒感染。

（四）HIV 脑病

继发于 HIV 病毒感染的进行性皮质下痴呆。最终可见于 60% 的 AIDS 患者。

影像学表现：脑萎缩最常见，额叶、枕叶和脑室周围白质 T_2WI 高信号病灶（神经胶质增生，脱髓鞘），白质病灶无强化。

（五）弓形体感染

弓形体病为最常见的 AIDS 患者中枢神经系统感染，由弓形体所致（宿主为猫）。

1．分类

（1）先天性：脑膜炎，脑积水，钙化；脑软化，萎缩；脉络膜视网膜炎。

（2）免疫力正常的成人：系统感染合并淋巴结肿大、发热，中枢神经系统不受累及（与 AIDS 相反）。

（3）免疫力低下的患者：暴发中枢神经系统感染，易发于基底核和皮髓质交界。

2．影像学表现

（1）单发或多发环状强化病灶并周围明显水肿。

（2）常见靶样病灶。

（3）治疗后病灶可钙化或出血。

（4）主要与中枢神经系统淋巴瘤鉴别：位于脑室周围并向室管膜下蔓延的病灶倾向于淋巴瘤。经验性抗病原治疗病灶的变化有助于二者鉴别。

（5）SPECT 显像：淋巴瘤表现为热灶，而弓形体病表现为冷灶。

（六）隐球菌病

表现为脑膜炎（较常见）和实质内病灶。最常见脑实质内病灶表现为基底核、中脑多

发强化程度不同的 T_2WI 高信号灶（隐球菌脑炎）。

（七）进行性多灶性脑白质病（PML）

进行性多灶性脑白质病为 Takob-Creutzfeldt 乳头多瘤空病毒感染所致脱髓鞘疾病。再生的病毒感染并破坏少突胶质细胞。

影像学表现：半卵圆中心后部为其最好发部位；双侧发病，不对称；始于皮质下脑白质，蔓及深部白质；T_2WI 高信号（顶枕叶）；无强化（与感染和肿瘤的主要鉴别点）；可跨越胼胝体；无占位效应。

（何文杰）

第五节　先天性畸形

一、胼胝体发育不全

（一）病理

胼胝体发育不全是较常见的颅脑发育畸形，包括胼胝体完全缺如和部分缺如，常合并脂肪瘤。

（二）CT 表现

侧脑室前角扩大、分离，体部距离增宽，并向外突出，三角部和后角扩大，呈"蝙蝠翼状"。第三脑室扩大并向前上移位于分离的侧脑室之闻，大脑纵裂一直延伸到第三脑室顶部。合并脂肪瘤时可见纵裂池为负 CT 值伴边缘钙化。

（三）注意事项

因为 MRI 可以多方位成像，并且矢状位和冠状位显示胼胝体非常清楚，所以对该病诊断有重要意义。

二、Chiari 畸形

（一）病理

Chiari 畸形又称小脑扁桃体下疝畸形，系后脑的发育异常。小脑扁桃体变尖延长，经枕大孔下疝入颈椎管内，可合并延髓和第四脑室下移、脊髓空洞和幕上脑积水等。

（二）CT 表现

CT 主要表现为幕上脑积水，椎管上端后部类圆形软组织，为下疝的小脑扁桃体。X 线平片可显示颅、颈部的畸形。

（三）注意事项

MRI 可以多方位成像，并且矢状位显示脑干、延髓与枕大孔关系及颈髓内部结构非常清楚，所以对该病诊断有重要意义，应进行 MRI 检查。

三、脑颜面血管瘤综合征

（一）病理

脑颜面血管瘤综合征又称 Sturge-Weber 综合征，属于先天性神经皮肤血管发育异常疾病。与神经外胚层和血管中胚层组织发育障碍有关。主要病理改变为颅内血管畸形、颜面三叉神经分布区皮肤血管痣及眼球脉络膜血管畸形。脑的基本病变为覆盖皮质灰质表面的软脑膜血管异常瘤样改变，好发于枕叶或顶枕叶、额叶或颞极，并可以导致血管闭塞、脑组织缺血、萎缩等改变。临床表现主要有癫痫，部分患者伴偏瘫、不同程度智力低下，颜面部沿三叉神经分布的血管痣的发生常与颅内血管瘤同侧。

（二）CT 表现

CT 主要表现为枕叶或顶枕叶、额叶或颞极不规则斑片状高密度影或斑点状钙化，局部可以伴发脑萎缩或广泛脑萎缩改变（图 2-10）。增强少数病例可以看到钙化部位及周围不规则的轻微脑皮质强化。

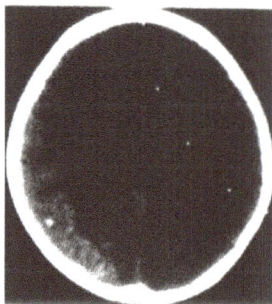

图 2-10　脑颜面血管瘤综合征 CT 表现

（三）注意事项

CT 由于对钙化显示效果较 MRI 好，结合临床上三叉神经分布区颜面部血管痣，对该病诊断有重要意义。

四、Dandy-Walker 畸形

Dandy-Walker 畸形又称先天性第四脑室中侧孔闭锁，特点为小脑蚓部不发育或发育不良，颅后窝扩大伴窦汇、横窦及天幕抬高，第四脑室囊样扩张。可合并脑积水、胼胝体发育不良、多小脑回和灰质异位等。Dandy-Walker 变异型表现为，第四脑室上部与小脑上蚓部相对正常，主要是第四脑室下部与小脑下蚓部受累，第四脑室不同程度扩大，颅后窝无明显扩大，脑干不受压，一般无脑积水。

（一）病理

病理上，Dandy-Walker 畸形以第四脑室和小脑发育畸形为特点，第四脑室囊样扩张，正中孔大多闭锁，50% 患者一侧或两侧的侧孔开放。小脑蚓部不发育或发育不良，可伴其他颅脑畸形，如胼胝体发育异常、灰质异位、多小脑回畸形等。镜下显示，扩张的囊壁由蛛网膜、室管膜细胞及小脑组织构成。

（二）临床表现

临床上患儿多于 2 岁前出现症状，常以脑积水为首发及主要表现，呈前囟膨隆、头围增大，有颅内压增高症状，可伴发智力发育迟缓、癫痫、共济失调等。可合并其他畸形，如脑膨出、并指、心脏畸形等。

（三）影像学表现

（1）CT 检查：①第四脑室与枕大池扩大并相连，形成巨大脑脊液密度囊肿；②小脑蚓部体积变小或缺如，小脑半球缩小，向两侧分离并推向前外侧；③脑干明显前移，桥小脑角池及第四脑室侧隐窝消失；④常伴脑积水；⑤可见其他畸形，如胼胝体发育不良、神经元移行异常等。

（2）MRI 检查：明显优于 CT 扫描，尤其矢状位可显示小脑蚓部、第四脑室、导水管与颅后窝囊肿的关系。可见颅后窝扩大，天幕、窦汇上抬超过人字缝水平，颅后窝巨大囊肿，与扩大的第四脑室相连，呈脑脊液信号。小脑蚓部缺如或发育不良，小脑上蚓部向前上移位，进入天幕切迹。小脑后部中间隔缺如，脑干受压、中脑导水管变形，第三脑室、侧脑室扩张。

（四）诊断要点

典型的 Dandy-Walker 畸形表现为第四脑室呈囊形扩张，并与颅后窝脑脊液腔相通，小脑蚓部和小脑半球发育不良并被推移向上，天幕高位。

（五）鉴别诊断

本病须与以下疾病鉴别。

（1）颅后窝巨大蛛网膜囊肿：第四脑室不与囊肿相通，呈受压前移位。

（2）巨大枕大池：第四脑室位置正常，无蚓部发育不良，无颅后窝扩大，无颅骨内板受压。

（3）Joubert 综合征：临床表现为周期性呼吸过度、眼运动异常、共济失调、智力发育迟缓及视网膜发育不良。以小脑蚓部发育不全为特征，小脑蚓部缺失，双侧小脑半球为一脑脊液裂隙分开，第四脑室呈蝙蝠翼状，中脑变形呈磨牙状，第四脑室下部与后方脑池相连呈高脚酒杯状，无颅后窝囊肿，无脑积水。

（4）菱脑联合畸形：表现为两侧小脑半球融合，两侧小脑半球之间无"中线裂"存在，而 Dandy-Walker 畸形可见颅后窝异常大的囊性病变，并通常伴发颅后窝的扩大。

（5）Dandy-Walker 变异型：第四脑室下部与小脑下蚓部受累，第四脑室不同程度扩大，颅后窝无明显扩大，小脑后部中间隔存在，脑干不受压，一般无脑积水。

五、脑膨出

脑膨出是颅腔内容物经颅骨缺损处疝出颅外的先天性病变，为胚胎 3～4 周时神经管闭合障碍引起。好发于中线部位，颅骨缺损伴颅内物疝出，枕部脑膨出最多见，出生时存在，随哭吵程度可变。

（一）病理

按部位分为两类，其中以枕部多见。①颅盖部：又分枕部、顶部、额部；②颅底部：分为眉间囟部、筛骨部蝶骨部及眶骨部。

按膨出的内容物不同分为 4 类：①脑膜膨出，为脑膜与脑脊液疝出颅外；②脑膜脑膨出，为脑组织、脑脊液与脑膜疝出颅外；③脑室脑膨出，除脑组织、脑脊液与脑膜，还有脑室结构疝出颅外；④囊性脑膜脑膨出，指②、③类脑膨出伴脑脊液囊腔。

（二）临床表现

大多产科 B 超检查或患儿出生时即可发现，突出颅腔外的包块随年龄增长而长大。患儿安静时包块柔软，哭吵时包块张力增高。少数颅底脑膨出常至儿童期或成人才发现，表现为鼻塞，双眼球向外侧移位，眼距加宽等。颅底脑膨出应与鼻咽部肿块鉴别，避免活检引起事故。可合并其他畸形，常伴智力低下、癫痫等。

（三）影像学表现

（1）X 线检查：可见软组织肿块与头颅相连，与软组织相连的颅骨见骨质缺损，常位于颅盖部位的中线，X 线检查无法分辨膨出的内容物。

（2）CT 检查：CT 主要用于显示颅骨缺损，颅骨缺损显示宜用骨窗，近年来多排螺旋CT（MSCT）的三维重建可以更好地显示颅骨的缺损。通过测定膨出物的 CT 值，可显示膨出颅外的组织中是否含有脑组织或脑脊液，脑膜膨出物呈脑脊液密度。脑膜膨出物有脑组织密度影，局部脑组织、脑室受牵拉变形，向患侧移位。合并脑室膨出时，脑组织密度影中见脑脊液密度影。对颅底部脑膜脑膨出，以冠状位检查更佳。增强扫描可观察硬膜静脉窦是否进入脑膨出。

（3）MRI 检查：对颅骨缺损的分辨率不如 CT 扫描，但可更清晰地分辨膨出物。脑膨出患者的 MRI 扫描主要解决两个方面的问题：①是否存在其他严重脑异常；②硬膜静脉窦（上矢状窦、直窦和横窦）是否进入脑膨出。MRI 扫描是显示脑膨出的最佳影像学检查，可显示囊内的脑组织与液体的量，并显示伴发畸形（如小脑皮质发育不良、静脉窦畸形、胼胝体异常等），同时磁共振血管成像（MRV）检查可显示硬膜静脉窦的行径和完整性。

（四）诊断

典型的脑膨出显示颅骨局部缺损和颅内组织通过颅骨缺损向外膨出。

（五）鉴别诊断

根据病史、包块的特征和影像学特征本病的诊断并不难，注意与以下疾病鉴别。①颅骨皮样囊肿 / 表皮样囊肿，垂直于颅骨缺损区的 CT 薄层扫描，可见弧形受压变薄的颅骨将囊肿与颅腔分开；而脑膨出向颅外膨出的组织与颅内结构相通。②生长性骨折，有外伤后数月或数年后骨折处出现骨缺损区伴脑脊液或颅内组织突出；而脑膨出于出生时即可发现。③朗格汉斯细胞组织细胞增生症，颅骨不规则破坏伴软组织肿块；而脑膨出为颅骨缺损。④颅骨膜血窦，为顶部与上矢状窦相通的血窦形成的颅外软组织块，平卧和头低位时增大，直立位时消失。冠状 CT 扫描可见，软组织块下多个小孔状颅骨缺损，增强后强化的上矢状窦血流经小孔状骨缺损至顶部软组织块，呈不均匀强化。⑤颅底脑膨出较复杂，需与肿瘤、息肉、囊肿等鉴别。MRI 扫描与普通 CT 扫描不能确定颅外肿块与颅内关系时，脑池造影CT 扫描有助于鉴别。

六、前脑无裂畸形

前脑无裂畸形为一系列中线处不同程度的畸形，可累及大脑与面部，脑干与小脑正常。分 3 种类型：无脑叶型、半脑叶型、脑叶型。大脑半球间裂、大脑镰缺如程度不同或缺失，透明隔缺如，丘脑不同程度融合或分隔良好。脑室不同程度改变：可呈单一脑室，或部分形成枕角和颞角，或侧脑室前角呈方形。

（一）病理

无脑叶型：是最严重的形式，多伴严重的中线面部畸形，大脑呈小圆球形，体积小，侧脑室呈单脑室，丘脑融合，无正常发育的大脑镰、胼胝体、半球间裂与透明隔。

半脑叶型：中央仍为单脑室，但部分形成枕角与颞角，已有第三脑室，可有原始的大脑镰，但不能完全形成两侧半球，无透明隔，两侧丘脑部分融合。

脑叶型：此型症状最轻，大脑半球与丘脑接近正常，仅额叶前下部的脑灰质和白质仍融合，额叶发育不良，侧脑室前角呈方形，透明隔仍缺如，大脑镰形成良好。

（二）临床表现

临床上无脑叶型大多数是死胎或存活时间极短，小头，往往伴严重的面部畸形；半脑叶型多于婴儿期死亡，面部畸形较轻，有发育迟缓；脑叶型可存活至成年，但发育迟缓，智力低下。

（三）影像学表现

CT 与 MRI 表现如下。

（1）无脑叶型：大脑半球间无裂隙，未分裂的脑室呈新月形的单脑室，与背侧 1 个大的囊腔相通，大脑被推移于颅腔的前方呈"煎饼状"，中线区大脑镰、胼胝体、半球间裂与透明隔缺如，丘脑融合，增强磁共振血管造影（MRA）检查可示中线部位的动、静脉及静脉窦缺如或发育异常。

（2）半脑叶型：单脑室部分形成枕角与颞角，可有原始的大脑镰，但不能完全形成两侧半球，无透明隔，两侧丘脑部分融合。

（3）脑叶型：大脑镰存在，但前部发育不全，半球间裂较浅，额叶与侧脑室前角发育不全，额角呈方形。

（四）诊断

根据上述各型的影像学表现，诊断基本可确定。

（五）鉴别诊断

本病的影像学表现较具特征性，易诊断。主要应与以下疾病鉴别。①胼胝体发育异常与积水性无脑畸形，这两者都有完整大脑镰的存在；而前脑无裂畸形大脑镰与透明隔缺如。②孤立的透明隔缺如，少见的解剖学变异，其侧脑室形态正常；而脑叶型前脑无裂畸形侧脑室前角呈方形。③共端脑畸形，1993 年报道前脑无裂畸形半球间中部变异型（MIH），也称为共端脑畸形或大脑半球间中央融（MIF），特征为大脑半球的额叶后部和顶叶区域中线结构异常融合，但大脑半球间裂前部正常存在，前脑基底、额叶前部和枕叶区正常分隔开。这是一种罕见的畸形。有学者认为共端脑畸形是前脑无裂畸形的一种变异型，是前脑无裂畸形的第 4 种。

共端脑畸形与经典的前脑无裂畸形的不同点如下。①临床上缺乏经典的前脑无裂畸形的内分泌功能异常和手足舞蹈徐动症。患者临床严重度轻于半脑叶型和无脑叶型前脑无裂畸形，通常显示为轻度至中度的认知减退、四肢痉挛和轻度的视觉损害，预后与经典的前脑无裂畸形不同。②其半球间裂的前部形成完整，豆状核和下丘脑分隔正常，最常受累的深部灰质核团是丘脑（约 33% 的患者未分隔），丘脑较尾状核和下丘脑易受累，而眼内间距和视交叉形成正常。影像学检查显示，前脑基底的基底节和嗅沟正常，前部大脑半球间裂表现正常。大脑镰前部可正常或轻度发育不全，但额叶或顶叶后部的大脑半球间裂和大脑镰发育不良（在两半球间消失）使两大脑半球在中线连续。

七、视—隔发育不良

视—隔发育不良是罕见的中线结构前部畸形，包括透明隔缺如或发育不良、视神经发育不良、不同程度下丘脑—垂体功能障碍，可伴胼胝体、穹隆柱及漏斗部异常。约 50% 的患者合并脑裂畸形。患者生长迟缓、眼底检查视神经盘发育不良，影像学上伴有透明隔部分或完全缺如即可诊断。

（一）病理

病理上显示透明隔发育不良，不同程度视神经、视交叉与漏斗部发育不良，原始视泡腔、视神经管狭小。

（二）临床表现

神经系统症状：癫痫、低张力、肌肉强直；眼部症状：眼球震颤、色盲、视敏度降低，也可为正常视力；眼底检查可见视神经盘发育不全；尿崩症及其他下丘脑功能障碍；发育迟缓，身材矮小。

（三）影像学表现

CT 与 MRI 表现：透明隔缺如或发育不良，两侧脑室前角融合呈方形，侧脑室前角前缘变平；视神经、视交叉细小，视神经管狭窄；垂体发育小，部分呈空蝶鞍，垂体后叶高信号缺如或异位于垂体柄，垂体柄增粗；鞍上池扩大。常可合并胼胝体部分或完全缺如，约 50% 的患者伴脑裂畸形。

（四）诊断

CT 或 MRI 扫描显示透明隔缺如或发育不良，伴视神经、视交叉细小，视神经管狭窄。同时需要注意是否合并脑裂畸形。

（五）鉴别诊断

主要与单纯透明隔缺如鉴别。单纯透明隔缺如多为先天性变异，不伴视神经与视神经管的改变，临床无异常表现。

八、无脑回畸形和巨脑回畸形

无脑回畸形和巨脑回畸形为神经元移行异常中最严重的类型，大脑半球皮质明显增厚，表面光滑，无脑回结构，大脑半球呈"8"字形。巨脑回畸形较无脑回畸形轻，脑皮质增厚，脑回宽、扁，脑沟减少，脑白质变薄。

（一）病理

大体病理表现：无脑回畸形呈大脑表面光滑，无脑回结构，皮质增厚，白质变薄；巨脑回畸形的脑回宽、扁，脑皮质增厚，脑皮质内表面光滑，脑白质变薄，多位于额部。镜下表现：无脑回畸形的大脑皮质分层不完全或不分层，常见不成熟神经细胞；巨脑回畸形的畸形区脑皮质无正常 6 层结构，只有 4 层，即分子层、外细胞层、细胞稀疏层和内细胞层。

（二）临床表现

无脑回畸形部分表现为小头畸形、特殊的面部畸形，往往伴有综合征；部分表现为脑积水、视网膜发育不良、肌营养不良。常有严重智力低下、癫痫。巨脑回畸形表现为小头畸形、智力低下、癫痫。无脑回畸形在神经元移行异常中预后最差。

（三）影像学表现

CT 与 MRI 表现如下。

（1）无脑回畸形：表现为脑表面光滑，脑回、脑沟消失，皮质增厚，白质减少，灰、白质呈手指状的正常表现消失，两侧裂变浅，呈凹陷切迹状，大脑呈"8"字形。

（2）巨脑回畸形：表现为皮质增厚，脑回增宽而扁平，内表面光滑，白质减少，侧裂变浅、增宽，脑室系统扩大，可伴胼胝体发育不良，透明隔缺如。

（四）诊断

无脑回畸形表现为大脑呈"8"字形，脑表面光滑，脑回、脑沟消失。巨脑回畸形表现为脑皮质增厚，脑回宽，脑沟少。

（五）鉴别诊断

无脑回畸形和巨脑回畸形须与脑萎缩鉴别：脑萎缩的脑沟增宽，而巨脑回畸形无脑沟增宽。巨脑回畸形合并其他畸形也可脑沟或脑裂增宽，但其白质变薄，脑灰质增厚，脑萎缩的皮质不增厚。

九、脑裂畸形

脑裂畸形是指在一侧或两侧大脑（很少见于小脑）有衬有脑皮质的脑裂，从蛛网膜下隙通过脑全层延伸到脑室的一种畸形。其病因不明，故对以上所述脑裂畸形的定义仍有争论。可分为 2 型。Ⅰ型，即闭唇型脑裂畸形：裂隙两侧的灰质层相贴或融合，裂隙关闭；Ⅱ型，即开唇型脑裂畸形：内折皮质分离，形成较大裂隙与脑室相通。两型均为自脑表面的裂隙跨大脑半球，裂隙有灰质内衬，与脑室相通。MRI 检查比 CT 检查能更敏感地发现

Ⅰ型脑裂中不明显的裂隙，更有利于显示多小脑回畸形、胼胝体发育不良等合并的颅脑先天畸形。可合并多小脑回畸形、灰质异位等。

（一）病理

病理上可分为Ⅰ型和Ⅱ型。裂隙区的灰质发育不良，无正常的皮质分层。裂隙可以是双侧的，也可以是单侧的。

（二）临床表现

临床表现为癫痫、运动障碍、智力低下、发育迟缓，视—隔发育异常者有失明。Ⅰ型的临床表现轻。单侧脑裂畸形较双侧脑裂畸形预后好。Ⅰ型预后较好；Ⅱ型预后较差，常早年死于慢性感染和呼吸衰竭。

（三）影像学表现

CT与MRI表现如下。

Ⅰ型：裂隙呈狭缝状，边缘衬以厚薄不均的灰质。CT扫描上与皮质等密度，MRI扫描各序列上与皮质等信号。侧脑室边缘见小的尖角样突起的脑脊液密度影与狭缝相连，脑表面裂隙开口处常可见楔形或扇形凹痕。MRI扫描有利于裂腔的显示。

Ⅱ型：见单侧或双侧跨大脑半球的宽大脑脊液密度裂隙，与蛛网膜下隙或脑室相通，裂隙两侧衬以与邻近部位皮质相连续的灰质层。

（四）诊断

CT或MRI显示自脑表面跨大脑半球、与脑室相通的裂隙，裂隙有灰质内衬，这是诊断要点。裂隙呈狭缝状时为Ⅰ型脑裂畸形，裂隙宽大时为Ⅱ型脑裂畸形。

（五）鉴别诊断

Ⅰ型脑裂畸形的裂隙不明显时应与孤立型灰质异位鉴别：前者灰质柱相邻侧脑室边缘常有尖角状突起，脑表面可见楔形凹痕；而后者无。

Ⅱ型脑裂畸形应与以下疾病鉴别。①脑穿通畸形：Ⅱ型脑裂畸形的裂隙两侧衬以与邻近皮质相连续的灰质层，而脑穿通畸形无。②积水性无脑畸形：严重的双侧性Ⅱ型脑裂畸形尚可见扩张但能识别的脑室轮廓，尤其前角下部和后角；而积水性无脑畸形侧脑室完全失去原有形态。有些学者将极严重的双侧性Ⅱ型脑裂畸形归类于积水性脑裂畸形。影像学上两者鉴别有时有困难。

十、灰质异位

灰质异位为神经元移行过程中受到阻碍，停滞于异常位置，仅是分布位置不正常。根据灰质异位灶是否与室管膜相连分为非室管膜下型和室管膜下型；根据病变范围分为局灶型和弥漫型，弥漫型灰质异位又称带状灰质异位。常伴发其他颅脑畸形。

（一）病理

神经元的放射状移行中止，停滞在异常的部位，异位的灰质结节可从室管膜下到皮质下。常伴发其他颅脑畸形。

（二）临床表现

以年轻人多发。癫痫是灰质异位最常见的症状。一般病灶小，症状轻，可有顽固性癫痫发作，少数无症状，偶被发现。病灶大者伴发其他畸形时表现为精神发育迟滞、偏瘫伴癫痫。合并其他先天畸形时，临床表现重。单纯灰质异位临床多无症状或仅有智力发育异常，预后相对较好；带状型症状较重，预后相对差。

（三）影像学表现

CT 与 MRI 表现如下。

非室管膜下型：局灶型病灶为深部白质或皮质下白质内灰质密度/信号影，弥漫型为皮质下白质内与皮质平行的环状灰质密度/信号带影，与皮质间隔一层白质，呈"双皮质"表现。

室管膜下型：为室管膜下结节状或团块状灰质密度/信号影，团块状病灶突入脑室使脑室受压变形，多发结节相连时呈串珠状突向脑室内。MRI 示少数患者病灶内有血管流空信号，是发育异常的灰质内粗大的软脑膜血管。磁共振波谱（MRS）检查显示，异位灰质与正常脑灰质波谱一致。

（四）诊断

颅内室管膜下、深部白质区或皮质下白质区出现异常的灰质团块，CT 扫描上其密度与正常的灰质一致，MRI 扫描上其信号与正常的灰质一致，周围无水肿和占位效应。

（五）鉴别诊断

本病须与以下疾病鉴别：转移瘤、淋巴瘤及沿室管膜生长的颅内肿瘤或室管膜瘤。①肿瘤的信号与灰质信号不相同，而异位的灰质与正常的灰质信号相同；②肿瘤均产生占位效应，病灶周围脑水肿灶及病灶增强后明显强化等，而灰质异位缺乏上述特征。室管膜下灰质异位与结节性硬化鉴别：CT 显示结节性硬化结节常有钙化，MRI 显示结节性硬化多在皮质、皮质下，室管膜下可见结节灶，与灰质信号不一。

十一、多小脑回畸形

多小脑回畸形是指发生于神经元移行晚期和皮质形成期的一种大脑皮质的神经元形成异常。其特征是正常 6 层皮质的结构错乱和形成许多小脑回。多小脑回畸形与巨脑回畸形很相似，表现为病变处皮质增厚，脑回变浅，增厚皮质向深部折叠成皮质裂。

（一）病理

大体观察可见，脑皮质表面脑回形态错综复杂，可以类似鹅卵石路面形状；切面观，微型脑回融合或互相上下堆积在一起，或者有较小的脑回埋藏在较大的脑回之间，可造成脑皮质带增宽的表现。有些多小脑回畸形的脑皮质也可无明显增厚或较薄。

镜下观察可见，脑皮质形态改变多种多样，但主要形态有两种：无分层和 4 层排列。①无分层：由众多小脑回组成的脑皮质，在镜下表现为由较薄的波浪状分子层和一较厚无分层结构的神经元层构成。在相邻近小脑回之间的分子层互相融合，常可见代表融合线小血管从脑皮质表面呈垂直状伸入脑皮质深部。互相融合分子层的分布形态除可呈垂直状伸入脑皮质外，还可呈现为地图状、颗粒状、手指状或放射状分布。②4 层排列：为 1 个分子层、2 个神经元层和 1 个分开两神经元层的中间层构成，中间层含髓鞘化的神经纤维和少许细胞。4 层排列的多小脑回畸形皮质层较薄，过渡到正常脑皮质层常较突然。过渡区显示 4 层中最外面的细胞层（即分子层）与正常皮质层的第 Ⅱ、第 Ⅲ、第 Ⅳ 层相连。4 层中由神经纤维和少枝细胞组成的中间层与正常皮质层的第 Ⅴ 层相连。4 层中的最内层与正常皮质层的第 Ⅵ 层相连。

（二）临床表现

临床表现与病变范围有关，局灶型可无症状或症状轻，病灶广泛者多数表现为发育迟缓、癫痫。

（三）影像学表现

（1）CT 检查：皮质增厚，内侧缘光滑，皮质边缘高低不平，伴浅的脑沟；增厚的皮质向深部折叠形成皮质裂（又称多小脑回裂）；裂内可伴发育异常的增粗迂曲的血管；其下白质内低密度区为胶质增生或髓鞘形成不良。分弥漫型和局灶型。弥漫型常为双侧性，受累皮质广泛，主要在额颞顶区，以广泛皮质增厚迂曲表现为主，少数可有皮质裂；局灶型可单侧或双侧，以皮质裂表现为主，主要位于侧裂区，少数局限性皮质增厚呈巨脑回样。

（2）MRI 检查：病变处皮质增厚，脑回变浅，皮质边缘光滑或不规则结节状突起，内侧缘光滑；增厚皮质向深部折叠成皮质裂，裂内可伴发育异常的血管；约 20% 病例其下白质 T_2WI 呈高信号，出生时即可存在，随年龄增长而发展；部分病例 MRI 扫描时灰、白质交界区可模糊。弥漫性多小脑回畸形常十分类似于巨脑回畸形。

（3）单光子发射计算机断层成像（SPECT）检查：癫痫间歇期呈低灌注，癫痫发作期呈高灌注。

（四）诊断

CT 和 MRI 扫描示病变的皮质增厚，增厚的皮质向深部折叠形成皮质裂，部分病例 MRI 在 T_2WI 上异常增厚皮质下白质可见高信号。

（五）鉴别诊断

本病须与巨脑回畸形相鉴别。巨脑回畸形侵犯范围广泛、对称，增厚皮质厚薄较均匀；而多小脑回畸形范围小，增厚皮质厚薄不一，皮质边缘高低不平，皮质下可见胶质增生。CT示皮质下白质内低密度，MRI示其下白质内异常信号。

十二、半巨脑畸形

半巨脑畸形又称单侧巨脑畸形，表现多样，可为单侧脑结构（大脑半球、同侧脑干、小脑半球）均增大，更常见为单侧大脑半球的全部或部分错构瘤样过度增长。出生时或婴儿早期出现头围明显大于同龄正常儿。表现为单侧脑中度至重度扩大，脑回宽、脑沟浅、皮质增厚；病侧侧脑室扩大，侧脑室前角特征性向前上拉长、变直。

（一）病理

受累侧的大脑半球全部或部分较对侧大脑增大且变重。组织学上，皮质显示水平分层缺乏排列，并与其下的白质分界不清，遍及皮质和皮质下白质区，见与局灶性脑皮质发育不良（FCD）中同样的巨大发育不良神经元和气球样细胞。部分病例可见半卵圆形中心明显的髓鞘脱失。

（二）临床表现

患儿出生时或婴儿早期出现头围明显大于同龄正常儿，早期即出现难治性癫痫（常于出生1年内出现）、偏瘫、严重的发育迟缓，癫痫出现越早，预后越差。

临床上半巨脑畸形分为3种。①单独型：是典型和最常见的类型，人群中散发存在，不伴皮肤或全身其他系统的累及，其预后与伴发癫痫的严重程度和神经学发育迟缓有关。②全身型：特征为伴发部分或全部半侧巨人症和（或）数种神经皮肤综合征，其预后根据临床特征而不同。单独型和全身型的癫痫表现形式无差异。③全部半巨脑畸形：是最少见的类型，累及单侧大脑半球、同侧小脑和脑干。

半巨脑畸形可单独存在，也可伴发数个半侧偏身肥大综合征或斑痣病，在Ⅰ型神经纤维瘤病、结节性硬化、伊藤色素过低症等疾病中发生率相对高。半巨脑畸形常伴灰质异位、巨脑回畸形和多小脑回畸形。

（三）影像学表现

CT与MRI表现如下。

单侧脑中度至重度扩大。皮质发育不良包括脑回宽、脑沟浅、皮质增厚；也可呈大致正常改变。灰、白质分界模糊或消失，白质内出现CT低密度、MRI扫描信号不均，可能为胶质增生和灰质异位。病侧侧脑室与病侧半球成比例扩大，偶尔病侧侧脑室变小，侧脑室前角特征性向前上拉长、变直，侧脑室三角区扩大。少数受累的脑呈奇特的错构瘤样改变。

影像学表现无差异。半巨脑畸形受累脑的影像学表现可随时间而改变。有少数文献报道，半巨脑畸形患者扩大的半球随年龄变小，原因可能是病侧半球生长停止，而对侧半球生长正常。也有学者认为是癫痫持续状态发作后患者受累侧大脑半球体积下降所致。

半巨脑畸形不仅可包括大脑异常，还可包括脑神经、大脑血管和小脑异常。MRI扫描常可显示同侧嗅神经扩大、大脑血管扩张、小脑半球肥大和小脑叶异常结构。少数病例可显示同侧视神经扩大和脑干半侧肥大。

（四）诊断

CT或MRI在扫描位置双侧对称的情况下，单侧大脑半球较对侧大，并伴脑皮质发育不良，可伴CT扫描上密度不均或MRI扫描上信号不均。部分病例可显示侧脑室前角特征性向前上拉长、变直。

（五）鉴别诊断

本病须与单侧大脑半球发育不良鉴别。单侧大脑半球发育不良的病侧脑较对侧小，病侧侧脑室扩大。

十三、脑小畸形

脑小畸形又称小头畸形，较常见，头围小于同龄正常儿2个标准差以上。除表现头小，脑小畸形的脑实质与脑室系统形态可正常，也可显示脑实质减少，脑室扩大，脑池、脑沟增宽，颅腔小，颅板厚。分原发型与继发型。原发型脑小畸形与遗传、胚胎早期感染、出血有关，继发型脑小畸形与胚胎后期或出生前后感染、缺氧缺血有关。

（一）病理

大体观察示脑体积减小，脑回不规则，以大脑半球改变明显，小脑受影响较少。可伴发胼胝体发育不全、无脑回、巨脑回、前脑无裂畸形等。镜下观察示皮质分层正常，神经细胞数量减少，排列不整齐，分化不成熟。

（二）临床表现

临床上常表现为智能低下，甚至痴呆，可有肢体瘫痪、癫痫。新生儿期即出现颅面比例失调，头围小于同龄正常儿2个标准差，颅腔小，前额平，枕部突出，头皮增厚，皱褶似脑回样，预后不良。

（三）影像学表现

（1）X线平片：颅腔变小，颅面比例失调，前额部狭小平坦，颅板增厚，板障增宽，颅缝可提早闭合，脑回压迹不明显，囟门可提前闭合。

（2）CT与MRI检查：轻度脑小畸形的脑体积较正常小，大体结构基本正常，灰/白质比例近正常。严重者可见脑实质减少，脑室扩大，脑池、脑沟增宽，以及合并胼胝体发育不良、无脑回、巨脑回、前脑无裂畸形等。

（四）诊断

头围小于同龄正常儿 2 个标准差以上。脑实质与脑室系统形态可正常，也可显示脑实质减少，脑室扩大，脑池、脑沟增宽，颅腔小，颅板厚。

（五）鉴别诊断

本病须与狭颅症进行鉴别。狭颅症患者颅缝提早闭合，脑回压迹明显，伴颅高压表现，脑实质和脑室一般正常。

十四、巨脑症

巨脑症又称脑大畸形或头大畸形，指任何原因引起脑实质增多，脑体积增大。头围大于同龄正常儿 2 个标准差以上。除表现头大外，脑实质与脑室系统形态可正常，或仅有脑室轻度扩大。可原发孤立存在，也可与某种综合征合并存在，如脑性巨人症（Soto 病），也可继发于脑组织代谢产物的异常积聚。

（一）病理

脑体积过大，脑质量过重，脑室正常或轻度扩大。分解剖型与代谢型。解剖型：为神经胶质细胞增生，脑细胞体积和（或）数目增加，可伴神经皮肤综合征（神经纤维瘤病、结节性硬化症、Sturge Weber 综合征）等，细胞数目和体积增大；代谢型：为异常代谢产物积聚且脑细胞体积增大，可伴先天性代谢病（脑白质营养不良、脑脂质沉积症、黏多糖病等）。

（二）临床表现

多见于儿童。患儿头围增大，外观似先天性脑积水，但无眼球下斜，叩诊无破壶音，可伴智力障碍和癫痫。

（三）影像学表现

（1）X 线检查：可见颅腔扩大，但无颅高压表现，颅板较薄。

（2）CT 与 MRI 检查：颅腔与脑体积均增大，脑室正常或轻度增大，前囟较大，闭合延迟。脑组织 CT 扫描密度与 MRI 扫描信号无异常。部分患者的 MRI 扫描示脑白质营养不良表现，增强影像也与正常脑实质相同。

（四）诊断

主要根据临床头围大于同龄正常儿 2 个标准差以上。CT 上往往脑白质和灰质密度未见明显异常。部分患儿 MRI 可显示皮质增厚、白质区髓鞘化异常。

（五）鉴别诊断

本病须与弥漫性脑肿瘤、脑积水等进行鉴别。

十五、脑穿通畸形

脑穿通畸形分为先天性与后天性，前者与胚胎发育异常、母体感染或营养障碍、遗传因素有关，后者与产伤、外伤、脑手术后等有关。为脑内非肿瘤性含脑脊液的囊腔与脑室和（或）蛛网膜下隙相通，囊壁无灰质内衬，囊腔无强化。

（一）病理

脑内形成一囊腔，内衬室管膜，多数与脑室或蛛网膜下隙相通。

（二）临床表现

临床表现与囊肿大小、部位相关，可见头围增大、智力低下、脑瘫、癫痫等。

（三）影像学表现

CT 与 MRI 表现：脑实质内单发或多发、单侧或双侧分布的囊腔，囊腔内呈脑脊液密度（信号）。囊腔与邻近脑室和（或）蛛网膜下隙相通，囊壁无灰质内衬，相应脑室或蛛网膜下隙局限性扩大。患侧脑组织可有局限性脑萎缩和小软化灶；病变相邻部位可有颅板变薄，向外突出。增强后囊腔无强化。

（四）诊断

脑实质内单发或多发的囊腔，囊内为脑脊液，囊腔与邻近脑室和（或）蛛网膜下隙相通，囊壁无灰质内衬，增强后无强化。

（五）鉴别诊断

本病须与以下疾病鉴别。①巨大蛛网膜囊肿：多位于脑沟、裂、池内的脑脊液密度（信号）囊腔，与脑室不相通；②开唇型脑裂畸形：裂隙两侧衬有与邻近皮质相连续的灰质层；③脑肿瘤的坏死腔：增强后囊腔壁可见壁结节，周围伴有非脑脊液密度（信号）的肿瘤组织，一般不与脑室或蛛网膜下隙相通；④脑脓肿的囊腔：囊腔内密度（信号）与脑脊液不同，增强可见环形强化，一般不与脑室或蛛网膜下隙相通。

十六、积水性无脑畸形

积水性无脑畸形为先天性额、颞、顶叶完全或大部分缺如，由充以脑脊液的囊性结构代替，而枕叶、小脑及部分基底节和丘脑发育基本正常，脑膜可正常存在。

（一）病理

大脑前动脉和大脑中动脉供血的额、颞、顶叶完全或大部分缺如，由充以脑脊液的囊性结构代替；大脑后动脉和基底动脉供血的枕叶、小脑及部分基底节和丘脑发育基本正常，侧脑室、第三脑室、脉络丛有时可保存完好；脑膜，包括大脑镰、天幕、蛛网膜、软脑膜，可正常存在。病理上可分两型。①轻型：除大脑半球大部分缺如外，在脑底部尚保留基底节、丘脑、第三脑室的残余，颞叶及枕叶的底部，脑干，小脑等；②重型：除两侧大脑半球缺失外，基底节也缺如，但部分中脑、脑桥、延髓及小脑正常。

（二）临床表现

积水性无脑畸形在临床上见于婴幼儿，出生后头颅逐渐增大，颅缝裂开，前囟饱满、扩大；逐渐出现运动功能障碍、表情呆滞、眼球运动失调，偶有惊厥或抽搐，严重者自主神经调节功能（如体温、呼吸、循环、睡眠、觉醒，以及吸吮、下咽等）都有障碍。存活率极低，大多1岁内死亡，严重者常于出生后3个月内死亡。

（三）影像学表现

CT 与 MRI 扫描显示：幕上双侧或单侧（单侧极少见）大脑半球、脑室不显示，而呈脑脊液密度（信号）影，大脑镰结构存在，仅于脑底部见残存的部分枕、额和（或）颞叶组织，基底节、丘脑部分存在，幕下小脑和脑干发育正常，但脑干可略变细。

（四）诊断

幕上双侧或单侧（单侧极少见）大脑半球、脑室不显示，呈脑脊液密度（信号）影，大脑镰结构存在。脑底部见残存部分枕、额和（或）颞叶组织，基底节、丘脑部分存在，幕下结构（小脑和脑干）发育可正常。

（五）鉴别诊断

本病须与以下疾病鉴别。①重度脑积水：脑室极度扩大，但在颅板下可见变薄的皮质，枕叶也变薄；而积水性无脑畸形患者的大脑结构几乎消失，无脑室残留，但枕叶相对完整。另外，严重脑积水对转流手术有良好反应，早期转流脑积水患者可有正常认知、运动功能，而积水性脑积水患者智力无好转。②严重的双侧性开唇型脑裂畸形：脑裂畸形一般尚可见扩张，但能识别脑室轮廓，尤为前角下部和后角；而积水性无脑畸形患者的侧脑室完全失去原有形态。有学者将极严重的双侧性开唇型脑裂畸形归类于积水性脑裂畸形，影像学上两者的鉴别有时有困难。

（何文杰）

第六节　烟雾病

一、病因与病理

烟雾病（MMD）又称脑底异常血管网病，是以脑血管造影发现双侧颈内动脉（ICA）末端、大脑中动脉（MCA）、大脑前动脉（ACA）近段严重狭窄或闭塞，伴脑底部异常血管网形成特征的一种疾病。烟雾病可能与遗传、感染等有关。

病理学表现为基底动脉环及其主要分支血管壁增厚、管腔狭窄或闭塞；动脉内膜明显增生，以平滑肌细胞增生为主，内弹力层迂曲、分层和断裂；动脉壁中膜萎缩变薄，平滑肌细胞减少；外膜无明显变化。脑底可见基底动脉环发出的穿支动脉异常迂曲、扩张，并相互交织成网状结构，这些异常网状血管发育不成熟，管腔大小不一，局部常见小囊状扩张，并出现不同形式的侧支循环开放，如软脑膜侧支循环、颅内外侧支循环，在疾病的不同时期可出现脑梗死、脑出血。

二、临床表现

烟雾病的两个高发年龄段为 14 岁以下和 25 ～ 49 岁，女性较男性多见。儿童主要表现为脑缺血症状，可为短暂性脑缺血发作（TIA）或脑梗死。成人多表现为脑室出血、蛛网膜下隙出血或脑实质出血。

三、影像学表现

（一）CT/MRI 检查

表现为多灶性脑缺血或出血性病灶。

（二）DSA/MRA 检查

显示一侧或双侧基底动脉环近端动脉狭窄或闭塞，伴烟雾状侧支血管网形成。

烟雾病侧支循环途径有：①颈外动脉分支，脑膜中动脉、面动脉、颞动脉、枕动脉、颞浅动脉；②眼动脉分支，筛动脉、大脑镰前动脉；③大脑后动脉分支，脉络膜后动脉、丘脑穿动脉、胼胝体压部动脉。

四、诊断与鉴别诊断

儿童和青年卒中应考虑到本病的可能。脑血管造影是诊断烟雾病的金标准，不仅可以对烟雾病作出明确诊断，同时还可以提供侧支循环以及闭塞远侧血管床等相关信息。对于典型的烟雾病，MRI ＋ MRA 及 CTA ＋ CT 增强扫描也可作出诊断。

（何文杰）

第七节　新生儿脑病

一、新生儿窒息性脑病

（一）病理

新生儿窒息性脑病，即新生儿围生期呼吸或呼吸功能不全引起的缺氧性脑病。原因可为胎儿宫内窒息和临产期窒息。

（二）CT 表现

缺氧性脑病可分为 3 度。①轻度：脑内散在低密度灶，范围不超过两个脑叶，无占位效应。②中度：低密度灶范围超过两个脑叶以上，未累及全部大脑，脑沟和脑池变窄，可合并颅内出血。③重度：两侧大脑弥漫性低密度灶，脑皮质与髓质间界限不清，脑室变窄，伴有颅内出血和脑外积水。新生儿脐带绕颈的患者，CT 平扫可见弥漫性脑水肿（图 2-11），诊断为新生儿窒息。

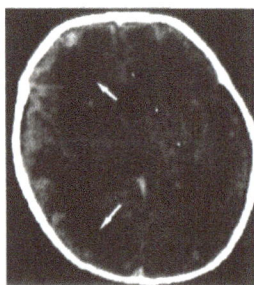

图 2-11　新生儿窒息 CT 表现

二、新生儿颅内出血

（一）病理

新生儿颅内出血（ICH）主要由产伤或窒息引起。出血可位于硬膜外、蛛网膜下隙、脑室或脑实质内。室管膜下出血具特征性，多位于尾状核头部，因为该区残留的胚胎性毛细血管易破裂出血。脑室和蛛网膜下隙出血易引起梗阻性或交通性脑积水。

（二）CT 表现

新生儿颅内出血表现与外伤或自发性出血相似，在脑实质内见高密度影。

（何文杰）

第八节　其他颅脑疾病

一、皮质下动脉硬化性脑病

（一）病理

皮质下动脉硬化性脑病（SAE）又称 Binswanger 病，是一种发生于脑动脉硬化基础上，临床上以进行性痴呆为特征的脑血管病。常见于 60 岁以上有原发性高血压病史及其他动脉硬化征象者。

（二）CT 表现

CT 表现为脑室周围白质区与半卵圆中心呈对称性散在或融合的低密度区，以前角周围明显（图 2-12），多伴有基底核、丘脑与内囊多发小梗死灶及脑萎缩征象。

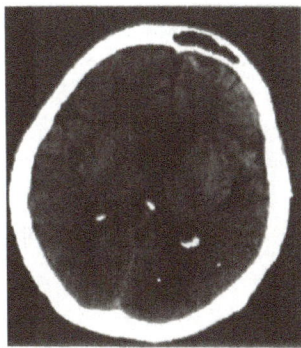

图 2-12　皮质下动脉硬化性脑病 CT 表现

（三）鉴别诊断

注意与脑梗死及脑炎等鉴别。

（四）注意事项

MRI 多参数成像，可以提供更多信息。

CT 显示为两侧脑室额、枕角周围白质区双侧对称分布的晕状低密度灶。

二、蛛网膜囊肿

（一）病理

蛛网膜囊肿分为先天性和继发性两类。前者可能由胚胎发育过程中突入蛛网膜下隙的蛛网膜小块发展而成，后者多因外伤、炎症等引起蛛网膜广泛粘连的结果。临床表现与颅内占位病变相似。

（二）CT 表现

CT 表现为脑外边界清楚、光滑的脑脊液密度区，无强化表现（图 2-13）。

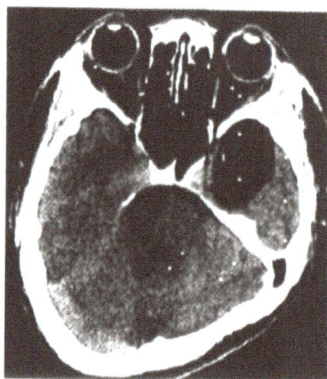

图 2-13　蛛网膜囊肿 CT 表现

注　左侧颅中窝蛛网膜囊肿，见脑脊液样低密度影，边缘光整，与正常脑实质分界清楚。

（三）鉴别诊断

表皮样囊肿，因含有脂质成分，密度较低。常伴有钙化。

（四）注意事项

可以在 CT 定位下进行立体定向穿刺抽吸囊液，但需认真评估。

三、放射性脑病

（一）病理

放射性脑病是头颈部恶性肿瘤放疗常见的中枢神经系统并发症。出现的症状分 3 期。

急性期：发生于放疗后几天至 2 周，主要表现为短暂的症状恶化。早期迟发性反应期：多发生于放疗后几周至 3 个月，较为短暂，预后较好。晚期迟发性反应期：多发生于放疗后几个月至 10 年或以上，为进行性、不可复性甚至致命性的。根据累及的范围，晚期迟发性又分为：局限性放射性坏死和弥漫性脑白质损伤，可以同时发生。临床表现包括头痛、恶心与呕吐等颅内高压症状，以及脑局灶性神经损害症状。

（二）CT 表现

急性期及早期迟发性反应期 CT 平扫可见广泛非特异性低密度水肿区，累及双侧基底核、大脑脚及深部脑白质，增强后无强化，短期随访病灶消失。

局限性放射性坏死平扫示病灶低密度，灶周水肿明显，常有不同程度占位效应，增强后多无强化。脑内颞叶由于接受放疗剂量最大，故脑水肿和脑软化灶多发生于该区。CT 平扫呈低密度灶（图 2-14）。弥漫性脑白质损伤可见脑室周围脑白质、半卵圆中心广泛低密度区，增强后无强化。

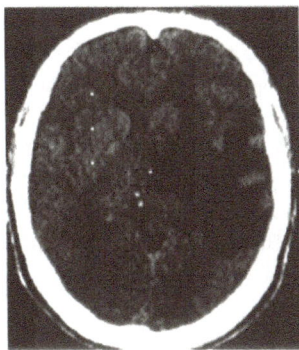

图 2-14　放射性脑病 CT 表现

注　左侧颞叶见大片指状水肿低密度灶。

（三）鉴别诊断

1. 胶质瘤

增强可见强化，部分患者放疗后可并发放射性脑病。

2. 转移瘤

水肿明显，增强扫描环状强化，复查随访病灶持续进展。

（四）注意事项

结合放疗史，并进行 MRI 检查。

（何文杰）

第九节　原发性中枢神经系统血管炎

中枢神经系统（CNS）血管炎从病因和发病机制上大致可分为原发性与继发性两大类。前者少见，属于原因未明的非动脉粥样硬化或非高血压性脑血管病；后者较常见，除继发于一些感染性疾病如钩端螺旋体病、梅毒、猪囊尾蚴病、血吸虫病、病毒感染、真菌病和常见细菌感染外，还可以是各种系统性疾病包括自身免疫性疾病或结缔组织病的一部分，如系统性红斑狼疮（SLE）、结节性多动脉炎、白塞综合征以及少见的舍格伦综合征等都属于这一类。此外，它也可以是吸毒者滥用药物如可卡因等引起的一种毒性反应。

原发性中枢神经系统血管炎主要发生于脑内，也称原发性脑血管炎。这是一种病因未明、非感染性、非自身免疫性且不伴有其他系统性疾病，主要侵犯脑的中小血管和软脑膜微血管管壁的炎症。自 1959 年以肉芽肿性血管炎命名报告第一例尸检病例以来，通过病例的累积和研究，人们对其认识有所增加，但临床上本病仍然是一种罕见的疾病。由于临床症状变异大，缺乏特异性，本病初期常被误诊。MRI 对怀疑脑血管炎虽然高度敏感，但所见也是非特异性。除典型病例表现为多灶性或较小梗死外，一些病例表现为类似脱髓鞘的病变，或皮质下占位病变伴有显著水肿及多样强化而类似肿瘤。脑血管造影和 MRA 对其诊断敏感性不高，活检确诊病例血管造影 20% ~ 40% 是正常的。脑活检虽也有约 25% 的假阴性率，但仍被认为是诊断的金标准。

一、发病机制与病理

（一）发病机制

本病为血管管壁的肉芽肿性炎症或淋巴细胞性炎症，提示细胞参与的免疫过程在发病上起主要作用，免疫复合体可能是诱发肉芽肿形成的一种因素。

（二）病理

受累血管主要是脑的中小动脉，组织学上脑皮质和软脑膜的小动脉、微小动脉常受累。血管内膜因纤维细胞性增生而增厚，可有少量朗格汉斯细胞，异物多核巨细胞散布于内膜，管腔可因血栓而闭塞，血管壁可见局灶性坏死和小动脉瘤。

软脑膜可见大量单核炎症细胞集聚，脑组织可有广泛水肿、多灶性梗死、出血以至弥散性神经元缺氧损伤等。

二、临床表现

（一）典型表现

缺血性脑血管病征象偏瘫、失语、短暂性缺血发作、暂盲等。视觉受累视脑血管大小及程度而定。

（二）常见的症状

大多缺乏典型表现，持续性头痛被认为是最常见的症状，有的急性或亚急性起病伴头痛、意识紊乱逐渐进入昏迷状态；有的表现为颅内高压伴头痛、嗜睡、局部体征；有的类似多发性硬化，呈缓解—复发过程或伴有视神经症状，但就诊时有多发性硬化少见的癫痫发作。

（三）脊髓血管炎

可因脊髓梗死出现急性痉挛性截瘫。

三、实验室检查

原发性脑血管炎的红细胞沉降率正常，而继发性脑血管炎的红细胞沉降率常加快。血清学无特异性免疫学抗体阳性，而继发性脑血管炎则阳性。微生物特殊染色和病毒包涵体均阴性。

四、影像学表现

（一）CT 检查

原发性脑血管炎，CT 示脑梗死灶多发，以小梗死灶多见。形状可以是典型的楔形或无定型，位置以脑皮质和皮质下区最多见。受累血管区以大脑中动脉分布区最常见，其余依次为大脑前动脉、大脑后动脉和椎动脉分布区。皮质和皮质下小梗死最常见呈小灶性楔形或类圆形，符合较小的皮质动脉闭塞所致。不少梗死发生于大脑前、中、后动脉分布区的边缘带，呈分水岭梗死。梗死灶也见于基底核丘脑区，可能与供应此区的中央动脉均为终末动脉，彼此互不吻合，容易发生缺血而致梗死有关。

（二）MRI 检查

MRI 比 CT 能发现更多和更早期的梗死灶。增强 MRI 扫描有助于发现早期梗死，局部区域血管强化的出现表示局部血流停滞，提示早期梗死。近期其他发现早期梗死灶的技术有灌注结合弥散—加权成像技术、磁共振频谱分析、正电子发射体层（PET）等。此外，功能性 MRI 能在微循环水平上显示病理改变，在评价脑内血管炎上也有重要作用。阳性微血管缺血有助于脑血管炎的诊断，正常的微循环可除外脑血管炎。MRA 能显示大、中脑血管，在脑血管炎的诊断上起到第一次血管造影检查的作用，在至少 2 个血管分布区发现 2 个以上血管狭窄时，创伤性的 DSA 可不做。但当 MRA 正常或狭窄少于 3 个血管时，DSA 仍然是需要的。这主要是目前 MRA 的分辨率仍不足以显示细小血管，而原发性脑血管炎常累及中、小和更细小的血管。

（三）数字减影血管造影（DSA）

DSA 表现主要为多发性、间断性并常为双侧的血管管腔局灶或节段性狭窄，或伴狭窄后扩张呈念珠状，或个别血管中断或末梢分支减少，有时可见小动脉瘤。受累动脉以大脑中动脉最多见，其余依次为大脑前动脉、大脑后动脉和椎动脉等。有时可见丰富的侧支循环即烟雾病。诊断应注意与血管痉挛鉴别。

五、诊断与鉴别诊断

MRI 上脑皮质和皮质下多发小梗死灶，结合患者较年轻、无高压动脉硬化、脑卒中症状不典型、神经功能缺陷不能用其他疾病解释时，要想到原发性中枢神经系统血管炎，但不能单独据此而诊断为原发性中枢神经系统血管炎。MRI 主要用于诊断缺血性脑梗死和排除其他可治疗的疾病，即使 DWI 显示病灶内水弥散受限呈高信号而 ADC 低信号符合早期缺血，也不能表明它就是脑血管炎。部分患者 MRI 有梗死灶而 MRA、DSA 无明显血管狭窄，可能与部分脑血管炎主要累及脑皮质与软脑膜的细小血管，血管造影未能显示有关。部分患者 MRA、DSA 有血管狭窄而 MRI 无明显梗死灶，是因为虽有血管狭窄，但狭窄程度尚未造成脑缺血所致。

血管造影所见血管狭窄对原发性脑血管炎的诊断是非特异的，常见的脑动脉粥样硬化及其他脑动脉炎等都可有相似的表现。DSA 或 MRA 只是提示该病的非特异性血管学特征。最后诊断需结合病史和有关实验室检查排除其他病因，病理是诊断的金指标。然而，病理活检也有不少假阴性。

鉴别诊断还要考虑到局灶性皮质和皮质下脑炎，鉴别困难时 DWI 可能有帮助。此外也应考虑到罕见的原发性脑血管内淋巴瘤病，这是一种恶性淋巴细胞在血管内广泛增生的疾病，影像学上表现为皮质和皮质下多灶性缺血，与原发性脑血管炎无法区别。

（何文杰）

第十节　继发性中枢神经系统血管炎

继发性脑动脉炎通常指脑动脉炎继发于：①脑内感染；②系统性自身免疫性疾病累及脑动脉；③吸毒者的药物滥用。在继发性感染性脑动脉炎，流行于我国南方的钩端螺旋体性脑动脉炎可能是临床和影像学上常见的疾病，也有报道称中枢神经系统猪猪囊尾蚴病中2%～12%有脑卒中表现和脑动脉炎证据。继发于眼疱疹病毒感染的脑动脉炎、继发于阿米巴脑膜脑炎的颈内动脉炎以及真菌病（如球孢子菌病、毛霉菌病）所并发的脑动脉炎、血吸虫病性脑卒中等在有关文献也有报道。近年在实际工作中常可遇见脑血管梅毒。系统性或自身免疫性疾病中并发脑动脉炎的疾病有白塞综合征、系统性红斑狼疮（SLE）、舍格伦综合征、韦格纳肉芽肿及结节性多动脉炎等。这些疾病多为多器官、多系统受累，神经系统受累多属晚期。临床因神经系统症状而进行神经影像学检查时大都已有明确的诊断。神经影像学检查主要是为了了解脑内出血或缺血以及白质病变情况，其血管造影所见无特征性。例外的是结节性多动脉炎，它和肾脏的结节性多动脉炎一样，血管造影有特征性的表现。

一、脑结节性多动脉炎

结节性多动脉炎也称结节性动脉周围炎或系统性坏死性血管炎。肾动脉受累占80%～90%，而中枢神经系统动脉受累发生率较低，约8%。这是一种与自身免疫反应有关、病因尚不明确的疾病。发病机制可能与免疫复合体沉积有关，虽可在血清找到该复合体，但活检标本并未找到。基本病损为侵犯全身中、小动脉的节段性、多发性、纤维素样坏死性动脉炎。急性期可见管壁各层多核中性粒细胞浸润，亚急性期变为以单核细胞浸润为主，慢性期以穿透管壁的纤维素样坏死伴周围组织炎症、合并继发性动脉壁多发小动脉瘤样扩张为其病理特征。临床表现多为多器官受累。一般症状包括发热、不适、软弱、体重减轻、腹痛、关节痛等。不少患者有皮肤出疹、紫癜和结节。中枢神经系统症状包括头痛、暂时性或交替性偏瘫、闭锁综合征、四肢瘫（脑桥梗死）、单眼盲等。实验室检查血白细胞数升高以中性粒细胞为主。红细胞沉降率几乎都加快。血肌酐和尿素氮均升高。部分患者血清球蛋白值升高。血清 p-ANCA 阳性。

（一）影像学诊断

1. CT 或 MRI 检查

CT 或 MRI 均可反映动脉炎的并发症，包括血栓形成所致脑梗死和小动脉瘤破裂所致脑出血。动脉炎所致脑梗死或出血大多为小灶性和散在性。MRA 还可显示脑动脉各支多发、广泛、节段性管壁不规则、狭窄和无数微小动脉瘤。

2. 鉴别诊断

其他许多自身免疫性疾病，如系统性红斑狼疮虽也常有脑梗死、脑出血、脑内小动脉炎甚至偶有微小动脉瘤等，但多数为细小血管性质，血管造影常阴性，不常存在鉴别诊断情况。而更有特点的是白塞病在中枢神经系统不侵犯动脉而主要侵犯颅内小静脉，MRI 增强扫描显示有强化的病变主要发生于间脑沿脑干发展，临床口腔溃疡、生殖器溃疡及反复眼葡萄膜炎为其典型三征。韦格纳肉芽肿病虽病理上有坏死性小血管炎特征，但罕发生于脑内。

（二）临床影像分析

（1）MRI 显示 T_1WI 与 T_2WI（图 2-15）示双侧基底核、放射冠及皮质下多发性小梗死灶。

（2）MRA 示大脑中动脉各分支多发节段性管壁不规则、狭窄和微小动脉瘤形成。MRI 发现脑内多发小梗死灶，MRA 显示多发性微小动脉瘤，血清钩端螺旋体病凝聚溶解试验（–），诊断为脑动脉结节性多发动脉炎。

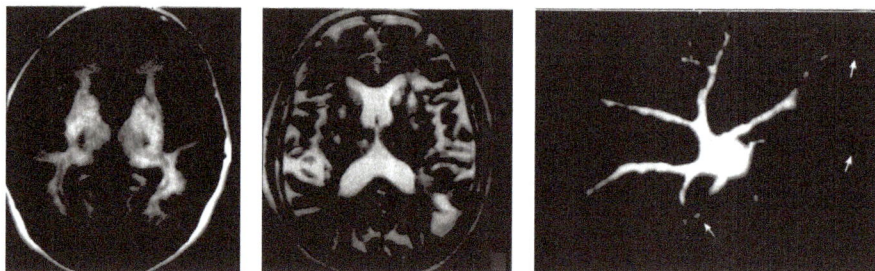

图 2-15　脑动脉结节性多发动脉炎 MRI 表现

二、钩端螺旋体脑动脉炎

钩端螺旋体病是由钩端螺旋体感染引起的多系统急性感染，流行于热带和亚热带地区，我国集中在南方地区。人类主要通过感染动物污染的疫水和土壤接触而感染。中枢神经系统感染主要为以淋巴细胞浸润为主的多发性脑动脉内膜炎，好发于基底动脉环尤其大脑中动脉起始处，受累动脉很少完全闭塞，故仅在受累动脉分支供血减少，尤其是动脉分支分布交界区血流较缓慢时，才较易导致梗死。梗死可以是较大范围的脑梗死，也可以是多发局灶性小梗死灶，因好发于基底动脉环，常形成范围不等的脑底侧支血管网。患者大多为农村青壮年男性或儿童、有下稻田史，临床表现为偏瘫、失语或伴有脑膜脑炎症状。血清学检查钩端螺旋体病凝聚溶解试验特异性和敏感性较高，发病 7 ~ 8 天凝集效价逐渐升高，大于 1 ∶ 400 效价为阳性。酶联免疫吸附试验阳性出现更早和更灵敏。发病 10 天内能在血液和脑脊液中分离出钩端螺旋体。

（一）诊断

CT 或 MRI 可见多发性大小不一的脑梗死。梗死较常发生于大脑中动脉与大脑前动脉或大脑后动脉的分界处，有些呈"分水岭"梗死的表现。DSA/MRA 可发现双侧或单侧颈内动脉虹吸段和基地动脉环包括大脑前、中及后动脉狭窄闭塞，往往伴有脑底侧支血管网即烟雾病。对于逐渐起病、症状迁延患者，尤其来自农村或城镇的儿童或青壮年，有疫原接触史可能者、表现为上述梗死形式，尤其 MRA 显示基底动脉环闭塞伴烟雾病者，应注意钩端螺旋体性动脉炎可能，血清钩端螺旋体病凝聚溶解试验效价在 1 ∶ 400 以上者可支持诊断。

（二）影像学表现

头颅 CT 平扫（图 2-16）示左额顶区大片楔形低密度灶位于额颞叶之间，右颞顶区小片低密度灶局部脑沟增宽，增强扫描示左额颞叶大片梗死区无强化，但右颞顶小片低密度区楔形强化。多发梗死位置符合"分水岭"梗死分布区，对于来自城镇农村的儿童或青壮年，有疫原接触史可能者，应注意钩端螺旋体性动脉炎可能。

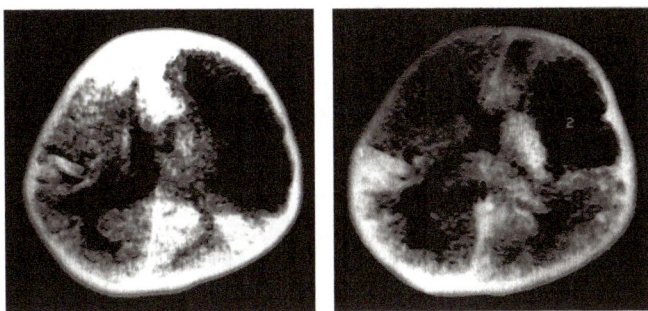

图 2-16 钩端螺旋体脑动脉炎 CT 表现

（陈 群）

第三章 肺部疾病影像学诊疗

第一节 支气管疾病

一、慢性支气管炎

（一）概述

慢性支气管炎常继发于急性支气管炎后，多见于老年或有慢性肺部疾病的患者。病理为支气管黏膜下和周围大量炎症细胞浸润，黏膜充血水肿；支气管黏液腺增生、肥大，间质纤维化等。其常伴感染、支气管扩张、肺炎、肺气肿、肺大疱及肺源性心脏病等。

（二）诊断

其支气管壁增厚，可见"轨道征"；两肺斑片状、片状影；胸段气管可呈"刀鞘样"，矢状径增大，冠状径减少；可伴肺气肿、肺大疱、肺源性心脏改变。

（三）鉴别诊断

1. 支气管扩张症伴感染

高分辨CT扫描可见支气管呈囊状、柱状扩张，以此同慢性支气管炎的支气管相鉴别。

2. 肺间质纤维化

部分慢性支气管炎表现为肺纹理紊乱呈网状，以肺野外周明显，同肺间质纤维化相鉴别较困难，但肺间质纤维化胸膜下可见"蜂窝征"，肺野周围磨玻璃影，肺间质内常见多发小结节影。

（四）特别提示

慢性支气管炎临床病史非常重要，CT 检查难以作出肯定诊断，主要用于排除其他诊断。临床随访多采用胸部 X 线检查。

二、支气管扩张症

（一）概述

支气管扩张症简称"支扩"，为慢性支气管病变，多见于青壮年。其常见病因为支气管感染和阻塞，外压或牵引等，先天性病因少见。其病理为支气管肌层的结缔组织被破坏，长期剧烈咳嗽和呼吸运动，使支气管内压增高所致。其常见症状为咳嗽、咳大量脓痰、咯血等。

（二）诊断

1. 柱状支气管扩张症

扩张的支气管呈管状、环形及椭圆形阴影，与相应肺动脉伴行。支气管径较肺动脉内径大，管壁增厚，环形的支气管断面与附近结节状血管断面构成"印戒征"，伴有支气管黏液栓时，扩张的支气管呈结节状或柱状影。

2. 囊状支气管扩张症

有多个大小不一、分散或集聚的囊腔，腔的外壁光滑，其内有时可见液平面。

3. 静脉曲张型支气管扩张症

扩张呈"串珠状"或"蜂窝状"，程度较重。

（三）鉴别诊断

1. 先天性多发性肺囊肿

同囊状支气管扩张症相鉴别，肺囊肿多为薄壁环形透亮影，大小不一。

2. 肺炎消散期

无支气管扩张改变，一般可以区别。

3. 慢性支气管炎继发感染

需要根据病史相鉴别。

（四）特别提示

支气管扩张症伴有大量咯血时，CT 表现为大片出血灶，支气管扩张可被遮盖，需要待出血吸收后，才能明确诊断。高分辨薄层 CT 扫描对支气管扩张显示最佳。

三、支气管肿瘤

（一）概述

腺瘤可发生在气管、支气管或肺内，50 岁以下女性多见，为低度恶性肿瘤。组织学上分为类癌型、黏液表皮型、腺样囊性腺瘤，其中 90% 为类癌。发生在肺内的周围型腺瘤多无症状，发生在气管、支气管的腺瘤可有发热、咳嗽、咳痰、咯血等症状。

（二）诊断

主支气管内的腺瘤表现为管腔内软组织肿块，伴管腔狭窄。支气管内腺瘤表现为肿块或管壁增厚、管腔狭窄、阻塞性肺炎或肺不张。肺内周围型腺瘤表现为肺野内孤立性结节病灶，密度均匀，边缘光整，可有分叶。

（三）鉴别诊断

1. 中央型和周围型肺癌

肺癌肿块密度不均，边界不规则，多伴有淋巴结肿大，进展迅速，据此同腺瘤相鉴别。

2. 结核球

结核球多位于上叶后段或下叶背段，边缘清楚规则，多有钙化，结核球周围常伴有纤维条索灶。

（四）特别提示

腺瘤生长缓慢，病史较长，随访数年常无明显增大。肿块腔内生长时，X 线检查可发现。CT 可满意地判断管壁是否增厚、周围有无浸润等情况。但 CT 难以发现沿黏膜下生长的不形成团块的肿瘤。行纤维支气管镜检查时易出血，而难以明确诊断。诊断主要依靠术后病理。

（赵　静）

第二节　肺部炎性病变

一、肺炎

肺炎为一类常见病，按病因学可分为感染性、理化性、变态反应性肺炎，以感染性最为常见。肺炎按解剖部位分为大叶性、小叶性、间质性肺炎。

（一）大叶性肺炎

1. 概述

大叶性肺炎以秋、冬季节多见，常见于青壮年。致病菌主要为肺炎双球菌，炎症累及整个肺叶或肺段。其临床表现为突然发病、畏寒、发热、胸痛、咳嗽、咳痰，白细胞和中性粒细胞明显增多等。

2. 诊断

充血期为边缘不清的云雾状阴影，边缘模糊；实变期表现为大片状密度增高影，部分病变内有支气管充气征；消散期表现为散在的大小不一的斑片状阴影。

3. 鉴别诊断

（1）肺结核：肺结核引起的肺不张，CT 扫描可见肺叶缩小，而肺炎则见肺叶边缘膨大。

（2）干酪型肺结核：高密度内多见虫蚀样低密度影，多见于上肺，其他肺叶内可见播散灶，以此同大叶性肺炎相鉴别。

（3）肺癌：中央型可见阻塞性肺炎，纵隔窗可见支气管狭窄、肿块影。

4. 特别提示

影像学检查对肺炎的发现、确定部位、动态变化及鉴别诊断很有帮助。胸部正、侧位 X 线片为首选。CT 检查的目的在于鉴别诊断。

（二）小叶性肺炎

1. 概述

小叶性肺炎即为支气管肺炎，常见于婴幼儿和年老体弱者。其致病菌主要为肺炎链球菌、金黄色葡萄球菌，常可为麻疹、百日咳、流感的并发症。病变以小叶支气管为中心，在支气管和肺泡内产生炎性渗出。临床表现为畏寒、发热、胸痛、咳嗽、咳痰、呼吸困难等。

2. 诊断

病变多位于两中下肺中内带，表现为沿肺纹理分布的斑片、小斑片状影，边缘较模糊。病灶可融合成团片状，常伴有局限性肺气肿、肺不张。

3. 鉴别诊断

（1）肺结核：浸润型肺结核多见于上叶，病变新旧不一，可见纤维条索灶。

（2）支气管扩张：肺内见多发囊状、柱状扩张影，边缘伴有片状影。

4. 特别提示

细菌、病毒和真菌等均可引起小叶性肺炎，影像学检查不能判断病变的病原性质。CT 发现小病灶的能力明显优于 X 线片。

（三）间质性肺炎

1. 概述

细菌和病毒均可以引起间质性肺炎。小儿较成人多见，多继发于麻疹、百日咳、流行性感冒等急性传染病。在病理上为细小支气管壁与周围肺泡壁的浆液渗出及炎症细胞浸润，进一步发生充血、肺气肿或肺不张。临床上有发热、咳嗽、气急及发绀，临床症状明显，而体征不明显。

2. 诊断

肺纹理增多、边缘模糊，以两下肺明显，可以有网格状及小点状影，多分布于两肺下叶及肺门周围。另外可见肺气肿，两肺透亮度增高。

3. 鉴别诊断

与其他原因（如胶原病、肺尘埃沉着病、细支气管炎等）引起的肺间质病变相鉴别比较困难，需要注意结合临床病史。

4. 特别提示

临床症状明显，但影像学表现相对轻微，两者相互分离，需要注意相鉴别。CT 发现小病灶及肺气肿的能力优于 X 线检查。

（四）炎性假瘤

1. 概述

炎性假瘤多见于成年人，为慢性炎性增生而形成，常有多种细胞成分。其病理可分为成纤维细胞型、组织细胞型、浆细胞型、淋巴细胞型炎性假瘤。临床症状轻微或无症状，可表现为低热、咳嗽、胸痛及痰中带血等。

2. 诊断

肺内单发结节状病灶多见，密度较均匀、光整，边缘清楚，可有分叶；增强检查病灶强化程度取决于瘤体内的血管成分。

有时伴有不规则的条索或毛刺影，有时结节中央可形成空洞或支气管充气征，钙化少见，病灶位于胸膜附近可见胸膜增厚。

3. 鉴别诊断

（1）结核球：多位于上叶后段或下叶背段，边缘清楚规则，多有钙化，结核球周常伴有纤维条索灶。

（2）肺癌：根据肿块的边缘、分叶、毛刺、胸膜改变、淋巴结情况相鉴别，鉴别困难时，密切结合临床、随访。

4. 特别提示

炎性假瘤影像无特征性，诊断应采用除外性诊断与影像和临床相结合的方法。与肺癌相鉴别有时非常困难，应认真对各种 CT 征象进行分析，动态增强扫描曲线有较大意义。一般应行短期 CT 随访，必要时及时进行手术治疗。

二、传染性非典型肺炎

（一）概述

传染性非典型肺炎是一种来势凶猛的急性传染病，世界卫生组织（WHO）称为"严重急性呼吸综合征"（SARS）。本病病原体为一种新型的冠状病毒，主要通过近距离空气飞沫和密切接触传播。病理可见病变早期以肺间质浸润为主，进展后肺实质出现实变。临床表现主要有发热、咳嗽、胸痛、头痛、腹泻、白细胞减少等。

（二）诊断

双肺单发或多发片状或斑片状阴影，病灶以中下肺野多见，可为磨玻璃样或实变，边缘模糊，其内可见血管影和支气管充气征。病变进展迅速，后期常伴肺间质纤维化。

（三）鉴别诊断

主要与细菌或其他病毒性肺炎相鉴别，相鉴别困难，主要依靠临床资料。

（四）特别提示

诊断主要依靠病史或实验室检查。SARS 的治疗一定要及时进行胸部 X 线的随访，并认真严格做好医护人员的防护，采取各种措施隔离患者，尽量减少传染给其他患者和医护人员的可能性。

三、肺脓肿

（一）概述

引起肺脓肿的细菌主要有肺炎球菌、葡萄球菌、链球菌、大肠埃希菌等。其多为支气管源性感染，少数继发于肺部病变，如支气管扩张症、肺癌等。化脓性细菌引起肺实质炎变、坏死和液化，液化物质由支气管排出，形成空洞。急性肺脓肿有寒战、高热、咳嗽、咳痰、胸痛、白细胞和中性粒细胞增多。慢性肺脓肿常有咳嗽、咳脓痰和血痰，不规则发热、贫血、消瘦等。

（二）诊断

1. 急性肺脓肿

早期见大片状高密度实变阴影，边缘模糊。实质阴影内有多个低密度灶，增强有助于发现肺炎内环形强化的脓肿。后期再融合成厚壁空洞，内壁可凹凸不平，常伴气液平面，并可伴局部胸膜增厚和少量胸腔积液。

2. 慢性肺脓肿

其空洞壁较厚，有时可多房，内外壁清楚，可伴液平面，周围肺野可有慢性炎症和纤维条索、支气管扩张等。

3. 血行性肺脓肿

多见于婴幼儿和老年患者，为两肺大小不一的多发片状、结节状阴影，边缘模糊，结节内可见有空洞和液平面，或形成肺气囊，病灶变化快。

（三）鉴别诊断

（1）早期与细菌性肺炎相鉴别，空洞未形成期相鉴别困难。

（2）空洞形成后与结核空洞、癌性空洞、肺囊肿等相鉴别。肺脓肿空洞多为中央型；结核空洞多为偏心、厚壁空洞，周围有卫星灶；癌性空洞偏心、厚壁，有其他继发改变；肺囊肿壁薄，环形透亮影。

（四）特别提示

肺脓肿抗感染治疗后 2 周应复查，以观察病灶有无吸收，尤其是与肺癌进行相鉴别。血行性肺脓肿病灶演变迅速，可以一日数变，常可见有的病灶吸收，同时出现新的病灶。CT 和 MRI 均有助于病灶形态、内部结构与周围组织器官的二维立体的观察，临床常选择 CT 作为主要检查方法。

四、肺真菌感染

肺真菌感染最常见的为肺曲菌病。

（一）概述

肺曲菌病主要是因吸入曲霉菌孢子而发病。少数因消化道或上呼吸道曲霉菌感染经血行播散至肺部引起。该菌在呼吸系统最常见引起腐生型病变，即曲霉菌球。其寄生在肺原有病变如结核性空洞、肺癌空洞、慢性肺脓肿、肺囊肿、肺大疱及支气管扩张等所致的空洞或空腔内，曲霉菌的菌丝形成游离状态的曲菌球。该病本身不引起临床症状，有时可以引起咯血。

（二）诊断

典型的腐生型曲菌病表现为肺空洞或空腔性病变内球形内容物，空洞（或空腔）壁与内容物之间可见新月形或环形透亮影。改变体位扫描时，球形内容物位置可以发生变化。球形内容物一般较光滑、密度均匀，亦可以有钙化。

（三）鉴别诊断

根据典型的影像学表现，本病诊断不难。但需要与类似病变（如肺结核空洞、肺癌空洞及肺脓肿等）相鉴别，根据各自的空洞特点进行区别。

（四）特别提示

曲霉菌球难以识别时，应改变体位扫描，可以看到该球随体位改变而变动。

（秦俊芳）

第三节　肺结核

肺结核是由结核分枝杆菌引起的肺部感染性疾病，基本病理改变为渗出、增生和干酪样坏死。肺结核好转的病理改变为病变吸收、纤维化、钙化，恶化进展的病理改变是液化、空洞形成、血行或支气管播散。同一患者病变可以是其中某一病理阶段，也可以一种为主、多种病理改变同存，或反复交叉出现。

目前分型为 5 型，即原发性肺结核（Ⅰ型）、血行播散型肺结核（Ⅱ型）、继发性肺结核（Ⅲ型）、结核性胸膜炎（Ⅳ型）、其他肺外结核（Ⅴ型）。

依不同病程可分为进展期、好转期和稳定期 3 期。

一、原发性肺结核

原发性肺结核为初次感染的结核，包括原发复合征和支气管淋巴结结核，前者由原发病灶、结核性淋巴管炎及结核性淋巴结炎 3 部分组成，后者分炎症型和结节型两类。

（一）临床表现

（1）常见于儿童和青少年，多无明显症状。

（2）可有低热、盗汗、消瘦和食欲减退。

（3）实验室检查：白细胞分类中单核和淋巴细胞增多，红细胞沉降率加快，PPD（纯蛋白衍化物）强阳性具有诊断意义，痰中查到结核分枝杆菌可明确诊断。

（二）CT 表现

1. 原发复合征

典型表现为原发病灶、肺门淋巴结肿大和二者之间的条索状阴影（结核性淋巴管炎），三者组合呈"哑铃形"，通常在不同层面显示，必须结合上下层面和多平面重建观察。

（1）原发病灶呈斑片状、云絮状边缘模糊的阴影，也可为分布于一个或数个肺段的大片状实变。原发病灶可发生干酪样坏死而出现空洞，可通过支气管、淋巴或血行播散。

（2）结核性淋巴结炎表现为肺门及纵隔淋巴结肿大。

（3）结核性淋巴管炎表现为原发病灶与肺门之间的不规则条索状阴影，较难见到。

2. 淋巴结结核

原发病灶很小或已被吸收。

（1）肺门、气管、支气管和气管隆嵴下淋巴结肿大，以右侧气管旁淋巴结肿大多见，一侧肺门增大较双侧增大多见。

（2）炎症型肿大的淋巴结密度较高，边缘模糊，结节型肿大的淋巴结边缘清晰。多个淋巴结肿大时，边缘可呈波浪状。增强扫描融合团块影可见多环状强化。

（3）肿大的淋巴结压迫支气管可引起肺不张，可发生钙化。

（4）淋巴结结核可通过血行或支气管播散。

（三）鉴别诊断

（1）原发病灶需要与肺炎相鉴别，后者有急性感染症状，无肺门淋巴结肿大，实验室检查和抗感染治疗有效有助于相鉴别。

（2）淋巴结核应与淋巴瘤相鉴别，后者呈双侧分布，可融合成团块状，前者 CT 增强增大的淋巴结呈周边环状强化。

二、血行播散型肺结核

血行播散型肺结核分为急性、亚急性、慢性三类，急性血行播散型肺结核为大量结核分枝杆菌一次性进入血液循环所致的肺内播散，慢性血行播散型肺结核为结核分枝杆菌少量、多次进入血液循环所引起。

（一）临床表现

1. 急性血行播散型肺结核

表现为寒战、高热、气急、盗汗，病情急，症状重。

2. 亚急性、慢性血行播散型肺结核

因患病年龄、体质及结核菌数量、播散速度不同而有不同表现，有的仅有呼吸道症状和乏力，有的有发热、咳嗽、盗汗、消瘦等表现。

3. 实验室检查

急性者红细胞沉降率增快，白细胞总数可降低，结核菌素试验可为阴性。

（二）CT 表现

（1）急性血行播散型肺结核：①特征性表现为两肺弥漫性分布的、大小一致的粟粒样影，直径为 1～3 mm，密度均匀，无钙化，HRCT 显示更为清晰；②病变发展到一定阶段，部分病灶可融合。

（2）亚急性、慢性血行播散型肺结核：①病灶结节分布不均，多见于中上肺野；结节大小不一，小者如粟粒，大者融合成块；②结节密度不均，上部病灶密度较高，边缘清楚，可有部分纤维化或钙化，其下部病灶可为增生性病灶或斑片状渗出性病灶；③病变恶化时，结节融合扩大，溶解播散，形成空洞；④可见肺门及纵隔淋巴结肿大，淋巴结内呈低密度，增强扫描呈周边环状强化，部分患者合并肺外结核。

（三）鉴别诊断

（1）急性血行播散型肺结核：具有"三均"特点（结节分布均匀、大小均匀、密度均匀），结合临床一般诊断不难，主要须与肺血行转移瘤、结节病和肺血吸虫病相鉴别。①肺血行转移瘤：病灶分布不均匀，肺外周多见，且大小不一致，有原发恶性肿瘤病史，通常无肺间质改变及胸内淋巴结肿大。②结节病：病灶分布于胸膜下及支气管血管束周围，大小不一，有肺间质改变及胸内淋巴结肿大。③肺血吸虫病：病灶分布不均，以中、下肺中内带为主，病灶大小、形态各异，实验室检查血液嗜酸性粒细胞增多，结合流行病学资料可资相鉴别。

（2）亚急性、慢性血行播散型肺结核：应与硅沉着病和细支气管肺泡癌相鉴别。①硅沉着病：结节多分布于上肺、肺门旁及后肺部，伴支气管血管束模糊、增粗，硅结节可融合成团块，大于 4 cm 的团块常有坏死和空洞形成，病灶外缘可见不规则肺气肿和肺大泡，结合临床和职业史鉴别不难。②细支气管肺泡癌：癌组织沿肺泡管、肺泡弥漫性生长，呈大小不等多发性结节和斑片状阴影，边界清楚，密度较高，进行性发展和增大，且有进行性呼吸困难，根据临床、实验室等资料进行综合判断可以相鉴别。

三、浸润性肺结核

继发性肺结核是人体初次感染结核后再次出现肺结核病变，包括浸润性肺结核、干酪性肺炎、纤维空洞性肺结核等类型。浸润性肺结核为外源性再感染结核分枝杆菌或体内潜伏的病灶活动进展所致，是继发性肺结核的主要类型。多见于成人，好发于上叶尖、后段和下叶背段，其病理和 CT 表现多种多样，通常多种征象并存。早期渗出性病灶经系统治疗可完全吸收，未及时治疗或治疗不规范者可发生干酪样坏死而形成干酪性肺炎，或经液化排出形成空洞，或经支气管播散形成新的病灶，或经纤维组织包裹和钙化而痊愈。

（一）临床表现

（1）免疫力较强时多无症状，部分患者于体检中发现。

（2）呼吸系统症状表现为咳嗽、咳痰、咯血，或伴有胸痛。

（3）全身症状主要有低热、盗汗、乏力、午后潮热、消瘦。

（4）实验室检查：痰液检查、痰培养找到结核杆菌可确诊，PPD（纯蛋白衍化物）试验、聚合酶链反应及红细胞沉降率具有重要诊断价值，白细胞分类其单核和淋巴细胞增多具有参考意义。

（二）CT 表现

1. 活动的浸润性肺结核常见征象

（1）斑片状实变：密度较淡、边缘模糊，病理改变为渗出。

（2）肺段或肺叶实变：边缘模糊，密度较高且不均匀，可见支气管充气征和（或）虫蚀样空洞形成，常见于干酪性肺炎，病理改变为渗出与干酪样坏死。

（3）结核性空洞：浅小气液平面空洞，伴有灶周其他形态病灶，以及支气管播散灶，被认为是典型浸润性结核空洞。

（4）支气管播散灶：沿支气管分布的斑点状、小片状实变影，病变可融合。其为干酪样物质经支气管引流时，沿支气管播散所致。

2. 稳定的浸润性肺结核常见征象

（1）间质结节：呈分散的梅花瓣状，密度较高，边缘较清晰，其内可见钙化，是肺结核的典型表现，病理改变为增生。

（2）结核球：边界清晰的类圆形结节，可有轻度分叶，大小不等，密度较高，CT 增强扫描可见环形强化，其内常有钙化、裂隙样或新月样空洞，周围可见卫星灶。其病理改变为纤维组织包裹的局限性干酪性病灶。

若上述病灶在复查中出现形态、大小及密度变化，被认为具有活动性。

3. 结核病灶愈合的常见征象

（1）钙化：大小不等，形态不规则。

（2）纤维化性病灶：表现为不同形态条索状密度增高影，可单独存在，或与其他形态病灶同时存在。

（三）鉴别诊断

1. 结核球与周围型肺癌相鉴别

（1）肺癌边缘不规则，常可见到分叶、细短毛刺、空泡征、脐凹征、兔耳征、阳性支气管征和血管切迹征等征象，纵隔及肺门淋巴结肿大，随诊观察病灶增长较快，CT 增强扫描明显强化。

（2）结核球多见于年轻患者，多无症状，多位于结核好发部位。病灶边缘整齐，形态相对规则，中心区密度较低，可见空洞与钙化，周围常有卫星灶，病灶与胸膜间可见粘连带，无纵隔及肺门淋巴结肿大，增强 CT 无强化或轻度环形强化，随诊观察病变无明显变化，可追踪到既往结核病史。

2. 肺结核空洞与癌性空洞相鉴别

（1）结核性空洞形态、大小不一，洞壁为未溶解的干酪性病灶及纤维组织，内壁可光整或不规则，外壁较清晰，周围有卫星灶、下叶可见支气管播散灶；纤维空洞性肺结核为纤维厚壁空洞伴广泛纤维增生，两者鉴别不难。

（2）癌性空洞壁较厚，偏心状，外壁常有分叶及毛刺，内壁不规则，可见壁结节；通常无液平及卫星灶；随着肿瘤的继续生长，空洞可被瘤细胞填满而缩小，甚至完全消失。

四、慢性纤维空洞性肺结核

慢性纤维空洞性肺结核属于继发性肺结核晚期类型，由于浸润性肺结核长期迁延不愈，肺结核病灶严重破坏肺组织，使肺组织严重受损，形成以空洞伴有广泛纤维增生为主的慢性肺结核。

（一）临床表现

（1）病程长，反复进展恶化。

（2）肺组织破坏严重，肺功能严重受损，可伴肺气肿和肺源性心脏病。

（3）结核分枝杆菌长期检查阳性，常耐药。

（二）CT表现

（1）纤维空洞主要表现有：①多位于中上肺野的纤维厚壁空洞，空洞内壁较光整，一般无液平面；②空洞周围有广泛纤维条索状病灶和增生性小结节病灶；③同侧或对侧肺野可见斑片状或小结节状播散性病灶。

（2）肺硬变，受累肺叶大部被纤维组织取代，可见不同程度钙化，肺体积明显缩小、变形，密度增高。

（3）病变肺纹理紊乱，肺门上提，定位像示下肺纹理牵直呈垂柳状。

（4）患侧胸膜肥厚粘连，邻近胸廓塌陷，肋间隙变窄，健肺代偿性肺气肿，纵隔向患侧移位。

五、支气管结核

支气管结核又称支气管内膜结核（EBTB），是指发生在气管、支气管黏膜和黏膜下层的结核病，活动性肺结核中10%～40%伴有EBTB，主支气管、两肺上叶、中叶及舌叶支气管为好发部位。在病理上可分为浸润型、溃疡型、增生型和狭窄型4种类型，由于支气管内膜水肿、黏膜溃疡和肉芽组织增生，常导致阻塞性肺气肿、张力性空洞、肺内播散灶和肺不张等病变。

（一）临床表现

支气管结核常见于中青年，女性多见，除慢性肺结核的常见表现外，尚有刺激性干咳、咯血、胸闷、呼吸困难、胸骨后不适和疼痛等表现，查体大多数患者有局限性双相喘鸣音。

（二）CT 表现

（1）支气管狭窄：①向心性狭窄管腔呈"鼠尾状"；②偏心性狭窄管壁不对称增厚，常伴有自管壁突向管腔的细小息肉样软组织影；③腔内狭窄可以广泛或局限，狭窄重者可导致支气管完全性阻塞，引起阻塞性炎症和不张，不张肺内可见支气管充气征、钙化及空洞。

（2）支气管壁不规则增厚，管壁上出现沙砾样、线条状钙化为其特征性表现。

（3）肺内常可见到其他结核病灶。

（4）肺门、纵隔淋巴结肿大，肿大淋巴结内有钙化，增强为环状强化，具有定性意义。

（三）鉴别诊断

支气管结核需要与中央型肺癌相鉴别，两者都可出现支气管内壁不光滑，局限性狭窄或闭塞。主要区别：①支气管结核病变累及范围较大，管腔外壁轮廓较规则，无腔外肿块及淋巴结肿大；中央型肺癌病变累及范围局限，常有狭窄部管腔外、肺门区肿块或"反 S 征"表现，肺门及纵隔淋巴结肿大，抗感染治疗效果不佳；②早期中央型肺癌向腔内生长时，鉴别较为困难，应结合肺内表现及病灶区有无钙化等全面分析，鉴别困难时应行纤维支气管镜活检或痰液细胞学检查；③支气管壁的钙化、支气管外的结核灶、肺门增大的淋巴结钙化和增强时的环状强化等，提示结核性病变。

（秦俊芳）

第四节　肺不张

一、概述

肺不张按病因分为先天性肺不张和获得性肺不张，前者多见于早产儿，后者为支气管腔内阻塞或肺外压迫所致。腔内阻塞的病因可以是异物、肿瘤、血块、炎性狭窄等，外压性阻塞主要由邻近肿瘤或肿大淋巴结压迫所致。肺不张可按病变的范围分为一侧性肺不张、一叶性或段性肺不张。

二、临床表现

（1）先天性肺不张患儿多为早产儿，可有不同程度的呼吸困难或发绀。

（2）获得性肺不张临床症状取决于肺不张的病因、范围与程度，肺段不张和发病缓慢的一叶肺不张可无明显症状。

（3）急性叶以上肺不张，可有胸闷、气急、呼吸困难、发绀等。

（4）阻塞性或外压性肺不张病因去除后，不张肺可复张，临床症状逐步改善。

三、CT 表现

（1）肺不张的共同表现为不张肺的体积缩小，密度增高呈软组织密度，增强扫描明显强化，其边缘锐利，血管、支气管聚拢，叶间裂相应移位。邻近肺可见代偿性肺气肿，叶以上肺不张时，可见纵隔及肺门移位。

（2）一侧肺不张表现为患侧肺野密实，体积明显缩小，缩向肺门，患侧膈肌升高，肋间隙变窄，纵隔向患侧明显移位，健侧肺代偿性肺气肿，并在纵隔前后间隙方向突向患侧。外压性肺不张可有大量胸腔积液，阻塞性肺不张常见主支气管闭塞。

（3）除上述共性外，不同类型、不同肺叶肺不张各有其特点。①右（左）上叶肺不张：显示为内侧贴于纵隔旁、前侧紧靠前胸壁的三角形或楔形密度增高影，尖端指向肺门。②右中叶肺不张：表现为心缘旁尖端向外的三角形影，底部贴于心缘旁，纵隔无移位。③双下叶肺不张：表现相似，均为贴于脊柱旁的三角形密度增高影，尖端指向肺门。患侧肺门下移，膈肌升高，如有中量以上胸腔积液，则肺门和膈肌可无明显移位。④球形肺不张：为一种非节段性的特殊类型肺不张，与胸腔积液后的胸膜粘连有关，好发于两肺下叶后基底段，呈圆形或类圆形，常见以肺门为中心的血管向病灶方向弯曲而形成的"彗尾征"，邻近胸膜增厚粘连，患侧可有胸腔积液。肿块、胸膜增厚和"彗尾征"为球形肺不张特征性表现。⑤中央型肺癌所致的阻塞性肺不张：呈不同形态的三角形影，包绕肺门肿块周围，边缘不规则，可圆隆或分叶。由于支气管完全阻塞，癌性肺不张多为肺叶或肺段完全不张。⑥外压性肺不张：根据病变的范围可分为节段性肺不张、肺叶不张和全肺不张。⑦节段性肺不张：发生在段以下支气管的肺不张，其形态多样，常表现为条带状、线形、楔形阴影。

（4）气管异物、中央型肺癌所致的肺不张，可进行仿真内镜、多平面重建、三维重建等图像后处理技术协助诊断。对中央型肺癌进行增强扫描，有利于病因学诊断和明确病灶大小、范围及与周围组织关系。

四、诊断与鉴别诊断

（1）肺不张诊断不难，CT 的价值在于明确肺不张的病因。

（2）球形肺不张主要应与结核球、周围型肺癌相鉴别。①结核球：呈球形，边缘清晰锐利，密度高，可有钙化，邻近肺野有卫星灶或纤维条影及肺纹理纠集等慢性纤维化改变，好发于上肺或下叶背段，常可追踪到明确病史；球形肺不张好发于两肺下叶后基底段，可见"彗尾征"，伴有胸膜增厚或胸腔积液。②周围型肺癌：边缘不规则，常可见到分叶、细短毛刺、空泡征、脐凹征、兔耳征、阳性支气管征和血管切迹征、纵隔及肺门淋巴结肿大，随诊观察病灶增长较快，增强 CT 明显强化；球形肺不张有其特殊好发部位，密度均匀，轮廓光整，邻近胸膜常有增厚粘连。

（3）阻塞性肺不张有时须与瘢痕性肺不张相鉴别。瘢痕性肺不张为病损肺严重纤维化而引起气腔萎陷及体积缩小。由于肺叶内纤维化病变分布不均及诸病变区严重程度不同、或合并胸膜粘连等，可使肺叶支气管移位，移位方向因病损部位纤维化牵拉方向而异，此点与一般阻塞性肺不张的固有移位方向不同；与阻塞性肺不张相比，瘢痕性肺不张的体积减小更严重，边缘有明显凹陷，或呈扁丘状紧贴于胸壁及纵隔，或类似肺尖部胸膜病变。

（秦俊芳）

第五节　肺部肿瘤

一、肺错构瘤

（一）概述

肺错构瘤指由至少两种间叶成分构成的肺良性间叶源性肿瘤。错构瘤是肺部最常见的良性肿瘤，在孤立性结节中占6%，是胚叶发育异常所致的良性肿瘤。肺错构瘤又称肺纤维软骨脂肪瘤，以40~60岁发病多见。病理是肿瘤组织在间质中生长，主要成分是呈岛状生长的软骨，其间含有纤维组织、脂肪组织等，分为外周型和支气管腔内型。一般无临床症状，多为体检时发现。

（二）诊断

（1）外周型表现为肺内单发结节，呈圆形或椭圆形，肿瘤直径常＜3 cm，肿块内密度均匀或不均匀，可含有脂肪或钙化，典型者呈爆米花样钙化。肿瘤边缘清楚，可有浅分叶。

（2）支气管腔内型十分少见，表现为气管腔内软组织肿块，边缘光滑，伴有阻塞性肺改变。

（三）鉴别诊断

周围型肺癌的典型表现容易相鉴别，周围型肺癌边界不规则，有分叶，有胸膜改变，动态增强扫描有助于鉴别诊断。

（四）特别提示

大部分肿瘤内脂肪成分少，常规扫描因部分容积效应不能检出脂肪。HRCT因分辨率高、扫描薄，对诊断有很大帮助。

二、肺恶性肿瘤

（一）肺癌

1. 概述

肺癌以 40 ~ 70 岁的男性多见。根据肺癌的生长部位，分为中央型肺癌和周围型肺癌。根据病理组织学分为鳞癌、腺癌、未分化癌。未分化癌又分为大细胞癌和小细胞癌。肺癌转移方式有 4 种：淋巴转移、血行转移、直接侵犯、气道转移。临床表现主要有咳嗽、痰中带血、胸闷气急、发热、消瘦等。

2. 诊断

（1）早期肺癌：中央型肺癌局限于支气管管壁内，无外侵，无淋巴结或脏器转移；周围型肺癌病灶最大直径＜ 2 cm，无淋巴结或脏器转移。

（2）中央型肺癌：肿瘤发生在主支气管及叶支气管。CT 表现为支气管壁增厚，支气管腔不规则狭窄或闭塞。肺门部肿块，肿块可有毛刺、分叶。肺门和纵隔淋巴结常有肿大，同时可伴有阻塞性肺气肿、阻塞性肺炎、阻塞性肺不张，CT 增强扫描有助于显示肺门肿块与阻塞性肺炎、阻塞性肺不张的区分，同时对纵隔内淋巴结显示非常敏感。

（3）周围型肺癌：肿瘤发生在肺段及肺段以下支气管。CT 表现为球形病灶，肿块内部密度多不均匀，可见多种 CT 征象，主要有胸膜凹陷征、空泡征、支气管充气征、狭窄或阻塞、肿块钙化、空洞形成，肿瘤边缘可见分叶、脐凹、棘状突起和毛刺、血管集束征等征象。

（4）细支气管肺泡癌：是腺癌的一种特殊类型，沿肺泡壁匍匐生长，病因可能与肺结核、肺部感染，以及各种原因引起的肺纤维化有关，诱使细胞增生、恶变，即"瘢痕癌"。

细支气管肺泡癌主要分 3 型：结节型、节段型、弥漫型，以结节型为最多见。结节型一般直径＜ 3 cm，可多年无变化，生长较慢。CT 上呈斑片状致密影，内有小空泡征和支气管充气征，其周围可有蜂窝状或磨玻璃样改变，瘤周可见长而硬的毛刺或胸膜凹陷征。节段型表现为一段或肺叶部分实变，但常不受叶间裂限制，可同时侵犯双肺。其内有蜂窝状改变，密度较低，CT 增强扫描可见内部走行正常的支气管血管束。弥漫型也可以由上述两者发展而来，呈两肺弥漫性分布的结节，大小相仿，密度较高，边缘清楚但不锐利，有时可以融合成片。

3. 鉴别诊断

中央型肺癌主要与支气管内膜结核、支气管腺瘤相鉴别，周围型肺癌主要与结核球、炎性假瘤、球形肺炎、肺良性肿瘤等相鉴别，细支气管肺泡癌需要与肺炎、局限性实变、球形肺炎及炎性假瘤、血行播散型肺结核等相鉴别。

4. 特别提示

肺内小结节、片状病灶，在数月或数年的随访观察中，如果出现病灶边缘不规则或增大、密度增高等变化，要考虑肺癌的可能性，及时进行肺穿刺或纤维支气管镜等组织病理学检查。

肺癌治疗主要为手术、放疗、化疗三种方式，手术后并发症以及肺组织切除后改变以CT检查显示最佳。应在手术后恢复期做一次胸部CT检查作为常规基础，以对照术后肿瘤有无复发。化疗或放疗后胸部CT检查尤为重要，观察病灶大小变化，以及有无淋巴结转移和纵隔侵犯，为临床提供可靠的资料。CT局部动态增强扫描对病灶的血供进行分析，对病灶的诊断有较大帮助。

（二）肺转移性肿瘤

1. 概述

肺转移的途径主要为血行转移和淋巴转移，少见的有支气管内转移和直接浸润。血行转移多见于胃癌、乳腺癌、肺癌、肝癌、胰腺癌、肾癌等，淋巴转移多见于胃癌、乳腺癌等。临床表现为咳嗽、咳痰、咯血、胸痛等，也可有气急、哮喘等。

2. 诊断

（1）血行转移：最常见表现为肺外带或胸膜下多发大小不等的结节，以两肺下叶多见。单发结节可分布于肺的任何部位，但以中下肺野多见。

（2）淋巴转移：常表现为肺内支气管血管束结节状增厚，小叶间隔增厚，边缘毛糙，呈线状、串珠状或网状结节状影，常伴肺门淋巴结肿大。

（3）血行转移和淋巴转移混合：CT表现为两肺野内病灶呈大小不一的结节，大至肿块，小如粟粒，伴有网状条索状、斑片状影，以及肺门和纵隔淋巴结肿大。

3. 鉴别诊断

孤立性转移同肺癌、肺部良性肿瘤或肿瘤样病变相鉴别，主要依靠病史和短期复查。多发转移主要同粟粒型肺结核、多发肺脓肿、肺结缔组织病等相鉴别。

4. 特别提示

肺内转移瘤大小、数量变化较快，有的半个月就有动态变化，应及时进行CT随访。高分辨率CT显示淋巴转移较常规CT好。

（秦俊芳）

第六节　纵隔肿瘤

纵隔肿块需要做增强扫描检查，肿块的部位、形态、密度、周围压迫等情况对定性诊断非常重要。前纵隔自上而下可为胸内甲状腺肿、胸腺瘤、畸胎类肿瘤、心包囊肿、脂肪瘤等，以胸腺瘤最为常见；中纵隔可见淋巴结肿大、淋巴瘤转移、支气管囊肿等；后纵隔多见神经源性肿瘤。

一、胸内甲状腺肿

（一）概述

胸内甲状腺肿的肿块大多起源于甲状腺下极或峡部，向下生长进入上纵隔。少见的有异位发育甲状腺组织在纵隔内发展而形成异位胸内甲状腺。病理多为结节性甲状腺肿，囊变或钙化较多见。其临床常无症状，部分患者有压迫所致的胸闷、胸痛、咳嗽、吞咽不适、声音嘶哑等症状。

（二）诊断

肿块一般位于前上纵隔的气管一侧或前方，少数位于气管后方。肿块内常有囊变、出血、钙化，可压迫气管和血管。

甲状腺组织内含碘，密度较高，应做颈部和胸部连续扫描，跟踪显示肿物与甲状腺相连关系，CT 冠状面重建显示最佳。

（三）鉴别诊断

其应与胸腺瘤、畸胎瘤相鉴别。胸腺瘤和畸胎瘤多见于前纵隔中部，特别是心脏大血管交界区之前。而胸内甲状腺肿位于前纵隔至胸腔入口区，同甲状腺相连，致气管受压移位和变形。

（四）特别提示

对于较大的胸内甲状腺肿，X 线片能发现。CT 能清楚地显示胸廓上口处轴位解剖关系，容易发现较小的肿块、细小的钙化和囊性变，对肿块同甲状腺的关系判断更准确。CT诊断困难时可选择 MRI，MRI 能显示病变组织特性，有利于鉴别诊断。核素扫描可见胸内甲状腺肿有浓聚现象，诊断价值较高。

二、胸腺瘤

（一）概述

胸腺瘤是前纵隔最常见的肿瘤，多见于成年人。病理上可分为上皮细胞型、淋巴细胞型、混合细胞型。

临床上根据病理学表现和生物学行为，分为良性胸腺瘤和侵袭性胸腺瘤、胸腺癌（罕见）。胸腺瘤多无临床症状，约 1/3 的患者临床症状为重症肌无力、胸痛、胸闷、咳嗽等，15% 的重症肌无力患者伴有胸腺瘤。

（二）诊断

良性胸腺瘤表现为前纵隔内圆形、类圆形肿块，大小不一，通常密度均匀，部分可有囊变，边缘光整，可有分叶。增强后实质部分均匀强化。

侵袭性胸腺瘤表现为边缘不清的肿块，增强后强化明显，密度不均，常侵犯纵隔胸膜、心包、大血管、气管，可沿胸膜种植，伴胸腔积液。

胸腺癌 CT 表现与侵袭性胸腺瘤类似。

（三）鉴别诊断

（1）胸腺增生：多见于儿童，密度均匀。

（2）畸胎瘤：发生部位较胸腺瘤偏低，边界清楚，密度不均匀，囊性变为水样密度，内见脂肪、骨化、钙化为其典型特征，发病年龄较胸腺瘤轻。

（3）淋巴瘤：可见多发淋巴结肿大，可融合，常两侧生长，伴有肺门淋巴结肿大。

（四）特别提示

常规胸部正侧位 X 线片一般能明确诊断。CT 对于病灶的发现，以及病灶的大小、形态、局部浸润及并发症的诊断具有很高的价值。螺旋 CT 三维重建对肿瘤的显示更有效。CT 检查周围结构明显侵犯或手术时，如发现肿瘤侵犯到邻近结构即可定为侵袭性胸腺瘤。

三、生殖细胞瘤

（一）概述

生殖细胞瘤也是前纵隔内最常见的占位病变。其是胚胎发育时遗留的原始生殖细胞发展而形成，生殖细胞瘤含有多种细胞成分，最常见的是皮样囊肿与畸胎瘤，皮样囊肿只有外胚层组织，畸胎瘤包含内、中、外 3 个胚层组织成分。肿瘤进展缓慢，常无临床表现，好发年龄为 20 ~ 40 岁，80% ~ 90% 为良性，可恶变。当肿瘤较大或继发感染时，常见的临床症状有胸痛、胸闷、咳嗽、气促、发热等。

（二）诊断

皮样囊肿和畸胎瘤好发于前纵隔，CT 表现相似。良性者包膜完整，皮样囊肿为厚壁囊肿，增强后可见环状强化。实性者肿块多不均匀，肿块内可见脂肪和钙化是良性畸胎瘤的特点，30% ~ 60% 病灶出现钙化，50% ~ 60% 病灶有脂肪组织，如见到囊内液体密度不一、出现脂肪液平面时，更具特征性。

恶性畸胎瘤边缘不清，外形不规则，伴有出血、坏死，脂肪或钙化少见，并侵犯邻近组织器官，增强后强化不均。

（三）鉴别诊断

需要同胸腺瘤、淋巴瘤相鉴别，鉴别特点同前。

（四）特别提示

良恶性生殖细胞瘤不能完全根据肿瘤形态和边缘，以及脂肪和钙化来相鉴别，肿瘤短期内明显增大时恶变的可能性较大，但囊性肿瘤感染或出血时可在短期内迅速增大。CT 可更好地观察肿瘤的轮廓和内部结构，清楚地显示脂肪密度和钙化，并能准确反映肿块与邻近结构的关系。

四、淋巴瘤

（一）概述

淋巴瘤是淋巴组织产生的恶性肿瘤，也是纵隔内最常见的恶性肿瘤。病理上分为霍奇金淋巴瘤（HL）和非霍奇金淋巴瘤（NHL），其临床症状主要有发热、全身浅表淋巴结肿大。肿大淋巴结压迫气管造成呼吸困难，累及上腔静脉者出现上腔静脉阻塞综合征。

（二）诊断

淋巴瘤多见于纵隔，表现为单发或多数淋巴结肿大，主要为两侧气管旁、血管前、肺门淋巴结受累。肿大的淋巴结可融合成巨大团块，形态不规则，密度均匀或不均匀，可压迫气管或大血管，增强后病灶呈轻中度强化。

（三）鉴别诊断

1. 纵隔淋巴结结核

增强扫描显示淋巴结密度不均、外周增强，内部可见一个或数个低密度区，肺内多伴有结核灶，淋巴结内密度均匀时同淋巴瘤相鉴别困难。

2. 转移瘤

肺内多有转移灶，有明确原发病史。

（四）特别提示

淋巴瘤对放疗非常敏感。当纵隔淋巴瘤与其他病变相鉴别困难时可做试验性放疗协助诊断。另外，CT 检查对纵隔和肺门淋巴结增大较敏感，对淋巴瘤的分期、放疗定位（设置准确照射野）尤为重要。

五、支气管囊肿

（一）概述

支气管囊肿为先天性病变，多见于儿童和青年。其是支气管发育过程中，在胚胎

26 ~ 40 天，索状实性组织未演变成中空管状，即形成囊肿。囊壁为支气管上皮、软骨及平滑肌，囊内含黏液。肿块较小时无临床症状，较大肿块压迫可有呼吸困难、哮喘、咳嗽。

（二）诊断

支气管囊肿多见于气管及支气管周围，尤其是气管隆嵴水平，右侧较多。囊肿多呈圆形或卵圆形，边缘光整，密度均匀，为水样密度，增强后不强化。

继发感染时，边缘模糊，囊内密度增高。囊肿出血时，密度可高于软组织。

（三）鉴别诊断

1. 食管囊肿

表现为后纵隔囊性肿物，蛋白含量高，故 CT 值较支气管囊肿高。

2. 淋巴管囊肿

表现为上腔静脉后或气管旁边缘光滑肿物，同支气管囊肿相鉴别困难，若有颈部肿块可推断为淋巴管囊肿。

（四）特别提示

CT 检查有助于囊性病变诊断，并可明确定位，诊断困难时选用 MRI；MRI 对支气管囊肿非常敏感，可显示囊内成分，对诊断有重要意义。

（秦俊芳）

第七节　胸膜疾病

一、气胸或液气胸

（一）概述

造成气胸的原因很多，主要分创伤性和自发性两类。由于壁胸膜或脏胸膜破裂后，空气进入胸膜腔而形成。液气胸常见原因为胸部手术、外伤、支气管胸膜瘘等，胸膜腔内同时有积液和积气。临床表现可有胸闷、胸痛、气短、咳嗽等。

（二）诊断

CT 可显示极少量的气胸，被压缩肺组织的脏胸膜是诊断气胸的可靠征象。严重气胸时，肺组织被压缩向肺门方向萎缩呈团块状，纵隔向健侧移位。液气胸 CT 表现为液平面，液平面上为气体，内有压缩萎缩的肺组织，如有胸膜粘连可见多房性液气胸。

（三）鉴别诊断

一般多能明确诊断。

（四）特别提示

区分是一般性气胸还是局限性气胸，是多房性气胸还是液气胸，并在治疗后及时随访，以观察疗效。

二、胸腔积液

（一）概述

胸腔积液常见的原因有结核、炎症、肿瘤、外伤、心力衰竭、肾衰竭等。结核、炎症多为浆液性渗出，也可为脓液；心脏或肾所致的积液，为漏出液；外伤与肿瘤所致的积液常为血性胸腔积液。临床症状多为胸闷、气促等。

（二）诊断

（1）少量胸腔积液 CT 即非常敏感，液体位于胸腔最低的后外肋膈角处，表现为与胸膜平行的弧形水样密度带。

（2）中等量胸腔积液呈新月形水样密度区，内缘呈弧线形凹陷，与肺组织界面清晰，局部肺组织轻度受压。

（3）大量胸腔积液时大部或一侧胸腔呈均匀一致的较高密度影，肺组织被压缩向肺门处，纵隔向对侧移位。

（4）叶间积液为边缘光整的高密度影，呈梭形或类圆形，与叶间裂走向一致，两端的叶间胸膜常有增厚。

（5）包裹性积液显示为水样密度肿块，底部较宽贴于胸壁，伴周围胸膜粘连。

（6）脓胸多呈梭形或半月形改变，边缘较清楚，基底较宽与胸壁呈钝角，附近大量胸膜增厚，增强后脏胸膜、壁胸膜强化明显。

（三）鉴别诊断

（1）叶间积液主要与肺部肿瘤相鉴别。叶间积液为相应叶间裂位置上的水样密度影；而肺部肿瘤位置不定，实质密度，多不均匀，有强化。

（2）包裹性积液有时要与肺脓肿、支气管胸膜瘘相鉴别。包裹性积液多为贴近于胸壁的均匀密度影。肺脓肿密度高，边缘模糊，可见空洞。支气管胸膜瘘多继发感染，边缘模糊，薄层扫描可见原发病变及瘘口。

（四）特别提示

区别胸腔积液性质非常重要，抽液后常需要及时随访，以观察有无气胸，恶性胸腔积液抽液后生成速度快。胸部 X 线和超声检查对诊断价值大，CT 作为补充检查方法。

三、胸膜增厚与粘连

（一）概述

胸膜增厚与粘连常见原因为结核、炎症、转移性肿瘤、石棉沉着病等。病理为纤维蛋白沉着或肉芽组织增生。临床表现可有胸闷、胸痛等。

（二）诊断

胸膜增厚为紧贴胸壁的条带状影，有时呈条索状、线状粘连，可伴钙化，严重者胸壁塌陷，患侧胸腔体积可缩小，纵隔向患侧移位。

（三）鉴别诊断

主要是良性与恶性胸膜增厚的鉴别，环状胸膜增厚、胸膜结节明显强化、壁胸膜增厚 > 10 mm、纵隔胸膜增厚等征象提示恶性，增强扫描中增厚胸膜的强化更有利于发现胸膜结节。胸膜钙化、线状粘连、均匀性胸膜增厚常提示良性病变。

（四）特别提示

良、恶性胸膜增厚鉴别困难时，常需要做穿刺活检。

四、胸膜肿瘤

胸膜肿瘤常见的有胸膜间皮瘤和胸膜转移瘤。

（一）胸膜间皮瘤

1. 概述

胸膜间皮瘤患者多有石棉接触史，其发病率较普通人群高，发生在胸膜的脏层与壁层，来源于胸膜的间皮细胞和纤维组织，一般分成局限型和弥漫型。局限型胸膜间皮瘤多为良性，少数为恶性；弥漫型均为恶性。良性胸膜间皮瘤常无临床症状，恶性胸膜间皮瘤常有胸痛、咳嗽、发热、体重下降等。

2. 诊断

（1）局限型胸膜间皮瘤：可单发或多发，沿胸膜可见圆形、椭圆形肿块，大小不一，边缘清楚，可有分叶，半数有蒂，部分肿瘤中央钙化。较大肿瘤中心可出血、坏死。增强扫描大部分肿瘤强化均匀。

（2）弥漫型胸膜间皮瘤：表现为广泛不规则增厚或结节状增厚，可累及一侧全胸腔，常伴血性胸腔积液，侵犯纵隔胸膜使纵隔固定。

3．鉴别诊断

（1）肺癌：根据病变同胸膜的关系、病灶数目，可以鉴别。

（2）胸膜转移瘤：患者有肺部肿块或原发病史，鉴别困难时需要行活检。

（3）胸膜结核：多表现为胸腔积液，无胸膜结节，CT 可作出鉴别。

4．特别提示

胸腔积液中找脱落细胞及胸膜穿刺活检是诊断的重要依据。部分患者可出现肺性肥大性骨关节病。CT 是观察胸膜增厚程度、胸膜结节和肿块的常用的有价值的方法。胸部 MRI 在少数病例诊断困难时，可作为补充检查方法，临床应用较少。

（二）胸膜转移瘤

1．概述

胸膜转移瘤常见于肺癌、乳腺癌、胃癌等，呈散在的结节状或不规则胸膜增厚，常伴胸腔积液。其组织学大部分为腺癌。临床表现多有胸痛、咳嗽、进行性呼吸困难、体重下降等。

2．诊断

胸膜转移性肿瘤表现为一侧或双侧胸腔积液，积液生成快，量较多。胸膜广泛不规则增厚或结节增厚，胸膜面有多发结节，有少量胸腔积液或不伴胸腔积液。部分患者肺部有肿块和纵隔淋巴结肿大。

3．鉴别诊断

（1）胸膜间皮瘤：有时鉴别困难。

（2）胸膜结核：主要根据胸膜增厚程度、胸膜结节、原发灶鉴别。

4．特别提示

原发灶不明时，诊断较困难，CT 有一定的帮助。认真细致地寻找全身原发灶及胸腔积液细胞学检查是非常必要的。影像学动态观察有助于诊断。

（秦俊芳）

第八节 肺栓塞与肺梗死

一、概述

肺栓塞是肺动脉分支被栓子堵塞后相应组织发生的供血障碍，严重的供血障碍可致肺组织坏死，即肺梗死。肺血栓栓塞症（PTE）的栓子 70% ~ 95% 是由于深静脉的血栓脱落而成，原发部位以下肢深静脉为主（占 90% ～ 95%）；盆腔静脉的血栓是女性 PTE 的重要来源。据统计，心脏病为我国肺栓塞常见的原因（约占 40%），栓子来自右心房、右心室的附壁血栓，以及肺动脉瓣和三尖瓣细菌性心内膜炎时感染性血栓赘生物的脱落。肺栓塞的栓子也可以是进入血液循环的脂肪（多发性软组织压挤性损伤和长骨骨折，尤其曾发生低血容量休克者）、肿瘤、脓毒性栓子和气体等。

常见于久病卧床、妊娠、大手术后和心功能不全者，尤其是患慢性心肺疾病合并严重肺淤血的患者，较健康人更易发生肺栓塞。以起病急、咯血和剧烈胸痛为特点。较大的栓子阻塞肺动脉大分支或主干，可引起急性右心衰竭或心肌梗死而致死亡。

二、影像学表现

（一）X 线检查

1. 肺缺血性变化

韦斯特马克征是指肺栓塞致肺缺血。当肺叶或肺段动脉发生栓塞时，相应区域内肺血管纹理减少或消失，局部透亮度升高。

2. 肺动脉变化

较大栓子可引起一侧肺门区一支肺动脉栓塞，栓塞近端增粗、栓塞远端突然变细，重者可有右心力衰竭表现。

3. 肺体积缩小

肺泡表面活性物质主要是维持肺泡的稳定性。当肺毛细血管血流终止 2 ～ 3 小时，表面活性物质开始减少，12 ～ 15 小时损伤严重，若血流完全中断 24 ～ 48 小时，肺泡即可变形及塌陷，出现充血性肺不张及局限性肺水肿，肺体积缩小。

4. 肺梗死形成

典型的肺梗死表现为肺外围以胸膜为基底的楔形致密影。约 3/4 的肺梗死患者发生在下叶，多发性者占半数以上。通常 3 ～ 5 cm，大者可达 10 cm，偶尔也可累及整个肺叶而呈大叶性影；其内常有小的透亮区，系残存充气的肺组织投影，脓毒性栓子引起的肺梗死灶可有单发或多发空洞形成。

（二）CT 检查

1. 肺动脉内栓子

非增强 CT（NECT）上表现为左右肺动脉干或肺门较大肺动脉分支内高密度或低密度灶；造影剂增强 CT（CECT）上较大的栓子则表现为动脉内充盈缺损区，为本病的定性诊断依据。

2. 肺梗死形成

NECT 典型肺梗死表现为肺外围以胸膜为基底的楔形致密影；CECT 可显示围绕梗死区

的环形强化，此系梗死区周围肺组织反应性炎症所致。然而，以胸膜为基底楔形致密影并非肺梗死的特征性的影像学表现，在 Ren 报道 83 例此类楔形致密影 X 线的病理（尸检）相关性研究中，仅有 12 例为肺梗死，其他 71 例为肺出血、肺炎、肿瘤及局限性水肿等多种不同病理过程。

3. 血管征

HRCT 扫描证实楔状影顶端与一血管相连，此为血管征，为肺梗死比较特征性的影像学表现，在 Ren 报道的 12 例肺梗死病例中见于 10 例，而且很少见于其他原因引起的以胸膜为基底楔形致密影。

（三）MRI 检查

肺动脉内栓子在 SE 序列呈中等至高信号。正常肺动脉主干无信号，因此可显示出中等或高信号栓子，但较小肺动脉分支内栓子难于鉴别。GRE 序列则表现为大动脉内的充盈缺损或血管腔的完全阻塞。SE 序列 Gd-DTPA 增强检查，梗死区外周强化而内部不强化，表现较为特征。

（四）核素灌注扫描

核素灌注扫描可显示肺栓塞（梗死）区呈放射性分布稀疏或缺损。

三、鉴别诊断

肺栓塞（梗死）的影像学表现是非特异性的。患者具有引起肺栓塞（梗死）必备条件，即血栓脱落性栓子和可进入血液循环的非血栓性栓子，出现肺栓塞（梗死）的临床症状和体征，肺内出现的局限性缺血性变化或肺（亚）段性高密度影时应考虑到本病的可能。

约 3/4 的患者肺梗死发生在下叶，多发性者占半数以上。典型肺梗死表现为肺外围以胸膜为基底的楔形致密影，通常为 3 ~ 5 cm 或更大些；其内常有小的透亮区（残存充气的肺组织），也可有单发或多发空洞（脓毒性栓子引起者）。CECT、MRI/Gd-DTPA 检查示梗死区无强化，其周围肺组织反应性炎症呈环形强化，表现较为特征；HRCT 扫描证实楔状影顶端与一血管相连，称为血管征，为肺梗死比较特征性的影像学表现。核素灌注扫描显示肺栓塞（梗死）区呈放射性分布稀疏或缺损。

（一）白塞综合征

本病可引起复发性、多发性肺栓塞和肺梗死。影像学上，白塞综合征与 PTE 性肺梗死不易鉴别，但两者的临床表现不同，可资鉴别。

（二）血源性肺脓肿

血源性肺脓肿与多发性肺梗死可有类似的影像学表现，与脓毒性栓子引起的（多发性）肺梗死可有相似的发病机制，两者可能不易鉴别。前者绝大多数继发于金黄色葡萄球菌引起的脓毒血症，原发病灶多为皮肤的化脓性感染，脓毒性栓子经血道播散至肺部；病变为多发性，多位于一侧或两侧周边肺野胸膜下区。急性化脓性肺炎阶段表现为多发类圆形致密影（边缘可清楚）或斑片影；组织坏死和空洞形成阶段，则表现为病灶中心局限性低密度区，或为内壁规整或不规整的厚壁空洞，常伴有气液平面。空洞形成本病定性诊断依据。

（三）慢性嗜酸细胞性肺炎

影像学上，外围性、非肺段性分布的斑片状实变影，只有在外周血嗜酸性粒细胞比例增高条件下才能考虑慢性嗜酸细胞性肺炎（CEP）诊断。本病以上中肺野分布最显著。临床上，CEP 是一种女性疾病，以急性起病、呈慢性经过，病程长达 2 ~ 6 个月，甚至超过 1 年为特点；症状较重，常有发热、干咳、气短、全身不适等症状，偶有痰中带血。嗜酸性粒细胞比例可增高至 20% ~ 70%，痰中可找到较多嗜酸性粒细胞，血清免疫球蛋白 E 高于正常值。通常本病按炎症治疗无效，而对甾体治疗反应迅速、效果明显，可作为临床诊断及鉴别诊断依据；但病变易在原处复现。

（四）闭塞性细支气管炎伴机化性肺炎

闭塞性细支气管炎伴机化性肺炎（BOOP）与多发性肺梗死可有相似的影像学表现。BOOP 经常累及下肺野，呈单侧或双侧斑片状分布的气腔实变影（可伴有含气支气管分支影）和（或）小结节影；气腔实变影位于胸膜下区者约占 43%，完全位于胸膜下区则非常类似于多发性肺梗死；气腔性小结节影（直径 1 ~ 10 mm）约占 50%，可沿支气管血管束分布。BOOP 患者不具备引起肺栓塞（梗死）必要条件，两者的临床表现也迥然不同，可资鉴别。

（五）大叶性肺炎

肺梗死偶尔也可累及整个肺叶而呈大叶性实变影，应注意与大叶性肺炎鉴别。典型的大叶性肺炎为与肺叶解剖形态一致的肺实变影，其中可见含气支气管分支影像，尤以肺门附近显示清楚；CECT 大叶性肺炎的气腔实变影可有明显均一强化。两者临床症状和体征也各具有一定的典型性。

（秦俊芳）

第四章 乳腺疾病影像学诊疗

乳腺疾病是临床常见病和多发病。病种繁多，表现相似，有时诊断很困难。20 世纪以来，乳腺癌的发病率明显增多，严重威胁着女性的健康和生命。早期发现、早期诊断是治疗乳腺疾病的关键。

一、乳腺良性肿瘤

乳腺良性肿瘤为女性常见肿瘤。发病年龄多在 20 ~ 45 岁。病因尚不明确，许多资料报道认为与激素水平有关，可能女性激素紊乱影响某种细胞的代谢和增生而导致肿瘤。

（一）乳腺纤维腺瘤

乳腺纤维腺瘤是较常见的乳腺肿瘤，多见于 30 岁以前的青年女性，绝经后很少见。X 线及超声（USG）检查是诊断乳腺纤维腺瘤的主要手段，CT、MRI 检查对其鉴别诊断有帮助。

1. 概述

乳腺纤维腺瘤是来源于乳腺小叶纤维组织和腺上皮的良性肿瘤，好发于卵巢功能旺盛而又调节紊乱的女性。患者一般无自觉症状，部分患者伴有月经不调或原发不孕。根据肿瘤内纤维和腺管增生的比例不同分为乳腺腺瘤、纤维腺瘤和腺纤维瘤。肿瘤为圆形或椭圆形，常单发，也可多发或双侧性，直径一般在 5 cm 以下，直径超过 7 cm 者称为巨纤维腺瘤。肿瘤边界一般较清楚，表面光滑，活动度好，质地坚韧，发病部位多在乳腺的外上象限，腋窝淋巴结无增大。

2. 影像学表现

（1）X线检查：纤维腺瘤多呈圆形或椭圆形，偶尔为分叶状。边缘光整，密度较高且均匀，可伴有晕征。有时肿瘤内可见钙化，但钙化影较粗大，呈环状。块状或斑点状。片中所见肿瘤的大小与扪诊肿瘤的大小一致。

（2）CT检查：平扫表现为圆形或椭圆形高密度影。当其周围有低密度脂肪环绕时边缘清楚，轮廓光整。少数可呈分叶状。CT值平均为10 HU。平扫可清楚显示肿瘤内的钙化，伴有钙化的纤维腺瘤CT值可达40～50 HU。增强扫描，肿块均匀强化，CT值升高30～40 HU。较大的纤维腺瘤可表现为周边强化，中心无强化或轻度强化，与肿瘤中心缺血、坏死、囊变有关。伴有钙化的纤维腺瘤强化较轻，增强后的CT值升高不超过10 HU。有学者认为对于青年女性，增强前CT值在10～20 HU的实性肿块，增强后CT值升高30～40 HU，患纤维腺癌的可能性更大。

（3）MRI检查：肿块在T_1WI呈低信号或稍低信号，类似于纤维腺体组织的信号，内部信号均匀，周围高信号脂肪组织的衬托使其轮廓清晰，形态与CT所见相同。T_2WI上纤维腺瘤的信号特点主要由肿瘤的组织学成分所决定，纤维增生为主的纤维腺瘤T_2WI呈低信号；而以腺管增生为主的或混合型纤维腺病，T_2WI呈高信号。伴有钙化的纤维腺瘤在T_1WI、T_2WI图像上内部信号常不均匀。Gd-DTPA增强扫描可表现为各种程度的增强，多数呈均匀强化，但伴有钙化、囊变则可呈不均匀强化。

3. 诊断与鉴别诊断

（1）诊断：下列征象有助于乳腺纤维腺瘤的诊断。①X线及超声所见肿瘤呈圆形或椭圆形，有晕征或光滑的包膜；②CT平扫呈较高密度，CT值10 HU左右，增强后CT值增高不超过40 HU；③MRI上T_1WI呈低信号，T_2WI呈高信号或低信号，增强后呈不同程度的强化，一般信号较均匀；④病灶边缘光整。临床症状不明显，患者多为年轻女性。

（2）鉴别诊断：当表现不典型时，应与以下疾病鉴别。

1）乳腺纤维结构不良：病灶为多发、弥漫分布及同月经周期有关的病史，一般容易鉴别。但当其合并纤维腺或在增生基础上发生纤维腺瘤时，则鉴别困难，需随访观察或穿刺活检。

2）乳腺癌病：灶呈分叶状，边缘不光整，有毛刺。增强扫描的CT值增高常超过50 HU；MRI增强呈明显强化；有相应的临床症状和体征，年龄多在35岁以上。从以上征象仍鉴别困难时，需穿刺活检或手术活检。

（二）导管内乳头状瘤

导管内乳头状瘤可发生于任何年龄的女性，最多见于40～45岁的经产妇。病因不明确，有学者认为本病的发生与更年期女性雌激素分泌紊乱有关。乳腺导管造影是诊断导管内乳头状瘤的重要手段。

1. 概述

导管内乳头状瘤主要发生于输乳管或大导管。当瘤体阻塞输乳管时，可发生肿块和疼痛。肿块位于乳头或乳晕下方的中央区，常为孤立性，伴有导管的明显扩张。主要症状为间歇性、自发性乳头溢液，液体为浆液性或血性。

2. 影像学表现

（1）X线检查：X线片有时可显示增粗导管影或中央区的小结节影，偶尔见小的钙化点。乳腺导管造影在大导管中可见圆形或卵圆形充盈缺损，导管系统常有扩张，但管壁光整。有时可见输乳管或大的导管截断，断端呈杯口状。

（2）超声检查：腺体内导管扩张。扩张的导管内可见实质性肿物，肿物呈乳头状，表面光滑，形状规整，内部为中等回声。

3. 诊断与鉴别诊断

导管内乳头状瘤的诊断要点是大导管内圆形或类圆形充盈缺损影，导管扩张，但管壁较光整。但有时导管内乳头状瘤可出现假浸润现象与浸润性癌易于混淆，必须做穿刺活检。

二、乳腺恶性肿瘤

乳腺癌是乳腺最常见的恶性肿瘤，也是女性最常见的恶性肿瘤之一，成年女性的发病率为1%～80%，多发生于40～60岁，我国资料表明35～55岁为乳腺癌好发年龄。虽现已揭示出许多与乳腺癌发生有密切关系的因素，但真正病因尚不明确。临床分期对制定乳腺癌的治疗方案非常重要。而CT、MRI检查对这一分期有所帮助。乳腺钼靶X线摄影和超声检查为普查乳腺癌的主要检查手段，尤其是乳腺钼靶X线摄影对显示钙化非常敏感，而早于肿块的钙化则是诊断早期乳腺癌的重要征象。CT、MRI检查可以明确原发病灶的大小、部位、数目，还可以了解腋窝、胸骨旁和纵隔内有无增大淋巴结，对术前分期及选择适当的治疗方案很有意义。CT、MRI增强扫描对乳腺癌的鉴别诊断有帮助。

1. 概述

乳腺癌的主要临床表现为乳腺肿块，肿块多位于外上象限，常为无痛性单发肿块，质硬，表面凹凸不平，与周围组织界限不清。当癌肿侵犯淋巴管时，淋巴回流受阻，皮肤水肿，可出现橘皮样外观。还可有乳头凹陷，乳头溢液多为血性。肿瘤广泛侵犯周围组织时，整个乳腺（组织）质地坚硬、固定，胸骨旁和锁骨上淋巴结可因肿瘤侵犯而增大。

2. 影像学表现

（1）X线检查。

1）直接征象：主要是肿块和钙化。①肿块，肿块多位于乳腺的外上象限，可呈分叶状、不规则形、圆形或椭圆形。肿块的密度高于腺体，均匀或不均匀，边缘不光整，有长或短毛刺；有时可见星状影、"彗星尾征"。X线所见的肿块影明显小于触诊大小，这是由于触诊时肿瘤周围的水肿与肿瘤不能区分，而 X 线片上肿瘤的密度高于水肿，这是乳腺癌的特征之一。②钙化，钙化是乳腺癌常见的征象。X 线摄影发现特征性的钙化灶，对隐性癌的诊断具有特殊意义。乳腺癌的特征性钙化是不规则细微钙化（泥沙样钙化），具有以下特点：单位面积内数目较多；密集成簇；密度不一，浓淡不均；钙化粒微小，且大小不等，故需用放大镜观察，以避免遗漏病变；钙化位于肿块内或边缘部；乳腺导管癌的钙化多为线状，长短不一，直或分叉，边缘模糊，在一丛钙化点中有 2 ～ 3 个此种线状钙化即可诊断为恶性。此外，乳腺癌的钙化在不同病期可有不同表现，看不见肿块的微小病灶，钙化细小。较大坏死灶内钙化粗大。

2）间接征象：皮肤局限增厚和收缩，为肿瘤浸润所致，呈"酒窝征"或橘皮样改变。皮下脂肪层，模糊，内见网状密度增高影。血运增多，肿块边缘血管增多、增粗、迂曲。病变侧静脉直径与对侧比大于 1.4。

3）乳头凹陷：多由靠近乳晕部的肿瘤所致。

（2）乳腺导管造影：乳腺导管照影可见导管管腔狭窄，边缘不规则，导管内的充盈缺损、导管截断，断端呈杯口状，以及导管分支减少，排列紊乱和移位等。

1）CT 平扫：肿瘤形状与 X 线所见相同。瘤体密度一般高于腺体密度，CT 值多为 25 ～ 56 HU。肿瘤内有坏死液化后可出现低密度区。肿瘤内的丛状、颗粒状钙化，CT 平扫不易显示，而泥沙样钙化显示率更低。肿瘤呈弥漫浸润者，可见乳腺内片状或大片状高密度影，边界不清，边缘见长短不一的针状细条索影，周围正常导管腺体结构紊乱或消失，但无明显肿块。累及皮肤或乳腺悬韧带时，可出现在皮肤增厚、"酒窝征"、橘皮样改变等。累及胸壁者可见乳腺后间隙消失。乳晕后区肿瘤可引起乳头凹陷。可见腋窝和纵隔淋巴结增大。

2）CT 增强扫描：一般表现为明显均匀或不均匀强化，CT 值可达 60 ～ 120 HU，平均升高 50 HU。中心有坏死液化的肿瘤，仅见肿块边缘强化，且厚薄不均，有时可见强化条影深入肿块内形成分隔。一般认为增强后 CT 值增高达 50 HU 或更高者患乳腺癌的可能性大，而增强后 CT 值的增加小于 20 HU，则乳腺良性肿瘤的可能性大。这与恶性肿瘤血运丰富、肿瘤细胞代谢旺盛有关。

3）MRI 检查：在 T_1WI 上，肿块为低信号，若周围有高信号的脂肪围绕则轮廓清楚；肿块周围若有较多的腺体组织或增生的纤维组织围绕，则肿块可能不易显示，肿块的形状及浸润所致的改变同 CT 所见，但 MRI 对肿瘤内的钙化显示不佳。在 T_2WI 上，肿块的信号强度与其内部的细胞、水和成胶原纤维组成比例有关。成胶原纤维所占比例越大，信号强度越低；细胞和水所占比例越大信号强度就越高。所以肿块在 T_2WI 上可以为低信号、中等信号和高信号，但一般信号不很均匀。黏液腺癌含有大量黏液，表现为高信号；硬癌因间质较多；有胶原变性和钙化等，常为低信号；炎性乳腺癌由于淋巴管及毛细血管充血扩张和皮下组织广泛水肿，表现为大片边界不清的高信号影，正常乳腺实质结构消失。

4）Gd-DTPA 增强扫描：几乎所有乳腺癌均有不同程度的增强，增强程度与癌细胞的组织学类型有一定关系。黏液癌增强最快且最明显，而导管癌、小叶癌、髓样癌和硬癌的增强速度和程度呈依次递减趋势。增强后肿块轮廓和边界都更清楚。但对于少数边界光整，体积较小的肿瘤，MRI 平扫及普通的增强扫描均不易鉴别，而动态对比增强则对鉴别有帮助。此外，乳腺的 MRI 研究已注意到肿瘤的生化代谢方面。例如，HMR 波谱已发现肿瘤内水与脂肪的比例较高，而非肿瘤组织较低；PMR 波谱中癌组织内 α 和 β 核苷酸三磷酸盐（B-NTP）较高，而磷酸肌苷较低，B-NTP 即与 PCr 的比率增高。通过分析组织中所含上述物质的水平，有可能诊断出早期乳腺癌及正确鉴别良恶性病变。

3. 诊断与鉴别诊断

（1）诊断：根据下列征象可提示乳腺癌的诊断。

1）X 线片及 CT、MRI 平扫，可见形态不规则、有毛刺、密度高且不均，或信号不均的肿块，并可见泥沙样钙化；X 线、CT 所见的肿块明显小于触诊大小。

2）乳腺导管造影见管腔狭窄、充盈缺损、截断。

3）CT 增强后肿块明显强化，升高 CT 值超过 50 HU。

4）MRI 增强后肿块明显强化。

5）USG 检查可见界限不清的肿块，内部呈低回声，且回声不均，呈实性衰减，肿块后方回声减低或消失。

（2）鉴别诊断：当表现不典型时需与以下疾病鉴别。

1）乳腺结构不良：当以导管腺体组织增生为主时，需与乳腺癌鉴别。但乳腺结构不良多为单侧或双侧乳腺弥漫性病变；扪之有结节感但无明显孤立肿块。CT、MRI 增强扫描呈低到中度增强。当形成结节状腺瘤样增生或合并纤维腺瘤时，可出现鉴别困难，尤其对于 35 岁以上女性，需行穿刺活检，以除外恶性病变。

2）纤维腺瘤：纤维腺瘤有以下特点，多发于青春期前后；肿块边缘光整，一般无分叶；无毛刺；表面光滑，活动良好。但早期乳腺癌的肿块与纤维腺瘤在形态学及临床表现上均无法鉴别时，穿刺或手术活检是必要的。

3）局限性纤维化和纤维瘢痕组织：乳腺癌局部切除、放疗、活检或炎症后可引起胶原纤维增生或局部瘢痕形成，局部也可扪及肿块。CT 和 MRI 检查有重要意义。CT 平扫局限性密度增高，但增强后扫描一般无强化。MRI 扫描 T_1WI、T_2WI 均为低信号，增强后扫描无强化。这些有助于同乳腺癌鉴别。

（杨欣欣）

第二节 乳腺炎

乳腺炎是乳腺的常见疾病，以急性乳腺炎多见。发病者多为生育期女性，青春前期和绝经期后发病较少，常见于产后哺乳期女性，尤其初产妇更多见。USG 检查主要用于乳腺炎的脓肿穿刺定位及与其他乳腺疾病的鉴别。

一、概述

本病多发生于产后 2～4 周。初期可无全身反应，严重时可出现全身感染症状。患侧乳腺体积增大，局部变硬，皮肤发红，有压痛和搏动性疼痛，患侧腋窝淋巴结常有肿大。根据临床病史和体征一般容易诊断。

二、影像学表现

（1）急性期腺体层明显增厚，回声减低，乳腺导管呈不同程度扩张，扩张的导管中可见因乳汁潴留沉积物形成的实性回声。形成脓肿时，脓腔内为无回声区，内部散在细小点状、斑状回声，脓肿壁增厚且凹凸不平。

（2）慢性期或脓肿液化不全暗区内有不均质点状、片状回声。

（3）CDFI 表现，急性期见多数腺体内血流信号轻度增加，脓肿形成时可在脓肿壁上探及低速低阻血流，这与乳腺恶性肿瘤的高阻力血流不同。

（4）腋窝淋巴结肿大，但质软、表面光滑，活动度尚好。

三、诊断与鉴别诊断

乳腺炎一般发生于产褥期，具有炎症的典型症状和体征，超声检查可见炎性包块、脓肿形成，诊断并不难。但炎性乳腺癌也可发生在产后或妊娠期，临床表现也与乳腺炎相似，有时需要鉴别。此外，晚期乳腺癌乳腺皮下淋巴管被癌组织破坏，淋巴回流障碍，造成皮肤水肿，癌组织即将破溃阶段皮肤也有红肿表现，易误诊为低度感染的乳腺炎，也应引起注意。

（1）炎性乳腺癌皮肤病变广泛，往往累及乳腺的 1/3 以上。肤色暗红或紫红，不像乳腺炎那种鲜红色；肿胀的皮肤有一种柔韧感，有时呈橘皮样改变。炎性乳腺癌淋巴结转移时受累淋巴结硬度增加，而乳腺炎时增大的淋巴结质软、表面光滑。活动度好。超声检查乳腺病变部位见到实性肿物，范围较广，边界模糊，内呈不均质低回声，在表皮下可见到扩张的淋巴管及癌栓。

（2）晚期乳腺癌常有乳头凹陷，皮肤呈橘皮样改变，这些表现都是乳腺炎所没有的。

超声检查见乳腺有实质性肿物，形状不整呈蟹足样，内呈不均质低回声。彩超可检出供血动脉。

（杨欣欣）

第三节 乳腺结构不良

一、概述

乳腺结构不良是卵巢内分泌紊乱引起乳腺实质和间质不同程度的增生及恢复不全，最终导致乳腺结构在数量和形态上的异常，常形成可触及的结节，它是一组非炎症性、非肿瘤性疾病。发病年龄以 20 ~ 40 岁多见，35 ~ 40 岁为发病高峰，青春期少见，绝经期后发病率下降。乳腺钼靶 X 线、超声检查为此病的主要检查手段。

乳腺结构不良的组织形态学一般包括以下基本病变：①小叶数目增多，小叶增大，小叶内腺泡增多；②小叶内纤维组织增多；③小叶内及小叶周围淋巴细胞浸润；④导管管腔扩大或腺泡扩大，形成大小不等的囊肿，直径大于 0.5 mm；⑤导管上皮增生，可呈乳头状；⑥增生的小叶扩大、融合，使小叶结构消失，形成腺瘤样增生。多数患者无明显症状，少数患者可有疼痛或胀痛。疼痛与月经有关，经前明显，经后减轻。起病初期无明显体征，后期则出现乳腺组织增厚或结节感。偶有乳头浆液性溢液。腋下淋巴结不增大。

二、X 线表现

乳腺结构不良一般表现为乳腺实质内多发或弥漫性不规则片状、棉絮状或大小不等的结节影，有时可在其内见纤维索条影，密度较高，边界模糊。病变严重者常看不见正常乳腺腺体结构。乳腺实质内有时也可见钙化影，其特点为分散，数量少，颗粒大，密度均匀，个别患者乳腺内可见大小不等的新月形钙化影。无皮肤增厚、乳头凹陷及乳腺血运增加等征象。有些乳腺囊肿患者，肿块的部分边缘可清晰。

三、诊断与鉴别诊断

乳腺结构不良的病灶一般为多发、弥漫分布，边界模糊。病程较长，进展缓慢，症状与月经周期有关。扪诊双侧或单侧乳腺呈多发结节感，多不难诊断。但当病变表现为局限性肿块时，需与下列疾病鉴别。①良性肿瘤：除纤维腺瘤外，乳腺内良性肿瘤多为单发，直径一般为 1 ~ 3 cm，边缘光滑。纤维腺瘤有时是在乳腺结构不良基础上发展而来，或伴有乳腺组织增生，此时两者不易鉴别。一般需做穿刺活检，以除外恶性病变。②乳腺癌：一般表现为不规整的实质性肿物，形状呈蟹足样，内是不均质低回声。彩超可检出供血动脉。肿物边界不清，表面不平，活动度差，腋窝淋巴结增大。

（陈　群）

第四节　乳腺腺瘤样病变

乳腺腺瘤样病变包括乳汁潴留囊肿和乳腺导管扩张症等。乳腺钼靶 X 线和超声检查是诊断乳腺腺瘤样病变的主要检查手段。

一、概述

乳汁潴留囊肿好发于哺乳期女性的单侧乳腺，由于某种原因致导管阻塞，使乳汁积存在导管内形成。肿块多位于乳头后方或乳腺周边部位。肿块呈球状或橄榄状，边界清，有一定的移动性。肿块不侵犯表皮，故与皮肤无粘连，腋窝淋巴结也不增大。

乳腺导管扩张症：好发于经产妇的绝经期前后，多数患者有哺乳困难史。早期表现为乳头棕黄色分泌物或有浅黄色或血性溢液。病程较长，反复发作。晚期在乳晕下或乳晕周围形成一个或多个边界不清的硬结，结节可与皮肤粘连，使皮肤呈橘皮状，乳腺扪之有绳索感，伴有乳头凹陷或位置异常，易误诊为乳腺癌。

二、X 线表现

（一）乳汁潴留囊肿

一般表现为乳头后方或周边部类圆形肿块影，边缘较清晰，密度较均匀。但在乳汁潴留囊肿的晚期，积存的乳汁凝集成块时，肿块密度较高，常不均匀；当组织细胞吞噬囊肿中的凝乳块变成泡沫细胞时，常使肿块密度减低。有时肿块似厚壁多囊空洞，边缘致密，内壁不光滑，可见结节突出影（沉积物）。肿块表面光滑，与表皮不粘连，腋淋巴结也不增大。

（二）乳腺导管扩张症

在钼靶 X 线片上有时可见皮下脂肪内火焰状的密度增高影，或乳头下一个、多个结节影，边界不清，并可见乳头凹陷征。其典型表现是乳腺实质内多个沿导管走行排列较粗的条形或"铸型样"钙化影，其形态规则，边缘清楚。乳腺导管造影可见导管普遍扩张。

三、诊断与鉴别诊断

（一）乳汁潴留囊肿

哺乳期女性乳腺 X 线检查。肿块呈球状或橄榄状，边界清，有一定的移动性。超声检查时肿物内见细弱光点反射，加压后流动，根据明确的临床病史一般不难诊断。若病史不明确，则 X 线检查与乳腺纤维腺瘤不易鉴别。早期的乳汁潴留囊肿与乳腺纤维腺瘤通过超声检查很容易鉴别，但乳汁潴留囊肿晚期，当积存的乳汁凝集成块时，不易与乳腺纤维腺瘤鉴别，需经穿刺活检才能鉴别。

（二）乳腺导管扩张症

典型的 X 线征象为乳腺实质内沿导管走行，边缘清楚，形态规则的条形或铸型钙化影；乳腺导管造影显示导管普遍扩张，一般不难诊断。但随着病情发展，扩张导管内的淤积物分解侵蚀管壁引起管周及间质内炎症样反应和纤维组织增生，形成肿块，并与皮肤粘连，使皮肤呈橘皮样改变，出现乳头回缩等征象时，则根据临床体征和影像学检查都无法与乳腺癌鉴别，只能穿刺活检通过病理来证实。

（赵　静）

第五章　心脏疾病影像学诊疗

第一节　先天性心脏病

先天性心脏病是儿童发病率和病死率中最常见也是最主要的病因，在活产儿中所占比例为 1% ~ 4%，它的发生与多种因素有关，但它是儿童死亡的主要原因，占所有先天性疾病死亡的儿童的大约 35%。随着超声技术的提高及脉冲和彩色多普勒技术的运用，现在已经可以在产前诊断几乎所有类型的先天性心脏病。为了能得到最好的治疗，诊断越早越好，最好能在妊娠 24 周前。

一、心脏间隔缺损

（一）室间隔缺损

1. 临床特征

室间隔缺损指室间隔在胚胎期发育不全，形成异常交通，在心室水平产生分流，它可单独存在，也可是各种复杂心脏畸形的组成部分。室间隔缺损是最常见的先天性心脏病。约占先心病总数的 20%，可单独存在，也可与其他畸形并存。若缺损 < 0.5 cm 则分流量较小，多无临床症状。室间隔按其发生部位可分为流出道型、膜周型、流入道型和肌部型。

2. 声像图特征

二维超声上主要表现为室间隔的回声失落。缺损部位不同，回声失落的部位也不同。多普勒超声，CDFI 可见心室收缩期由左向右分流的血流信号，舒张期由右向左分流的血流信号。

3. 检查技巧

必须要在两个以上切面同时看到室间隔出现回声失落，并且具有动态的可重复性方可诊断。有时在心尖四腔心切面，可出现因超声声束与室间隔平行而出现假阳性。

4. 注意事项

由于胎儿还处在一个发育期，对小的，特别是 3 mm 以下的室间隔缺损的诊断要慎重。因为小的室间隔缺损常常在妊娠晚期可以自动修复。

（二）房室隔缺损

1. 临床特征

房室隔缺损又称心内膜垫缺损，分为完全型和部分型房室隔缺损。主要病变是房室环上、下方心房和心室间隔组织部分缺失，且可伴有不同程度的房室瓣畸形。完全型房室隔缺损为心房间隔下部第 1 孔型缺损与心室间隔膜部缺损相连接，二尖瓣和三尖瓣发育均异常。部分型房室隔缺损为第 1 孔型心房间隔缺损，两侧心室腔间可无通道。

2. 声像图特征

完全型房室隔缺损表现为四腔心切面上房间隔和室间隔的"十"字交叉消失，四个心腔相互交通。二、三尖瓣分化可以良好，也可分化不良，仅见一共同大瓣。多普勒超声：CDFI 可见四个心腔血流交通，为一共同血流束进入两侧心室。此例完全型房室隔缺损，彩色多普勒可见瓣膜处的反流信号。

3. 检查技巧

在四腔心切面上可见房间隔和室间隔的"十"字交叉消失，四个心腔相互交通。CDFI 舒张期可见从共同大瓣处出现高速反流血流信号，提示房室瓣膜发育异常。

4. 注意事项

房室隔缺损常伴发唐氏综合征，多（无）脾综合征及完全性房室传导阻滞。对房室隔缺损的胎儿要特别进行遗传学产前诊断，明确胎儿染色体的情况。

（三）永存动脉干

1. 临床特征

永存动脉干是指左、右心室均向一根共同的动脉干射血，动脉干的半月瓣骑跨于高位室间隔缺损之上，解剖上仅见总干，体循环、肺循环和冠脉循环血供均直接来自动脉干。永存动脉干是极为罕见的复杂先天性心血管畸形。发病率为 0.5% 左右。根据肺动脉起源部位的不同，永存动脉干可以分为 4 型。

2. 声像图特征

永存动脉干在多切面均显示出大的室间隔缺损，仅见一宽大的动脉干骑跨于室间隔缺损上，看不到两个大动脉的半月瓣，动脉干瓣膜为多个，常多于 4 个，伴有瓣膜的增厚、狭窄或关闭不全。多普勒超声：CDFI 常显示此处有高速的前向湍流血流和反流，在动脉干的远端可探及肺动脉主干或分支，升主动脉来自这一大动脉干。

3. 检查技巧

可见由心室发出一共同动脉主干，看不到二组动脉瓣。常可见肺动脉由一粗大的共同动脉干分出。

4. 注意事项

要与肺动脉闭锁型的法洛四联症相鉴别，主要鉴别处为动脉导管。通常永存动脉干是动脉导管缺失的，而法洛四联症的胎儿可以看到明确的动脉导管。

二、大动脉及锥干发育异常

（一）大动脉转位

1. 临床特征

大动脉转位指主动脉由右心室发出，肺动脉由左心室发出，系主动脉与肺动脉在解剖上互换位置，形成体循环与肺循环异常的一种先天性畸形。大动脉转位通常分为完全型大动脉转位和矫正型大动脉转位。完全型大动脉转位为正常的心房定位和房室连接，而矫正型大动脉转位的房室连接是异常的，即左右心室亦为反位。

2. 声像图特征

大动脉转位时在二维超声上心尖四腔心切面通常是正常的，但在心室流出道切面可以看到两条大动脉呈平行排列，正常的动脉交叉消失，后位大动脉为肺动脉由左心室发出，前位大动脉为主动脉由右心室发出，并延伸为主动脉弓。矫正型大动脉转位除上述表现外，还有房室连接的异常，即左右心室的反位。有调节束的右心室与左心房相连，而内壁光滑的左心室与右心房相连。多普勒超声：CDFI 可见血流从左心室进入肺动脉，从右心室进入主动脉。

3. 检查技巧

取得心室流传道切面后，要分清与心室连接的是哪一条大动脉。可以看到主动脉走行于肺动脉的左前方，与右心室相连，肺动脉走行于右后方，与左心室相连。血流从左心室进入肺动脉，从右心室进入主动脉。侧动探头无正常的动脉交叉，除非有室间隔缺损时可以在四腔心切面看到室间隔的回声失落。完全型大动脉转位可伴有或不伴有室间隔缺损。

4. 注意事项

大动脉转位特别是不伴有室间隔缺损的完全型大动脉转位是胎儿期最易被漏诊的先天性心脏病之一，因为在四腔心切面通常都是表现正常的，为了避免漏诊，流出道切面就显得至关重要。因此，在做胎儿产科结构筛查时，一定要看到清晰的流出道，辨别出心室与动脉的连接关系，这样就可以在产前诊断大动脉转位，为新生儿出生后的救治赢得时间。

（二）法洛四联症

1. 临床特征

法洛四联症是指由室间隔缺损、主动脉骑跨、肺动脉狭窄及右心室肥大四种畸形并存的一种先天性心脏病，约占先天性心脏病的 10%。主动脉根部增宽右移，骑跨在有缺损的心室间隔之上，在 20%～25% 的患者，常合并右位主动脉弓。25% 右心室壁常显著肥厚。如果肺动脉口狭窄严重而致闭塞，则形成类似永存动脉干类型的肺动脉闭锁型的法洛四联症。

2. 声像图特征

二维超声上可见主动脉根部扩大，其位置前移并骑跨在心室间隔上，主动脉前壁与心室间隔间的连续性中断，该处室间隔回声失落，而主动脉后壁与二尖瓣则保持连续，右心室肥大，其流出道、肺动脉瓣或肺动脉内径狭窄。

3. 检查技巧

典型的法洛四联症有可以正常的心尖四腔心观，在左心长轴或五腔心切面可以看到位于主动脉瓣下的室间隔缺损，主动脉骑跨于室间隔缺损上。主动脉横径大于肺动脉横径，在妊娠晚期可以看到肺动脉瓣下的狭窄。大动脉短轴切面上可见室间隔缺损，肺动脉狭窄。多普勒超声：CDFI 显示主动脉的前向血流来自两个心室。

4. 注意事项

在左室长轴切面上可见主动脉增宽，骑跨于室间隔上。超声诊断主动脉骑跨时要注意在左心长轴面上动态连续扫查，避免因探头不正引起假阳性。在整个胎儿期，由于胎儿循环的存在，右室肥厚的程度可以很轻，常被漏诊，但出生后明显加剧。右室流出道的梗阻情况亦可以随着孕周的增加而增加，因此对于诊断法洛四联症的胎儿要定期进行随访，评估右室流出道的梗阻情况，以便为其出生后选择手术方式。法洛四联症胎儿常合并染色体的微缺失，因此对于此类孕妇要做好完整的遗传学产前诊断。

（三）右心室双出口

1. 临床特征

右心室双出口是一种少见而复杂的先天性心脏畸形，仅占先天性心脏病的 0.48%～1.67%。右心室双出口属于圆锥与大动脉连接异常，主动脉、肺动脉均起源于右心室，大型室间缺损是左心室的唯一出口，主动脉与二尖瓣之间无纤维连接。

2. 声像图特征

二维超声显示主动脉、肺动脉均起源于右心室，或一支大动脉起自右心室，另一支大动脉 90% 起源自右心室，主动脉与肺动脉在同一平面，主动脉瓣和二尖瓣无纤维连接。室间隔缺损可以位于主动脉瓣下，肺动脉瓣下或双动脉瓣下。多普勒超声：CDFI 可见左心室血液通过室间隔进入右心室，再进入大动脉。

3. 检查技巧

大多可见主动脉位于肺动脉的左前方，发自右心室，室间隔缺损位于主动脉瓣下。超声诊断时注意要对心室流出道进行连续性的扫查，并追踪动脉的形态和走向，从而分辨出心室与动脉的关系。可见左心室血液通过室间隔缺损进入主动脉。

4. 注意事项

右心室双出口两条大动脉平行起源于右心室，有室间隔缺损，可伴有或不伴有肺动脉狭窄。两条大动脉可以有多种关系，可以正常（即肺动脉位于主动脉的左前方），可以主动脉位于肺动脉的右前方，可以主动脉位于肺动脉的左前方，也可以主动脉位于前方与肺动脉平行。检查时要注意与法洛四联症及完全型大动脉转位相鉴别。

三、心室发育异常

（一）左心室发育不良综合征

1. 临床特征

左心室发育不良综合征是一组先天性畸形，其左心流入道和流出道都发育不良，特征是主动脉、主动脉瓣、左室、二尖瓣和左房发育不良。左心腔狭小，主动脉瓣口及二尖瓣口狭小或闭锁，升主动脉细小。

2. 声像图特征

心尖四腔心切面上出现左右心室不对称，左心室明显缩小或缺失，右心室明显增大，左心房小，右心房大，心房水平可见左向右分流，可有左心室内心内膜出现弹力纤维增生表现；左心长轴上可见主动脉瓣狭窄或闭锁；二尖瓣可见狭窄或闭锁，出现二尖瓣反光增强，启闭受限或未见启闭活动；可伴有或不伴有室间隔缺损；右心长轴上可见肺动脉扩张，有时可见肺动脉瓣反流或三尖瓣反流。

3. 检查技巧

只要做出心尖四腔心切面即可见四腔心结构明显不对称，左室腔狭小，二尖瓣明显增厚，无启闭。

（二）主动脉狭窄

1. 临床特征

主动脉狭窄是由左心室出口至主动脉起始部间发生狭窄，可分为瓣膜狭窄、瓣膜上狭窄和瓣膜下狭窄三种类型。以瓣膜狭窄最多，瓣下狭窄较少，而瓣上狭窄最少见。

2. 声像图特征

二维超声可见左心室扩张，收缩力差，室壁肥厚，心内膜回声增强，主动脉瓣增厚，开放受限，主动脉根部内径缩小，二尖瓣运动受限，常伴有二尖瓣狭窄和二尖瓣反流。

CDFI 显示主动脉瓣口处出现高速湍流，在心房水平的左向右分流，严重病例在主动脉弓可出现反流。

3. 检查技巧

主动脉狭窄即左室流出道出现不同程度的血流梗阻并且可以根据狭窄程度不同得到扩张。可以看到主动脉瓣口狭窄，左心室扩张。

4. 注意事项

须与肥厚型心肌病尤其梗阻性肥厚型心肌病相鉴别。

（三）主动脉弓缩窄

1. 临床特征

主动脉弓缩窄时最常见的缩窄部位在主动脉峡部，呈局限性狭窄。该处管腔内有隔膜样结构。

2. 声像图特征

在心尖四腔心切面上，右心室大于左心室，肺动脉横径明显大于主动脉横径，与动脉导管相比，在主动脉弓出现明显狭窄。CDFI 显示在主动脉弓处出现五彩镶嵌的高速湍流信号，心房卵圆孔水平出现左向右分流。

3. 检查技巧

在主动脉弓长轴切面可见主动脉弓处有明显狭窄，超声诊断主动脉弓缩窄要注意辨别主动脉弓的各个分段，特别是主动脉弓狭部。CDFI 在缩窄段的远端可探及异常高速血流信号，在主动弓缩窄处出现彩色湍流。

（四）主动脉弓离断

1. 临床特征

主动脉弓离断是指主动脉弓的某一段缺失，或由闭锁的纤维束条相连，与降主动脉之间无直接的血液流通。这种畸形很少单独发生，往往合并其他病变。一般分为 4 型。

2. 声像图特征

主动脉弓离断即升主动脉或主动脉弓与降主动脉之间没有连接。左心室与发育不良的升主动脉相连，右心室发出的肺动脉通过动脉导管与降主动脉相连。

3. 检查技巧

在主动脉弓长轴切面，可见变窄的升主动脉在头臂干远端突然中断，常伴有室间隔缺损或主动脉狭窄。正常主动脉弓的形态不能显示，而是沿着头端的两支分支一直向头颈部延伸，而第三分支则是从降主动脉发出，说明此离断发生在第二与第三分支之间。CDFI 不能显示主动脉弓有血流信号。正常的主动脉弓"拐杖头"样切面不能显示。主动脉弓降部没有血流信号。

4. 注意事项

超声心动图上突出的表现是大血管不成比例，细小的主动脉与扩张的肺动脉之间、肺动脉与降主动脉之间有动脉导管；在胸骨上窝可探及升主动脉垂直地走向头臂血管，在2 型主动脉弓离断的患者可看见升主动脉在左颈总动脉处终止，而没有横弓。主肺动脉、动脉导管与降主动脉的连续常被误认为正常的主动脉弓。室间隔缺损、流出道的变化、主动脉瓣下狭窄等合并畸形，在行超声检查时容易被确认。

（五）二尖瓣闭锁

1. 临床特征

先天性二尖瓣闭锁是罕见的先天性心脏畸形，为胚胎发育异常所致的二尖瓣后完全阻塞，大多数患者二尖瓣未发育而为一纤维组织膜所取代，少数系因二尖瓣叶完全融合所致。多数患者合并有主动脉瓣闭锁或发育不良。

2. 声像图特征

二尖瓣处显示一膜状或肌状强回声，无正常瓣膜结构，未见二尖瓣启闭，左心房、左心室小。

3. 检查技巧

心尖四腔心切面可以清晰地显示左右心室不对称，左心室极小，二尖瓣回声强，呈一膜样结构，未见启闭活动。CDFI 显示在二尖瓣处无前向血流，在心房水平见左向右分流信号。

（六）肺动脉闭锁伴室间隔完整

1. 临床特征

右心室流出道完全梗阻，但室间隔完整。根据右心室与肺动脉的连接情况分两类：第1 类，右心室流出道存在，肺动脉瓣组织发育畸形为无空洞的隔膜；第 2 类，右心室流出道漏斗腔消失呈肌性闭锁。

2. 声像图特征

肺动脉闭锁可以伴室间隔完整，室间隔缺损或是其他复杂型先天性心脏病的表现之一。右心室可正常大小也可缩小，心室壁肥厚，收缩力可正常或减低，肺动脉横径可正常也可发育不良。CDFI 于收缩期未见肺动脉瓣开放，在肺动脉瓣水平或主肺动脉没有前向的血流信号，三尖瓣口可出现高速反流信号，动脉导管处见反流信号，肺动脉分支由动脉导管反流之血流供应，脉冲多普勒频谱显示三尖瓣呈单峰，静脉导管见反流 a 波。

3. 检查技巧

二维超声及脉冲多普勒可充分显示双心房间异常交通，胸骨旁及心尖四腔切面可显示三尖瓣大小、形态学改变及反流的严重程度。右心室流出道肌性闭锁者漏斗腔完全消失，右心室与主肺动脉干之间形成分隔，经胸骨旁大动脉短轴切面显示最佳。CDFI 于收缩期未见肺动脉瓣开放，无前向血流信号，可见动脉导管处的反流信号。肺动脉闭锁伴室间隔完整者，PW 频谱在三尖瓣口显示为单峰，未见正常的 E 峰、A 峰。

（七）肺动脉狭窄

1. 临床特征

肺动脉狭窄是指右心室与肺动脉间的通道，因先天性畸形产生的狭窄，而室间隔完整。此为常见的先天性心血管病之一。常见狭窄类型有瓣狭窄、漏斗部狭窄、肺动脉狭窄。其可各自单独存在，亦可并存。

2. 声像图特征

肺动脉瓣增厚，活动受限，肺动脉横径较相应孕周小或小于主动脉横径，偶尔有肺动脉扩张的情况，通常右心室出现室壁肥厚，心室扩张，收缩力下降。CDFI 显示肺动脉瓣口出现高速湍流。PW 频谱显示肺动脉血流速度上升明显。

3. 检查技巧

在肺动脉瓣口可见肺动脉瓣口明显狭窄，局部放大可显示瓣膜活动及狭窄情况，有无漏斗部肌性梗阻等。

（八）三尖瓣下移畸形（埃布斯坦畸形）

1. 临床特征

三尖瓣下移畸形是一种少见的先天性畸形。本病三尖瓣向右心室移位，主要是隔瓣叶和后瓣叶下移，常附着于近心尖的右心室壁而非三尖瓣的纤维环部位，前瓣叶的位置多正常，因而右心室被分为两个腔，畸形瓣膜以上的心室腔壁薄，与右心房连成一大心腔，为"心房化的右心室"，其功能与右心房相同；畸形瓣膜以下的心腔包括心尖和流出道为"功能性右心室"，起平常右心室相同的作用，但心腔相对地较小。常伴有心房间隔缺损、心室间隔缺损、动脉导管未闭、肺动脉口狭窄或闭锁等畸形。

2. 声像图特征

三尖瓣的隔叶和后叶的移位进入右心室超过 5 mm，三尖瓣前叶增宽、变长，右心房明显扩张，心胸比率上升，通常有肺动脉狭窄或闭锁。图中病例可见三尖瓣下移 0.82 cm，右心室房化明显，右心房明显增大。CDFI 显示不同程度的三尖瓣关闭不全和重度三尖瓣反流信号。

3. 检查技巧

在心尖四腔心切面，可显示三尖瓣前瓣叶增大，活动幅度大。隔瓣叶和后瓣叶明显下移，发育不良，活动度差。三尖瓣关闭延迟，瓣膜位置左移，室间隔动作反常。右心房及房化右心室共同显示为巨大的右心房腔，功能性右心室腔纵径缩短。多普勒检查可显示心房水平右向左分流和重度三尖瓣反流信号。

四、胎儿心律失常

（一）临床特征

胎儿心律失常分为快速型心律失常、慢速型心律失常和节律异常。快速型心律失常主要有窦性心动过速、室性心动过速、室上性心动过速、心房扑动、心房颤动。慢速型心律失常主要有窦性心动过缓、完全性房室传导阻滞。节律异常主要为期前收缩。通常胎儿超声心动图只能诊断房性期前收缩和室性期前收缩，难以诊断交界性期前收缩。通过 M 型超声心动图显示心房和心室的节律来诊断胎儿心律失常。

（二）检查技巧

心尖四腔心切面取得后，将 M 型取样线同时穿过一侧心房和心室，获得 M 型频谱后即可进行分析。

1. 房性期前收缩

心房出现偶发或频发的期前收缩。

2. 室性期前收缩

心室出现偶发或频发的期前收缩。

3. 室上性心动过速

室上性心动过速通常为 1 ：1 房室传导，心率在 240 ~ 260 次 / 分。

4. 室性心动过速

较少见，只有心室率超过心房率，且与心房率无关联时方诊断。

5. 心房颤动

房颤时心房率在 300 ~ 500 次 / 分，心室率可正常也可达 300 次 / 分。

6. 完全性房室传导阻滞

完全性房室传导阻滞即心房与心室之间电生理联系完全被打断，二者的收缩节律毫无关系。常在母体有自身免疫系统疾病时发生，或伴发完全型房室隔缺损。预后差，常早期出现胎死宫内。

五、其他胎儿心脏异常

（一）心脏肿瘤

1. 临床特征

心脏肿瘤颇为少见，其中原发性肿瘤更为罕见。原发性心脏肿瘤大多为良性，可分为黏液瘤、横纹肌瘤、纤维瘤等。

2. 声像图特征

心脏肿瘤二维超声表现各不相同。横纹肌瘤好发于心房和心室内，有多发倾向，多向心腔内生长，呈圆形或椭圆形，内部为均匀的中强回声或强回声，边界清晰。黏液瘤在各个心腔都可发生，但主要在左心房内，呈中强回声或中低回声。

3. 检查技巧

临床上，肿瘤小者可无症状，大者可向心腔突起，引起阻塞症状，多发性肿瘤常引起严重的充血性心力衰竭。四腔心切面上可见肿瘤几乎占据整个左心室，内部为均匀的中强回声，为左心室横纹肌瘤。

（二）体外心

1. 临床特征

体外心即心脏位于胸腔外，可完全或不完全漂浮于羊水中，多合并其他脏器畸形或染色体异常。

2. 声像图特征

可见胸壁不完整，可见心脏外突于胸腔之外，漂浮于羊水中。CDFI 显示外心同时伴有室间隔缺损和大血管结构异常。

（三）心包积液

1. 临床特征

心包积液是一种较常见的临床表现。通常是作为其他疾病的一种并发症而存在，即心包腔内出现大量液体，原因多种多样。

2. 声像图特征

胎儿心包腔内出现大量的液体，二维呈现大量的无回声区包绕在心腔周围，肺叶被压迫位于胸腔后壁。

3. 检查技巧

胸腔横切面时可见心包腔内充满大量无回声区。而胎儿发生胸腔积液时也是大量的无回声区包绕在心腔周围，但同时也可以看到肺叶漂浮于此无回声区中。通过此点可以将心包积液与胸腔积液区分开来。

综上所述，现在已经可以用胎儿超声心动图检查来特别对先天性心脏病进行产前诊断和评估。同时也应对家庭进行心脏病知识的讲解，并提供疾病咨询会诊服务，包括遗传学方面的染色体基因会诊，从而为产前监护和产后治疗创造良好的开端。可以预测，胎儿超声心动图检查将在胎儿的基因治疗、经胎盘药物治疗、经脐带穿刺给药等早期干预和治疗中发挥更为有益的作用。

（赵莹莹）

第二节 主动脉夹层

一、概述

主动脉夹层是指主动脉内膜和中层剥离，形成的主动脉壁中层血肿，发病率为 $0.005‰ \sim 0.02‰$，男女患者之比约为 2：1，可发生于任何年龄段，50 岁左右多见。

主动脉夹层的形成，与主动脉壁中层的囊性变性坏死有关，各种引起主动脉壁胶原及弹性组织退化、断裂、囊性变，或中层营养血管破裂形成壁内血肿的病变，均可导致主动脉夹层形成。最常见的病因是原发性高血压，其次是马方综合征及其他一些疾病，如二瓣化主动脉瓣、主动脉缩窄、主动脉发育不良、动脉粥样硬化、梅毒性主动脉炎、主动脉脓肿、创伤等。

最常发生内膜撕裂的部位是升主动脉，其次是主动脉弓及降主动脉。大多数主动脉夹层，发生于主动脉瓣上 5 cm 处的升主动脉和左锁骨下动脉处的降主动脉起始部。临床常用 DeBakey 方法分型，根据内膜撕裂的部位及夹层累及的范围，主动脉夹层可分为以下 3 型。

DeBakey Ⅰ型：破口位于升主动脉或主动脉弓部，累及升主动脉、主动脉弓、降主动脉全程，有时甚至延至髂动脉或颈动脉。

DeBakey Ⅱ型：破口位于升主动脉，但局限于升主动脉，少数累及部分主动脉弓。

DeBakey Ⅲ型：破口位于左锁骨下动脉远端，累及胸主动脉（DeBakey Ⅲ a 型）或腹主动脉（De-Bakey Ⅲ b 型）。如血肿向上逆行扩展，则称为逆行性夹层。

此外，另一种常用的分型方法是 Stanford 分型。夹层累及升主动脉，无论范围如何，统称为 Stanford A 型；夹层仅累及降主动脉，称为 Stanford B 型。

临床表现通常为剧烈的持续性疼痛、休克等。如病变累及大的分支，则引起相应器官的缺血。主动脉夹层破裂常常危及生命。近端的主动脉夹层需要立刻手术，但远端的夹层如未出现持续性疼痛或明显的危害重要器官的临床症状，可药物治疗。

二、超声表现

（一）M 型超声心动图

其可得到提示性诊断，一般不能确诊。主要表现为升主动脉扩张，腔内出现与主动脉壁平行的回声带，但容易造成假阳性和假阴性的诊断。

（二）二维超声心动图

（1）主动脉腔内撕裂的内膜，回声呈线状或条索状，随心动周期摆动。

（2）撕裂的内膜将增宽的主动脉分为真腔和假腔。

（3）部分患者可观察到入口及出口，内膜回声连续中断，断端呈飘带样运动。

（4）将探头置于不同部位，可观察到不同部位的主动脉病变，但部分患者透声条件差，需要经食管超声心动图检查确诊。

（三）多普勒超声

其可观察到破裂口处的血流。一般真腔的血流速度相对较快，颜色较亮，假腔的血流速度缓慢，颜色较暗；真腔与假腔之间有撕裂的主动脉内膜。通常收缩期血流从真腔流入假腔，舒张期从假腔流入真腔，部分患者可有多个破口。此外，大多数患者存在主动脉瓣关闭不全，可探及瓣口反流。频谱多普勒可探及破口处收缩期由真腔流入假腔的高速血流频谱。

（四）经食管超声心动图

其具有很高的敏感性，尤其对于图像质量欠佳的患者，可弥补经胸超声心动图的不足。改变探头深度、方向及角度，可显示主动脉不同节段的长轴或短轴切面观，以及不同水平内膜撕裂的情况，内膜常呈螺旋状或套叠样上升，呈漂浮状。短轴切面可以清晰显示真、假腔的大小及破裂口的部位。假腔中血流淤滞，常可见云雾状影，有时可见附壁血栓。

（五）实时三维超声心动图

随着超声新技术的发展，实时三维超声心动图，尤其是经食管三维超声心动图的发展，为诊断主动脉夹层提供了更为准确、方便的方法。其能从不同的方向和角度，观察内膜撕裂的部位、方向和程度，更直观地显示夹层的空间结构，具有广泛的临床应用前景。

三、鉴别诊断

应注意与高血压和冠状动脉粥样硬化患者的主动脉增宽、内膜增厚所形成的伪像相鉴别。此外，当假腔内充满血栓，并和撕裂的内膜融为一体时，与主动脉瘤合并附壁血栓难以相鉴别，此时需要多切面仔细观察。

四、超声的临床价值

主动脉夹层起病急，病死率较高，因此，早期诊断具有重要的作用。超声心动图是临床诊断主动脉夹层首选的方法，但少数患者经胸超声图像质量较差，显示剥脱的内膜有困难，此时应结合经食管超声心动图检查，可清晰地显示动脉及内膜结构，对明确诊断、分型及判定破口位置等具有极大的临床价值。但是其对于远端夹层诊断仍有一定的局限性，因此，应结合其他影像学检查方法应用于临床，如增强 CT 等。

（赵莹莹）

第三节　主动脉缩窄

一、概述

主动脉缩窄是指主动脉弓至肾动脉之间任何部位的主动脉，发生不同程度的狭窄。发病率占先天性心脏病患者的 1.1% ~ 14.0%，其常合并主动脉瓣畸形和室间隔缺损等其他心脏畸形。缩窄部位多发生于左锁骨下动脉至动脉韧带之间的主动脉峡部。发病机制可能与动脉导管闭合时，平滑肌收缩累及主动脉壁有关，也可能与胚胎发育期主动脉血流减少有关。多数缩窄范围较为局限，约为 1 cm，内径为 2 ~ 5 mm，严重者可接近闭锁。缩窄部位的主动脉中层常出现增厚和折叠，多位于主动脉后壁，也可呈环形向主动脉腔内突起，形成局部的偏心性狭窄。少数可表现为某段较均匀的管状狭窄，称为管状发育不良。

根据缩窄部位与动脉导管之间的关系，一般分为导管前型和导管后型。导管后型较为多见，患者一般为成年人，侧支循环通常较充分，临床症状相对较轻。导管前型多见于婴幼儿，缩窄通常位于主动脉峡部或向主动脉弓方向延伸，范围较广，程度较重，常合并其他心血管畸形。

血流动力学状态取决于缩窄类型、程度、侧支循环程度及体肺循环阻力等。其可引起左心室心肌肥厚，甚至心力衰竭。狭窄近端血压升高、血管扩张，远端血供减少、血压下降。下肢血压明显低于上肢。临床表现与缩窄类型及程度等有关。病变较重且复杂者，出现临床症状较早，患者常出现下半身缺血的症状，如下肢乏力、疲劳、发冷及间歇性跛行等。

二、超声表现

（一）二维超声心动图

其可清晰显示病变的部位、程度及继发性改变。胸骨上窝主动脉弓长轴切面是诊断本病最重要的切面。主动脉缩窄的诊断标准：①头臂干与左颈总动脉之间的血管内径≤升主动脉内径的 60%；②左颈总动脉与左锁骨下动脉之间的血管内径≤升主动脉内径的 50%，或左锁骨下动脉开口后的降主动脉内径≤升主动脉内径的 40%。

典型的主动脉缩窄可出现以下改变：①缩窄部位管腔明显变细，或可见隔膜结构；②缩窄远端主动脉扩张。

此外，当患者存在以下情况之一时，提示可能存在主动脉缩窄：①二尖瓣轻度或重度狭窄，伴乳头肌位置异常及左心室肥大；②左锁骨下动脉至左颈总动脉之间的距离明显增大。

（二）多普勒超声心动图

彩色多普勒超声心动图显示缩窄前彩色血流汇聚，缩窄处血流速度加快呈五彩镶嵌状，缩窄后血流为多彩扩散的湍流。连续多普勒扫查时，频谱峰值、持续时间和形态与缩窄程度和压差有关，缩窄越重，峰值速度越高，时间越长，持续至舒张期，甚至全心动周期。腹主动脉搏动幅度降低，其内血流呈缺血样改变，表现为舒张期连续血流频谱形态，收缩期峰值血流速度降低。

（三）经食管超声心动图

其可清晰显示缩窄部位，评价缩窄远端扩张情况及并发症。

（四）术后评价

主动脉缩窄患者术后主要评价远端腹主动脉血流是否接近正常，有无降主动脉的瘤样扩张或夹层动脉瘤形成，并根据外科手术方式对手术部位进行检查，评价手术效果。

三、超声的临床价值

常规经胸超声心动图常无明显改变，少数会出现左心室心肌肥厚，容易漏诊。因此，检查时注意观察胸骨上窝切面，提高对主动脉缩窄的检出率，进一步明确缩窄的部位、远端的血管扩张情况，同时评价血管发育情况，为外科治疗方案的选择及术后评价提供重要的参考依据。

（何文杰）

第四节　心功能不全

一、左心衰竭

心力衰竭是各种心脏病或非心源性疾病导致心脏收缩及舒张功能障碍所产生的一系列综合征；是由不同病因引起的心脏舒缩功能障碍，发展到使心输出量（CO）在循环血量与血管舒缩功能正常时不能满足全身代谢对血流的需要，从而导致具有血流动力学异常和神经激素系统激活两方面特征的临床综合征。左心室衰竭多见于高血压心脏病、冠心病、主动脉瓣病变和二尖瓣关闭不全。急性肾小球肾炎和风湿性心肌炎是儿童和少年患者左心室衰竭的常见病因。二尖瓣狭窄时，左心房压力明显增高，有肺淤血表现，但非左心室衰竭引起，因而称为左心房衰竭。

（一）病理表现

（1）心脏本身的代偿性病理改变，如心肌肥厚和心腔扩大等。

（2）长期静脉压增高引起的肺充血性病理改变。

（3）心房和心室附壁血栓、静脉血栓形成，动脉栓塞和器官梗死。

（4）长期左心室或左心房衰竭，肺毛细血管充血，肺动脉和肺静脉中层肥厚，内膜不同程度纤维化；肺泡间含铁血黄素吞噬细胞增多，肺泡壁增厚，弹性减退。

（5）心腔内附壁血栓是心力衰竭的较特异性的病理改变，常见于左心耳、右心耳和左心室心尖部。

（6）静脉血栓形成大多由血流缓慢引起，多见于下肢静脉，血栓近端易折断，可引起肺栓塞和不同程度的肺梗死。左侧心脏附壁血栓脱落，可引起体循环动脉栓塞，多见于腹主动脉分支、主动脉分支处，引起脑、肾、四肢、脾和肠系膜的梗死。

（二）临床表现

1. 症状

（1）呼吸困难：是左心衰竭最主要的症状。主要有以下4种类型：①劳力性呼吸困难；②端坐呼吸；③阵发性夜间呼吸困难，又称心源性哮喘；④急性肺水肿，表现与急性左心功能不全相同。

（2）倦怠、乏力：可能为心输出量低下的表现。

（3）陈施呼吸：见于严重心力衰竭，预后不良。呼吸有节律地由暂停逐渐增快、加深，再逐渐减慢、变浅，直到暂停，0.5～1分钟后呼吸再起，如此周而复始。

2. 体征

（1）原有心脏病的体征。

（2）左心室增大。

（3）交替脉：脉搏强弱交替。轻度交替脉仅能在测血压时发现。

（4）肺部啰音：虽然部分左心衰竭患者肺间质水肿阶段可无肺部啰音，肺充血只能通过X线检查发现，但两侧肺底细湿啰音至今仍被认为是左心衰竭的重要体征之一。阵发性呼吸困难或急性肺水肿时可有粗大湿啰音，满布两肺，并可伴有哮鸣音。

（5）胸腔积液：约25%的左心衰竭患者有胸腔积液。胸腔积液可局限于肺叶间，也可呈单侧或双侧胸腔积液，胸腔积液中蛋白含量高，心力衰竭好转后消退。

（三）影像学表现

1. 左心衰竭所致肺部影像的改变

肺部是观察心脏功能的窗口，因此了解肺部的正常及异常改变至关重要。

（1）X 线检查。

1）肺上叶静脉扩张，下叶静脉较细，肺门血管阴影清晰。在肺间质水肿期可见肺门血管影增粗、模糊不清，肺血管分支扩张增粗，或肺叶间淋巴管扩张。在肺泡水肿阶段，开始可见密度增高的粟粒状阴影，继而发展为云雾状阴影。急性肺水肿时可见自肺门伸向肺野中部及周围的扇形云雾状阴影。此外，左心衰竭有时还可见到局限性肺叶间、单侧或双侧胸腔积液；慢性左心衰竭患者还可有叶间胸膜增厚，心影可增大（左心室增大），所以早期左心衰竭的病理基础以肺静脉压力增高、间质性肺水肿、胸膜水肿渗液为主，其病程相当于肺泡性肺水肿之前，使 X 线征象先于临床体征。因此，在未出现肺泡性肺水肿前期，X 线对早期左心衰竭的诊断具有重要价值，对防治心力衰竭、降低心脏病的病死率具有重要意义。

2）左心衰竭的共同病理基础是肺静脉压力升高和肺淤血。肺静脉压力升高导致肺毛细血管内压升高，当其超过血液渗透压时液体就从血管内渗入肺间质并进入肺泡内影响气体交换，从而引起一系列肺部改变的 X 线征象。

3）双上肺静脉扩张、肺淤血：正常时下肺比上肺血流量多，在直立位胸片上显示上肺血管影横径 1.0 mm 或常不显示。当左心衰竭引起肺静脉压力升高时，出现静脉血流的重新分布，上肺血流增加，血管增宽，因此早期出现上肺静脉扩张。测量第 1 前肋间肺静脉的管径有助于诊断。正常管径很少 >3.0 mm，如二上肺静脉管径 >3.0 mm 呈 "鹿角征"，下肺静脉影纤细而紊乱、边缘模糊，则高度提示肺静脉高压。因此，上肺静脉淤血扩张是早期左心衰竭的重要 X 线征象。

4）Kerley 线：其病理基础是间质性肺水肿、淋巴管淤积、淋巴管周围的结缔组织和小叶间隔因水肿而增厚。Kerley 线有 A 线、B 线、C 线之分，以 B 线为常见，出现最早。其 X 线表现于胸片上常在双肋膈处出现水平横线影，长度为 2 ~ 3 cm，宽度为 0.5 ~ 1.0 cm，一般有 2 ~ 5 条，多则可达 10 余条，其间隔 5 ~ 10 mm，互相平行，以右侧多见。X 线表现常在中肺野出现，自外围斜行引向肺门的线状影，稍呈弧形或弯曲。

5）肺门影增大：肺静脉扩张和水肿液常在肺门周围疏松结缔组织内，使右肺门角变浅、消失而呈直线状，或向外突出。右下肺动脉宽达 1.7 ~ 3.2 cm，平均 2.25 cm。肺门增大模糊提示肺静脉压力升高及间质性肺水肿的存在，也是早期左心衰竭的常见征象，而这征象常可先于临床征象，是早期诊断左心衰竭的重要 X 线征象之一。

6）胸膜的改变：胸膜水肿肥厚，可见胸腔积液；左心衰竭常引起肺静脉压力升高，造成淋巴回流和胸膜静脉回流均受阻，水肿液聚于肺门处气管、血管周围间质、胸膜下。其在后前位胸片上表现如下：右叶间水平裂增宽，正常叶间裂宽度在 0.7 mm 以内，若 > 0.7 mm 为增宽，当 >1.0 mm 时有特异性。水平裂增宽提示间质性肺水肿的征象，是提示早期左心衰竭的信号，是诊断早期左心衰竭的可靠 X 线征象。导致水平叶间裂增宽的其他原因，如肺炎、气胸、肿瘤胸腔积液等，结合临床有无心脏增大及异常，鉴别不难。

7）胸腔积液：一般为少量，中等量以上少见。胸腔积液需与结核性和癌性胸腔积液鉴别，结合临床有无心脏增大和肺淤血的异常 X 线改变，可资鉴别。

（2）CT 检查：两肺水肿显示清晰，对小叶间隔增厚及少量积液非常敏感，可清晰显示叶间胸膜增厚、胸腔积液伴压迫性肺不张等。CT 检查还可清晰显示心脏某房室扩大，准确测量大血管直径。少量心包积液时，CT 检查可清楚显示围绕心影的带状水样密度影，而 X 线平片一般无法显示少量心包积液，除非心包腔内大量积液。CT 扫描对胸片上不易显示的肺内区域（如胸腔积液掩盖的肺野）、肺内小叶间隔增厚等细节改变更容易显示或检出，甚至部分征象只能在 CT 扫描时发现。因此，如果诊断有困难，应选择 CT 进一步检查，为患者早期确诊、早期治疗赢得宝贵的时间。

2. 左心衰竭所致心脏影像学表现

（1）X 线检查：心力衰竭在病理上是心脏扩大，很少肥大。心脏扩大可有不同程度扩大，多为中度、高度扩大。

高血压心脏病、冠心病、甲状腺功能亢进性心脏病、动脉导管未闭（PDA）等的基础心脏病，其表现为主动脉、左心房、左心室均扩大，其心型多为主动脉型或主动脉—普大型。若左心室、左心房扩大伴有右心室扩大，多为风湿性心脏病二尖瓣病变，心型多为二尖瓣型或二尖瓣—普大型。心脏扩大及其心型与心力衰竭的程度呈正相关。

（2）CT 检查：小叶间隔增厚，对少量积液非常敏感，还可清晰显示叶间胸膜增厚、胸腔积液伴压迫性肺不张等。胸片常因胸腔积液而影响肺内病变的显示。左心衰竭患者多有心脏增大的表现。CT 可清晰显示心脏某房室扩大，准确测量大血管直径，左心衰竭时一般以左心室增大为主。少量心包积液时，CT 可清楚显示围绕心影的带状水样密度影。通过胸片与 CT 对比可知，胸部 X 线检查是本病的首选检查方法。X 线平片检查简单而有效，对心、肺情况一目了然，对肺循环异常、左心衰竭多可作出正确判断。但 CT 扫描可提供更为丰富的影像学信息。对心脏各房室扩大、大动脉扩张的评价与显示具有明显优越性。CT 可显示心脏各房室扩大、大动脉扩张、肺水肿、胸腔和心包积液以及冠状动脉钙化，为诊断原发心脏疾病及慢性心力衰竭提供重要依据。

（3）超声心动图检查：目前大多采用多普勒超声心动图二尖瓣血流频谱间接测定心室舒张功能。观察指标包括等容舒张时间（IVRT）、舒张早期充盈减速时间（DT）、舒张早期和晚期充盈速度及其比值（E、A 和 E/A）。左心室心肌松弛减慢表现为 E 峰低、A 峰高、E/A 下降和 IVRT 延长；左心室心肌硬度增高时，则 E 峰高、A 峰低、E/A 增高、IVRT 缩短；左心室松弛性降低合并心肌硬度增高时，上述改变的联合反使二尖瓣频谱"假正常化"。此时必须同时检测心房收缩期肺静脉血流逆向流速（AR）和心房收缩开始至左心室流出道内心室收缩期前流速（Ar）开始的时限（A–Ar）。AR 增高（>20 cm/s）和 A–Ar 缩短

（＜45毫秒提示心室舒张功能异常）。评价心力衰竭最简便的诊断性检查是二维超声。测量每搏量（SV）、心输出量（CO）、心脏指数（CI）、射血分数（EF），心力衰竭时各值可下降。

（4）放射性核素：测定左心室功能，包括心室容量、射血分数、高峰充盈率。

（5）冠状动脉造影：因冠状动脉病变所致心力衰竭，影像学表现除心、肺上述相关表现外，还包括相应冠状动脉的钙化、斑块所致狭窄等。

（四）诊断

左心衰竭的诊断依据为原有心脏病的体征和肺循环充血的表现。值得注意的是心力衰竭的早期诊断。早期心力衰竭患者症状可不明显，常不引起注意，并常因白天就诊时缺少阳性体征而被忽视，如不详细询问病史、不仔细检查、未发现舒张期奔马律及X线典型表现，易漏诊。必须详细询问病史、仔细检查、早期进行影像学检查，结合心脏病和心力衰竭的症状和体征，进行综合分析。

（五）鉴别诊断

须与支气管哮喘、心包积液、缩窄性心包炎相鉴别。

二、右心衰竭

心功能不全可分为无症状与有症状两个阶段。在早期，通过代偿调节，尚能使心室每搏排血量（心搏量）和每分排血量（心输出量）满足静息和活动时组织代谢的需要；在后期，即使通过充分代偿调节也不能维持足够的心搏量和心输出量。前者称为慢性心功能不全的代偿期，亦称潜在性、代偿性或无症状性心功能不全；后者称为慢性心功能不全的失代偿期，亦称失代偿性心功能不全。由于慢性心功能不全的失代偿期大多有各器官阻塞性充血（或淤血）的表现，因而通常称为充血性心力衰竭，亦称为有症状性心力衰竭。因右心所致的心力衰竭，简称右心衰竭。

（一）病理表现

①心脏本身的代偿性病理改变，如心肌肥厚和心腔扩大等。②长期静脉压增高引起的体循环器官充血性病理改变。③心房和心室附壁血栓、静脉血栓形成，动脉栓塞和器官梗死。长期右心衰竭的患者内脏器官毛细血管和静脉淤血，肝小叶中央血窦淤血，严重者可致小叶中央肝细胞坏死和结缔组织增生，形成心源性肝硬化。心腔内附壁血栓是心力衰竭较特异性的病理改变，常见于左、右心耳和左心室心尖部。静脉血栓的形成大多由血流迟缓引起，多见于下肢静脉，血栓近端易折断，可引起肺栓塞和不同程度的肺梗死。左侧心脏附壁血栓脱落，可引起体循环动脉栓塞，多见于腹主动脉分支、主动脉分支处，引起脑、肾、四肢、脾和肠系膜的梗死。右侧心腔附壁血栓脱落可引起肺栓塞。

具体的病理改变可大致分为 3 个时期：①短暂的损伤期；②较长期的、稳定的功能亢进期；③长期的耗竭和纤维化期。

（二）临床表现

多由左心衰竭引起，出现右心衰竭后，由于右心室输出量减少，肺充血现象常有所减轻，呼吸困难亦随之减轻。单纯右心衰竭多由急性或慢性肺源性心脏病引起。

1. 症状

主要由慢性持续淤血引起各脏器功能改变所致，如长期消化道淤血引起食欲缺乏、恶心、呕吐等；肾淤血引起尿量减少、夜尿多、蛋白尿和肾功能减退；肝淤血引起上腹饱胀，甚至剧烈腹痛，长期肝淤血可引起黄疸、心源性肝硬化。

2. 体征

（1）原有心脏病的体征。

（2）心脏增大。

（3）静脉充盈。

（4）肝大和压痛。

（5）下垂性水肿：水肿最早出现在身体的下垂部位，起床活动者以脚、踝内侧和胫前较明显，仰卧者为骶部水肿，侧卧者卧侧肢体水肿显著。病情严重者可发展到全身水肿。

（6）胸腔积液和腹水：大量腹水多见于三尖瓣狭窄、三尖瓣下移和缩窄性心包炎，亦见于晚期心力衰竭和右心房球形血栓堵塞下腔静脉入口时。

（7）心包积液：少量心包积液在右心衰竭或全心衰竭时不少见。常于超声心动图或尸检时发现，并不引起心脏压塞症状。

（8）发绀：长期右心衰竭患者大多有发绀，可表现为面部毛细血管扩张、青紫和色素沉着。发绀是血供不足时组织摄取血氧相对增多，静脉血氧低下所致。

（9）晚期患者可有明显营养不良、消瘦，甚至恶病质。

（三）影像学表现

继发于左心衰竭，常见于右心病变，如肺源性心脏病、肺动脉高压、房间隔缺损及肺动脉狭窄等，心影增大，上腔静脉增宽，右心房、右心室增大，可伴有双侧或单侧胸腔积液、横膈抬高、腹水等。若三尖瓣反流，则右心房、右心室增大，肺动脉高压、肺充血。

（1）X 线检查：肺部影像学的改变，若继发于左心衰竭，有相应的肺部征象；若肺源性心脏病所致，则表现为慢性支气管炎及慢性肺气肿相关表现；心脏的改变，心脏可有不同程度扩大，多为中度、高度扩大。

（2）CT 检查：清晰显示心脏某房室扩大、准确测量大血管直径。少量心包积液时，可清楚显示围绕心影的带状水样密度影。CT 扫描提供的更为丰富的影像学信息，对胸片上不易显示的肺内区域（如胸腔积液掩盖的肺野）、腹水、肺内小叶间隔增厚等细节改变更容易显示。因此，当常规影像学诊断有困难时，应选择 CT 检查，以及早明确病因及诊断，为治疗赢得宝贵时间。

（3）超声心动图检查：应用多普勒超声心动图检查，测量左、右心腔内径及室壁厚度，动态观察各节段室壁运动幅度，并做彩色多普勒血流显像（GDFI）。

（4）放射性核素显像：测定右心室功能，包括心室容量、射血分数和高峰充盈率。

（5）冠状动脉造影：因右侧冠状动脉病变所致心力衰竭，影像学表现除心、肺上述相关表现外，还包括右侧冠状动脉钙化、软斑块所致狭窄等。

（四）诊断

（1）原有心脏病影像学表现：心脏增大，以右心室增大为主。

（2）肝大和压痛：皮下水肿、肝大、肝急性淤血、长期慢性右心衰竭引起心源性肝硬化、腹水。

（3）下垂性水肿：水肿最早出现在身体的下垂部位，病情严重者可发展到全身水肿。

（4）胸腔积液和腹水：可有双侧或单侧胸腔积液。大量腹水多见于三尖瓣狭窄、三尖瓣下移和缩窄性心包炎，亦见于晚期心力衰竭和右心房球形血栓堵塞下腔静脉入口时。

（5）心包积液：少量心包积液在右心衰竭或全心衰竭时不少见。常于超声心动图或尸检时发现，并不引起心脏压塞症状。

右心衰竭的诊断依据为原有心脏病的体征和体循环淤血的表现，且患者大多有左心衰竭的病史。心力衰竭时常伴心脏扩大，但正常大小的心脏也可发生心力衰竭，如急性心肌梗死。肺气肿时心脏扩大可被掩盖；心脏移位或心包积液又可被误认为心脏扩大。为了准确诊断心力衰竭，避免漏诊和误诊，必须详细询问病史、仔细检查、早期进行影像学检查，结合心脏病和心力衰竭的症状和体征，进行综合分析。

（五）鉴别诊断

须与心包积液、缩窄性心包炎、肝硬化腹水伴下肢水肿相鉴别。

三、全心衰竭

全心衰竭从血流动力学的角度分为三大类症状，包括肺充血综合征、体循环淤血综合征、心脏输出及舒张功能不全综合征。体征是心脏变化和肺部变化，分 3 阶段，包括肺充淤血阶段、间质性肺水肿期、肺泡水肿期。

心力衰竭的诱发因素：国内临床资料分析，89.8% 的心力衰竭发作有诱发因素。常见的诱因如下。①感染。②过度体力活动和情绪激动。③钠盐摄入过多。④心律失常。特别是快速性心律失常，如伴有快速心室率的心房颤动（房颤）、心房扑动（房扑）。⑤妊娠和分娩。⑥输液（特别是含钠盐的液体）、输血过快和（或）过多。⑦洋地黄过量或不足。

⑧药物作用：使用抑制心肌收缩力的药物（如 β 受体阻滞剂）、体内儿茶酚胺的消耗药物（如利舍平类）、交感神经节阻滞剂（如胍乙啶）和某些抗心律失常药物（如奎尼丁、普鲁卡因胺、维拉帕米等）；水钠潴留、激素和药物的应用，如肾上腺皮质激素等造成水钠潴留。⑨其他：出血和贫血、肺栓塞、室壁膨胀瘤、心肌收缩不协调、乳头肌功能不全等。

（一）病理表现

（1）心脏本身的代偿性病理改变，如心肌肥厚和心腔扩大等。

（2）长期静脉压增高所引起的器官充血性病理改变。

（3）心房和心室附壁血栓、静脉血栓形成、动脉栓塞和器官梗死。

（二）临床表现

充血性心力衰竭的主要临床表现是充血，其次是周围组织灌注不足。

全心衰竭是左心及右心衰竭的综合表现，需要注意的是无症状心力衰竭。无症状心力衰竭，目前研究较多的是心肌梗死后的无症状左心室收缩功能障碍。无症状心力衰竭阶段的持续时间长短不一，短则数周，长可达数年，受患者年龄、心脏大小、左心室射血分数（LVEF）、初始心肌受损病因、基础病因的进展以及基因等因素影响。临床研究证实，心肌梗死后数年，安慰剂对照组的无症状左心室功能障碍患者的左心室继续扩大，扩大速度可能较有症状心力衰竭患者缓慢，长期随访期间有症状心力衰竭发生率及心力衰竭病死率均高。血管紧张素转换酶抑制剂（ACEI）治疗能明显减少和推迟有症状心力衰竭的发生。左心室收缩功能障碍的客观指标较常用 LVEF（多普勒超声心动图或放射性核素扫描），亦有用左心室周边缩短率（超声心动图）和参考左心室壁活动异常评估。LVEF < 40%，左心室周边缩短率 < 1.1 周 / 秒，提示左心室收缩功能障碍。左心室壁收缩期膨展、无活动、活动感弱或反常活动均属室壁活动异常，评估时应结合活动异常的程度、范围和 LVEF 考虑。

（三）影像学表现

1. 放射影像

心力衰竭在病理上是心脏扩大，而很少肥大。心脏扩大可有不同程度，多为中度、高度扩大。高血压心脏病、冠心病、甲状腺功能亢进性心脏病、动脉导管未闭等病例的基础心脏病，表现为主动球、左心房、左心室均扩大，心脏为中度和高度扩大，其心型多为主动脉型或主动脉—普大型。若左心室、左心房扩大伴有右心室扩大，多为风湿性心脏病二尖瓣病变，心型多为二尖瓣型或二尖瓣普大型。心脏扩大及其心型与心力衰竭的程度呈正相关，在临床上多为联合瓣膜病变。若患者有心律失常，一般呈普大型心脏或心脏大小正常；若因缩窄性心包炎，可表现为心包增厚、心脏舒张功能障碍和两侧胸腔积液。

2. 超声心动图

（1）收缩功能：以收缩末及舒张末的容量差计算射血分数（EF），虽不够精确，但方便实用。正常 EF > 50%，运动时至少增加 5%，心力衰竭时下降。

（2）舒张功能：多普勒超声是临床上最实用的判断舒张功能的方法，心动周期中舒张早期心室充盈速度最大值为 E 峰，舒张晚期（心房收缩）心室充盈最大值为 A 峰，E/A 为两者之比值。正常人 E/A 值不应小于 1.2，中青年人应更大。舒张功能不全时，E 峰下降、A 峰增高、E/A 值降低。

3. 放射性核素

测定左、右心室功能，包括心室容量、射血分数、高峰充盈率。

4. 冠状动脉造影

因冠状动脉病变所致心力衰竭，影像学表现除心、肺上述相关表现外，还包括冠状动脉钙化、斑块所致狭窄等。

（四）诊断

全心衰竭的诊断依据为原有心脏病的体征、肺循环充血和体循环淤血的表现，且患者大多有左心衰竭的病史。左心衰竭及右心衰竭最终均可导致全心衰竭。

（五）鉴别诊断

须与支气管哮喘、心包积液、缩窄性心包炎及肝硬化腹水伴下肢水肿相鉴别。

（王学军）

第一节 胃癌

一、病理

胃癌是胃肠道常见肿瘤，多为腺癌，其他还有胃淋巴瘤、胃平滑肌肉瘤等。肿瘤可发生在胃的任何部位，但以胃窦、小弯和贲门区常见。病变早期发生在黏膜层，并逐步向黏膜下、肌层和浆膜层发展。大体病理形态分蕈伞型（息肉型、肿块型、增生型）、浸润型和溃疡型三类。蕈伞型形如菜花状向腔内生长，常有糜烂；浸润型（硬癌）常侵犯胃壁各层，胃壁增厚、僵硬、弹性消失，肿瘤沿胃壁局限或全胃浸润性生长，后者即"皮革囊状胃"；溃疡型可形成大而浅的盘状溃疡，常深达肌层，周围可有堤状隆起，溃疡型癌又称恶性溃疡。

二、临床表现

（1）早期无明显症状，随病变进展出现上腹不适，膨胀感，隐痛感。疼痛无节律，不易缓解，常伴有食欲减退、消瘦、乏力，可有梗阻症状，可呕吐咖啡样血或有柏油便。

（2）腹上区可触及肿块，可有锁骨上淋巴结肿大。晚期出现恶病质临床表现。

三、CT 表现

（1）不同类型的胃癌各有其特点。①蕈伞型胃癌：表现为突向胃腔内的息肉样肿块，伴有病变附着处胃壁的增厚，肿块外形可不规则。②浸润型胃癌：表现为胃壁局限性或弥漫性增厚，与邻近正常胃壁分界不清，胃壁腔面常不规则，有时可见小溃疡，病变侵及浆膜层则外缘不光整，呈结节状改变。③溃疡型胃癌：表现为局部僵硬平坦的肿块及其肿块表面不规则的凹陷。④增强扫描，病变呈不均匀强化，与正常胃壁无明显分界。

（2）早期胃癌（局限于黏膜或黏膜下层）分为三个基本类型。①隆起型（Ⅰ型）：肿瘤突向胃腔厚度超过 5 mm。②浅表型（Ⅱ型）：肿瘤表浅、平坦，又可分为浅表隆起型（Ⅱa）、浅表平坦型（Ⅱb）和浅表凹陷型（Ⅱc）三个亚型，其隆起及凹陷均不超出 5 mm。③凹陷型（Ⅲ型）：肿瘤形成明显凹陷，超过 5 mm。增强有利于发现早期胃癌，可见局部黏膜增厚，明显强化，或显示黏膜中断。

（3）CT 除发现肿瘤本身外，主要用于肿瘤的分期与手术切除可行性评估及术后随访。观察肿瘤是否穿透浆膜层（如胃周脂肪线模糊、密度增高提示肿瘤已突破胃壁的浆膜），周围淋巴结有无增大，有无腹腔积液及腹膜种植，有无其他脏器转移等。

CT 分期：Ⅰ期，肿块局限在腔内，管壁不厚；Ⅱ期，管壁厚 10 mm 以上；Ⅲ期，除Ⅱ期表现外，肿瘤侵犯邻近器官；Ⅳ期，除以上改变外有远处转移。

四、鉴别诊断

胃癌有时须与某些良性胃疾病如腺瘤、平滑肌瘤等相鉴别，良性胃疾病表面光滑，邻近黏膜受压、推移，无中断；胃良好充盈有利于病灶显示。

（陈　群）

第二节　肠道疾病

一、肠梗阻

肠梗阻是临床最常见的急腹症之一，可见于各年龄段。肠梗阻的病因很多，其临床表现复杂多变且无特异性，不但引起肠管本身解剖和功能的改变，而且导致全身性正常生理功能紊乱。腹部 X 线平片对肠梗阻的诊断具有重要作用。但对 20% ~ 52% 的病例尚不能作出肯定诊断，对梗阻原因、有无闭襻和绞窄的诊断价值十分有限。钡剂检查对明确结肠肠梗阻有一定的诊断价值，并对小儿肠套叠有重要治疗意义，但对不完全性小肠梗阻价值有限，并存在使完全性小肠梗阻患者梗阻程度加重的危险。螺旋 CT 作为一种先进的无创性检查技术具有良好的密度分辨率和时间分辨率，对气体和液体分辨均很敏感，将 X 线腹部平片上相互重叠的组织结构在横断面显示清晰，结合其强大的后处理功能，能全面显示和判断肠梗阻是否存在、梗阻部位及程度、梗阻原因，CT 发现有无闭襻和绞窄比出现临床症状、体征早数小时，并且对肿瘤引起梗阻的病灶性质判断、周围情况显示、分期等具有显著的优越性，越来越被广泛认可。

肠梗阻一般可以分为机械性、动力性（包括假性肠梗阻）、血运性梗阻三大类，其中大部分为机械性肠梗阻。机械性肠梗阻按照梗阻的病变位置可以分为肠壁、肠腔内和肠腔外 3 种。本节简单介绍以下几种常见的和部分罕见但可能会导致严重并发症的机械性肠梗阻类型，以便读者获得感性认识，在临床工作中能综合分析和进行正确诊断。

（一）肿瘤性肠梗阻

1. 病理与临床表现

肿瘤性肠梗阻，肠道肿瘤是引起肠梗阻重要原因之一。临床表现为腹痛、腹胀、呕吐、肛门停止排便、排气。

2. CT 表现

可显示梗阻近、远段肠管情况，以阳性对比剂充盈肠管并追踪梗阻点，以重组分析梗阻段情况，常能显示肠腔或肠壁肿块，同时显示供血动脉及引流静脉。

以下 CT 表现支持肠道恶性肿瘤：①肠壁肿块局部僵硬，较明显强化，中央有坏死；②移行带狭窄不规则，肠壁不规则增厚；③淋巴结肿大。

3. 鉴别诊断

炎症；粘连；肠石性肠梗阻，发现肠道内不均匀肿块和淋巴结肿大有助于肿瘤性肠梗阻的诊断。

4. 特别提示

小肠是内镜检查盲区，螺旋 CT 应用使诊断肠梗阻发生了革命性变化，它能分析肠梗阻原因、明确梗阻部位。

（二）肠扭转

1. 病理与临床表现

肠扭转是严重急腹症，以小肠多见，原因有先天发育异常、术后粘连、肠道肿瘤、胆道蛔虫及饱餐后运动等；另外，小肠内疝（部分小肠疝入手术形成空隙内）实质上也是肠扭转。临床表现为急性完全性肠梗阻，常在体位改变后剧烈腹痛。

2. CT 表现

（1）"漩涡征"：为肠曲及肠系膜血管紧紧围绕某一中轴盘绕聚集。

（2）"鸟嘴征"：扭转开始后未被卷入"涡团"的近端肠管充气、充液而扩张，紧邻漩涡肠管呈鸟嘴样变尖。

（3）肠壁强化减弱、"靶征"及腹腔积液：为肠扭转时造成局部肠壁血运障碍所致，"靶征"指肠壁环形增厚并出现分层改变，为黏膜下层水肿增厚所致。

3. 鉴别诊断

肠道肿瘤、其他原因肠梗阻。

4. 特别提示

诊断肠扭转必须具备肠管及肠系膜血管走行改变，即肠管及血管漩涡征。CT 扫描结合后处理诊断肠扭转具有明显优势。

（三）肠套叠

1. 病理与临床表现

肠套叠是一段肠管套入邻近肠管，并导致肠内容物通过障碍的疾病。常因系膜过长或肠道肿瘤所致，以回盲部或升结肠多见。婴幼儿表现为突然发生的阵发性剧烈腹痛、哭闹、果酱样血便。成人肠套叠常继发于肿瘤、炎症、粘连及坏死性肠炎等，最常见是脂肪瘤。临床表现为不全性肠梗阻或完全性肠梗阻，症状不典型，并可以因反复肠套叠，反复出现腹部包块。

2. CT 表现

可以分 3 类：小肠—小肠型，小肠—结肠型和结肠—结肠型，以小肠—结肠型为最常见。

典型征象：出现 3 层肠壁，外层为鞘部肠壁，中层为套入之折叠层肠壁，内层为中心套入部肠腔。鞘部及套入部均可有对比剂或气体，呈多层靶环状表现，即"同心圆征"或"肠内肠征"。原发病灶一般位于肠套叠的头端。CT 重建可见肠系膜血管卷入征。

3. 鉴别诊断

肠道肿瘤，CT 重建有助于鉴别。

4. 特别提示

CT 扫描及重建对肠套叠有非常重要的价值，对原发病的检出也有重要意义。少部分坏死性肠炎所致及慢性肠套叠 CT 征象不典型，需密切结合临床。

（四）粘连性肠梗阻

1. 病理与临床表现

粘连性肠梗阻的诊断与治疗是临床上一个棘手问题，而能否及时正确诊断，对患者治疗效果甚至预后有重大影响。以往，肠梗阻的诊断一般依赖于传统 X 线平片，但螺旋 CT 的应用显著提高了粘连性肠梗阻的定性定位诊断正确率。主要继发于腹部手术后，由于以不全性肠梗阻为主，大部分病例临床症状较轻，以反复腹痛为主。

2. CT 表现

（1）梗阻近段的肠管扩张和远端肠塌陷。

（2）在梗阻部位可见移行带光滑。

（3）增强扫描肠壁局部延迟强化，但肠壁未见增厚。

（4）局部见"鸟嘴征"、粘连束带及假肿瘤征。

3. 鉴别诊断

其他原因所致肠梗阻，如肠道肿瘤、扭转等。

4. 特别提示

一些有反复不全性肠梗阻症状患者，行螺旋 CT 扫描及各种方法重组，对肠梗阻定性、定位诊断具有重要临床价值。

（五）肠内疝

1. 病理与临床表现

肠内疝是罕见的肠梗阻原因之一，及时正确诊断并进行手术治疗有利于抢救患者的生命。分先天性、后天性肠内疝两种。胚胎发育期，中肠的旋转与固定不正常将导致内疝。腹腔内会有一些腹膜隐窝或裂孔形成如十二指肠旁隐窝、回盲肠隐窝、回结肠隐窝、网膜孔（Winslow 孔）、肠系膜裂孔等。后天性小肠内疝常见胃空肠吻合术后（如 Roux-en-Y），上提的空肠袢与后腹膜间可形成间隙，另外还有末端回肠与横结肠吻合后形成系膜间隙等。一个正常的腹腔内并无压力差，肠管的各种运动（主要是蠕动）和肠内容物之重力作用以及人体位突然改变，而致使肠管脱入隐窝、裂孔或间隙，由于肠管的蠕动，进入孔洞的肠曲增多，无法自行退回则会发生嵌闭、扭转、绞窄，甚至坏死。部分内疝由于肠管的运动，可自行退回复位，这就是间断出现发作性或慢性腹痛的原因。小肠内疝临床表现不典型，一直以来，正确的术前诊断是难点和重点。

2. CT 表现

（1）左侧十二指肠旁疝：①胃、胰腺之间囊性或囊袋状肿块，重建观察与其余腹内肠管相连，为移位、聚集的小肠；②肠系膜血管异常征，包括肠系膜血管聚集、牵拉、扭转与充盈，肠系膜血管干左移或右移，超过一个主动脉宽度，并可见粗大的肠系膜血管进入病灶内；③肠系膜脂肪延伸进入病灶内；STS-MIP 观察有时可见疝口；其他肠段移位，可见十二指肠第四段受压移位。

（2）经肠系膜疝的主要征象：①肠管或肠袢聚集、移位及拥挤、拉伸及"鸟嘴征"，肠袢经肠系膜裂孔疝入后，继续蠕动进入更多肠袢，可以显示聚集拥挤的肠袢；②其附属肠系膜血管异常征，包括肠系膜血管聚集、牵拉、扭转与充盈等，上述征象在 STS-MIP 重建时可以观察到；③肠系膜脂肪延伸进入病灶内，可见附属于疝入肠袢的肠系膜脂肪受牵连进入；④其他肠段移位，原来位置的腹腔空虚及疝入小肠袢对该位置的肠管推移；⑤可见疝口；⑥并发肠扭转时，可以显示为肠管及附属肠系膜血管的"漩涡征"。

（3）其他继发性征象：①肠梗阻，位于疝口附近的近段肠管有梗阻扩张积液征象；②"靶征"，为疝入肠管缺血水肿所致；③腹腔积液，早期可较少，位于疝入侧的结肠隐窝内，后期可以明显增加，提示绞窄性梗阻甚至有坏死并弥漫性腹膜炎趋势。

3. 鉴别诊断

粘连性肠梗阻，肠扭转，左侧十二指肠旁疝和腔外型胃间质瘤进行鉴别肠道肿瘤、其他原因肠梗阻。

4．特别提示

螺旋 CT 扫描及 MPR、STS-MIP 重建对小肠内疝的诊断具有重要价值，在检查急腹症或肠梗阻患者时，发现肠管或肠袢聚集、移位及拥挤、拉伸及"鸟嘴征"，附属肠系膜血管有充盈、拥挤等异常征象，其他肠段移位等征象时，并且临床上有腹部手术史，尤其是Roux-en-Y 术式，或有慢性间歇性腹痛史，应该考虑到此病的可能。

（六）胆石性肠梗阻

1．病理与临床表现

胆石性肠梗阻于 1896 年由 Bouveret 报道，以胃的幽门部梗阻为特征，主要是指由于胆结石（多数为较大的胆囊结石）通过胆肠瘘移行在胃的远侧部分或十二指肠近侧部分，所造成的胃肠输出段的梗阻石性肠梗阻是临床上极为少见的肠梗阻类型；已经发现许多较小的胆结石通过胆囊与十二指肠之间瘘管后，可以滑入小肠而引起小肠梗阻。患者有胆囊结石及慢性胆囊炎病史，临床症状和体征缺乏特异性，主要包括恶心、呕吐和腹上区疼痛等非特异性表现。

2．CT 表现

确诊胆石性肠梗阻的直接征象：①肠腔内胆结石；②胆囊与消化道之间瘘管。

有直接征象①，以下任两种间接征象以上可以确诊为胆石性肠梗阻：①肠梗阻；②胆囊塌陷及胆囊与十二指肠之间边界不清；③胆囊和胆管积气。

3．鉴别诊断

须与肠石性肠梗阻、肿瘤性肠梗阻、粘连性肠梗阻相鉴别。

4．特别提示

胆石性肠梗阻是临床上极为少见的肠梗阻类型，由于胆石性肠梗阻发病年龄较大，并发症较多，手术的风险性也随之增加，据文献总结，其病死率可高达 33%。螺旋 CT 诊断胆石性肠梗阻上具有高度的敏感性和特异性。

（七）肠石性肠梗阻

1．病理与临床表现

肠石性肠梗阻的肠石的形成主要是因为某些食物中含有的鞣酸成分遇胃酸后形成胶状物质，胶状物质与蛋白质结合成为不溶于水的鞣酸蛋白，再有未消化的果皮、果核及植物纤维等相互凝集而成。肠石嵌入小肠引起肠石性肠梗阻。临床症状和体征同胆石性肠梗阻。

2．CT 表现

（1）大部分肠石 CT 上呈类圆形、相对低密度，有筛状结构及"气泡征"，与大肠内容物相似，但小肠内容物一般无此形态，增强无强化。

（2）肠梗阻的一般 CT 征象。

3. 鉴别诊断

须与胆石性肠梗阻、肿瘤性肠梗阻、粘连性肠梗阻、肠套叠相鉴别。

4. 特别提示

结合临床病史，螺旋 CT 在肠石性肠梗阻的定位、定性上具有高度的敏感性和特异性，为临床正确诊断与治疗提供重要依据。

二、肠道炎症

（一）克罗恩病

1. 病理与临床表现

小肠克罗恩病是一原因不明的疾病，多见于年轻人。表现为肉芽肿性病变，合并纤维化和溃疡。好发于末段回肠，同时常侵犯回肠和空肠。临床常表现为腹痛、慢性腹泻。

2. CT 表现

受累肠管的肠壁及肠系膜增厚，肠管狭窄，邻近淋巴结肿大和炎性软组织肿块，邻近腹腔内脓肿或瘘管形成。

3. 鉴别诊断

（1）肠结核：其他部位有结核病灶者有助于诊断，鉴别困难可行抗结核药物试验性治疗。

（2）肠淋巴瘤：小肠多发病灶，有腹腔淋巴结肿大，临床表现更明显。

（3）慢性溃疡性空回肠炎：肠管狭窄和扩张，临床上腹痛、腹泻明显。

4. 特别提示

小肠插管气钡双重造影是诊断克罗恩病的首选方法。CT 扫描的作用在于显示病变侵入腹腔的情况，可明确腹部包块的性质和腹腔内病变范围。

（二）肠结核

1. 病理与临床表现

肠结核好发于回盲部，也可见于空回肠和十二指肠，多见于青壮年人。以肠壁和相邻淋巴结的纤维化和炎症为特征。临床常表现为腹痛、腹泻和便秘交替、低热等。

2. CT 表现

病变肠管狭窄，肠壁增厚，邻近淋巴结肿大。若伴有结核性腹膜炎，则可显示腹腔积液和腹膜增厚。

3. 鉴别诊断

克罗恩病；肠淋巴瘤，增生型肠结核同淋巴瘤有时鉴别困难，淋巴瘤范围广，淋巴结肿大，肠道受压移位，伴有肝脾大。

4. 特别提示

小肠钡剂造影是诊断肠结核的主要方法。

三、肠道肿瘤

（一）小肠腺癌

1. 病理与临床表现

小肠腺癌肿瘤起源于肠黏膜上皮细胞，好发于十二指肠降段和空肠。多见于老年男性。病理上分肿块型和浸润狭窄型。肿瘤向腔内生长或沿肠壁浸润，产生梗阻症状。

2. CT 表现

肠壁局限性增厚或肿块形成，近段肠腔梗阻扩张，增强扫描病变不均质强化，可伴肠系膜淋巴结肿大。部分腺癌呈局部肠壁水肿增厚改变，但增强扫描有不均匀强化。

3. 鉴别诊断

（1）十二指肠布伦纳腺增生：增强扫描为均匀一致，同肠壁表现相仿。

（2）小肠淋巴瘤：病灶常呈多发改变。

4. 特别提示

小肠造影是诊断小肠肿瘤的常用方法。CT 有助于显示肿块大小、形态、范围以及同周围器官的关系、转移情况。必要时可行 CT 引导下穿刺活检。

（二）小肠淋巴瘤

1. 病理与临床表现

小肠淋巴瘤可原发于小肠，也可为全身淋巴瘤一部分。淋巴瘤起源于肠壁黏膜下层淋巴组织，向内浸润黏膜，使黏膜皱襞变平、僵硬，向外侵入浆膜层、系膜及淋巴结。临床常有高位肠梗阻症状。

2. CT 表现

肠壁增厚，肠腔狭窄，局部形成肿块，病变向肠腔内、外生长，增强扫描病变轻中度强化。肠系膜及后腹膜常受累。

3. 鉴别诊断

须与小肠腺癌、小肠克罗恩病等相鉴别。

4. 特别提示

小肠造影是诊断小肠肿瘤的常用方法。CT 有助于显示肿块大小、形态、范围以及同周围器官的关系、转移情况。必要时可行 CT 引导下穿刺活检。

（三）结肠癌

1. 病理与临床表现

结肠癌为常见消化道肿瘤，好发直肠及乙状结肠。病理多为腺癌，分增生型、浸润型、溃疡型。临床常有便血及肠梗阻症状。

2．CT 表现

结肠或直肠壁不规则增厚，累及部分或全周肠壁，肠腔内见分叶或菜花状肿块，晚期肠腔狭窄并侵犯浆膜，肠外脂肪层密度增高，周围淋巴结肿大。增强扫描病灶强化较明显。

3．鉴别诊断

（1）肠结核：病灶多同时累及盲肠、升结肠和回盲部，表现为管腔狭窄变形，三维重建有助于诊断。

（2）溃疡性结肠炎：常先累及直肠和左半结肠，病变呈连续状态，无明显肿块。

4．特别提示

在日常工作中，部分肠梗阻患者因梗阻存在，临床不能行内镜检查，常不能明确梗阻原因，进行 CT 检查，能较明确诊断结肠癌。

（陈　群）

第三节　阑尾疾病

一、CT 应用解剖

阑尾是从盲肠下端后内侧壁延伸出的一条细管状器官。其大小、形态和位置因人而异，一般长 5 ~ 7 cm，也偶有长达 20 cm 或短至 1 cm 者，在 CT 上正常的阑尾直径一般不超过 6 mm。阑尾是腹膜内位器官，由于阑尾系膜常较阑尾为短，致使阑尾多呈蜷曲状。

阑尾的位置主要取决于盲肠的位置，因此，在 CT 诊断中正确显示回盲部的解剖关系，就成为寻找阑尾的关键。阑尾的基底部与盲肠的位置关系比较固定，但其尖端所指的方向颇不一致，常见有回肠下位（盆腔位）、盲肠后位（结肠后位）、盲肠下位（髂窝位）、回肠前位、回肠后位。在诊断中还应注意，随着异位盲肠的发生，还可有以下几种阑尾位置异常：高位阑尾多位于肝脏下方；低位阑尾降入小骨盆腔内，与输尿管末端、膀胱和直肠相邻；盲肠后腹膜外阑尾（腰部阑尾）；位于左髂窝内或腹腔中部的阑尾。

阑尾动脉起自回结肠动脉，少数起自回结肠动脉的盲肠前支或后支，阑尾动脉在回肠后方进入阑尾系膜内，沿阑尾系膜的游离缘走行。阑尾动脉是无侧支的终末动脉，当血运障碍时容易发生阑尾坏死。阑尾静脉与同名动脉伴行，经回结肠静脉，肠系膜上静脉汇入门静脉。

阑尾的组织结构与结肠近似，由黏膜层、黏膜下层、肌层和浆膜构成，但肠腔较窄，肠壁相对较厚。黏膜层腺体中潘氏细胞和嗜银细胞较多。

阑尾周围被肠系膜脂肪包绕，尽管其结构细小且走行比较迂曲，但在 CT 检查中仍可被识别。当阑尾长轴与扫描层面平行时，表现为蚯蚓状、弯曲管状、细线状的软组织密度影，有时可见阑尾腔。当阑尾长轴与扫描层面垂直时，表现为中间密度略低的环状软组织影。当阑尾腔内有液体、对比剂、气体充盈时，更易于判定。静脉注射造影后，阑尾壁可见轻度强化。

当增厚的肾周筋膜邻近升结肠时，可出现与阑尾相似的 CT 表现，注意其与肾筋膜的连续性并与结肠后筋膜相连的特点，可与阑尾鉴别。阑尾周围的血管影，在 CT 平扫时，有时不易与蜷曲的阑尾相区别，增强扫描有助于鉴别。

二、CT 检查方法

阑尾的基底部与盲肠的位置关系较为固定，能否正确地显示回盲部的解剖结构，对于 CT 检查中判断阑尾有很大的影响，尤其是对于回盲部肿瘤和慢性炎症性病变，检查前的肠道准备非常重要。一般在检查前 2 ~ 6 小时，口服 2% ~ 4% 的含碘水溶性对比剂 800 mL，以对比剂到达回盲部并适度充盈为标准，必要时可通过透视来加以确定。有学者采用 2% ~ 4% 的含碘水溶性对比剂灌肠，可增加盲肠及阑尾的充盈率，同时又缩短了肠道准备时间。

如无禁忌证，可在检查前 5 ~ 10 分钟注射氢溴酸山莨菪碱或胰高血糖素，以抑制肠蠕动和降低肠壁张力。对于急性阑尾炎 CT 主要是用于非典型病例及并发症的诊断，Malone 等认为，即使不做肠道准备和非增强扫描，CT 诊断急性阑尾炎的准确率也能达到 93%，灵敏度可达到 87%，特异性可达到 97%。

多排螺旋 CT 常规扫描采用 5 mm 层厚逐层扫描，扫描范围包括第 3 腰椎水平至盆腔上部，必要时可扫至盆腔下部至耻骨联合，结合多平面重建技术可以清晰显示阑尾及其周围毗邻结构。对于急性阑尾炎患者，增强扫描并不作为常规要求，但对于肿瘤性病变、慢性回盲部炎性病变的诊断和鉴别诊断，增强扫描则能提供更多的诊断信息。多层螺旋 CT 的应用，较以往单排 CT 进一步提高了阑尾病变诊断的准确率，Rao 报道采用灌肠法进行螺旋 CT 检查，急性阑尾炎的诊断准确率可达 98%。

由于阑尾处于肠系膜和腹腔内脂肪的包绕之中，窗技术的运用，对于阑尾的显示是很有价值的，适当地增加窗宽和降低窗位，有助于提高阑尾的显示率。

三、阑尾炎

急性阑尾炎一般根据其典型的临床表现，简单的实验室检查，即可作出正确的临床诊断。但是，有近 1/3 的阑尾炎患者临床表现不典型，在诊断上存在一定的困难，对于这部分患者有必要通过影像学检查来明确诊断。此外，CT 还能在定位（如异位阑尾）、病程发展和并发症等方面，为选择合理的治疗方案提供帮助。

阑尾腔的阻塞和细菌感染是引起阑尾炎的主要因素。各种异物可造成阑尾腔的机械性阻塞；亦可因各种刺激引起阑尾痉挛，导致功能性阻塞。阑尾的机械性或功能性阻塞，加之阑尾蠕动障碍或血管神经失调造成阑尾黏膜的损害，细菌侵入黏膜引起阑尾炎。

急性阑尾炎有三种主要类型。①急性单纯性型：为早期阑尾炎，阑尾黏膜层或黏膜下层发生炎性水肿，阑尾轻度肿胀。②急性蜂窝织炎型：又称急性化脓性阑尾炎，炎症由表层向深层发展达肌层及浆膜层，阑尾高度肿胀，并可扩展至阑尾周围，引起阑尾周围炎及限局性腹膜炎。③急性坏疽型：炎症进展引起阑尾血运障碍，使阑尾发生坏死，常导致阑尾穿孔，引起阑尾周围脓肿或弥漫性腹膜炎。

慢性阑尾炎由于阑尾的慢性炎症细胞浸润和管壁纤维化，引起阑尾壁增厚、管腔狭窄甚至闭塞，病变的反复发作迁延，常伴有慢性盲肠周围炎及脓肿形成。

阵发性、转移性右下腹疼痛，压痛，反跳痛和肌紧张，特别是麦氏点的压痛、反跳痛为主要临床表现。可伴有胃肠道症状如恶心、呕吐等，炎症加重时可出现心率加快、口渴、发热等全身中毒症状。腹膜炎时可出现畏寒、高热及麻痹性肠梗阻。

CT 表现：阑尾炎的初期，由于仅为黏膜层和黏膜下层的炎症，而阑尾并无明显的增粗，此时 CT 很难作出正确诊断。

急性阑尾炎的 CT 直接征象是阑尾形态的异常，表现为阑尾的肿大增粗（直径 > 6 mm）和阑尾壁的增厚，增粗的阑尾边缘模糊，密度轻度增高。阑尾周围可见少量液体渗出。阑尾管状结构消失，阑尾壁与周围的炎症分界不清。

约 70% 的病例伴有阑尾盲肠周围炎，CT 表现为右耻区阑尾区及盲肠周围结缔组织模糊，周围脂肪密度增加，脂肪内出现条索状密度影，并可伴有盲肠壁的局部增厚，甚至引起结肠后筋膜的增厚和结节样隆起。当局部炎症被网膜包裹时，可形成类似肿块的影像，有时须与肿瘤鉴别。

阑尾周围脓肿是阑尾炎的另一较常见的 CT 表现，由阑尾穿孔所致。脓肿一般较局限，呈团块状影，中心为液体形成的低密度，壁较厚且厚薄不均，有时脓肿内可出现液气平面。脓肿形成的肿块大小不一，直径多为 2 ~ 10 cm，常见于右髂区结肠近端、盆腔、升结肠后和右结肠旁沟。

阑尾内出现钙化和阑尾石对于阑尾炎的诊断有重要意义，钙化呈点状、结节状或指环状的高密度影。当发现钙化或阑尾石，同时合并有阑尾周围炎的改变时，即使 CT 未见到阑尾的其他异常，也可以诊断为阑尾炎。

慢性阑尾炎主要是阑尾及盲肠周围的慢性炎症表现，阑尾可有不同程度的增粗，阑尾腔闭塞，阑尾边缘毛糙，多伴有钙化或阑尾石。慢性阑尾炎反复发生形成的脓肿包块，可与盲肠周围的筋膜、腹膜粘连，使之增厚，密度增加，包块还可对周围器官产生压迫，使其变形和移位。

值得注意的是，当 CT 上有盲肠周围炎和脓肿形成或蜂窝织炎的改变而无阑尾异常时，则只能怀疑而不能诊断阑尾炎，因为盲肠区的其他炎症也可出现这些表现。

四、阑尾肿瘤

（一）阑尾黏液囊肿

黏液囊肿是由于阑尾腔的闭塞，造成黏液的异常积聚，导致阑尾的扩大而形成的囊性肿块。阑尾的黏液囊肿可分为三种类型：单纯潴留囊肿，黏液囊腺瘤，黏液囊腺癌。以往认为阑尾炎后纤维组织增生，引起阑尾腔的闭塞或其他原因如肠石等造成阑尾腔的阻塞是黏液囊肿形成的基础。近年来的研究发现阑尾上皮的不典型增生与黏液囊肿产生有密切关系。囊肿内的黏液成分可以是稀薄的水样物质，也可为黏稠的胶冻样物质。黏液刺激囊壁出现慢性炎症，容易引起囊壁钙化。黏液囊肿破裂进入腹腔，可造成腹膜种植形成假性黏液瘤，一般认为只有恶性的黏液囊肿才会出现这种情况。

此病临床表现缺乏特异性，20%的患者无临床症状。主要表现为右下腹痛，压痛，可触及包块，极少数的情况下，可引起肠套叠。

（二）CT 表现

黏液囊肿的典型 CT 表现为右下腹阑尾区的囊性肿块影，呈局限性的圆形或肾形软组织肿块影，具有一定的移动性，其基底部与盲肠相连，其内容物从水样密度至软组织密度，CT 值 0 ~ 30 HU。肿块可部分套入盲肠内，呈同心圆状表现。囊壁薄，轮廓光滑规则，囊壁可有点状或弧状钙化，有时可见囊内有分隔。口服肠道对比剂不能充盈阑尾腔。

黏液球囊肿是黏液囊肿的一种变异，占 0.35% ~ 0.80%，在病理学上可见阑尾内充盈许多固态的半透明的球状小体。当黏液球囊肿钙化时，可见多发的小球状高密度影，大小较为相似，直径 1 ~ 10 mm，变换体位扫描可见小球在囊肿内移动。黏液球囊肿的发病机制并不确切，多认为与黏膜腺体的炎症和黏液蛋白的化学反应有关。

阑尾囊肿的周围一般不伴有炎症或脓肿，这一点可区别于急性阑尾炎。在 CT 上回盲部解剖结构的充分显示是获得正确诊断的前提。当右下腹囊性肿块内伴有腔内气体时，应注意区分是黏液囊肿合并感染还是脓肿，缺乏周围的炎症和出现曲线状的囊壁钙化对于诊断黏液囊肿有重要的意义；而阑尾脓肿可出现在多个部位，壁较厚且厚薄不均，钙化多呈点状，有时可见位于阑尾腔内的肠石。

黏液囊腺瘤和囊腺癌直径一般较大，囊壁不规则并可出现壁结节，增强扫描可见囊壁和结节的强化，可出现腹膜的种植转移，形成假黏液瘤，CT 显示腹腔积液，CT 值 5 ~ 20 HU，与漏出液相似或密度稍高于后者，肝缘、腹壁、肠袢可以见到腹膜种植形成的压迹，肠间距增宽，肠袢分离。黏蛋白结节可以出现钙化。

（杨欣欣）

第七章 肝胆胰脾疾病影像学诊疗

第一节 肝脏疾病

一、原发性肝癌

（一）概述

原发性肝癌为我国常见的恶性肿瘤之一，我国恶性肿瘤的发病率排序中，肝癌在男性居第三位，在女性居第四位。近年来世界肝癌发病率有上升趋势，每年死于肝癌者全球约25万人，我国约10万人，为此肝癌研究受到了广泛重视。

（二）病理

在 Eggel 于 1901 年提出的巨块型、结节型和弥漫型 3 型分类的基础上，国内肝癌病理协作组结合国内诊治现状，提出下列分类。

1. 块状型

单块状、融合块状或多块状，直径 ≥ 5 cm。

2. 结节型

单结节、融合结节或多结节，直径 < 5 cm。

3. 弥漫型

弥漫型指小的瘤结节弥漫分布于全肝，标本外观难以与单纯的肝硬化相区别。

4. 小癌型

目前国际上尚无统一的诊断标准，我国肝癌病理协作组的标准是：单个癌结节最大直径 ≤ 3 cm，多个癌结节数目不超过 2 个，且最大直径总和应 ≤ 3 cm。

以上分型均可有多发病灶，可能为多中心病灶或主病灶在肝内的转移子灶，在诊断时应予注意。肝癌的细胞类型有肝细胞型、胆管细胞型与混合型，纤维板层样肝癌为肝细胞癌的一种特殊类型。肝癌转移以血行转移最常见，淋巴途径其次，主要是肝门区和胰头周围淋巴结，种植性转移少见。我国的肝细胞癌病例 50% ~ 90% 合并肝硬化，而 30% ~ 50% 为肝硬化并发肝癌。

（三）临床表现

亚临床期肝癌（Ⅰ期）常无症状和体征，常在定期体检时被发现。中、晚期肝癌（Ⅱ~Ⅲ期）以肝区痛、腹胀、腹块、食欲缺乏、消瘦乏力等最常见，其次可有发热、腹泻、黄疸、腹腔积液和出血等表现。可并发肝癌结节破裂出血、消化道出血和肝性脑病等。70% ~ 90% 的肝癌甲胎蛋白（AFP）阳性。

（四）MRI 表现

磁共振检查见肝内肿瘤，于 T_1WI 表现为低信号，T_2WI 为高信号，肝癌的瘤块内可有囊变、坏死、出血、脂肪变性和纤维间隔等改变，而致肝癌信号强度不均匀，表现为 T_1WI 的低信号中可混杂有不同强度的高信号，而 T_2WI 的高信号中可混杂有不同强度的低信号。有时肿瘤有包膜存在，表现为低于肿瘤及正常肝组织的低信号影，在 T_1WI 上显示清楚。肿瘤周围于 T_2WI 上可见高信号水肿区。肿瘤还可压迫、推移邻近的血管，肝癌累及血管者约 30%，表现为门静脉、肝静脉和下腔静脉瘤栓形成，而致正常流动效应消失，瘤栓在 T_1WI 上呈较高信号，而在 T_2WI 上信号较低。静脉瘤栓、假包膜和瘤周水肿为肝癌的 MRI 特征性表现，如出现应高度怀疑为肝癌。注射 Gd-DTPA 后，肝癌实质部分略有异常对比增强。小肝癌 T_1WI 信号略低但均匀，T_2WI 呈中等信号强度，注射 Gd-DTPA 后可见一强化晕。肝癌碘油栓塞化疗术后，由于脂质聚积于肿瘤内，T_1WI 和 T_2WI 均表现为高信号；但栓塞引起的肿瘤坏死、液化，T_1WI 为低信号，T_2WI 为高信号。

（五）诊断

（1）有肝炎或肝硬化病史，AFP 阳性。
（2）MRI 检查见肝内肿瘤，T_1WI 呈低信号，T_2WI 信号不规则增高，可呈高低混杂信号。
（3）可见静脉瘤栓、假包膜和瘤周水肿。
（4）Gd-DTPA 增强扫描肿瘤有轻度异常对比增强。
（5）可见肝硬化门脉高压征象。

二、肝转移瘤

（一）概述

肝脏是转移瘤的好发部位之一，人体任何部位的恶性肿瘤，均可经门静脉、肝动脉或淋巴途径转移到肝脏。消化系统脏器的恶性肿瘤主要由门脉转移至肝脏，其中以胃癌和胰腺癌最为常见，乳腺癌和肺癌为经肝动脉途径转移中最常见的。肝转移瘤预后较差。

（二）病理

肝转移瘤多数为转移癌，少数为转移性肉瘤。转移癌的大小、数目和形态多变，以多个结节灶较普遍，也可形成巨块。组织学特征与原发癌相似，癌灶血供的多少与原发性肿瘤有一定关系，多数为少血供，少数血供丰富。病灶周围一般无假包膜，亦不发生肝内血管侵犯。转移灶可发生坏死、囊变、出血和钙化。

（三）临床表现

肝转移瘤早期无明显症状或体征，或被原发性肿瘤症状掩盖。一旦出现临床症状，病灶常已较大或较多，其表现与原发性肝癌相仿。少数原发性癌症状不明显，而以肝转移瘤为首发症状，包括肝区疼痛、乏力、消瘦等，无特异性。

（四）MRI 表现

多数肝转移瘤 T_1 与 T_2 延长，故在 T_1WI 为低信号，T_2WI 为高信号，瘤块内常发生坏死、囊变、出血、脂肪浸润、纤维化和钙化等改变，因此，信号强度不均匀。形态多不规则，边缘多不锐利，多发者大小不等。如转移瘤中心出现坏死，则在 T_1WI 上肿瘤中心出现更低信号强度区，而在 T_2WI 上坏死区的信号强度高于肿瘤组织的信号强度，此称为"靶征"或"牛眼征"，多见于转移瘤；有时肿瘤周围在 T_2WI 上出现高信号强度"晕征"，可能系转移瘤周围并发水肿或多血管特点所致。转移瘤不直接侵犯肝内血管，但可压迫肝内血管，使之狭窄或闭塞，造成肝叶或肝段的梗死，在 T_1WI 上，梗死部位同肿瘤一样呈低信号强度，在 T_2WI 上其信号强度增高。某些肿瘤（如黑色素瘤）的转移多呈出血性转移，在 T_1 和 T_2 加权像上均表现为高信号强度病灶；而胃肠道癌等血供少的肿瘤，于 T_2WI 上转移瘤的信号可比周围肝实质还低。Gd-DTPA 增强扫描在诊断上帮助不大，注射 Gd-DTPA 后，肿瘤周围的水肿组织及肿瘤内部坏死不显示增强。

（五）诊断

（1）多数有原发性恶性肿瘤病史。

（2）MRI 检查见肝内大小不等、形态不一、边缘不锐的多发病灶，T_1WI 呈低信号，T_2WI 呈高信号，信号强度不均匀。多无假包膜和血管受侵。

（3）可见"靶征"或"牛眼征""晕征"。

三、肝硬化

（一）概述

肝硬化是以广泛结缔组织增生为特征的一类慢性肝病，病因复杂，如肝炎、乙醇和药物中毒、淤胆淤血等，国内以乙肝为主要病因。

（二）病理

肝细胞大量坏死，正常肝组织代偿性增生形成许多再生结节，同时伴肝内广泛纤维化致小叶结构紊乱，肝脏收缩，体积缩小。组织学上常见到直径 0.2 ~ 2 cm 的再生结节。肝硬化进而引起门脉高压、脾大、门体侧支循环建立，以及出现腹腔积液等。

（三）临床表现

早期肝功能代偿良好，可无症状，以后逐渐出现一些非特异性症状，如恶心、呕吐、消化不良、乏力、体重下降等；中、晚期可出现不同程度肝功能不全表现，如低蛋白血症、黄疸和门静脉高压等。

（四）MRI 表现

MRI 检查可以充分反映肝硬化的大体病理形态变化，如肝脏体积缩小或增大，左叶、尾叶增大，各叶之间比例失调，肝裂增宽，肝表面呈结节状、波浪状甚至驼峰样改变。单纯的肝硬化较少发现信号强度的异常，但并发的脂肪变性和肝炎等可形成不均匀的信号，有时硬化结节由于脂变区的三酰甘油增多，在 T_1WI 上出现信号强度升高。无脂肪变性的单纯再生结节，在 T_2WI 表现为低信号，其机制与再生结节中含铁血黄素沉着或纤维间隔有关。肝外改变可见腹腔积液，肝外门静脉系统扩张增粗、脾大等提示门静脉高压征象，门脉与体循环之间的侧支循环 MRI 亦能很好地显示。

（五）诊断

（1）有引起肝硬化的临床病史，不同程度的肝功能异常。

（2）MRI 检查示肝脏体积缩小，肝各叶比例失调，肝裂增宽，外缘波浪状，有或无信号异常。

（3）脾大、腹腔积液、门静脉系统扩张等。

（黄茗勇）

第二节　胆囊疾病

一、胆囊结石伴单纯性胆囊炎

（一）病理与临床表现

胆囊结石伴单纯性胆囊炎，急性胆囊炎病理改变是胆囊壁充血水肿及炎性渗出，严重者胆囊壁坏死或穿孔形成胆瘘，常合并结石。临床常有慢性胆囊炎或胆囊结石病史，症状为右上腹疼痛，放射至右肩，为持续性疼痛并阵发性绞痛，伴畏寒、呕吐。

（二）CT 表现

CT 平扫示胆囊增大，直径＞15 mm，胆囊壁弥漫性增厚超过 3 mm，常见胆囊结石；增强扫描增厚胆囊壁明显均匀强化。胆囊窝可有积液，若胆囊壁坏死穿孔，可见液平面（图 7-1）。

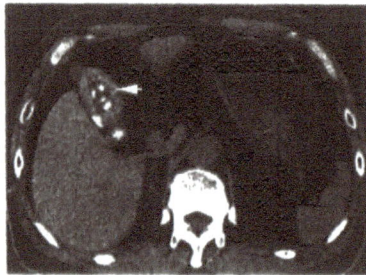

图 7-1　胆囊结石伴单纯性胆囊炎 CT 表现

注　CT 检查示胆囊壁明显增厚，胆囊内见多发小结节状高密度结石。

（三）鉴别诊断

慢性胆囊炎；胆囊癌，胆囊癌常表现为胆囊壁不规则增厚，伴相邻肝脏浸润。

（四）特别提示

超声检查为急性胆囊炎、胆囊结石最常用检查方法。CT 显示胆囊窝积液、胆囊穿孔及气肿性胆囊炎方面有较高价值。

二、黄色肉芽肿性胆囊炎

（一）病理与临床表现

黄色肉芽肿性胆囊炎（XGC）是一种以胆囊慢性炎症为基础，伴有胆汁肉芽肿形成，重度增生性纤维化，以及泡沫状组织细胞为特征的炎性疾病。常见于女性，患者常有慢性胆囊炎或结石病史，临床表现与普通胆囊炎相似。

（二）CT 表现

（1）不同程度的胆囊壁增厚，弥漫性或局限性，胆囊增大。

（2）胆囊壁可见大小不一、数目不等的圆形或椭圆形低密度灶，病灶可融合，增强无明显强化。胆囊壁轻、中度强化。

（3）可显示黏膜线。

（4）胆囊周围侵犯征象，胆囊结石或钙化（图 7-2）。

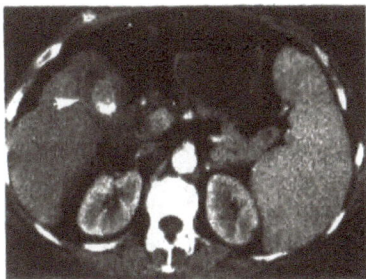

图 7-2　黄色肉芽肿性胆囊炎 CT 表现

注　CT 检查示胆囊壁弥漫性不均性增厚，中央层可见低密度，呈"夹心饼干征"。胆囊壁轻中度强化，胆囊腔内见高密度结石，胆囊窝模糊不清。

（三）鉴别诊断

胆囊癌，急性水肿或坏死性胆囊炎，鉴别困难。

（四）特别提示

CT 常易误诊为胆囊癌伴周围侵犯。诊断需由切除的胆囊做病理检查后才能最终确诊。

三、胆囊癌

（一）病理与临床表现

胆囊癌病因不明，可能与胆囊结石及慢性胆囊炎长期刺激有关。多见于中老年人，以女性多见，早期无明显症状，进展期表现为右上腹持续性疼痛、黄疸、消瘦、肝大及腹部包块。约 80% 合并胆囊结石，70% ~ 90% 为腺癌，80% 呈浸润性生长。晚期肿瘤侵犯肝脏、十二指肠、结肠肝曲等周围器官，可通过肝动脉、门静脉及胆道远处转移。

（二）CT 表现

分胆囊壁增厚型、腔内型、肿块型和弥漫浸润型。表现为胆囊壁不规则性增厚或腔内肿块，CT 增强扫描明显强化，常并胆管受压扩张，邻近肝组织受侵表现为低密度区（图 7-3）。

（三）鉴别诊断

有时与慢性胆囊炎或胆囊腺肌增生症鉴别困难。

（四）特别提示

CT 虽然在诊断胆囊癌上很有价值，但有一定的局限性，如早期胆囊癌，CT 易漏诊；而晚期胆囊癌，CT 不易区分肿瘤来源；胆囊癌胆管内播散不易发现等。

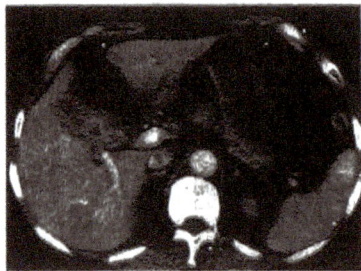

图 7-3 胆囊癌侵犯局部肝脏的 CT 表现

注 CT 增强扫描可见胆囊正常结构消失，胆囊壁不规则增厚伴延迟不均匀强化，局部肝脏可见受累。

（黄茗勇）

第三节 胰腺疾病

一、慢性胰腺炎

（一）病理与临床表现

慢性胰腺炎又称慢性复发性胰腺炎，是一种反复发作的渐进性的胰腺广泛纤维化病变。多发生于 30 ~ 50 岁，男性多于女性。发病原因可由急性胰腺炎迁延所致，亦可与自身免疫、胆管结石、胆管感染、慢性乙醇中毒、外伤、相邻器官炎症侵袭等因素有关。近年研究资料表明，长期饮酒导致慢性胰腺炎者占 38.8%，胆源性者占 27.9%。其病理变化主要是小叶周围和腺泡间的纤维化，伴局灶性坏死和钙化。病理改变轻重不一，胰腺形态可以正常，亦可质地变硬呈结节状，或明显缩小，钙质沉着。胰管常有多发性狭窄和囊状扩张，管腔不规则，管内常有结石或钙化，往往形成囊肿。在重症病例，腺泡和胰岛组织破坏、萎缩和消失，以致胰液和胰岛素分泌减少。

复发性胰腺炎急性期，胰腺呈充血、水肿、坏死等类似急性胰腺炎的病理改变。

胰头部慢性局限性胰腺炎（FP）是慢性胰腺炎的一种特殊类型，又称沟部胰腺炎，多呈隐匿性发病，炎症的持续发展可形成胰头局限性肿物，表现为梗阻性黄疸和胰头占位，邻近的门静脉可有缩窄，与胰腺癌难以区别。

临床表现：由于病理变化不一致，临床表现有轻有重。轻者有慢性发作性上腹痛和消化道症状，其发作频率逐渐增加，没有代谢紊乱。重症和晚期病例，由于胰腺组织严重损毁，除有腹痛、呕吐等症状外，可引起糖尿病以及脂肪泻和体重减轻、消瘦等吸收不良综合征的临床表现。胰头部纤维化严重的病例可阻塞胆总管发生持续或间歇性黄疸。腹部 X 线平片可见胰腺区沿胰管分布的钙化斑点，ERCP 可显示胰管狭窄或呈不规则串珠状扩张及结石。

（二）超声影像学表现

1. 胰腺萎缩或局限性肿大

病程早期或急性发作期可表现为胰腺弥漫性或局限性肿大，但不如急性胰腺炎严重。胰腺形态呈"香肠状"，亦可轻度不规则，有的局部凸起，边缘不整齐，与周围组织界限不明确，后方衰减明显，但胰周血管无侵犯、包绕，多数无明显肿大的淋巴结。少数患者至病程后期，胰腺轮廓缩小而较难显示。

2. 胰腺实质回声增高分布不均

由于腺泡和胰岛萎缩，代之以纤维和脂肪组织而表现为粗糙的点状不规则高回声，其回声强度与胰腺纤维化病变过程一致。胰腺实质内钙质沉着引起胰腺钙化，产生粗大的致密强回声，较大的钙化灶可伴有声影。少数病程早期及急性发作期可出现不均匀，较粗糙的低回声。

3. 胰管扩张及胰腺结石

主胰管不规则扩张，管腔粗细不均，迂曲或呈囊状，管壁不规则或呈断续的高回声，主胰管内结石呈圆形或弧形强光团，可伴声影。

4. 胰腺假性囊肿

根据病理改变分为假性囊肿和潴留囊肿两类：假性囊肿较大，位于胰腺浅表面；潴留囊肿较小，位于胰管附近。表现为透声肿块，内有碎屑或合并感染、出血时可有点状回声。发现胰管与囊肿相通或管腔内检出结石是慢性胰腺炎的特征性声像图表现。

5. 胆管扩张及胆结石

有 50% 以上的慢性胰腺炎合并胆管结石。慢性胰腺炎时，纤维化胰腺组织压迫造成胰腺段胆总管狭窄；胰头部局限性炎性肿块及胆总管结石，均可引起梗阻部位以上的胆管扩张。

（三）鉴别诊断

1. 正确辨认胰腺回声增高

胰腺回声强度受仪器调试和前方介质的声阻抗特性影响较大。应注意适当调节总增益和深度补偿，根据胰腺深度调节聚焦，结合前方组织的回声强度综合分析。饮水后或有腹腔积液存在时胰腺回声增高；胰腺纤维组织增生、脂肪浸润均使胰腺回声增高，需与慢性胰腺炎区别。但前者胰腺实质回声分布较均匀，无胰管扩张；而后者回声粗糙，分布不均匀，结合其他临床资料可以鉴别。

2. 与胰腺癌鉴别

局限性胰腺癌与慢性胰腺炎的局限性肿块声像图相似，鉴别点参见胰腺癌。少数弥漫性胰腺癌表现分布不均匀、粗大的、不规则高回声，与慢性胰腺炎的声像图表现相似。但前者胰腺形态明显失常，边缘不规则，后方声衰减明显，胰周血管受压、移位、浸润等征象均有别于后者。声像图鉴别困难者须结合病史和临床资料，必要时做超声引导细针穿刺细胞学检查以资鉴别。

二、胰腺癌

（一）病理与临床表现

胰腺癌是消化系统常见的恶性肿瘤，男性多见，40 岁以上好发，病变在胰腺头颈部占半数以上，胰腺体尾部约占 1/4，其余为弥漫性或全胰癌。组织学类型主要为导管细胞腺癌，占 90% 以上，系从导管的立方上皮细胞发生而来，其特点为长成致密的纤维性硬癌或硬纤维癌，肿瘤硬实，切面灰白色，浸润性强，无明显界限。少见黏液性囊腺癌和腺泡细胞癌。

胰腺癌转移途径如下。①胰内扩展，早期即可穿破胰管壁弥漫浸润，沿胰管上皮呈乳头状增生、膨胀型生长。②胰周组织浸润，体尾部癌较胰头癌更易发生胰外浸润，其中以胃肠道浸润发生率最高，是胰腺癌术后局部复发的重要原因之一。③淋巴转移，是早期最主要的转移途径。手术切除的胰腺癌，其淋巴结转移率即高达 75% ~ 88%，直径 < 2.0 cm 的胰腺癌，39% 已发生淋巴转移。④神经转移，癌细胞首先侵及胰内神经，进而沿神经束

扩散至胰外神经丛，是胰腺癌特有的转移方式。⑤血行转移与腹膜种植。胰腺癌的浸润和转移可以引起胰管、胆管和胆囊扩张，周围大血管的侵犯和阻塞，肠系膜受累，淋巴结肿大以及肝转移等病理征象。

胰腺癌早期无明显症状，就诊时往往已属晚期，初发症状大多是上腹痛、黄疸和消化道症状，其后出现体重减轻、梗阻性黄疸的表现以及顽固性腰背疼痛等症状。

（二）超声影像学表现

1. 直接征象

（1）胰腺形态异常：显示肿块相应部位局限性肿大、膨出，前后径 > 3.0 cm；弥漫性胰腺癌者胰腺可呈弥漫性肿大而形态失常；少数早期较小的胰腺癌仅可使胰腺轮廓线向前突出，胰腺形状可无明显改变；肿瘤较大时整个胰腺呈不规则性肿大。

（2）肿块形状与边缘：显示为不规整的分叶状或不规则形状的团块，边界清楚，向周围呈"蟹足样"或"锯齿样"浸润。直径在 2.0 cm 以下的较小的胰腺癌多呈圆形或椭圆形，无包膜，轮廓边界清楚。弥漫性胰腺癌轮廓不规则，边缘不整。

（3）肿块的回声特点：大多数呈局部低回声或仅有少许散在光点，部分呈粗大不规则性光斑、光团。组织学分类的少见型胰腺癌，如黏液腺癌等整个肿块呈致密高回声，其间混杂小液性暗区。在胰腺癌合并胰腺炎或胰管结石时显示为强回声。

（4）肿块后方回声：多数有衰减现象，肿块后方边界显示不清或出现声影。黏液腺癌后方显示回声增高，小胰癌后方回声无衰减。

2. 间接征象

（1）胰管扩张：大多数胰头癌胰管受肿瘤压迫和侵犯呈不同程度的均匀性扩张，典型病例可显示自梗阻端至胰尾的全程像，管壁平滑或呈"串珠状"。某些病例可见胰管被肿块截断或堵塞。当肿块较大，尤其累及胰体部时，胰管受侵蚀及压迫，而不被显示。

（2）胆管扩张：胰头癌常以"围管浸润"方式侵犯胆总管胰腺段，引起梗阻水平以上的胆管和胆囊扩张。临床和实验研究均证明，胆系扩张先于黄疸出现，超声显示胆系扩张，可以发现黄疸前的早期胰腺癌。发生于钩突部或向胰颈部生长的胰头癌不累及胆总管者，胆管系统可不扩张。

（3）胰腺周围脏器、血管挤压征：晚期肿块较大时，周围脏器可受推挤移位。如胰头癌使十二指肠弯扩大，肝脏受挤压移位。邻近静脉受压变形、狭窄和闭塞，动脉则多见移位。

（4）CDFI 显示血管走行异常，血流紊乱，瘤体内可测及短线状、斑点状彩色血流，为高阻动脉频谱，瘤体周围可见彩色绕行血流。下腔静脉轻度受压时管腔变窄，出现湍流信号。门静脉和肠系膜上静脉受累是更晚的表现，可见血管移位变窄、闭塞，远端淤胀和出现侧支循环，脾大等。有时受累的静脉腔内可出现低回声栓子，如血管受侵犯管腔完全闭塞时，表现为肿块区域周围结构欠清晰，而邻近血管不显示，而应用彩色多普勒能量图（CDE）可以更清楚地显示肿瘤与周围血管的关系。

（5）超声造影：对比剂增强模式为肿块周边增强，内部有不规则无增强区，造影开始增强时间晚于胰腺实质，而开始减退时间早于胰腺实质，呈晚进快出特点。

（6）转移征象：胰腺癌淋巴结转移发生较早，常于腹膜后，胰腺后方，腹主动脉和下腔静脉的周围以及肝门，脾门附近显示圆形或卵圆形的多发结节，直径多在 1 ~ 2 cm，呈弱或中等回声。胰腺癌血行播散常见的是肝转移，为肝内多发的高回声结节或靶环样结节。

（三）鉴别诊断

1. 局限性胰腺炎

慢性局限性胰腺炎声像图表现与胰腺癌十分相似。但与胰腺癌在肿块结构和胰管扩张等方面具有差别。炎症肿块边界模糊不清，肿块内可见胰管结构，或出现"胰管穿入征"，胰管呈不规则扩张或节段性扩张，不一定延及胰尾。而胰腺癌肿块边界较清楚，胰管被肿块截断，扩张的胰管可一直延及胰尾。并应结合临床分析，凡有下列情况者，可在保守治疗的同时短期随访，观察肿块大小变化，或在超声引导下细针穿刺活检：①年龄较轻；②腹痛病史较长，但体重无明显下降；③胰腺肿块伴有胰管扩张而无胆总管扩张；④临床不出现黄疸；⑤有急性胰腺炎、胆系感染、饮酒或外伤史；应考虑局限性慢性胰腺炎。

2. 淋巴瘤

淋巴瘤多发于脾、腹主动脉周围，亦可侵犯胰腺。超声表现为胰腺弥漫性增大，无高回声边缘，胰管不显示，胰腺弥漫弱回声，与周围脂肪高回声边界分明，CDFI 可显示点状血流信号。腹膜后淋巴瘤呈弱回声或接近无回声的圆形结节，或可融合成分叶状大肿块。淋巴瘤者胆管、胰管均无扩张，可使肠系膜上动、静脉向前移位，而胰腺癌则使之向后移位。胰头钩突部肿瘤亦可使肠系膜上静脉向前移位，但淋巴瘤可在全身其他部位见多发病灶，且常伴脾大，均有助于鉴别。

3. 胰腺周围肿块

胃癌可直接浸润胰腺或经淋巴管扩散至胰腺周围淋巴结，胆管、胰管亦可扩张，超声鉴别诊断困难，须结合病史及胃部其他检查结果诊断。

肝癌胃底淋巴结转移时亦可见胰头部圆形低回声结节，但边界清晰，可在肝脏发现原发灶。

双侧肾上腺均位于腹膜后并邻近胰腺，胰尾部大的肿瘤须与左肾上腺肿瘤鉴别，胰头癌则应与右侧肾上腺肿瘤鉴别。胰腺肿瘤可使下腔静脉向后移位，而肾上腺肿瘤则使下腔静脉向前移位，是其重要的区别点。

（四）胰腺癌的早期诊断

近年来，胰腺癌的发病率呈上升趋势，早期诊断困难。目前手术切除率为 15% ~ 20%，切除后 5 年生存率为 10% 左右。而胰腺癌直径＜ 3 cm 者，手术切除率可达 88% ～ 90%，早期胰腺癌手术后 5 年生存率可达 41% ～ 50%。胰腺癌的早期诊断可从以下几方面入手。

1. 发现高危人群

国内通过对胰腺癌患者首发症状调查认为：40 岁以上，无诱因上腹痛，饱胀不适，食欲缺乏、乏力、消瘦、腹泻、腰背痛和黄疸；慢性胰腺炎患者；突发性糖尿病患者，尤其是不典型糖尿病，缺乏糖尿病家族史，无肥胖，很快形成胰岛素抵抗者；以及远端胃大部切除，特别是术后 20 年以上者为胰腺癌的高危人群。

2. 肿瘤相关抗原和癌基因测定

系利用单克隆抗体技术发现肿瘤细胞分泌或表达的异常抗原。目前，用于诊断胰腺癌的肿瘤标志物有 10 余种，如癌胚抗原（CEA），胰癌胚抗原（POA）、CA199、CA50 等，其中以 CA199 的诊断价值较高，阳性率可达 79.8%。文献报道，联合检测 CA199 与其他多种肿瘤标志物，可提高早期诊断的敏感性和特异性。

近年应用 PCR 直接测序技术检测 ERCP 获取的胰液或细针穿刺取材，检测有无基因突变。K-ras 基因突变是肿瘤的早期表现，在胰腺癌中的突变率最高，可在 90% 以上，对胰腺癌的诊断较涂片细胞学检查的阳性率高，可作为早期诊断和鉴别诊断的可靠分子生物学指标。

3. 影像学检查筛选

胰腺癌的影像学检查有超声、CT、ERCP、MR、MRCP 等，多组非联合性影像学检查比较研究认为，超声内镜和 ERCP 最佳，尤其对于＜ 3 cm 小胰腺癌的诊断，超声内镜较其他影像学检查更具优点，对病灶的显示率可达 100%。

三、壶腹部癌

（一）病理与临床表现

壶腹部癌来自十二指肠乳头或胆总管壶腹部，与胰头癌合称为壶腹周围癌。两者均可引起胆管梗阻，出现梗阻性黄疸。但壶腹癌出现黄疸早，患者较早就医，手术切除率和 5 年生存率均高于胰头癌。其大体形态呈硬结状、息肉状，可伴溃疡和浸润性肿块。病理组织类型以腺癌多见，其次是乳头状癌、黏液癌等。癌肿呈浸润性发展，易发生溃烂、坏死与脱落，较早阻塞胆总管和胰管引起黄疸。常见的转移方式有直接蔓延至胰头、区域淋巴结转移和肝转移。

临床表现：多见于 40 岁以上男性，较早出现黄疸，呈进行性加重。持续性背部隐痛，顽固的脂肪性腹泻，因癌性溃疡常伴消化道出血，继之发生贫血。亦可出现低血糖或血糖过高。

（二）超声影像学表现

（1）肿块位于胆总管末端，胰头右下方，圆形，直径多为 1 ~ 3 cm。突入十二指肠腔内者，胃肠减张饮水后可清楚显示腔内肿块。

（2）肿块实质性，边缘不规则，内部回声多数增高或呈混合回声。在无液体临界时可表现为低回声，有的病例由于乳头开口处溃疡坏死等改变，可在弱回声块中心出现高回声。

（3）胆总管和胰管均扩张，即"双管扩张征"。胆总管和胰管扩张的程度和显示长度均大于胰头癌病例。

（4）胰头部无明显异常。

（5）CDFI 显示肿块内斑点状彩色血流，PD 测及高阻动脉频谱。

（三）鉴别诊断

1. 胰头癌

在壶腹周围癌中，胰头癌与壶腹部癌，共同表现为肝外胆管梗阻和胆总管下段实质性肿块。但两者的病变部位、病理形态和超声物理学特性方面的差异，决定了其回声特点的不同。

胰头癌发生在胰腺头、颈部，质地坚硬，切面致密，边界不清，呈不规则的蟹足状，可广泛浸润周围组织。当声波通过坚硬的肿瘤组织时，形成乱反射或散射现象，声能明显吸收衰减。因此，肿瘤内部呈现低水平回声，后方有衰减区，其边缘不规则，下腔静脉受压变窄，肠系膜上动、静脉被推挤移位，扩张的胆总管显示较短。

壶腹部癌位于十二指肠壶腹区，多呈息肉型或浸润溃疡型，呈膨胀性生长，间质组织反应轻，声衰减不明显。因此，超声检查多在十二指肠降部与胰头右缘之间测及，肿块较小，回声增高，而胰腺外形不引起改变，周围血管无压迫征象，扩张的胆总管显示长度大于 8.0 cm。

2. 胆总管下端结石

胆总管下端泥沙样结石及黏稠的胆泥堆积常呈中度回声，且声影浅淡颇似软组织肿块，如结石嵌顿于胆总管下端，局部组织水肿亦可引起胰管扩张而呈"双管扩张征"易导致误诊。但该高回声团边缘光滑规整，仔细观察可见浅淡声影，利用改变体位，局部加压探测发现其移动或变形的特征有助于鉴别。

3. 胆总管下段癌

胆总管下段癌多为单个，亦可多发以及弥漫浸润，超声显示扩张胆总管远端软组织肿块，呈低或中等回声，不伴声影，边缘不规则，与胆总管壁不易区分，胆总管壁增厚，硬化变形，无胰管扩张。

4. 胆总管或壶腹部炎性狭窄

胆总管或壶腹部炎性狭窄，胆总管扩张程度较壶腹癌轻，管壁增厚，末端无肿块显示。

四、胰腺囊性病变

胰腺囊肿分为真性胰腺囊肿与假性胰腺囊肿两类。由于医学影像学的发展与临床广泛应用，许多较小的胰腺囊肿和胰腺囊性肿瘤可以在无临床症状时被发现。

（一）真性囊肿

1. 病理与临床表现

真性囊肿由胰腺组织本身形成，囊肿发生在胰腺内，一般较小，囊壁来自腺管或腺泡上皮组织。囊肿较大时可突出于胰腺外，失去原来胰腺囊壁的结构，而难与假性囊肿区别。真性囊肿分为以下两种。

（1）先天性囊肿：因胰腺导管，腺泡发育异常所致，多见于小儿，与遗传因素有关。如皮样囊肿、囊性纤维症等。囊肿较小，呈单房或多房，先天性多囊胰常伴多囊肝或多囊肾。

（2）后天性囊肿：①潴留性囊肿，为较常见的真性囊肿，由于胰腺炎症，胰管狭窄或阻塞引起胰液潴留而形成，多为单发，体积不大，位于主胰管附近的胰实质内；②增生性囊肿，包括胰腺囊腺瘤、囊腺癌；③寄生虫性囊肿，主要为发生于胰腺的包虫囊肿。

2. 超声影像学表现

（1）先天性囊肿：①胰腺实质中单个或多发的圆形或椭圆形无回声区，边界清楚，后壁回声增高；②多发密集的小囊肿往往不能显示其液性囊腔，仅表现为胰腺实质回声增高而不均匀；③如胰腺呈多囊结构，并显示有多囊肝、多囊肾时即可诊断为先天性多囊胰；④胰腺囊性纤维症时胰腺大小正常或变小，亦可完全萎缩，胰腺部分被脂肪组织取代而表现为部分性或弥漫性高回声。

（2）潴留性囊肿：①显示胰腺实质内无回声囊肿；②有时可见囊肿与扩张的胰管相通；③慢性胰腺炎的超声征象，如胰腺组织回声不规则增高、分布不均等。

（3）增生性囊肿：见胰腺囊腺瘤和囊腺癌。

（4）寄生虫性囊肿为胰腺内透声性囊肿：①圆形、壁厚、清晰、回声增高；②内部呈无回声；③如有子囊或头节可见囊壁有高回声突起或囊中的子囊。

（二）假性囊肿

1. 病理与临床表现

胰腺假性囊肿是继发于胰腺炎或胰腺损伤后的并发症。急性水肿性和出血坏死性胰腺炎的囊肿，超声检出率分别为 3.6% 和 28.6%，慢性胰腺炎的囊肿检出率为 9%～28%。儿童胰腺假性囊肿的病因约 60% 是胰腺创伤所致，早期胰腺损伤常被忽视。

急性胰腺炎或胰腺外伤后，胰腺局部组织坏死，渗血、渗液、胰液外溢等，积聚在网膜囊内被周围纤维组织包裹，形成的纤维壁没有上皮细胞覆盖，而成为假性囊肿。囊肿形成一般在 2 周以上，囊壁成熟则需 4 ~ 6 周，囊壁厚薄和时间成正比。囊肿的大小与原发病的严重程度以及胰管的梗阻程度有关。大的囊肿囊内液量可达上千毫升，呈碱性，淀粉酶含量一般很高。

临床表现：①上腹包块，由于占位和囊内炎症而感上腹胀满，持续性上腹疼痛以及季肋、腰、背部牵涉痛；②周围器官压迫症状，较大的囊肿可压迫胃及十二指肠引起上腹不适，胰头部囊肿可压迫胆总管引起黄疸；③消耗症状，患者可有间歇发热、消瘦、体重下降等。有 10% ~ 20% 的假性囊肿可以自行吸收，有的可因囊肿与胰管相通囊液经胰管引流入肠道而消失。对 6 周以后持续存在的囊肿，需引流处理，5% ~ 15% 的假性囊肿可发生自发性破裂。

2. 超声影像学表现

（1）胰腺或胰周部位圆形或椭圆形无回声区，边界清晰光滑，与胰腺关系密切，后壁回声增高，可有侧方声影。囊肿巨大时可挤压周围器官，使其受压移位，也可使胰腺失去正常形态。

（2）囊壁完整：呈致密的包膜高回声。早期因囊壁不成熟，其边缘显示模糊或不完整。

（3）囊内大多数为无回声，当有少量坏死组织碎屑存在，其中可见散在点状低、中度回声。若囊内有较多坏死组织或合并感染、出血时，则出现多发点状或斑片状高回声。

（4）假性囊肿自发性破裂时，患者突然腹痛，超声显示囊肿变小，壁不完整及腹腔积液。

（三）胰腺囊腺瘤与囊腺癌

1. 病理与临床表现

胰腺囊腺瘤与囊腺癌非常少见，是由导管上皮发生的增生性囊肿，统称为胰腺囊性肿瘤。好发于胰腺体、尾部。可分为以下几种。

（1）微囊肿性浆液性囊腺瘤：囊肿较小，囊内不形成乳头，无恶变倾向。

（2）巨囊肿性黏液性囊腺瘤：囊肿较大，呈不规则圆形或分叶状，包膜完整，囊壁较厚，为 0.2 ~ 1.0 cm，有的胰管侧支囊样扩张形成。切面呈多房或蜂窝状，各囊间为纤维结缔组织形成间隔，厚薄不一，内壁可见乳头状结节突起。有恶变成为囊腺癌的倾向。胰腺囊腺瘤的囊腔与胰管不通，囊液中淀粉酶含量不高。

（3）胰腺囊腺癌：较为罕见，呈多囊腔，囊壁细胞呈柱状或乳头状生长，伸到腔内，甚至充满囊腔。通常向肝内转移。

临床表现：多见于中年女性，早期多无症状，偶尔发现时，肿块已经较大，主要表现为上腹痛，闷胀或上腹不适，也可因压迫周围脏器引起背痛、胃痛。压迫脾静脉者可出现脾大。

2. 超声影像学表现

（1）微囊肿性囊腺瘤：①大多位于胰腺体、尾部，呈蜂窝状不可数多囊结构，各小囊直径 ≤ 2 cm；②显示高回声边缘，肿块区域出现密集不均的高回声斑点，其间为多发的圆形无回声区；③较小的囊肿可表现为类似实质性肿块的高回声或低回声灶，但后方回声增高为其特征。

（2）巨囊肿性囊腺瘤：①肿块呈类圆形或分叶状，包膜完整，囊壁轮廓清楚；②内为无回声，呈多房结构，间隔较厚回声较高；③囊壁可有乳头状结构向腔内突出，内纤维间质常形成可钙化的中心星状痕；④位于胰头部的囊腺瘤可压迫胆管引起胆管梗阻。

（3）下列情况有恶变为囊腺癌的可能：①肿块较大，形态不规则；②囊壁轮廓线模糊残缺；③向腔内突出的肿块较大、④ CDFI 在肿瘤实体部分或周边显示动脉血流信号；⑤如发现其他部位转移病灶则可提示胰腺囊腺癌。

3. 鉴别诊断

超声检出胰腺囊性病变的敏感性和准确性均较高，根据超声影像学特点，有时可进一步确定囊肿的病因。但当囊肿较大、声像图表现无特异性时，超声诊断比较困难，在鉴别诊断中应注意以下情况。

（1）判明囊肿来源。

1）有时胰腺囊肿可与含液性器官及非胰腺部位囊肿混淆，如胰头部囊肿与胆囊、肝脏及右肾的囊肿；胰体部囊肿与胃内积液、网膜囊内积液；胰尾部囊肿与脾及左肾或肾上腺囊肿等。探测中应做多方向连续追踪观察，必要时饮水充盈胃和十二指肠，有助于判断囊肿来源。

2）腹膜后实质均质性肿瘤（如淋巴瘤、平滑肌肉瘤）：可以表现与胰腺囊肿相似的声像图。腹膜后肿瘤可使胰腺及邻近血管位置偏移，应注意观察其毗邻关系，寻找来源器官，鉴别困难时应做超声引导下穿刺检查，并结合临床和其他影像学检查予以鉴别。

（2）胰腺囊腺瘤与假性囊肿鉴别：胰腺囊腺瘤有恶变倾向，治疗上不宜做任何外引流或内引流，而胰腺假性囊肿待囊壁成熟时则应及时引流治疗，两者的鉴别十分重要。囊腺瘤起病隐匿，囊肿呈多房结构，囊壁可有乳头状突起，中心间质呈高回声星状痕。假性囊肿多有胰腺炎或外伤史，均呈较大单囊，因而，对于无明显胰腺炎和外伤病史的胰腺囊性病变，必须考虑到囊性肿瘤的可能。必要时超声引导下细针穿刺抽取囊内液检测以资鉴别。

（3）胰腺囊腺瘤与囊腺癌鉴别：胰腺囊腺瘤与囊腺癌的临床与超声表现极为相似，声像图难以区分良、恶性。应用超声引导下穿刺或手术中吸取囊液进行实验室检查可对囊肿性质进行鉴别。

（赵莹莹）

第四节 脾疾病

一、脾占位病变

脾占位病变相对不常见，且种类繁多，其鉴别诊断比较难。CT 检查，尤其是增强 CT 在脾病变的诊断中有重要价值。本节以脾占位病变内囊实性成分为主要鉴别征象进行分析。常见的脾囊性占位病变包括脾囊肿、脾血肿（创伤性因素）、脾梗死，少见的脾囊性占位病变包括脾的转移瘤和淋巴瘤、脾脓肿（化脓菌感染、念珠菌感染、卡氏肺囊虫病）、脾结核、表皮样囊肿、皮样囊肿、包虫囊肿、脾囊性淋巴管瘤等。脾实性或囊实性占位病变较常见的包括脾淋巴瘤、脾转移瘤（尤其多见于乳腺癌、肺癌、卵巢癌、黑素瘤等），脾外伤和梗死也可表现为实性病变，少见的病变包括结节病、感染或脓肿、原发性脾肿瘤，如脾血管瘤（海绵状血管瘤、毛细血管瘤）、脾错构瘤、脾血管肉瘤等以及紫癜病。

（一）脾囊性占位病变

1. 脾囊肿

（1）临床表现：脾囊肿是脾脏组织的囊性病变，可分为寄生虫囊肿（如棘球蚴虫囊肿）和非寄生虫囊肿两大类，后者又分为真性和假性囊肿。

1）假性囊肿：脾囊肿最常见的是脾外伤后脾血肿演变成的脾囊肿，亦可因脾感染演变而成，偶尔因胰腺炎时胰酶消化作用形成脾囊肿，这些囊肿壁无内衬上皮细胞，故称为脾假性囊肿。其形成过程是外伤引起脾血肿，血肿被包裹，血液被吸收，周围形成纤维性囊壁，囊液不断蓄积，逐渐形成浆液性孤立性囊肿，囊肿可以很大，囊壁无内皮细胞被覆，其内常含血液。比先天性脾囊肿多见，占脾囊肿的 80% 左右。一般有外伤史，晚期可发生钙化。

2）寄生虫性囊肿：以棘球蚴性囊肿多见，常与肝或肺棘球蚴囊肿同时存在，多见于牧区。临床表现多不明显，中青年多见，初期可无症状，随着囊肿增大可扪及左上腹肿块，出现腹胀、腹痛，囊肿位于脾上缘的可有膈肌抬高及呼吸系统症状。

3）真性囊肿：即原发性囊肿，根据囊壁细胞被覆的不同分为上皮性囊肿（如表皮样囊肿）和内皮细胞性或间皮细胞性囊肿（如单纯性囊肿），囊壁被覆有分泌功能的上皮细胞。上皮性囊肿，属于先天性异常，多起源于淋巴管或血管。脾囊肿小时多无症状，较大时多有腹痛、腹胀、乏力、消化不良或腹部肿块。

（2）CT 表现：约 80% 脾囊肿为单发，少数多发，多呈大小不一、边界清楚的圆形或类圆形液性低密度灶，密度均匀，CT 值约为 10 HU，囊壁菲薄，多无钙化，少数囊壁可见弧状钙化，增强扫描显示病灶内部及囊壁无强化，边界更清晰。外伤性囊肿由于出血和机化，囊内可见混合性密度。

包虫囊肿分为单纯型和多子囊型。①单纯型包虫囊肿多表现为脾内类圆形、密度均匀的囊性病灶，不强化，由纤细的内囊壁及较厚的外囊壁形成的双层囊壁为特征性表现；②多子囊型包虫囊肿多表现为母囊内或母囊周充满子囊，且子囊密度总是低于母囊，此征象较有诊断价值。囊壁钙化多见，呈新月形或环形，厚薄不均，增强扫描囊内无强化。"囊中囊"是其特征性改变，当囊肿内囊破裂时，可见内外囊分离，有空气进入囊性病灶内，呈"水上浮莲征"改变。

（3）鉴别诊断。

1）脾脓肿：主要以高热、寒战、腹痛、白细胞增多为主要特点，是全身感染的一部分。平扫时呈单发或多发性囊或囊实性、类圆形低密度灶，有较厚的壁，壁有分层现象，内壁大多光滑，但也可不光滑，其内可有气液平面和（或）分层现象。增强延迟扫描时脓肿中央无强化，囊壁有较均一的强化，与正常脾组织分界清楚。结合临床病史及体征可资鉴别。

2）脾囊性淋巴管瘤：淋巴管瘤为淋巴系统的先天性良性畸形，多见于颈部及腋窝，也可见于脾。一般无症状，可单发或多发，囊壁薄，其内可有淋巴液，CT 表现为脾增大，可见单个或多个液性低密度灶，CT 值为 1 ~ 30 HU，边缘清楚或模糊，病灶内可见粗大的间隔，增强扫描示病灶周边及内部粗大间隔可见轻度强化。

3）囊性转移瘤：少见，多为血行转移，以肺癌、乳腺癌、前列腺癌转移多见。主要是肿瘤的液化、坏死。CT 表现为脾内单发或多发类圆形囊性或囊实性病灶，边缘可清楚或不清楚。根据病史及临床表现，大多数脾囊性转移灶与脾囊肿可以鉴别，且囊性转移瘤囊壁往往较厚且有强化，内缘多欠规则，部分可见壁结节，典型者呈"牛眼征"或"靶征"。而脾囊肿囊壁菲薄，增强扫描囊内及囊壁均无强化。

4）脾的皮样囊肿：是较为罕见的脾肿瘤样病变，一般认为由脾胚芽发育异常，呈瘤样膨胀形成，该病发展缓慢。CT 表现多单发，大小不一，直径可达数毫米以上，囊壁可出现钙化。诊断需依靠病理组织学检查。

2. 脾血肿

（1）临床表现：脾血肿多继发于外伤性病变，部分血肿可继发于脾内肿瘤性病变。脾为最易发生外伤的器官，血肿可发生脾包膜下、脾实质内和脾周围出血。脾损伤一般分完全性破裂、中心性破裂和脾包膜下破裂。完全性破裂表现为脾撕裂伤、腹腔或脾周积血，如只发现位于脾周的血凝块，则提示邻近脾实质的损伤。腹腔积血易进入肾前间隙，以左侧明显，往往容易合并失血性休克。中心破裂主要表现为脾内血肿，脾体积增大，易发生迟发性脾破裂，这类患者临床症状多不典型，临床医师易忽略而造成失血性休克。脾包膜下破裂一般可保守治疗，对血肿较大、脾向内移位较明显者需手术治疗。

（2）CT表现。

1）脾血肿：多表现为脾体积稍大，形态不规则。脾内血肿密度随时间而变化。新鲜血肿的密度与脾的密度相等或稍高于脾的密度。随时间的推移，由于血红蛋白的减少和血肿水容量增加，血肿密度逐渐降低。故脾内可见呈圆形、椭圆形或不规则形低密度影，等密度或混杂密度影。脾内等密度血肿不易发现，增强检查可提高脾内等密度血肿的检出率。正常脾组织强化而血肿不强化，可以清楚显示血肿大小、形态及占位效应，部分原为高密度的血肿，在增强扫描时，由于脾密度明显升高，血肿显示低密度影。脾破裂伴活动性动脉出血时，增强后扫描可以显示明显强化区。

2）脾破裂：表现为脾边缘不光整，可见不规则低密度影通过脾实质，脾外密度不均匀，CT值多大于60 HU，脾周血凝块的发现可提示脾破裂的存在；脾破裂出血多储积于左侧结肠旁沟或肝肾间隙间。

3）包膜下血肿：脾损伤中最为多见，脾边缘新月形或圆形稍突出于脾实质的等密度或稍高密度影。

（3）鉴别诊断。

1）脾囊肿：表现为密度均匀、边界清楚的低密度影，可单发或多发，有时边缘可有蛋壳或弧线样钙化，CT值较血管瘤和淋巴管瘤均低，为水样密度，增强无强化。

2）脾囊性转移瘤：CT表现为脾内单发或多发类圆形囊性或囊实性病灶，边缘可清楚或不清楚。有原发病史及临床表现。

3. 脾脓肿

（1）临床表现：脾脓肿少见，多为继发性疾病。常有其他器官疾病，多见于成年人，儿童多见于免疫力低下者。多为血行感染所致，少数为外伤梗死引起。约95%的脾脓肿有高热寒战、脾区持续性疼痛、腹膜刺激征、白细胞计数升高等临床表现。急性期可伴有不同程度邻近组织炎性浸润性改变，如胸腔积液、腹壁增厚、肾周筋膜增厚等，甚至可累及邻近脏器形成脓肿，慢性脾脓肿病理改变主要为坏死组织和纤维组织，临床表现无特异性。

（2）CT表现：平扫时呈单发或多发性囊或囊实性、圆形或类圆形低密度灶，也可呈单发分房状；有较厚的壁，壁有分层现象，内壁大多光滑，但也可不光滑，内可有气液平面和（或）分层现象。增强及延迟检查时可见脓肿中央呈无强化坏死低密度区，囊壁大多光整，但也可不光整，增强有较均匀的强化，与正常脾组织分界清楚，形成典型的"靶征"，可伴有脾周及膈下积液。脾脓肿有时可见脾内气液平面。

（3）鉴别诊断。

1）脾囊肿：CT平扫时呈圆形或类圆形低密度灶，边缘光滑，无明确的壁，增强后无强化。

2）脾血管瘤：CT 平扫时显示脾内低密度灶，边界不清，增强后病灶由周边向内逐步强化，延迟扫描显示病灶被对比剂充填。

3）脾淋巴管瘤：CT 平扫时显示脾大，其内有多个大小不一的圆形或不规则形的低密度灶，增强后动脉期病灶无明显强化，门静脉期及延迟扫描病灶仍为低密度灶，边界清楚。

4）脾错构瘤：较为罕见，CT 平扫为脾内低密度实质性单发占位病灶，轮廓不清，病灶中央可见星状或团块状粗糙钙化，内部可含脂肪组织，增强后肿块轻中度强化。

5）脾挫伤：多位于脾边缘，呈楔形，平扫及增强均无强化，多无占位效应。

4. 脾结核

（1）临床表现：脾结核非常少见，多为全身性结核的一部分，主要是结核分枝杆菌经血液播散在脾内形成结核性肉芽肿，结核结节融合、干酪样坏死、软化或液化，形成半流体或液体物质。脾结核常合并其他多脏器的结核。

（2）CT 表现：平扫多表现为脾增大，其中可见多发大小不等的不规则低密度灶，常可见病灶内或其附近有钙化病灶或钙化淋巴结，增强扫描显示病灶强化不明显，有时可见环形强化，脾门或腹膜后可见增大的淋巴结存在。

根据病理基础及发展过程的不同，脾结核分为以下几型。

1）粟粒结节型脾结核：渗出性病灶不吸收，可融合成结核结节，并发生干酪样坏死，直径多小于 2 cm。CT 表现为脾内多发斑点状或小蜂窝状密度减低影，边界清楚或模糊，病灶多无强化。部分病灶周围的肉芽组织可呈环状强化，内部坏死无强化。

2）脓肿型脾结核：表现为脾内单发或多发的较大圆形或椭圆形水样低密度灶，边缘清楚，密度均匀。增强后见病灶边缘强化而内部不强化。

3）钙化型脾结核：多发生于结核病灶愈合过程中，CT 表现为脾内多发散在小斑点状钙化影，结节型脾结核钙化可表现为花环状，可同时伴有腹腔淋巴结增大、钙化及肝、胰腺、肾等多个器官的钙化。

（3）鉴别诊断：脾结核须与脾脓肿、脾血管瘤、淋巴瘤、囊性转移瘤相鉴别。

5. 脾淋巴管瘤

（1）临床表现：脾淋巴管瘤患者可无症状或感觉左上腹胀满、轻微胀痛。淋巴管瘤是一种少见的先天畸形，由囊性扩张的淋巴管形成，形成的原因为局部淋巴液引流受阻，使淋巴液积聚而形成囊性扩张。病理组织学上分为毛细血管型、海绵型和囊肿型，以囊性淋巴管瘤最常见。

（2）CT 表现：脾增大，其内见单个或多个液性低密度灶，CT 值为 10 ~ 30 HU，边缘清楚或模糊，病灶内可见粗大的间隔。增强扫描显示病灶周边及内部粗大间隔可见轻度强化。

（3）鉴别诊断：脾淋巴管瘤须与脾血管瘤、脾囊肿及转移瘤相鉴别。

（二）脾实性或囊实性占位

1. 脾血管瘤

（1）临床表现：脾血管瘤是最常见的脾良性肿瘤，约占脾原发性肿瘤的 50%。多发生于 30 ~ 60 岁。病理基础是脾血管组织的胚胎发育异常，多为扩张的海绵状或毛细血管构成。病理类型分为毛细血管瘤、海绵状血管瘤和混合性血管瘤，临床上以海绵状血管瘤多见。瘤体可分为结节型和弥漫型两种，脾血管瘤多呈结节状。肿瘤的边缘或中心有时可见蛋壳斑点状或沙砾状钙化。较大血管瘤偶可发生破裂。脾血管瘤临床表现无特异性，常因其他疾病检查时偶然发现，可单发或多发，较小者无症状，感觉胀痛不适者多为较大血管瘤。偶有合并贫血、腹水、血小板减少等。

（2）CT 表现：①均匀的团块，常较小，呈等密度或低密度，有清晰边缘；②多囊性团块，表现为一个与残余正常脾密度相等的肿块内多个水样密度区，水样密度影可能为坏死液化所致。有时可在边缘见到蛋壳样钙化，中心钙化呈斑点状。

CT 增强表现上，脾海绵状血管瘤与肝血管瘤类似，即早期表现为肿块边缘的结节状强化，继之向中心填充，最后呈等密度改变（即具有从病灶边缘强化并向中心充填的特征性表现），但并不完全相似，动脉期脾实质明显强化，病灶边缘更显清楚。随时间延长，脾实质强化逐渐减退，而病灶逐渐呈不同程度的强化，到延迟期才逐渐表现为等密度强化。脾海绵状血管瘤的此种强化表现之所以不完全等同于肝血管瘤，可能与增强早期脾实质明显强化的背景有关。因此，延迟期等密度强化这一征象对脾海绵状血管瘤的诊断更有特征性。有些脾血管瘤可不出现典型的先周边强化而后向中心充填的表现，可能与血窦的窦壁较厚而使对比剂难以进入窦腔有关。因此，脾肿瘤仅周边强化不能完全排除血管瘤的可能。

（3）鉴别诊断。

1）淋巴管瘤：两者均表现为边缘清楚的低密度影，但淋巴管瘤密度更低，接近于水，增强扫描无强化或强化不明显。

2）脾囊肿：表现为密度均匀、边界清楚的低密度影，可单发或多发，有时边缘可有蛋壳或弧线样钙化，CT 值较血管瘤和淋巴管瘤均低，为水样密度，增强无强化。

3）脾错构瘤：常单发，增强扫描多有不均匀强化，当脾血管瘤有钙化时易与其混淆，但脾血管瘤延迟等密度强化的特点可鉴别。

2. 脾错构瘤

（1）临床表现：脾错构瘤极少见，是正常脾组织异常混合排列组成，多为单发病变。多见于成人，儿童约占 14.3%。绝大多数患者无临床症状，而在体检或在尸检时偶尔发现。少数病例与血液系统有关，包括各类血细胞减少、贫血和血小板减少。

（2）CT 表现：平扫时为脾轮廓改变，脾内团块状低密度或等密度，边界欠清楚，少数伴有钙化及脂肪组织。发现钙化和脂肪组织的肿块为错构瘤的特征性表现，增强后早期病灶呈渐进性不均匀强化，延迟期均匀性强化，与脾实质等密度。

（3）鉴别诊断：脾错构瘤须与脾血管瘤、脾淋巴瘤、脾囊肿、脾转移瘤及脾血肿鉴别。

3. 脾淋巴瘤

（1）临床表现：脾淋巴瘤是脾最常见的恶性肿瘤，可以是全身淋巴瘤的晚期脾受累，也可以是脾脏原发恶性淋巴瘤，前者多见。脾是全身淋巴瘤最早受累的器官，在腹股沟、腋窝或锁骨上区等可触及增大的淋巴结，同时伴有白细胞、血小板减少。脾原发淋巴瘤罕见，其中87%患者年龄大于40岁，男性多于女性，以中老年人多见。

脾脏原发性恶性淋巴瘤的诊断标准：①脾大为首发症状；②肿瘤仅局限于脾内或伴脾门淋巴结累及，而腹腔或浅表淋巴结无肿大；③手术后6个月内无其他部位恶性淋巴瘤的证据。

脾淋巴瘤大多为B细胞型。原发和继发脾淋巴瘤大体病理表现相似，根据大体病理表现可分为4型：①均匀弥漫型，脾均匀弥漫增大，无明显肿块形成，瘤细胞弥漫或呈小结节状分布，直径小于1 mm；②粟粒结节型，病灶为1～5 mm；③多发肿块型，肿块直径为2～10 cm；④巨块型，肿块直径超过10 cm。

（2）CT表现：脾淋巴瘤的CT主要表现为脾大，伴脾内孤立或多发低密度占位，一般认为，脾大为主要的诊断依据。脾外可有增大淋巴结，或伴有其他脏器淋巴瘤，如肝淋巴瘤表现，也可有腹水，极少数可见脾破裂。

巨块型脾淋巴瘤表现为脾内孤立巨大占位，密度均匀，一般肿物内无出血、钙化，CT表现为脾内单发巨大低密度肿块，边缘不规则，增强后病灶不均匀强化。

多发肿块型表现为脾内多发低密度灶，圆形或类圆形，直径为2.0～10 cm，边界清楚或模糊，增强后强化不明显，与周围强化的脾实质相比病灶边界更清晰。多发结节型表现为脾大、脾内多发结节性类圆形低密度病灶，增强后整个病灶呈轻度均匀强化或边缘强化。

弥漫粟粒型常见于继发性脾淋巴瘤，CT表现多为非特异性，表现为脾弥漫性肿大，密度普遍降低，可有粟粒状低密度灶，呈粟粒小结节状均匀低密度灶，并呈轻度均匀强化。如病变太小，由于CT的空间分辨率而不能显示。

（3）鉴别诊断：脾淋巴瘤主要和表现为脾实性肿块的病变进行鉴别，鉴别困难时可行PET-CT检查或穿刺活组织检查。

1）血管瘤：平扫时示脾内低密度灶，边界不清，增强后呈渐进性均匀强化，由周边向内逐步强化，延迟扫描显示病灶被对比剂充填，呈等密度改变。

2）转移瘤：脾转移瘤常有明确的原发灶，多发生在全身广泛转移的晚期，一般出现脾转移时肝也已有转移。CT表现为脾大，脾内单发或多发低密度影，边界清楚或欠清晰，环形强化或无强化，伴有肝和其他脏器的转移及腹水。

3）脾原发性血管肉瘤：多数同时伴有肝转移瘤。CT见脾内大小不等单发或多发实性或不均匀囊实性混合密度肿块，增强扫描见脾内成簇状多发的不均匀强化区存在；此外，血管内皮肉瘤易破裂，引起脾包膜下积血或腹腔积血。

4. 脾转移瘤

（1）临床表现：脾转移瘤，指恶性实体瘤的脾转移，不包括起源于造血系统的肿瘤。发生率低，转移灶可为单发或多发结节，少数为弥漫浸润性。与肝转移瘤相比明显少见，多为血行转移，以肺癌、乳腺癌、前列腺癌转移多见。

（2）CT表现：表现多样化，缺乏特异性，常有以下几个特点。

1）脾无增大或轻度增大。

2）病灶边界清且大多分布在脾边缘部，可能与边缘部血管细、血流缓慢、癌栓易停留有关。

3）病灶以囊性为主，也可呈囊实性，增强后边缘及实质成分可见轻中度强化，来源于卵巢癌、结肠癌和恶性畸胎瘤的转移瘤偶可见点状钙化。

4）往往伴腹水及其他脏器转移。

（3）鉴别诊断。

1）脾淋巴瘤：多表现为脾增大，伴脾内弥漫、单发或多发低密度病变，边界不清，无钙化及出血，增强后常无强化或不均匀轻度强化，并常伴脾门及腹膜后淋巴结增大，化疗后病灶明显缩小。

2）脾原发性血管肉瘤：恶性度高，发现时多有肝转移，易囊变。多表现脾大、腹水。脾内见大小不等、单发或多发的实性或不均匀囊实性混合密度肿块，常有出血或钙化，边界清楚，增强扫描后可见脾内成簇状多发的强化区存在。

3）脾结核：表现为脾增大，脾内显示大小不等的不规则低密度灶，常可见钙化或钙化淋巴结，增强扫描后病灶强化不明显，脾门或腹膜后可见肿大的淋巴结。

5. 脾原发性血管肉瘤

（1）临床表现：脾原发性血管肉瘤又称为恶性血管内皮细胞瘤，发病率极低，但是最常见的脾原发恶性肿瘤。该瘤起源于脾窦内皮细胞，生长快，属于原发性非网状细胞性恶性肿瘤。多见于成人，临床表现为脾迅速增大，可有压痛、左上腹部闷胀不适，邻近器官受压可引起恶心、呕吐、腹胀、消化不良等症状，并可有体重下降、贫血、恶病质等。预后极差，半年生存率仅为20%，病灶较易发生瘤内出血，引起腹腔或包膜下出血，且易发生远处转移、肝转移等。本例具有较典型的症状，以脾迅速增大为特点，伴腹部胀痛、贫血、消瘦等，同时病史及查体未提示其他致脾功能亢进的疾病，也未发现任何门静脉高压的征象，提示脾原发性疾病的可能。

（2）CT 表现：多表现为脾大，常伴腹水。脾内大小不等单发或多发结节状肿块影，大多数为低密度影，常有出血或钙化，边界清楚，增强扫描后可见脾内成簇状多发的强化区存在。血管内皮肉瘤易破裂，引起脾包膜下积血或腹腔积血。

（3）鉴别诊断。

1）脾海绵状血管瘤：海绵状血管瘤内钙化体积大，增强扫描后呈充填趋势，随时间延长，病灶体积缩小且边界变清，而血管内皮肉瘤期内可出现片絮样强化，出现转移是本病的确诊依据。

2）脾淋巴瘤：多表现为脾增大，伴脾内弥漫多发或单发低密度病变，边界不清，无钙化及出血，增强后常无强化或不均匀轻度强化，并常伴脾门及腹膜后淋巴结增大。

3）转移瘤：脾转移瘤常有明确的原发灶，多发生在全身广泛转移的晚期，一般当脾转移时肝也已有转移。CT 表现为脾大，脾内单发或多发低密度影，边界清楚或欠清晰，环形强化或无强化，伴有肝和其他脏器的转移及腹水。

6. 脾恶性纤维组织细胞瘤

（1）临床表现：恶性纤维组织细胞瘤最常见的是四肢软组织，发生于脾的非常少见。主要由成纤维细胞和组织细胞组成，可发生于全身各个部位。在病理学上主要由纤维母细胞及组织细胞构成。纤维母细胞排列呈车辐状，还可见泡沫细胞和多核巨细胞。细胞异型性明显，核分裂象多见。恶性程度较高，切除后易复发和转移。临床表现主要是病变部位局部肿块，少数有发热、白细胞增多或血糖降低等。

（2）CT 表现：平扫时脾明显增大，肿瘤体积较大，呈软组织密度，内部可见低密度区，边界欠清晰，大小为 1 ~ 1.5 cm。增强动脉期肿块轻度强化，静脉期病灶进一步强化，延迟扫描强化降低，三期增强肿块强化均低于正常脾组织。肿块内部低密度灶多无强化。

（3）鉴别诊断：脾恶性纤维组织细胞瘤须与脾淋巴瘤、转移瘤、血管肉瘤及其他脾肉瘤相鉴别。

二、脾弥漫性增大

脾大作为脾病变的一个基本征象，在临床工作中经常遇到。确定脾大的诊断继而分析造成脾大的原因常能为临床提供足够的信息进行疾病诊断和鉴别诊断。在 CT 上确定脾大的标准是脾长径超过 5 个肋单元（相邻肋骨和肋间隙的宽度分别代表 1 个肋单元）、脾超过中线伸向右侧或者脾下极超过肝下极。

造成脾弥漫性增大的原因很多，包括血液系统疾病、感染性疾病、肿瘤及肿瘤样病变、门静脉高压症、贮积性疾病、外伤和其他一些病变。

（一）感染性病变

1. 脾结核

脾结核为感染脾初期产生渗出性病变脾的轻、中度肿大，密度稍低或不均，后期形成结节或钙化后脾大多不大。分为粟粒型、脓肿型和钙化型。粟粒型脾结核须注意与组织胞浆菌病、结节病、淋巴瘤、海绵状血管瘤等相鉴别；脓肿型脾结核须与淋巴瘤、转移瘤、脾脓肿相鉴别；钙化型脾结核须与组织胞浆菌病、多发错构瘤相鉴别。

2. 脾血吸虫病

（1）临床表现：早期脾大不明显，主要由于成虫的代谢产物引起的单核巨噬细胞增生所致。晚期主要由门静脉高压引起的脾淤血所致，此时可形成巨脾，重量可达 1 000 g，甚至可达 4 000 g。肉眼观察，脾质地坚韧，包膜增厚。切面呈暗红色，脾小梁清楚，脾小体多不明显，常见棕黄色的含铁小结，有时还可见多数梗死灶。镜下观察，脾窦扩张充血，窦内皮细胞及网状细胞增生，窦壁纤维组织增生而变宽。脾小体萎缩减少，单核巨噬细胞内可见血吸虫色素沉着。陈旧性出血灶伴有铁质及钙盐沉着和纤维组织增生，形成含铁结节。脾内偶见虫卵结节。

临床上可出现贫血、白细胞减少和血小板减少等脾功能亢进症状。急性血吸虫病的临床诊断标准：①发病前 2 周至 3 个月内有疫水接触史；②发热、肝大、外周血嗜酸性粒细胞增多，伴有肝区压痛、脾大、咳嗽、腹胀及腹泻；③粪检查出虫卵或毛蚴；④环卵、血凝、酶标记等血清学反应阳性。具备①、②为疑似病例；具备①、②、③为确诊病例；具备①、②、④可作临床诊断。

（2）CT 表现：脾弥漫性增大，与肝硬化有关，实质内可见条形、斑片状、网状等钙化影，增强后无明显变化。血吸虫肝病有其典型的 CT 表现：肝硬化征象，肝体积可以正常、增大或缩小，肝叶比例失调，其中以左叶增大最为多见；另外还可以见到脾大和腹水等门静脉高压等表现，肝实质内蟹足状钙化及包膜下钙化，汇管区扩大，门静脉系统的钙化，肠管和肠系膜的改变。

（3）鉴别诊断：结合临床病史，多可确诊，无须鉴别。

（二）肝炎后肝硬化脾大

（1）临床表现：肝炎后肝硬化脾大的主要机制是脾淤血。脾静脉直接流入门静脉，因此门静脉高压可使脾静脉回流受阻，单核巨噬细胞和纤维组织增生，脾淤血，从而使脾充血性肿大，并有脾功能亢进的现象，临床上称为"肝脾综合征"。

（2）CT 表现：脾弥漫性肿大，伴有肝硬化表现。典型肝硬化表现有：①肝缩小，密度不均匀或降低，外形呈结节状或分叶状改变；②肝叶比例失调，多表现为右叶萎缩，左叶外段和尾状叶代偿性增大，严重者肝叶彼此似乎分离；③肝裂增宽，肝门扩大；④继发性改变，包括脾大、腹水、门静脉系统血管扩张、迂曲和侧支循环血管扩张，如食管下段胃底周围及脾门出现结节状或团块状强化的血管影；利用二维或三维图像后处理可非常清晰显示这些迂曲的血管结构，有助于诊断。

（3）鉴别诊断。

1）特发性门静脉高压：与其病理为肝内窦前性门静脉纤维化与压力增高，临床表现为脾大、贫血、白细胞与血小板减少、胃肠道反复出血等。

2）晚期血吸虫病：有血吸虫疫区居住及感染史，同时伴有肝、肠道感染，肝内地图样纤维化表现及蟹足状钙化影。

3）布—加综合征：是由肝静脉和（或）其开口下段下腔静脉阻塞性病变引起的伴有或不伴有下腔静脉高压为特点的一种肝后性门静脉高压病。CT表现为肝弥漫性低密度或不均匀低密度，增强后在肝的中央部分出现斑片状强化，周边呈低密度；延迟扫描时密度逐渐趋于均匀而整个肝呈等密度改变；可伴有肝内外侧支血管。

（三）白血病

（1）临床表现：病理基础为肿瘤细胞增生和浸润、出血，被浸润组织的营养不良和坏死、继发感染等；脾内肿瘤细胞沿汇管区及血窦分布，在血管内淤积，脾红髓、脾小体内呈弥漫性浸润；肿瘤细胞不断增殖，可形成结节，并向邻近的组织浸润，引起出血，并压迫和破坏邻近组织形成肿块，从而形成弥漫性、结节样浸润及肿块样等不同CT表现。各种类型的急慢性白血病均可有脾大，其中急、慢性白血病引起脾大均以粒细胞型最多见，其次是淋巴细胞型、单核细胞型，慢性单核细胞白血病更少见。白血病的诊断主要依靠血常规和骨髓象检查。

临床上仍习惯把白血病分为两大类。一类为急性淋巴细胞白血病（急淋）。另一类为急性非淋巴细胞白血病（急非淋），此类又包括：①急性粒细胞白血病；②急性粒单细胞白血病；③急性单核细胞白血病；④红白血病；⑤巨核细胞白血病，各种白血病细胞浸润引起的脾大中以慢性粒细胞白血病最明显，其次是慢性淋巴细胞白血病；急性白血病中以淋巴细胞型较明显，其次是急性粒细胞白血病和急性单核细胞白血病。

（2）CT表现：脾弥漫性增大，弥漫性、多发结节性浸润为主要表现，平扫示实质内见弥漫性粟粒状低密度影，呈弥漫性分布，边缘模糊，增强后实质内弥漫性病灶及多发结节灶轻度强化或不强化，边界不清晰，部分病灶CT值较平扫增加仅10 HU左右，与肝脾实质相鉴别。

（3）鉴别诊断。

1）弥漫性、结节性浸润的脾疾病：应与多发性囊肿、窦岸细胞血管瘤、淋巴瘤、结节病、粟粒型结核、组织胞浆菌病等鉴别，血常规、骨髓象检查及结合临床表现是主要的诊断依据。

2）特发性血小板减少性紫癜：临床以自发性出血为主要症状，实验室检查血小板计数

小于 $100 \times 10^9/L$，出血时间延长，血块收缩不良，束臂试验阳性；骨髓象粒红系统正常，巨核细胞多增多，成熟未释放血小板的巨核细胞增多；血清中检查出血小板表面抗体，主要为 PAIgG，约 80% 增高，还可存在 IgA、IgM 抗体及补体。须排除其他引起血小板减少的疾病。

3）真性红细胞增多症：本病可达极度脾大。有三项特征：①面色砖红；②脾大；③红细胞数及血红蛋白量增多，凝血时间正常，出血时间正常或轻度延长。本病须与继发性红细胞增多症相鉴别。继发者常因缺氧或红细胞生成素异常增多所致，多有病因可查。

4）溶血性贫血：急性溶血性贫血时脾常有轻度增大；慢性溶血性贫血时脾常明显增大，有时可能为主要体征之一。脾大为轻度至中度，质较硬，无压痛。珠蛋白生成障碍性贫血的脾大在小儿可达极度增大，成年病例多属轻型。一般有轻度脾大溶血性贫血的一系列实验室检查，可提供诊断依据。

5）骨髓纤维化：极度脾大，做骨髓穿刺，骨质特别坚硬，且难以获得骨髓成分，提示本病诊断的可能性。骨髓活检可最后确诊。

6）脾功能亢进症：①外周血内中一种至多种血细胞减少；②骨髓造血细胞正常或增生并呈"成熟受阻"；③脾大可能达极度；④切除脾后血常规与骨髓象恢复正常。脾功能亢进有原发和继发两种类型：原发性者罕见，如原发性脾性全血细胞减少症，可能为先天性疾病；继发性者可起因于慢性感染、血液病、肝硬化、结缔组织病、类脂质沉着等。

7）再生障碍性贫血：诊断标准一般为"三低一高"（白细胞、红细胞、血小板计数降低，淋巴细胞计数升高）。再生障碍性贫血又分急性再生障碍性贫血和慢性再生障碍性贫血。

8）骨髓增生异常综合征：①临床表现以贫血症状为主，可兼有发热或出血；②血常规检查全细胞减少，或任一、二系细胞减少，可有巨大红细胞、巨大血小板、有核红细胞等病态造血表现；③骨髓象有三系或二系，或任一系血细胞的病态造血，或是淋巴样小巨核细胞；④除外其他伴有病态造血的疾病。

9）恶性组织细胞病：临床表现变化多端，缺乏特异性，易导致误诊，必须提高对本病的警惕。诊断应以临床表现为线索，以细胞形态学为依据。对有高热、肝脾大、全血细胞减少、进行性衰竭等基本临床表现者，须进一步通过骨髓穿刺、淋巴结活检或其他可疑病变的组织活检，找到形态学依据。若发现有较多异常组织细胞，则可确诊。

（赵　静）

第八章 肾、输尿管、膀胱疾病影像学诊疗

第一节 肾囊性病变

一、单纯肾囊肿

（一）病理与临床表现

单纯性肾囊肿是最常见的肾占位病变（成人中约占 62%），可能为局部缺血、间质纤维化、肾小管的阻塞扩张等引起。病理见囊肿单发或多发，起于肾皮质并突出于肾表面，少数位于髓质，囊壁内衬单层扁平上皮或立方上皮，囊液多透明，不与肾盂相通，钙化少见，部分囊肿可合并出血。临床上无症状，大多在体检时发现，较大的囊肿可压迫邻近组织，少数可引起血尿。

（二）CT 表现

1. 单纯性肾囊肿

可为单发或多发，位于肾内或凸出于肾表面，圆形或椭圆形，壁菲薄而光滑，内部呈均匀水样密度（CT 值为 –10 ~ 20 HU），边界清楚，无强化，诊断比较容易。增强扫描，尤其是薄层扫描能发现平扫不易显示的小囊肿。如果囊肿合并出血或感染，内部密度不均匀或呈高密度，增强扫描时囊内容无强化，与平扫时 CT 值相同。

2. 高密度囊肿

（1）出血性囊肿：单纯性肾囊肿合并出血时称为出血性肾囊肿，其出血通常为自发性，CT 表现与出血时间有关，急性出血为高密度（CT 值为 70 ~ 90 HU），亚急性或慢性出血为略高或等密度，密度均匀或不均匀（血凝块或碎屑），有时有分层现象。增强后病

灶无强化，边界清楚，可与其他实质性占位相鉴别。

（2）钙化性囊肿：单纯性囊肿合并出血或感染后可致囊肿壁钙化，其钙化的量和形态对鉴别诊断很有价值，良性囊肿的钙化多呈弧线形或环形，量少而细小，周围不伴有软组织成分，增强后无强化；肾癌等恶性病变的钙化，量多、厚而不规则，周围常伴有软组织成分，增强后周围有强化改变。另外，钙化性肾囊肿还须与肾包虫囊肿相鉴别，后者囊壁的钙化呈较厚的环状或块状，大囊内可见到不同程度的子囊影，增强扫描后显示囊壁有强化，常合并有肝棘球蚴病、肺棘球蚴病，结合临床病史及实验室检查可资鉴别。

（3）钙乳性囊肿：钙乳性囊肿是含微细钙粒子的混悬液存留于囊肿内或肾盏憩室内形成的，CT 平扫显示肾内密度均匀或不均匀圆形高密度病灶，可见钙液平面，当变动体位时，钙乳形成的半月形密度增高影始终位于病灶的最低处，增强扫描后病灶大都无明显强化。钙乳性囊肿应与急性出血性囊肿鉴别，钙乳性囊肿 CT 值常大于 100 HU，而出血性囊肿 CT 值小于 95 HU，并且没有随体位发生改变的征象。

（三）鉴别诊断

（1）肾血管平滑肌脂肪瘤：该病为良性实质性占位病变，内有脂肪成分，CT 上呈低密度影，CT 值常为负值，可结合超声及 MRI 图像进行鉴别。

（2）囊性肾癌：囊壁局部或普遍增厚，不规则，有壁结节，囊壁及壁结节有强化。

（3）肾积水：肾影增大，有集合系统的扩张、梗阻性征象。

二、肾盂源性囊肿与肾盏憩室

（一）病理与临床表现

有学者认为肾盂源性囊肿与肾盏憩室是同一病变，但两者病理基础不同，肾盂源性囊肿是先天性输尿管芽发育异常形成的囊肿，而后者多由于后天性肾盏颈部肌肉功能紊乱、痉挛、纤维化，进而发生狭窄阻塞造成远端肾盏扩大、分离而成为憩室，其狭窄段成为憩室与原肾盏之间相通的细管。两者临床均一般无症状，当继发感染或合并结石时，可出现患侧肾区疼痛、血尿或间断性脓尿，而肾功能多正常。

（二）CT 表现

两者平扫时呈圆形或类圆形水样低密度灶，边缘光整，内可见钙化灶；其中肾盂源性囊肿多较大，直径为 2～5 cm，可使肾盂肾盏受压，发病部位多在肾盏远端肾髓质内；肾盏憩室囊较小，约 1.5 cm。肾盏憩室囊壁具有分泌功能，而肾盂源性囊肿多无此功能，增强扫描两者均无强化，延迟排泄期扫描肾盏憩室内可见对比剂进入呈高密度，而憩室内对比剂排出不畅，滞留时间较长；两者有时均可见到与肾盏相通的细管影。肾盂源囊肿合并结石并不少见，且有囊肿大小与结石大小不成比例的特点。

（三）鉴别诊断

（1）肾结核：结核性空洞肾盏边缘模糊，肾小盏可见虫噬样破坏，CT 扫描可见空洞形状不规则，壁较厚，周边常有钙化。

（2）肾囊肿：肾实质内边界清楚的圆形、椭圆形囊性占位，壁薄而均匀，与肾盂肾盏不相通，增强后无强化。

三、肾盂旁囊肿

（一）病理与临床表现

肾盂旁囊肿属于肾实质外肾囊肿的一种，Amis 等提出将起源于肾窦的囊肿命名为肾盂周围囊肿，而把起源于肾窦外，侵入肾窦的囊肿命名为肾盂旁囊肿。肾盂旁囊肿多为先天性因素造成，但大多数患者 50 岁以后才出现，既往多有泌尿系感染、梗阻或结石病史，可能为淋巴管扩张，也可能与慢性炎症有关。其发病率占肾囊肿的 1% ~ 3%，通常为单发，男女发病率无显著差异。肾盂周围囊肿常为小而多发，有组织学证据表明其壁为内皮细胞和淋巴细胞，提示其起源为淋巴源性的，为淋巴管扩张或梗阻所致，因此，有学者提出淋巴管扩张的说法以区别于肾盂旁囊肿。在实际工作中，通常把两者统称为肾盂旁囊肿。临床表现与其发生的部位、大小及是否存在并发症相关，主要有腰部疼痛不适、血尿、高血压，有的伴有结石，巨大的囊肿有时可压迫肾盂肾盏而造成肾积水，合并感染时可有高热、寒战、肾区叩痛及血常规的变化。部分患者囊肿小或压迫肾盂轻微可无任何临床表现，而在体检时偶然发现。

（二）CT 表现

肾窦内边界清楚、均匀、低密度的圆形或类圆形病灶，壁菲薄，可突向肾门，并使肾盂肾盏受压变形和移位，CT 值通常在 0 ~ 20 HU，合并出血和感染时可以增高。因肾盂受压而扩张，经常可见肾窦内存在两个囊性"病灶"。增强扫描皮质期可见周边肾皮质强化良好；肾实质期可见病灶周边肾实质呈受挤压的改变，囊肿周围的脂肪间隙仍存在；延迟期对于诊断肾盂旁囊肿起着重要作用，可见囊肿周边的肾盂肾盏内有对比剂进入，而囊肿内无对比剂，两者之间可见菲薄的分隔，无强化效应。周边肾盂肾盏内对比剂的充填更好地勾画出囊肿的轮廓，使诊断明确。

（三）鉴别诊断

（1）扩张的肾盂：因输尿管梗阻性病变造成的肾盂扩张，形态上无受压的改变，且继续往下扫描输尿管能找到导致梗阻的病变，在延迟扫描时能见对比剂进入。

（2）肾盂旁肿瘤性病变：当肾盂旁囊肿合并感染或出血时有时难与肾盂旁肿瘤区别。肿瘤周边的肾窦脂肪间隙通常消失，增强扫描肿瘤有不均匀的强化特征。囊肿合并出血时，

MRI上出血有特征性的表现，合并感染时可从临床检查资料中得以鉴别。

（3）肾窦内脂肪沉积症：也可有肾盂旁囊肿的类似表现，测量其CT值为脂肪密度可以作出准确的判断。

四、婴儿型多囊肾

（一）病理与临床表现

婴儿型多囊肾属于常染色体隐性遗传，是集合管的发育异常、弥漫扩张，常伴有肝纤维化，且肾囊性改变与肝纤维化可不同步发展，在婴儿期以肾囊性改变为主，称为婴儿型多囊肾，生存期不长；若存活至青少年期，以肝纤维化为主，称为青少年型多囊肾。婴儿型多囊肾表现为出生时或出生后不久即发现腹部膨隆，双肾区可触及包块，可有明显氮质血症。同时可因存在轻重不等的肝纤维化而出现不同程度的门静脉高压。

（二）CT表现

婴儿型多囊肾表现为双肾肿大，外形保持，皮髓质分界不清，肾实质内布满无数直径为 1 ~ 2 mm 的小囊肿，一般不伴有肾盏、肾盂变形；增强扫描肾实质期延长，随后可见放射状分布的条状高密度影，由内向外达肾表面，为扩张的囊样管腔。存活至青少年期者可见肝内小胆管扩张、肝硬化及门静脉高压征象。

（三）鉴别诊断

髓质海绵肾以年长儿多见，其特征是肾髓质锥体内的集合管扩张，分布范围较局限，其内常含有钙化或小结石。临床可无症状或因肾结石、泌尿系感染等并发症引起的症状而就诊，肾功能改变轻微。

五、成人型多囊肾

（一）病理与临床表现

成人型多囊肾属常染色体显性遗传性肾疾病，约90%为第16对染色体短臂异常所致，男女发病机会均等，50%以上的患者无明确家族史。囊肿累及肾皮质和髓质，是肾小管和肾单位的发育异常，囊肿间有正常肾实质存在。一般到成年后出现症状，双肾受累，肾内布满大小不等的囊肿，并随着年龄增长进行性增大，使功能性肾单位日益减少，导致肾衰竭。成人型多囊肾是多系统性疾病，常见的症状为腰背及上腹部胀痛、钝痛或绞痛及血尿。40岁以后常有进行性高血压及肾衰竭。30% ~ 40%患者伴有肝囊肿，10%患者伴有胰腺囊肿，5%患者伴有脾囊肿，38%患者并发结肠憩室。腹股沟疝和脐疝在此型患者中发病率高。

（二）CT 表现

主要表现为双肾皮质及髓质内多发大小不等的圆形或卵圆形薄壁囊肿，呈蜂窝状，各囊肿之间及囊肿与肾盏之间互不相通；早期肾大小及外形可正常，后期随着囊肿大小、数目增加，肾体积增大，呈分叶状，双肾可不对称。增强扫描后囊肿间肾实质明显强化，囊壁轻度强化，囊肿内容物在增强前后无明显变化，CT 值为 0 ~ 22 HU。囊肿向内凸入肾窦，压迫肾盂、肾盏，使之变形、移位。囊肿合并出血时呈高密度，CT 值为 60 ~ 90 HU，常位于包膜下，囊壁可有弧线形钙化，破裂者见肾周血肿，增强后相对于正常肾组织呈低密度改变；囊肿伴感染者可见囊壁及相邻肾筋膜增厚、不规则，囊内有时可见气体，增强后囊壁可有强化。约 1/3 病例可合并肝脾胰囊肿，并常见有肾结石。

（三）鉴别诊断

（1）肾多发囊肿：多个单纯肾囊肿数目少，病灶数可以计数。较多保存正常肾实质，肾增大不明显，很少合并有肝囊肿，且无阳性家族史，不发生高血压或肾衰竭。

（2）囊性肾瘤：由多个大小不等互不交通的囊肿构成，其特点是一侧肾整个呈囊性改变，其囊壁和间隔厚，增强扫描后可有强化。

（3）多囊性肾发育不良：多为单侧，注射对比剂后囊间肾组织不强化。

（4）尿毒症获得性囊肿：有慢性肾衰竭长期透析病史，早期肾缩小合并极少的囊肿，进展期肾增大合并多发小囊肿。

（5）髓质囊性病：肾体积常缩小，肾囊肿微小，位于肾髓质，临床上儿童型常伴有眼、中枢神经系统、肝及骨骼异常，青少年患者有进行性肾衰竭。

六、囊性肾瘤

（一）病理与临床表现

囊性肾瘤是一种罕见的原因不明的良性肾肿瘤，由于本病组织成分的复杂性和多样性，导致以往其命名和组织学分类不统一，曾用名包括肾淋巴管瘤、局灶性多囊肾、囊性错构瘤、囊性部分分化性的肾母细胞或囊性肾母细胞瘤、多房囊性肾瘤等。世界卫生组织泌尿系统肿瘤分类统一命名为囊性肾瘤，属于软组织肿瘤，是一种由上皮和间质构成的良性囊性新生物。本病发病年龄及性别呈双相分布，多发生于 2 岁以下男童和 5 岁以下及 50 ~ 60 岁的女性。临床上该病起病隐匿，多表现为腹部包块，偶见血尿。有报道，囊性肾瘤患者可并发肺母细胞瘤或有相关家族史，提示其发病可能与遗传因素有关。

（二）CT 表现

CT 表现为囊内近似水样密度、边界清楚的多房囊状病变，位于肾实质内并突出于肾包膜外，向内压迫肾盂，少数可位于肾门。囊内分隔光整，无明显结节影，增强呈线状轻至中度渐进性强化，囊内容物无强化，各小囊间互不相通，也不与集合系统相交通，集合系统可有变形、梗阻性改变；当囊腔较小（＜1 cm）或囊内容物主要为黏液样成分并与纤维间隔联系紧密时，囊性肾瘤病变可整体或部分表现为近似于实性肿块。本病钙化少见。

（三）鉴别诊断

（1）多房囊性肾癌：多房囊性肾癌总体上囊壁和分隔较厚，不均匀，部分模糊且连续性中断，有突出的壁结节。钙化较多见于囊性肾癌。较典型表现为钙化灶位于病灶中心、外周并有软组织成分。除形态表现不同外，两者在强化程度及方式上也有较大差异。囊性肾癌较囊性肾瘤强化程度更明显，而后者则主要表现为渐进性的强化方式。临床上囊性肾癌成年男性多于女性，而囊性肾瘤以男孩及成年女性多见。

（2）肾局限多发囊肿：肾局限多发囊肿是由多个单纯性囊肿紧密相邻而成，边缘分叶更明显。增强后囊壁无强化。

（3）囊性肾母细胞瘤：囊性肾母细胞瘤多见于小儿，分隔多而且厚。

（4）多囊性肾发育不良：节段性多囊性肾发育不良类似于囊性肾瘤，多伴有输尿管重复，没有包膜。

七、髓质海绵肾

（一）病理与临床表现

髓质海绵肾为先天性髓质囊性病变，无明显遗传倾向。在输尿管胚芽上升及分支过程中，集合管形成中断，引起髓质锥体部集合管远端的柱状囊状增大、扩张，其内可出现钙盐沉积。本病多见于30～50岁，女性多于男性，为先天性肾髓质小管发育缺陷和异常。临床上病变局限，轻微者无明显症状，常见症状为腰痛、血尿、尿中有小结石排出等。

（二）CT 表现

本病多累及双肾，亦可累及一侧肾或数个肾锥体内，肾影可增大。CT 平扫病变较轻时两肾表现正常或髓质钙质沉着，典型者呈花束状排列；中度病变时肾锥体部多发斑点状钙化或结石，散在分布或簇集成团，呈放射状或多粟粒状；重症病例可见髓质集合管囊状扩张，呈扇状分布。增强扫描显示皮髓质分界清楚，钙化周围扩张的集合管内可见对比剂聚集，造成钙化影增大的假象，从乳头伸向髓质的低密度囊状影代表未显影的扩张肾小管，而增强的条影则代表对比剂在扩张肾小管内的聚集，延迟扫描可见钙化灶位于肾乳头部位而不是肾盂肾盏内，肾盂肾盏无明显积水。CT 检查还可显示脓肿等其他并发症。

（三）鉴别诊断

（1）伴有小结石的海绵肾应与可能发生肾钙质沉着和结石的疾病鉴别，如甲状旁腺功能减低、慢性肾小管酸中毒、乳碱综合征、多发性骨髓瘤、结核瘤、维生素 D 中毒等，这些疾病也可以有集合管和远侧肾曲小管坏死和钙化，其钙化更弥散，位于肾皮质和髓质，髓质的钙化不伴有扩张的导管或囊肿，并有相应的尿生化异常和临床特征，不难鉴别。

（2）不伴小结石的髓质海绵肾应与肾盏憩室和囊肿、坏死性肾乳头炎并发囊肿形成等鉴别。

（3）肾结核：除有肾小盏杯口虫蚀样改变外，还伴有不规则囊腔、漏斗部的瘢痕变形、狭窄形成及干酪性坏死灶内的钙化，不难鉴别。

八、髓质囊性病

（一）病理与临床表现

肾髓质囊性病是一种少见的遗传性肾疾病，成人型为常染色体显性遗传，儿童型又称为青少年肾消耗病—髓质囊性病、家族性少年性肾单位肾结核，为常染色体隐性遗传，是儿童和青少年终末期肾病的常见原因。它的特征是髓质或皮髓质交界部位肾小管囊性扩张，其余肾组织肾小球数目减少、肾小管萎缩和明显肾间质纤维化。多于青少年期起病，以多尿、烦渴、贫血、慢性肾功能不全、智力低下和生长发育迟缓为主要表现，成年发病者无智力障碍和贫血。除肾病变外，可伴有视网膜色素性营养不良、肝纤维化、骨骼发育不良和中枢神经系统缺陷等。

（二）CT 表现

多为双肾受累，肾体积正常或略小，皮质变薄，髓质密度减低并伴多发小囊肿，囊肿位于髓质及皮髓质交界部。

（三）鉴别诊断

（1）髓质海绵肾：常见有肾锥体部多发簇状、粟粒状钙化灶或小结石，而本病无此表现。

（2）多囊肾：囊肿多数较大，皮髓质皆可有囊肿，与本病不同。

九、多囊性肾发育不良

（一）病理与临床表现

多囊性肾发育不良可能因胎儿早期肾盂漏斗部或输尿管闭锁、严重狭窄，而引起同侧后肾退化、囊性肾发育不良。此病肾形态失常，由成簇大小不同、数目不等的囊所取代，体积可大可小，囊间由疏松结缔组织连接，其内含有岛状肾组织和软骨灶，肾盂肾盏系统及近端输尿管缺如或呈纤维索状。肾盂输尿管连接部闭锁可形成罕见型肾盂积水。本病亦可发生在马蹄肾的一侧或重复肾的上半肾，双侧病变者多夭折，单侧型者多见于婴儿期或更晚，左肾较右肾常见，男性较女性常见。临床常因腹部扪及肿块而就诊，若对侧无肾畸形或畸形不严重，则总的肾功能可正常。

（二）CT 表现

肾区正常肾影消失，代之以多发大小不一的囊肿，呈葡萄串样，伴厚薄不一的分隔，无肾实质及肾盂结构，部分囊肿越过中线伸展至对侧。增强后无明显强化，或囊间壁处密度稍高，少数情况下内见对比剂。病变呈中心大囊，周围小囊围绕的调色盘样改变，似扩张的肾盂肾盏结构。本病病程中囊肿体积可有增大或缩小，甚至完全消失。对侧肾和输尿管可正常或畸形。罕见有合并感染或发生肾母细胞瘤报道。

（三）鉴别诊断

（1）肾盂积水：肾外形正常或扩大，肾盂肾盏扩张表现为扇形水样密度区，夹有间隔线，肾实质受压变薄，并可发现梗阻原因，如肿瘤、结石或输尿管狭窄等。增强扫描，轻度梗阻时肾功能可正常，表现为扩张的肾盏、肾盂内对比剂潴留；严重梗阻时，肾功能明显下降，肾盂内无或仅可见极淡的对比剂充盈。

（2）多囊肾：双侧肾明显增大，双肾实质内布满大小不一、密度不等的囊肿，肾盂肾盏受压改变，增强扫描后囊内无对比剂存留，常合并有其他脏器多发囊肿。

十、获得性肾囊肿

（一）病理与临床表现

获得性肾囊肿是指以往无肾囊肿疾病患者，由于不同原因导致肾衰竭而行慢性透析，在治疗过程中肾出现囊肿的一种疾病。现已知该疾病不仅在透析患者中（血液透析或腹膜透析），即使在未行透析的氮质血症患者中也可出现。囊肿可出现在患者原有的肾，也可发生在慢性排斥的移植肾上。本病发生率为 10% ～ 95%，取决于患者的肾功能以及病程。在透析患者中，发生率与透析时间呈正相关。其发病机制与肾单位减少有关，导致产生促肾因子使肾小球、肾小管和集合管增生，造成管腔梗阻而形成囊肿。此种囊肿可发生于皮质及髓质，患肾一般不大。获得性肾囊肿的肾癌发生率高，多数为男性，继发肾癌常为多灶性或双侧性。

（二）CT 表现

与多发肾囊肿相似，肾缩小或正常，双肾皮髓质多发小囊肿，可并发囊肿内出血或囊壁钙化；平扫及增强扫描对诊断获得性肾囊肿及肾癌的准确性均较高。当囊肿表现不典型时，如果有厚而强化的分隔或囊肿中有强化的实性成分，应疑为癌变。

（三）鉴别诊断

（1）多发肾囊肿：肾增大不明显，较多保存正常肾实质，不发生高血压及肾衰竭。

（2）囊肿的癌变：短时期囊肿的壁不均匀增厚、不规则或囊腔内有增强的成分、厚的分隔或实性成分增大增多时，都应考虑有癌变的可能性。

（3）多囊肾：多有家族史，囊肿及肾都较大，常合并有肝脾胰腺囊肿，并常见肾结石。

（4）髓质囊性病：肾体积常缩小，囊肿小而不可分辨，表现为肾髓质的囊肿，临床上年轻患者有进行性肾衰竭。

十一、希佩尔—林道综合征

（一）病理与临床表现

希佩尔—林道综合征是常染色体显性遗传性疾病，表现为多发性、多器官性良恶性肿瘤综合征，累及的器官包括脑、脊髓、视网膜、胰腺、肾、肾上腺和附睾等。本病表现为中枢神经系统及视网膜成血管细胞瘤、胰腺囊肿、嗜铬细胞瘤等；其肾病变主要包括肾囊肿和肾细胞癌，有 59% ~ 63% 的患者发生肾囊肿，24% ~ 45% 患有肾细胞癌，其中 75% 为双侧多灶性；两种病变常混合并存，肾囊肿有可能恶变为肾细胞癌，囊肿的大小、数目与恶变的可能性之间无相关性。肾囊肿患者一般无明显临床症状，与多囊肾不同，囊肿为多个，体积大小不等，非常大的囊肿可有腹部不适和疼痛，肾性高血压症状少见。肾的病变很少发生在脑和眼底病变之前。

（二）CT 表现

通常表现为双侧肾皮质为主的多发囊肿，单纯性囊肿表现为边界清楚、圆形、薄壁、无强化的水样密度病变，复杂性囊肿不规则，有分隔、少量钙化、密度稍高，增强扫描囊肿和囊壁无强化；肾内常常发生肾细胞癌，表现为双侧多发实性富血供的或复杂囊性包块，有壁结节和分隔，增强有明显强化。

（三）鉴别诊断

（1）多囊肾：双肾增大，外形呈分叶状，皮髓质内无数大小不等的薄壁囊肿呈蜂窝状，常合并肝、脾、胰、卵巢及睾丸囊肿，无中枢神经系统及视网膜的病变，临床上常有进行性高血压及肾衰竭。

（2）获得性囊性肾病：双侧缩小的肾内多发小囊肿，有终末期肾病长期透析史，肾癌发生率高。

（3）髓质囊性病：缩小的肾内伴有髓质囊肿形成，临床上年轻患者有进行性肾衰竭。

十二、结节性硬化

（一）病理与临床表现

结节性硬化中肾病变的发生率仅次于神经系统，多为肾血管平滑肌脂肪瘤或肾囊肿，两者也可同时发生。结节性硬化伴肾囊肿约占 20%，囊肿出现的时间早于肾血管平滑肌脂肪瘤，部分患者的囊肿可随年龄增长而消失。病理上其囊壁含有嗜伊红细胞并主要由柱状细胞组成，可与一般的浆液性囊肿相区别。临床表现一般有高血压、血尿、肾衰竭等，可先于结节性硬化典型临床表现之前出现，也可是本病唯一表现。

（二）CT 表现

大部分囊肿是多发和双侧性的，双肾通常增大，甚至分叶，约 5% 的患者表现为成人型多囊肾。囊肿的囊壁清晰，CT 值接近水的密度。一般囊肿的大小和数量随时间的推移而增大和增多，但部分患者的囊肿可随年龄增长而自然消失。

（三）鉴别诊断

结节性硬化须与多囊肾相鉴别。多囊肾常合并有肝、脾、胰腺的囊肿，没有结节性硬化的典型皮肤损害及神经系统症状。

（王学军）

第二节　肾囊实性占位

一、肿瘤性病变

（一）囊性肾癌

1. 病理与临床表现

囊性肾癌占肾癌总数的 10% ~ 15%，发病年龄在 35 岁以上，以 40 ~ 60 岁多见，男女之比约为 2：1。临床特点为发病较隐匿，有血尿、肿块、疼痛等症状。囊性肾癌的发病机制目前仍不清楚，可能与以下因素有关。①肿瘤呈囊性生长：肾细胞癌起源于近曲小管上皮细胞，其中一些以囊性形式生长，逐渐形成大小不等互不相通的多房性肿块，囊内有含量不等的新鲜血液，肿瘤常有假包膜；②肾癌中心供血不足，出血和坏死形成假囊肿，"囊肿"壁厚且极不规则，多为单房；③肾癌起源于囊肿壁；④肾癌引起肾小管或肾小动脉阻塞导致囊肿形成，当囊肿增大时，肿瘤嵌入到囊肿内。

2. CT 表现

肿瘤多为圆形或椭圆形，可为单囊或有多房分隔，外生性生长，呈等密度或稍低密度。囊壁或间隔不规则增厚，可伴有钙化，若出现壁结节更有助于诊断，CT 平扫为软组织密度，增强为早期中、重度强化。囊性肾癌的内容物多不均匀，隐约可见片状"悬浮物"或结节，这种征象可能为肿瘤内部出血或尚未完全离断的坏死组织。肿瘤内可见钙化，其形态可呈点状、类环状、细条状。钙化位于病灶中心，外有软组织成分是恶性的特征，此 CT 特点具有特异性。肿瘤的实性部分增强扫描时皮质期大多呈明显均匀或不均匀强化，甚至高于正常肾皮质强化程度，呈快进快出表现；肾实质期，其强化程度一般小于正常肾实质；排泄期，肾实质密度逐渐下降，病灶可出现短暂的等密度，进而渐为低密度。分隔及结节增强有强化，另外肿瘤可见假包膜，尤其是多房囊性肾癌出现的概率较高，对定性诊断具有重要价值。囊性肾癌若呈浸润性生长，则与肾实质的分界模糊。另外，如肾静脉和（或）下腔静脉内出现瘤栓和（或）淋巴结（≥1 cm）有转移时诊断更明确。

3. 鉴别诊断

（1）复杂性肾囊肿：当囊肿伴出血或感染时，内部密度增高，可与周围肾组织分界不清，增强后囊壁无强化或轻度强化，有时鉴别困难。此时应结合超声、MRI 等综合影像技术进行鉴别诊断。

（2）肾脓肿：常见肾肿大，病变区低密度呈均匀环形强化。脓肿壁厚薄均一，有强化，周边可见水肿带，肾周多伴感染，肾轮廓模糊。常有发热及相关临床症状。

（二）混合性上皮间质肿瘤

1. 病理与临床表现

肾混合性上皮间质肿瘤是罕见的肾良性混合性肿瘤，是一种组织学上以不等量增生、囊性扩张的腺上皮与不同排列方式的梭形细胞间质混合为特点的肾肿瘤，既往由于对本病缺乏认识，病理上被误划入其他肿瘤。2004 年世界卫生组织肾肿瘤组织学和遗传学分类正式使用该命名。本病少见，女性多见，男女比例为 1：6，发病平均年龄为 46 岁，好发于围绝经期，大多有雌激素替代史或长期服用口服避孕药史，常伴有卵巢囊肿等内生殖器官疾病。患者多无明显临床症状，少数可表现为腰痛、血尿及泌尿生殖器感染等。因缺乏特异的临床及影像学表现，术前很难证实，诊断依靠组织病理学和免疫组化标记。

2. CT 表现

肿块多位于肾实质内，也可突入肾盂，常为囊实性肿块，表现为低密度影围绕在实性肿块周围或间插在肿块内，有时可见钙化灶。肿瘤形态较规则，肿块与肾实质分界清楚锐利，较大的肿瘤可见分叶，其体积差别较大，大的肿瘤可达 10 cm 以上。增强扫描肿块实性部分轻度强化，而囊性成分不强化。腹膜后无增大淋巴结。

3．鉴别诊断

（1）囊性肾癌：肿块坏死囊变区位于肿块的中心部位，边缘不规则，实性部分多明显强化，常可见周围淋巴结增大或静脉内癌栓等转移征象。

（2）肾错构瘤：肿瘤内有脂肪密度，少有钙化。

（3）囊性肾瘤：囊性多分房肿块，实性成分少，肿块外缘及分隔轻度强化。

二、感染性病变

（一）肾结核

1．病理与临床表现

泌尿生殖系统结核是肺外结核最常见的部位之一，占结核病患者的7%，肺外结核病的18%，腹部结核病的31%。肾结核是最常见的泌尿生殖系结核，由于起病隐匿，早期症状常不明显，临床症状多于原发感染后10年以上才出现，肾结核早期肾破坏较小，肾皮质内形成结核结节；中、晚期，肾实质破坏严重，被膜凸凹不平，肾结构较乱，结核结节融合坏死，在肾乳头处破溃并蔓延到肾盏、肾盂，形成干酪性脓肾，进一步发展至肾纤维化、钙化，肾体积明显缩小，最后出现肾衰竭。

2．CT表现

单侧或双侧肾增大，肾实质内单发或多发大小不一、形态不规则的囊腔或空洞，常围绕肾盂呈"花瓣样"排列，病变内或周边可见钙化斑。脓肿增大可压迫肾皮质，使肾皮质变薄，肾形态不规则。肾盂及输尿管增厚，管腔狭窄或扩张。增强扫描冷脓肿腔内不强化，周边见环形强化。肾结核晚期肾萎缩变小，可见肾弥漫性钙化称为"肾自截"。

3．鉴别诊断

（1）肾囊肿：肾囊肿为边界清楚、圆形的囊性占位，其壁清楚，可为单发，无肾盂狭窄及输尿管壁的增厚，临床上无尿频及脓尿等症状；多囊肾则双侧肾明显增大，其内有多发大小不等的囊性占位，肾盏肾盂受压改变，同时常伴有肝囊肿。

（2）肾脓肿：肾脓肿临床症状较重，发热、寒战、恶心、呕吐，伴脓尿，影像上表现为混杂密度影，边缘不规则，可见条索状阴影，肾筋膜增厚，抗感染治疗后好转。

（3）肾肿瘤：肾肿瘤密度不均匀，边缘欠规则，呈散在的不规则结节影，肿瘤区可有强化。

（二）肾脓肿

1．病理与临床表现

肾脓肿多由血行感染引起，其次为逆行性感染，常为单侧。亦可是急性肾盂肾炎未治疗或治疗不完全的并发症。早期主要为数个小脓肿及伴有水肿，以后小脓肿可互相融合形成大的感染性肿块，后者明显坏死、液化后即形成肾脓肿。严重的肾脓肿可扩散到肾周间隙，形成肾周脓肿。慢性肾脓肿的中央坏死区常围以增厚的肉芽组织和纤维层。临床上肾脓肿常有原发感染的病史，如皮肤、呼吸道感染等，起病较急，有高热、寒战、腹部疼痛及白细胞计数增高；肾周脓肿较突出的症状是腰痛、肋脊角叩痛，可扪及腰部肿块。

2. CT 表现

（1）肾脓肿单发或多发，位于一侧或双侧，单发者多见；病变呈低密度，密度高于水，但低于周围肾实质，CT 值为 20 ~ 30 HU。

（2）病变内出现气体是其特征性表现，含气较多时可形成气液平面。

（3）脓肿可以穿破肾包膜形成肾周脓肿。

（4）肾筋膜增厚，肾旁脂肪层模糊，严重者可累及腰大肌而形成腰大肌脓肿。

（5）脓肿本身低密度区增强扫描几乎不强化，但脓肿壁可呈环状强化，壁较薄，无壁结节，脓肿内可见条状分隔，并有强化。

3. 鉴别诊断

（1）囊性肾癌：囊壁或囊内分隔增厚或厚薄不均，出现壁结节，囊内容物不均匀，可见出血、钙化等。增强扫描实性部分或壁结节中高度早期强化。

（2）肾结核：单侧或双侧肾内多囊状病变，其囊腔内或周边常有钙化，囊腔内无气体影。常继发于肺结核或肠结核，尿抗酸杆菌多为阳性。

（3）肾囊肿伴感染：囊肿壁虽然也可增厚，但不如肾脓肿明显，边界也较肾脓肿更为清楚。

（4）肾包虫感染：呈囊性病变，特点是在大囊内有不同密度的子囊，囊壁可有沙砾状钙化，并可强化；囊内常无气体影。

（三）黄色肉芽肿性肾盂肾炎

1. 病理与临床表现

黄色肉芽肿性肾盂肾炎病因不明，好发于中年妇女，可能与肾盂肾炎多见于女性有关，常有结石病史，临床上表现为反复低热、腰痛、肾区痛性包块及白细胞计数增高。病变多为单侧，病肾弥漫性肿大或呈局灶性改变。病变开始为部分或全部肾盂肾盏扩大，充满脓液，继而肾实质进行性破坏，脓肿形成，多发囊腔围绕在肾盂肾盏周围，病灶可累及肾周间隙、后腹膜和腰大肌，并可累及邻近器官，如肝、膈肌、结肠等。该病可能为局部免疫力低下致非特异性细菌感染以及综合因素（如结石、梗阻、供血不足等）作用所致。主要病变为肾组织进行性破坏和类脂质的释放，巨噬细胞吞噬后者转变为泡沫细胞（或称黄色瘤细胞），镜下可见特征性的泡沫细胞和慢性炎症改变。Solomo 将黄色肉芽肿性肾盂肾炎分为弥漫型和局限型，前者（85% ~ 90%）明显多于后者（10% ~ 15%）。病理改变重，而临床症状轻，为此病弥漫型的特征，加之患者有明确感染的临床表现，为诊断和鉴别诊断提供了重要依据。

2. CT 表现

（1）弥漫型：①肾影弥漫增大，轮廓不规整，肾盂难以分辨，肾窦脂肪减少为纤维组织所代替；②肾集合系统结石，常呈鹿角状；③肾实质内多发囊实性占位病变，多以肾盂、肾盏为中心分布，其中部分可能为结石阻塞所致的肾盂肾盏积水，部分可能为黄色肉芽肿的脓腔，这部分囊腔密度高于水，囊腔内 CT 值为 –10 ~ 30 HU，取决于脂类与脓液成分的比例，但一般未见典型的脂肪密度，增强扫描病灶边缘强化，坏死区无强化；④肾周改变，如肾周筋膜增厚、肾周 / 肾旁间隙渗液，严重者可累及后腹壁及腰部肌肉，形成脓肿，甚至可累及结肠或皮肤；⑤患肾皮质变薄，密度低于对侧，分泌期肾功能减退。

（2）局灶型：平扫表现为肾实质内局限占位病变，有坏死时可见有囊性成分；增强扫描脓肿壁强化，坏死区无强化，边缘较清；受累肾或部分肾段可有分泌功能减退；伴结石者提示本病，可见毗邻病变的结石影；常伴有肾周受累，引起肾筋膜及腰大肌等部位的炎症性粘连增厚等改变。

3. 鉴别诊断

（1）囊性肾癌：肾癌的囊壁分隔厚薄不均匀，可由数毫米至数厘米，增强后强化不均匀。囊性肾癌的囊内壁凸凹不平，可见形态、数目不等的壁结节，囊内容物不均匀。而炎性病变分隔少见，其囊壁规则，厚薄均匀，多小于 5 mm，增强后强化均匀，内壁光滑无壁结节，囊内容物均一。

（2）肾脓肿：囊壁较均匀，无壁结节，两者较相似。须紧密结合临床特点，脓肿发病较急，病情严重，发热明显，有明显泌尿系感染体征，尿液检查多有白细胞或脓细胞。CT 上脓腔不一定以集合系统为中心，多无结石或钙化，无软组织肿块，出现气体可资鉴别。

（3）肾盂积水：多由梗阻性疾病引起，CT 显示肾盂肾盏扩张，增强扫描多呈分叶状，囊腔相互沟通，囊腔内密度均匀，无结节，囊腔外有一层薄而强化的皮质构成边缘，肾周筋膜无增厚，肾周组织无炎性改变。

（4）肾结核：常表现肾髓质、肾乳头旁或肾实质内单个或多发大小形态不同、密度不等的囊腔，常与肾盂肾盏相通，可见点状或弧形钙化，肾皮质萎缩、纤维化。常伴有肾盂及输尿管增厚狭窄。

（四）肾棘球蚴病

1. 病理与临床表现

肾棘球蚴病又称肾包虫囊肿，是牧区常见人畜共患病，可累及全身各系统。泌尿系棘球蚴病主要位于肾。肾棘球蚴病占全身棘球蚴病的 2% ~ 3%，病灶常为单个，可单独发生，也可与肝棘球蚴病、肺棘球蚴病并发。棘球蚴病常起自肾皮质，呈膨胀性生长，有完整的内囊和外囊，内囊为虫体本身，由生发层和角质层构成，外囊系由宿主反应形成的纤维包膜。内囊和外囊间有轻微粘连，但极易分离。囊内充满清亮囊液。母囊内囊液和子囊不断增多，使囊肿不断增大，往往肾皮质与髓质受压萎缩，肾功能受到严重损害，最终破入肾盏与肾盂，形成"开放型囊肿"，并因继发感染而形成脓肾。肾棘球蚴病早期无明显症状，待其体积增大时出现肾区胀痛，体检可于肾区触到表面平滑、边界清楚的无痛性肿物，压之有弹性。

2. CT 表现

（1）单纯囊肿型：呈圆形、类圆形边缘光整的液性密度影，囊内密度均匀，增强后囊内容物无强化，与周围增强的肾实质对比清晰。由线状的内囊和较厚的外囊构成的双层囊壁是本病的特征性征象。

（2）多子囊型：可在母囊腔内见到数量不等、大小不一的不规则子囊影，子囊密度低于母囊液密度，子囊间可见厚薄、长短不一的分隔。

（3）棘球蚴病破裂后分为三型。

1）内外囊分离型：由于内囊破裂，部分囊液溢至内外囊之间，使内囊自外囊剥离，CT 显示波浪状塌陷卷曲的内囊膜，在原囊膜的周边可出现"双环征"。

2）交通型：囊内容物破入周围的管道系统，如肝棘球蚴病破入胆道、肾包虫破入肾盏肾盂并与之交通，增强扫描在胆道或集合系统及输尿管内可见到子囊影。

3）直接型：棘球蚴病内外囊破裂，囊内容物播散到周围间隙，如腹腔、胸腔或空腔脏器。包虫囊肿破裂后易继发感染，破裂与感染常互为因果，因脓液和碎片的存在使囊液的 CT 值增高，由于炎症和充血，囊壁可明显强化。另外棘球蚴病钙化较常见，是其特征性表现之一，钙化常发生在外囊壁，CT 扫描可显示 1 ~ 5 mm 厚的弧线形钙化，少数内外囊均能见到钙化。囊内残留的囊肿碎片、头节及变性的子囊均能发生钙化。钙化的发生及其程度与病程有关，病程越长，钙化越明显。

3. 鉴别诊断

肾囊肿：通常较棘球蚴病体积小，钙化少见，囊壁菲薄，无双层囊壁征象。其中多房性肾囊肿与多子囊性肾棘球蚴病的区别在于没有后者的子囊与母囊间的密度差异。

（王学军）

第三节　肾实性占位

肾实性肿瘤占人体肿瘤的 1% ~ 3%，80% ~ 95% 的肾实性肿瘤为恶性肿瘤，其中以肾细胞癌最常见，占肾恶性肿瘤的 80% ~ 85%，其中 70% ~ 80% 为透明细胞癌，其次为移行细胞癌；在婴幼儿最常见的恶性肿瘤为肾母细胞瘤；其他少见的恶性肿瘤包括淋巴瘤、肾髓样癌、透明细胞肉瘤、结缔组织增生性小圆细胞肿瘤、尤文肉瘤、白血病、转移瘤等。肾良性肿瘤和肿瘤样病变包括血管平滑肌脂肪瘤、嗜酸细胞腺瘤、腺瘤、脂肪瘤、纤维瘤、中胚叶肾瘤、黄色肉芽肿性肾盂肾炎、脓肿、囊肿（钙化、出血性、感染性、多房性、包虫性）、血肿或挫伤、梗死、假性肿瘤（肥大的肾柱、再生结节、驼峰肾、分叶状肾）、动静脉畸形、血管瘤、结核、黏膜白斑病、胆脂瘤、肾窦脂肪瘤病、软斑病、婴儿型多囊肾、肾盂肾炎等。

一、肾细胞癌

（一）病理与临床表现

肾细胞癌约占肾原发肿瘤的 85%，男性发病率高于女性，发病年龄为 45 ~ 60 岁，青少年少见。主要临床症状为血尿、腰痛和可触及包块。WHO 依据肾细胞癌组织形态学、免疫表型、遗传学特征等方面的研究进展，同时还结合了流行病学特点、临床和影像学情况、体细胞遗传学和预后等相关信息对肾癌组织病理学进行了新的分类，包括肾透明细胞癌（60% ~ 85%）、乳头状肾细胞癌（Ⅰ型和Ⅱ型，7% ~ 14%）、肾嫌色细胞癌（4% ~ 10%）、Bellini 集合管癌（1% ~ 2%）、肾髓质癌、多房囊性肾细胞癌、Xpl1.2 易位性 /TFE3 基因融合相关性肾癌、神经母细胞瘤相关性肾细胞癌、黏液性管状和梭形细胞癌，共九个类型，其中后五个类型罕见。肿瘤常为类圆形，无包膜，但可压迫周围肾实质形成假包膜。部分病灶内可有出血、坏死和囊变，13% ~ 30% 的可伴钙化。晚期易出现肾静脉、下腔静脉及邻近组织侵犯，局部淋巴结及远处转移等。通常将直径 ≤ 3 cm、肿块局限于肾实质内的称为小肾癌。

国际抗癌联盟肾癌 TNM 分期标准有助于评估肾癌的预后和制订治疗计划。

（二）CT 表现

（1）CT 平扫：①肾轮廓及肾窦脂肪的变化，肿瘤向边缘部和肾外生长时，可见肾影增大或局部膨隆，向内生长时可见局部肾窦脂肪变少或消失；②密度差异，与肾实质间的密度差异有诊断意义，它提示肿瘤内有出血、坏死及囊变；③肿瘤钙化，钙化是肾癌的特征之一，肾癌钙化多为沙砾样和不规则形，在中心或偏心部，少数为大块状或边缘部断续的弧形钙化。

（2）CT 增强扫描：80% 以上的肾细胞癌血供丰富，少血供者（乳头状肾细胞癌和嫌色细胞癌）占少数（8% ~ 15%），无血供的肾细胞癌极为罕见。皮质期肿瘤呈不均匀强化，与肾皮质强化同步。实质期对比剂消退，"快进快出"是肾细胞癌的典型特征。也有少数肾癌实质期对比剂不消退，至延迟期消退，因此延迟扫描对于肾癌的诊断必不可少。强化程度高于或等于肾皮质者称为富血供性肿瘤，低于肾皮质者为少血供性肿瘤。

肾静脉和下腔静脉瘤栓形成的典型 CT 表现：肾静脉和下腔静脉增粗，呈梭形，密度不均。增强扫描显示该血管内局限性充盈缺损。

小肾癌平扫时多密度均匀，可与肾实质密度相等、稍低或稍高，可伴有钙化，不突破肾包膜。因而当其平扫与肾实质密度相近时极易漏诊。富血供的病灶在增强早期显示短暂的、一过性的不均匀明显强化，实质期消退，密度低于肾实质。

CT 灌注成像：肾细胞癌间质少而血窦多，血管生成活跃，血供丰富。良性肾肿瘤间质多、血窦少，血管生成不甚活跃，血供相对较少。CT 灌注时肾细胞癌的血流量、血容量、平均通过时间、组织强化峰值高于良性肾肿瘤，灌注起始时间小于良性肾肿瘤。

肾癌的 CT 分期：Ⅰ期，病灶局限于包膜内，肾边缘光滑完整；Ⅱ期，病灶突破肾包膜生长并侵犯肾周间隙，但未侵及邻近血管及淋巴结；Ⅲ期，肾静脉、下腔静脉及附近淋巴结受侵；Ⅳ期，邻近器官受侵并发生远处转移。

（三）鉴别诊断

（1）错构瘤：大多数含脂肪成分，无浸润性生长表现，亦无转移征象。肿瘤内含血管组织，故皮质期也增强，但强化较为持久，无快进快出表现。对于乏脂肪组织的错构瘤，很难与小肾癌鉴别。

（2）高密度囊肿：囊肿合并囊内出血或感染，密度可升高，CT 平扫与小肾癌不易鉴别。但囊肿形态更规则，边界清楚，增强扫描不强化。

（3）嗜酸细胞腺瘤：单发并局限于肾内的肾癌与嗜酸细胞腺瘤很难鉴别，但由于嗜酸细胞腺瘤少见，当肿块中央可见明显的放射状或星芒状低密度影时（肿块内瘢痕组织所致），才考虑本病的可能性。

（4）肾淋巴瘤：CT 表现多样化，可侵犯单侧或双侧肾，呈多发的、边界清楚的结节病灶，浸润性生长，密度均匀偏低，增强扫描皮质期病灶强化不明显，实质期病灶边缘清楚，有时伴有整个肾体积的增大。

（5）肾母细胞瘤：主要见于儿童，病灶体积巨大，肿块边缘多光整清楚，极易发生出血、坏死。肿瘤内可伴有钙化。偶见双肾或多发肿块。

（6）肾盂癌：靠近肾窦的肾细胞癌易与肾盂癌混淆，但肾盂癌大部分位于肾盂内，呈指状或菜花状突起，增强扫描皮质期呈轻度强化，排泄期显示充盈缺损，易合并输尿管癌、膀胱癌及肾积水。

二、肾盂癌

（一）病理与临床表现

肾盂癌好发于中老年人，50 ~ 80 岁多见，男性发病率是女性的 3 ~ 4 倍。多数为起源于肾盂移行上皮的移行细胞癌，鳞癌和腺癌不常见。可同时发生于同侧输尿管或膀胱。早期表现为间歇性无痛肉眼血尿，常无肿物或疼痛，偶因血块阻塞输尿管出现肾绞痛。

（二）CT 表现

肿块多位于肾窦内，压迫肾窦脂肪及肾实质，密度高于尿液，伴肾盏变形或肾盂扩张，少数肿块内伴钙化或出血。肿瘤侵犯到肾门时可引起肾积水。增强扫描呈轻度强化，与周围明显强化的肾实质形成鲜明对比。

（三）鉴别诊断

（1）肾细胞癌：肿块主要在肾实质内并向肾边缘突起，密度多不均匀，增强后明显强化，多表现为"快进快出"；而肾盂癌血供较少，强化较轻。

（2）肾结石：肾盂内的致密影，边界清楚，密度高。

（3）新鲜血块：密度往往高于肾盂癌，在较短时间内有形态和大小的变化，可随访鉴别。

（4）肾盂旁囊肿：为低密度，增强扫描不强化，邻近肾盂受压。

（5）肥大的肾柱：增强时与肾实质强化一致。

三、肾淋巴瘤

（一）病理与临床表现

原发性肾淋巴瘤罕见，继发性淋巴瘤常发生于晚期淋巴瘤患者。可以表现为肾内单发或多发的肿块或结节，也可表现为肾实质的广泛浸润。继发性肾淋巴瘤常由非霍奇金淋巴瘤引起。双肾侵犯多见，临床一般无症状，可出现血尿、肋腹部痛、发热、体重减轻等。

（二）CT 表现

双肾病变约占 45%，仅有 15% 表现为单发的肾内肿块或结节，受累肾体积可无变化或增大。平扫时病灶表现为稍低于肾实质密度的均匀肿块，与肾实质分界模糊，增强病灶呈斑片状中度强化。弥漫浸润性生长的淋巴瘤约占 10%，表现为受累及肾体积的弥漫性增大，肾功能明显下降。

（三）鉴别诊断

（1）肾转移瘤：亦可表现为肾内多发占位病变，增强中度强化，与多发肾淋巴瘤很难鉴别。明确的原发病史对于其诊断有重要意义。

（2）肾细胞癌：多为单发肿瘤，呈膨胀性生长，增强后呈显著的持续性早期强化。并常有肾静脉及下腔静脉累及和周围组织侵犯。

四、肾母细胞瘤

（一）病理与临床表现

肾母细胞瘤又称 Wilms 瘤，为恶性胚胎性混合瘤。占小儿恶性肿瘤的第五位，是小儿最常见的肾恶性肿瘤。肿瘤大部分（75%）发生于 5 岁以下的幼儿，偶见于成人。发病高峰为 3 岁左右，新生儿罕见。表现为腹胀及无痛性包块，易出血、坏死。肿瘤表面多光滑，巨大时可引起压迫症状。少数伴轻度腹痛、血尿、高血压、贫血、发热等症状。

（二）CT 表现

肿瘤起自肾皮质，体积一般较大，轮廓光滑或有大分叶。平扫时表现为肾巨大肿块，边缘光滑清楚，内部密度不均。当肿瘤突破肾包膜生长时与正常肾实质分界不清，并可有邻近器官、组织的侵犯。肾盂、肾盏出现受压、移位、分离、扩张、破坏等改变。肾母细胞瘤瘤内钙化发生率为 5% ~ 15%。

增强扫描后肿瘤强化程度较残肾明显减低，边缘有假包膜，边界显示非常清楚，与残余明显强化的肾实质对比鲜明，残肾组织可在肿瘤周围呈现新月形或半环形高密度影。肿瘤内实质部分呈不均匀中度强化，坏死囊变区不强化。

（三）鉴别诊断

（1）肾上腺神经母细胞瘤：钙化率高（约 79%），常侵犯腹膜后结构，推移和包绕下腔静脉、腹主动脉，对肾主要是推移，肾的形态基本保持，没有肾实质呈"新月形"变薄的强化征象，肿瘤与肾呈锐角相交。尿中的三甲氧基四羟基杏仁酸（VMA）升高支持肾上腺神经母细胞瘤诊断。

（2）肾细胞癌：儿童少见，偶见于年龄较大的儿童。一般瘤体较小，表现为显著的早期强化，强化程度可与正常肾实质不相上下。

（3）肾透明细胞肉瘤：又称小儿骨转移性肾肿瘤，为不伴钙化的实质性肿块，发病年龄与肾母细胞瘤相仿，但恶性程度较肾母细胞瘤高，有早期骨转移倾向，转移灶为成骨性或溶骨性。

五、肾转移瘤

（一）病理与临床表现

肾转移瘤在尸检中发现率为 7% ~ 20%，是原发性肾癌的 2 ~ 3 倍。除肺、肝、骨和肾上腺外，肾是转移瘤的第五个好发部位。大部分为血行转移，10%为淋巴转移及直接浸润。多数患者无症状，有时有腰痛、血尿或蛋白尿。有较为明确的原发肿瘤病史，多为双侧多发病灶。

（二）CT表现

肾转移瘤的CT表现多样，主要有以下几种。

（1）实性病变：可单发或多发，多数呈双侧分布。平扫时病灶呈等密度或低密度，形态多不规则，边界模糊不清，病变较大时可有肾变形，增强后扫描病灶为轻度均匀性强化。

（2）囊性病变：常单发，病灶组织因囊性变或坏死而呈液性，液性区增强前后CT值无明显变化，囊壁可见轻度强化。

（3）弥漫浸润性病变：病变累及全肾，肾呈弥漫性增大，平扫呈等密度，增强扫描后显示肾密度不均匀，正常皮髓质结构消失。

（4）出血性病变：病变原发于多血管性恶性肿瘤，如绒毛膜癌、黑素瘤、平滑肌肉瘤等。可表现为肾实质内或肾包膜下出血性病变，根据出血是否新鲜、出血部位及实性结节的大小，这类病变的表现可有很大差异。

（5）其他类型的病变：包括累及肾周和合并钙化的病变。前者有两种类型，一种表现为巨大肾病变侵入并使肾周间隙消失，另一种表现为肾肿物呈条索状渗入肾周间隙。后者则有明显钙化，钙化灶可为原发性（由病灶的生物学特征决定）或继发性（退行性变或某些肿瘤坏死后）。

（三）鉴别诊断

（1）肾淋巴瘤：与转移瘤一样，可有多种表现形式，与转移瘤很难鉴别，诊断依赖于明确的临床病史。

（2）肾癌：单发病灶多见，并可以通过CT增强扫描表现的不同及原发病史加以鉴别。但当肾及其他器官各发现一枚单一病灶时，CT通常不能确定原发灶。

（3）肾错构瘤：为边界清楚的、有脂肪密度的肿块，此为主要鉴别要点，一般不转化为恶性，无原发灶。

（4）多发性肾梗死：多发性肾梗死多邻近肾包膜下，呈楔形，无强化，随访复查可出现瘢痕收缩。

六、肾原发性肉瘤

（一）病理与临床表现

肾肉瘤起源于肾间叶组织，多来源于肾包膜，也可来源于肾实质脂肪、肾血管等间叶组织，可形成不同分化成分的肿瘤，如平滑肌肉瘤、脂肪肉瘤、横纹肌肉瘤、纤维肉瘤等，其中最常见的为平滑肌肉瘤。肿瘤起源于肾包膜、肾盂或肾血管等处的平滑肌组织，或来源于具有向平滑肌细胞分化能力的间叶细胞。原发性肾肉瘤非常少见，仅占全部恶性肾肿瘤的 1.1%。

肾肉瘤可发生于任何年龄，与成人其他肾肿瘤相似，多见于 50 ~ 60 岁，平均发病年龄稍低于肾细胞癌，左右肾的发病率相同，双侧肾同时受累者罕见。临床表现与肾癌相似，以疼痛、肿块为主，但较之肾细胞癌出现率明显增高。肉眼血尿发生率明显低于肾癌组，肾肉瘤直径较大，往往大于 10 cm，病程较短，发展迅速，短期内复查影像学可发现肿瘤明显增大。消瘦、发热等症状被认为是预后不良的表现。

（二）CT 表现

（1）肾平滑肌肉瘤主要 CT 表现：①肿块巨大，最大径多大于 10 cm；②肿块坏死、囊变明显，有文献报道，平滑肌肉瘤瘤体内常出现显著的大片坏死区，这是区别于其他肉瘤的特点；③肿块内出血常见，表现为病灶内大小不等的片状高密度灶。但这些影像学表现均无特征性。Ochiai 等报道，肾实质平滑肌肉瘤增强扫描有延迟强化的特点，其形成原因是肿瘤含丰富的纤维组织，并认为这种表现具有特征性。

（2）肾脂肪肉瘤 CT 表现：脂肪肉瘤 CT 表现可分 3 型。①实体型：肿瘤分化不好，瘤内成分以纤维为主，脂肪成分少，CT 值大于 20 HU，该型与其他实体性肿瘤鉴别困难，病理上也不易与纤维肉瘤区别。②假囊肿型：CT 值近似水样密度，比脂肪密度高，但密度均匀，CT 表现似囊性病变，在病理上此型主要为黏液脂肪肉瘤。③混合型：肿瘤内成分以纤维组织为主，伴散在脂肪组织，CT 表现密度不均匀，脂肪灶处 CT 值小于 –20 HU，据此 CT 可确定诊断。

（三）鉴别诊断

（1）肾血管平滑肌脂肪瘤（AML）：肿块内多可见到脂肪密度影，CT 多可作出明确诊断。

（2）肾纤维瘤和平滑肌瘤：平扫多密度均匀，增强扫描后均匀中等强化，且肾纤维瘤有延迟强化的特点。

（3）发生于年轻患者的平滑肌肉瘤与肾母细胞瘤很难鉴别。

七、肾血管平滑肌脂肪瘤

（一）病理与临床表现

肾血管平滑肌脂肪瘤（AML）60% 无症状，为偶然发现，位于肾实质，由血管、平滑肌及脂肪组成，一般不转变为恶性。女性多于男性，40% ~ 80% 的患者可伴有结节硬化症。病灶内有出血后可有较轻的腰痛，较大的肿瘤可出现腹部肿块和血尿等。肾血管平滑肌脂肪瘤的生长特点对其影像学表现亦构成一定的影响，双侧发病较多，且呈多中心生长；向肾外生长；肾血管平滑肌脂肪瘤多沿肾包膜下匍匐性生长，压迫肾实质，形成不规则"轮齿状"缺损性改变。

（二）CT 表现

肾血管平滑肌脂肪瘤由不同比例的血管、平滑肌和脂肪组织构成，肿瘤较小时，CT 表现为类圆形或不规则混杂密度的占位病变，其内夹杂有小点状或条状软组织密度影或低密度影或边缘小结节状影，出血后可有高密度影（多见于直径大于 4 cm 的肿瘤）。较大者压迫肾盂肾盏使其移位。增强后脂肪组织无强化，血管部分可表现为点状、条状的明显强化影，而肌肉部分则为轻度强化。肿瘤极少扩散至下腔静脉，CT 血管成像上可能见到肾血管动脉瘤样改变。较大肿瘤因三种组织的不同比例和分布不同而表现多样，脂肪组织可呈偏心性或蜂窝状分布，软组织可呈点状、条状、不规则网状或片状分布，但不管影像如何变异，肾血管平滑肌脂肪瘤具有脂肪密度影的特征不改变，钙化罕见。肿块内有钙化或肿块与肾实质边界不规则、不清楚时，应高度怀疑恶变。当出现多发的肾血管平滑肌脂肪瘤时，需怀疑结节性硬化。

（三）鉴别诊断

（1）肾脂肪瘤：脂肪瘤为均匀密度的脂肪影，往往只有脂肪成分。必要时薄层扫描、像素 CT 值测定及增强扫描，查找可疑肾占位病灶中的脂肪密度和可疑脂肪瘤中的软组织密度及异常血管影，以达到诊断目的。

（2）肾细胞癌：不含成熟脂肪成分，呈浸润性生长，可有转移征象；肿瘤内出现钙化或骨化高度提示为肾细胞癌；而肾错构瘤具有特征性的脂肪密度，双侧多中心性生长、边缘包膜下生长的特点。

（3）肾母细胞瘤：多发于儿童，瘤体较大，可含脂肪，但增强扫描强化不如错构瘤明显。

八、肾嗜酸细胞腺瘤

（一）病理与临床表现

肾嗜酸细胞腺瘤是一种仅次于肾血管平滑肌脂肪瘤的少见肾良性肿瘤，起源于远端肾小管上皮，占肾肿瘤的 3% ~ 7%，病因不明，可能与染色体异常有关。大部分患者临床无症状，有的可出现腰痛或血尿。大体标本上肿瘤与周围组织分界清楚，切面呈均匀致密红褐色，中心可有玻璃样变性或瘢痕形成。光镜下瘤细胞具有丰富的嗜酸性胞质，细胞呈实性巢索状排列。电镜下胞质内有丰富的线粒体。免疫组化 CK 阳性、波形蛋白（vimentin）阴性、Hale 胶状铁染色阴性。肾嗜酸细胞腺瘤与部分肾细胞瘤难于鉴别时，其电镜结果及

Hale 染色具有重要意义。

（二）CT 表现

多为单发，类圆形，边缘清楚，多突出肾皮质向外生长，假包膜的出现虽不具有特异性（部分肾癌中亦可出现），但是肾嗜酸细胞腺瘤的假包膜完整规则，这与肿瘤压迫周围正常肾组织引起纤维组织增生有关；肿瘤较小（直径＜ 3 cm）时，少有中心瘢痕，随着肿瘤增大，出现概率明显增高，典型者为中心部位向周边锐利星芒状改变，对于诊断肾嗜酸细胞腺瘤尤其重要。其形成机制与肿瘤缓慢生长及长期缺血有关；平扫病变相对于肾呈等密度或稍高密度；肿瘤增强具有早进晚出特点，且密度相对均匀，较少出现囊变及坏死情况。皮质期肿瘤实质不高于肾皮质密度，这与部分肾透明细胞癌早期高于肾皮质密度不同。髓质期较皮质期密度值均有不同程度增加。排泄期密度值有不同程度下降，但一般不低于同层面肌肉密度；病灶内部及周边可出现钙化；重组图像显示肿瘤供血动脉增粗，走行规则。不出现肾门及后腹膜淋巴结转移及肾静脉、下腔静脉栓子。

（三）鉴别诊断

（1）透明细胞癌：肾透明细胞癌为富血供占位。多数肿瘤内部出现不规则出血坏死区或有钙化，密度明显不均质，与正常肾组织分界不清，强化方式快进快出多见，皮质期肿瘤实质可明显高于肾皮质。有厚的分隔和结节，部分病例可出现假包膜，但其不完整。肾癌病灶内有时也可见星条状低密度区，但无延迟强化的特点，与肾嗜酸细胞腺瘤不同。若出现转移则更易鉴别。

（2）肾乳头状癌及嫌色细胞癌：肾乳头状癌及嫌色细胞癌两者均为乏血供肿瘤，密度相对均匀，边缘较清，后者有报道亦可有星芒状中心瘢痕，两者恶性程度较低，无论从临床症状或影像学表现均难与肾嗜酸细胞腺瘤鉴别。但两者内部出现小片状坏死的概率高于肾嗜酸细胞腺瘤，强化程度不如肾嗜酸细胞腺瘤明显。肾盂期密度大部分低于同层肌肉组织。

（3）肾血管平滑肌脂肪瘤：肾血管平滑肌脂肪瘤内含脂肪成分较多时较易鉴别。当肿瘤较小且含脂肪成分较少时与肾嗜酸细胞腺瘤难于鉴别。

九、肾乳头状腺瘤

（一）病理与临床表现

肾乳头状腺瘤是一种少见的肾良性肿瘤，是起源于成熟肾小管细胞的肾实质内的实体性上皮肿瘤，好发于 60 ～ 70 岁，男性多见。肾腺瘤生长缓慢，多位于邻近肾包膜的肾皮质内。组织学上分三种类型：乳头状型、管状型、腺泡型。肾乳头状腺瘤细胞分化良好，无异型性，与分化好的乳头状肾细胞癌在结构及细胞学上均难以鉴别，但从临床上看，这两者可能是同一种肿瘤的不同发展阶段或两种不同性质的病变，文献多以肿瘤直径小于1.0 cm 为判断的基准。WHO 肿瘤组织学分类标准以小于 2.0 cm 为基准，也有学者认为肿瘤直径超过 3 cm 者多为恶性，良性者多小于 3 cm。临床上因肿瘤较小多数患者无症状，较大者主要表现为局部肿块、疼痛和血尿。

（二）CT 表现

CT 表现为边界清楚、光整的肿瘤，与正常肾实质相比为等密度或稍高密度，瘤中央可有线状低密度区，为放射状纤维瘢痕所形成。瘤内可发生囊变和钙化，个别病例也可少量出血或坏死。增强扫描肿瘤有轻度强化，可呈网格状。

（三）鉴别诊断

（1）肾癌：CT 表现为边界不清、轮廓不整等密度或稍低密度肿块，肿瘤内可有出血、坏死、囊变、纤维化、钙化且密度不均，肿瘤压迫周围肾实质可形成假包膜。增强扫描病灶呈轻度不均匀强化。肾癌常有肾周侵犯、静脉瘤栓、淋巴结转移等征象。

（2）血管平滑肌脂肪瘤：瘤内含有脂肪成分为特征性表现。

（3）肾母细胞瘤：好发于儿童，肿瘤较大，密度不均，易发生出血、坏死。

十、后肾腺瘤

（一）病理与临床表现

后肾腺瘤是一种非常罕见的肾肿瘤，通常认为是肾胚胎发育过程中残留组织发生的肿瘤。报道的发病年龄为 1.3 ～ 83 岁，以 50 ～ 70 岁多见。国外资料显示，该病好发于女性，男女比例为 1 ∶ 2。国外报道 100 多例。迄今为止，国内文献报道 20 余例，多为个案报道。

后肾腺瘤患者的临床表现无特异性，至少有半数的患者无肿瘤相关的症状，而在查体时偶然发现。较常见的症状有腰腹部疼痛、包块、无痛性肉眼血尿以及间歇性发热。约10% 的患者可见红细胞增多症，这与后肾腺瘤细胞可产生并分泌促红细胞生成素及其他多种细胞因子有关。

（二）CT 表现

CT 平扫肿瘤边缘清楚，与周围肾实质相比肿瘤多表现为等密度或均匀性高密度，可能与肿瘤内富含大量的沙石样钙化有关。肿瘤内常伴有出血坏死或钙化，故其密度多不均匀。增强后实质部分多无强化或轻度强化，中央可有斑片状出血、坏死囊变区；还可有延迟强化表现，但强化程度低于周围肾实质。肾动脉造影提示肿瘤乏血管。

（三）鉴别诊断

后肾腺瘤的 CT 表现并不具有特异性，与乏血供的肾癌、乏脂肪型血管平滑肌脂肪瘤、肾腺瘤等很难鉴别，需依赖病理鉴别。

十一、肾柱肥大

（一）病理与临床表现

肾柱为肾皮质伸入相邻肾髓质锥体之间的部分，属于肾的正常结构。如果肾柱因先天性变异而突出增大、嵌入肾窦，或个别肾锥体缺如为肾皮质替代充填，则称为肾柱肥大。

（二）CT 表现

CT 平扫肾髓质内一等密度长柱状块影，突向肾窦，肾大小、形态均无异常。增强扫描示块影与肾实质同步强化，与肾盂肾盏不相通，较有特征性。另外，定期随访复查，观察病灶大小、形态无变化，亦支持肾柱肥大的诊断。

（三）鉴别诊断

肥大的肾柱在对比增强时，强化与正常肾实质一致，可与肾肿瘤性病变区分开来。

十二、肾血管瘤

（一）病理与临床表现

肾血管瘤比较罕见，是累及血管和淋巴管的先天性肿瘤样病变，来自内皮细胞，以出芽及推挤邻近组织的形式生长，不与周围血管相交通，包膜不完整，大体标本呈深红色柔软的海绵状肿瘤。显微镜下根据覆以上皮的腔隙大小，分为毛细血管型和海绵状血管瘤。

肾血管瘤可累及肾皮质、肾髓质或肾盂的上皮下区，大多发生在髓质；好发于 40 岁以下，性别及左右肾发生率无明显差别，可伴有皮肤或黏膜下的血管瘤病变。典型的临床表现是血尿，可为持续性，大多为间歇性，轻者偶有尿中出现红细胞，重者大出血，伴有腰部痛，疼痛常为血凝块排至输尿管所致。临床检查无甚帮助，静脉肾盂或逆行肾盂造影大多正常。

（二）CT 表现

血管瘤 CT 值大多为 30 ~ 50 HU，与正常肾实质密度基本相似，因而肾血管瘤平扫多呈等密度，增强扫描时病变区呈结节状、团块状，与周围血管一致性强化，为其典型表现。CT 血管成像及肾血管造影有很高的诊断价值。

（三）鉴别诊断

肾肿瘤：增强扫描肿块仅轻度增强，与明显强化的肾实质形成对比。肿块中心的坏死、出血、囊变使肿块密度不均。且无结节状、团块状均匀明显强化。

十三、肾炎性假瘤

（一）病理与临床表现

肾炎性假瘤又称急性局限性细菌性肾炎，是急性肾盂肾炎进一步发展至肾脓肿的中间过程，类似肾脓肿的亚急性和慢性经过，并非真正的肿瘤，而是一种肾实质非特异性炎症。其病理类型为浆细胞或组织细胞为主的良性局限性炎性病变。致病菌多为金黄色葡萄球菌经血液循环感染引起。肾炎性假瘤发展缓慢，并不一定化脓，感染可扩散至肾包膜及肾周围组织，时间越久，肾周围组织变化越严重，发生纤维化，并可与后腹膜紧密粘连。

本病青壮年多见，主要临床表现为发热、患侧腰痛、红细胞沉降率增快、血白细胞计数升高等非特异性症状，超声检查示患肾实质内有局限性低回声区，静脉肾盂造影可有肾盂肾盏受压移位等表现。

（二）CT 表现

CT 平扫肾实质可见单个或多个边缘不清的低密度或等密度区，增强扫描后病灶密度增高，但低于正常肾组织的强化，常边界不清，无包膜，局部肾包膜增厚，肾周常伴渗出。

（三）鉴别诊断

肾炎性假瘤主要与肾癌鉴别，两者的鉴别要点如下。①肾炎性假瘤发生年龄较轻，而肾癌 85.7% 发生于 40 岁以上患者。②肾炎性假瘤最大特点是全身情况良好，病程长而症状轻，腹部肿块可长期不增大，病初大多有发热，同时伴有腰背疼痛；而早期肾癌发热不多，晚期才出现疼痛。此外，以血尿为最初症状者占 70.9%，肾癌的主要症状则为间歇性全血尿。③选择性肾动脉造影无新生肿瘤血管及动静脉短路等，表现为围绕肿块的动脉伸展拉直，特别是被膜动脉和穿通动脉扩张，提示炎症波及肾，对诊断肾炎性假瘤有特征性意义。④抗感染治疗后临床症状减轻及肿块缩小、消退，对诊断肾炎性假瘤有重要意义。因此，动态观察是明确诊断的重要手段。

（杨欣欣）

第四节　肾弥漫性病变

肾弥漫性病变是由于各种疾病导致一侧或双侧肾弥漫性受累的一组病变，其最常见的原因是感染、血管源性疾病以及外伤等。急性感染性病变和肾静脉病变多导致受累肾肿大，而慢性感染性病变和肾动脉疾患多导致受累肾缩小。

一、感染性病变

（一）黄色肉芽肿性肾盂肾炎

有 85% ~ 90% 的黄色肉芽肿性肾盂肾炎表现为弥漫型，病变广泛侵犯肾实质和肾周围，并与邻近器官粘连，肾内形成多发性脓腔，使脓腔周围类脂质巨细胞、纤维细胞和肾功能逐渐丧失。

（二）肾急性感染性疾病

1. 病理与临床表现

目前文献资料对其发病机制认识较为一致，一般认为本病虽与感染有关，但也有感染后产生变态反应所致的因素。引起肾急性感染的细菌很多，但以大肠杆菌最为常见，少数病例也可由其他细菌或真菌所致。

感染的途径有以下两种：①上行性感染，占 70% ~ 80%；②血行感染，致病菌开始均停留于肾髓质，然后累及皮质。病变可为局灶性、多发性和弥漫性。

2. CT 表现

（1）局灶型细菌性肾炎："肾叶型"，CT 增强表现典型，即呈楔形或扇形低密度，病灶较大时与正常肾组织呈现平直的交界缘，若累及多个肾叶则见多个类似表现，诊断一般不困难。肾筋膜范围较广泛的增厚，尤其是肿块未侵犯部位甚至是对侧的肾筋膜增厚，是炎症的典型表现，经抗炎治疗，短期复查病灶明显缩小。

（2）急性弥漫型细菌性肾炎：CT 平扫可见正常或肾弥漫性肿大，边缘模糊。增强扫描后表现典型，皮髓质交界时间延长，交界缘模糊，强化明显减弱，可见车辐状低密度条纹影，肾周脂肪密度增高，肾周筋膜增厚，CT 检查可确诊，尤其是出现条纹影，较具特征性，该征与肾髓质炎症水肿，导致局部功能下降有关。

（3）肾脓肿或肾周脓肿：CT 增强表现典型，为肾和（或）肾周不均匀密度肿块，中间有一个或多个不强化的液性坏死区，脓肿壁及分隔有中度强化，肾筋膜明显增厚，累及腰大肌时可肿胀，结构模糊，甚至形成腰大肌脓肿，有时可见侧后腹壁软组织肿胀。

3. 鉴别诊断

（1）肾癌：CT 表现为边界不清、轮廓不整等密度或稍低密度肿块，肿瘤内可有出血、坏死、囊变、纤维化、钙化而密度不均，肿瘤压迫周围肾实质可形成假包膜。增强扫描病灶呈轻度不均匀强化。肾癌常有肾周侵犯、静脉瘤栓、淋巴结转移等征象。

（2）肾梗死：表现为三角形或楔形低密度影，延迟扫描对比剂在梗死区滞留、排空延迟。

（三）慢性肾盂肾炎

1. 病理与临床表现

慢性肾盂肾炎多发生于尿路解剖或功能上有异常情况者，即其细菌性尿路感染是在尿路解剖异常的基础上发生的。病变特点是肾组织活动性炎症与修复、纤维化及瘢痕形成的综合改变。病变可累及一侧或两侧肾，多为两侧，但其损伤程度不相同，病变分布不均。病理改变除慢性间质性肾炎改变外，还必须有肾盂和肾盏的炎症、变形和纤维化或肾盏内有脓液，不规则分布的纤维化瘢痕伴残留的肾组织增生导致肾萎缩和变形。肾盏变细而延长或变平且宽，后者是因乳头萎缩引起。同时有参与间质性炎性改变。肾组织的进行性破坏导致慢性肾衰竭，如合并尿路梗阻，则加速病变发展。

2. CT 表现

慢性肾盂肾炎的特征性表现为凹陷征、肾盏变形、肾盏裸露征、肾功能减退，另外，还可见假肿瘤征、肾窦脂肪增多征、肾盂积水。螺旋 CT 能显示慢性肾盂肾炎患者肾体积缩小或局限性萎缩，皮质变薄，瘢痕形成，轮廓不规则呈分叶状改变，多期扫描见肾功能减低，肾盏扭曲。螺旋 CT 多期扫描显示肾功能减退，皮质期受累肾皮质和髓质交接相较对侧正常肾延迟出现，但其皮质和髓质仍然存在，仅皮质变薄。还可清晰显示凹陷征及假肿瘤征。延迟扫描能够进一步了解肾盏肾盂的情况，如肾盏变形、肾盏裸露征、肾盂积水等。

3. 鉴别诊断

（1）肾结核后期：肾外形可萎缩，肾盏变形和肾功能减退可类似慢性肾盂肾炎，但脓肿和钙化以及输尿管壁的增厚为肾结核的特征性表现，有助于鉴别。

（2）肾发育不全：分为单纯性肾发育不全和节段性肾发育不全，单纯性肾发育不全 CT 显示肾均等缩小，功能无改变，鉴别不难。节段性肾发育不全形态学表现和慢性肾盂肾炎极其类似，需结合临床病史，有时须做肾穿刺予以鉴别。

（3）肾血管性狭窄引起的肾萎缩：肾外形缩小，显影延迟，CT 血管成像和或肾动脉造影检查可明确诊断，不但显示血管的狭窄，且可以根据肾实质的显影浓度来估计其功能。

二、肾血管性病变

（一）肾动脉狭窄

1. 病理与临床表现

肾动脉狭窄是指各种原因引起的肾动脉起始部、肾动脉主干或其分支的狭窄。肾动脉管壁的中层纤维增生、肌层增厚、弹力纤维断裂，内膜下和肌层内有黏液样物质积聚，使管壁增厚，管腔狭窄。肾动脉狭窄是高血压重要致病因素之一。肾动脉狭窄引起的高血压是一类可以通过手术或介入放射学治愈的高血压，认识此病并及时诊断有利于选择适当的治疗方式。病因分为先天性和后天性：①先天性，包括先天性肾动脉发育畸形或纤维肌肉发育不良等；②后天继发性，又可分为炎症性、动脉硬化性，前者多见于青少年，后者多见于 55 岁以上的老年人，是肾动脉狭窄最常见的原因。

2. CT 表现

常规 CT 检查可以显示肾的形态及肾实质的结构，对肾动脉狭窄的诊断无特异性。螺旋 CT 血管成像能清晰显示肾动脉及动脉管腔的情况。另外，肾动脉狭窄后扩张、肾皮质变薄、增强扫描时肾皮质的强化程度减低等间接征象有助于肾动脉狭窄的诊断。

3. 鉴别诊断

即便是横断面增强扫描，对肾动脉狭窄性病变的诊断也有很大局限性，因此，必须结合后处理图像。利用 CT 血管成像诊断肾动脉狭窄多不难，常可以提示肾动脉狭窄的原因，如动脉粥样硬化性狭窄多伴有钙化斑块，而纤维肌性发育不良典型者呈"串珠样"改变；大动脉炎患者常有腹主动脉或其他多处动脉管壁环形增厚病变有助于诊断。

（二）肾梗死

1. 病理与临床表现

肾梗死少见，为肾动脉或肾段动脉闭塞所致，常见原因有心功能不全、心房颤动、主动脉瘤所致的血管内栓子及局部血栓形成、创伤、经导管栓塞、肾动脉夹层、手术误扎、肾动脉发育不良等，肾动脉硬化也是常见原因。

临床症状主要表现为疼痛、血尿、低热、恶心、呕吐，与其梗死灶的大小有关，梗死灶大时症状典型，梗死灶小时症状轻微，甚至无明显临床症状。肾梗死临床症状并不典型，易误为结石或感染。

2. CT 表现

CT 平扫梗死灶呈等低密度，常难以显示；伴有肾静脉栓塞者肾肿胀明显，肾周水肿。增强动脉期梗死肾段呈三角形或楔形低密度影，肾实质期见肾梗死区外层 2～3 mm 的高灌注致密带，称为包膜下皮质环征，其原因是由于肾皮质外层约 3 mm 厚的组织由肾动脉和肾囊动脉穿支双重供血。延迟扫描对比剂在梗死区滞留、排空延迟。肾增强多期扫描有重要意义，CT 可清晰显示肾动脉主干及二三级分支内低密度血栓、肾实质区小梗死灶以及肾门区丰富的侧支循环血管影，CT 血管成像显示更直观。肾梗死后期，表现为肾实质变薄、瘢痕形成、肾轮廓不规则、肾萎缩等。

3. 鉴别诊断

（1）小肾癌：表现为占位病变，可部分突出肾轮廓之外，增强扫描后不均匀强化。

（2）肾血管平滑肌脂肪瘤：为良性占位病变，CT 值测量含脂肪成分有定性诊断意义。

（3）肾感染：一般有特征性的临床症状，血、尿的相关检验结果有助于鉴别诊断。

（三）肾静脉栓塞

1. 病理与临床表现

肾静脉栓塞是由肾静脉内血栓形成、栓子或其他原因造成。肾静脉内血栓形成的原因很多，如高凝状态、肾肿瘤性血栓、下腔静脉血栓的延伸等。肾肿瘤、肾创伤、外在性压迫等均可造成肾静脉栓塞。肾静脉栓塞有急慢性之分。急性栓塞，肾可显著充血、水肿、增大，肾功能丧失，甚至肾破裂出血而死亡；慢性肾静脉栓塞所引起的改变，同有无侧支静脉引流有关，如有足够侧支循环，则肾充血少，可保持正常肾功能；如无侧支引流，则肾初期增大，肾充血、水肿，继之萎缩。症状一般与肾动脉栓塞相同，与栓塞的急缓、栓塞完全与否以及单双侧等因素有关。肾病综合征是肾静脉栓塞的最常见原因，而肾病综合征患者约 5% 伴有肾静脉栓塞，主要表现为剧烈的腰腹疼痛、发热、白细胞计数增高、血尿、蛋白尿等。可触及肿大的肾，严重者出现出血性休克或肾衰竭，甚至死亡，慢性肾静脉栓塞临床表现可不明显。

2. CT 表现

CT 平扫可显示肾增大以及肾周脂肪层模糊；CT 增强扫描可清楚显示肾静脉和（或）下腔静脉内血栓以及呈网状的肾周静脉，其他的改变有肾显影密度减低、皮髓质不清、对比剂延迟排泄至肾盂肾盏及肾包膜下或肾周出血或积液、肾周筋膜增厚等。CT 血管成像选择肾实质期数据重组，获得三维立体的肾静脉影像，展示肾静脉腔内充盈缺损，部分阻塞性改变，伴肾静脉增粗及输尿管附近扭曲、扩张的侧支静脉等。

3. 鉴别诊断

肾静脉栓塞的 CT 诊断多不难，而且有助于区分栓子是肿瘤性栓子还是血栓。一般血栓在增强各期表现为低密度充盈缺损，而癌性栓子皮质期增强扫描可见不均匀强化，常见于肾癌。

（四）左肾静脉压迫综合征

1. 病理与临床表现

左肾静脉压迫综合征又称胡桃夹综合征，是由于左肾静脉较长，向右跨越腹主动脉而注入下腔静脉时，受到腹主动脉或肠系膜上动脉挤压变窄致所属静脉（左肾上静脉、男性睾丸静脉及女性卵巢静脉等）回流受阻，尤以瘦高青少年多见。可能病因有：腹主动脉与肠系膜上动脉先天夹角较小，腹主动脉与肠系膜上动脉之间肠系膜脂肪及腹膜充填少，直立位或仰卧位受肠系膜牵拉而致腹主动脉及肠系膜上动脉夹角变小，青少年腰椎生长迅速致左肾静脉受压等。临床上以非肾小球血尿、蛋白尿多见，同时伴有左下腹坠胀，男性伴有不同程度左侧精索静脉曲张，甚至可见静脉石，女性伴有不同程度盆底静脉淤滞等。

2. CT 表现

多层螺旋 CT 三维重组可显示肾静脉及其周围血管解剖结构，发现胡桃夹现象患者

的肠系膜上动脉与腹主动脉之间的夹角较正常人明显变小，为 20°～40°，正常人为
40°～60°；左肾静脉左肾门外侧最粗处血管内径与左肾静脉最狭窄处血管内径比值明显
增大，常大于 3（正常人多小于 2.5），但目前尚无统一的标准。在肾静脉水平测量肠系膜
上动脉与腹主动脉之间的直线距离，胡桃夹综合征患者距离较正常人缩短；其次 CT 增强扫
描还可显示肾盂及输尿管周围静脉曲张，左精索静脉或卵巢静脉曲张。

3. 鉴别诊断

通过多层螺旋 CT 不仅可直观地评估左肾静脉受压狭窄及其狭窄后扩张情况，还可全
面地了解左肾静脉周围的解剖结构和侧支循环的建立情况，一般诊断不难。

（五）肾动脉瘤

1. 病理与临床表现

肾动脉瘤少见，约占所有动脉瘤的 4%。其病因首先为肾动脉管壁中层弹性纤维先天发
育不良，其次为后天性疾病，如肾动脉硬化、肌纤维疾病、结节性多动脉炎等。多为单侧。
动脉瘤可发生于肾实质和肾外的动脉及其分支，病理可分为真性动脉瘤及假性动脉瘤，前
者为先天性，多发生钙化；后者则由于外伤等所致，少有钙化。小动脉瘤多无症状，较大
的动脉瘤可引起腰腹痛、血尿、腹部血管杂音及高血压等症状，如果发生破裂，则可造成
出血、休克，甚至死亡。

2. CT 表现

肾动脉瘤可分布于肾内和肾外肾动脉，为单发或多发。CT 平扫动脉瘤表现为均匀的
略高密度的肿块，边缘清楚锐利，动脉瘤壁可有钙化。注射对比剂后，瘤体明显强化，如
瘤内有血栓，依其多少表现为不均质强化或完全无强化。CT 血管成像可清楚显示动脉瘤的
数目、位置和形态，为临床提供重要的诊断信息。多发小的弥漫性肾动脉瘤应考虑到多结
节性动脉炎的诊断。结合 CT 血管成像，动脉瘤的诊断不难，且较横断面 CT 能发现小的动
脉瘤。

3. 鉴别诊断

（1）肾盂血肿：多有外伤史，注射对比剂后血肿基本不强化。

（2）肾盂癌：肿块边缘常不清楚，可累及肾盂、肾盏，增强扫描表现为轻度强化。

（六）肾动静脉畸形与动静脉瘘

1. 病理与临床表现

肾动静脉畸形或动静脉瘘，分为先天性和获得性两种，先天性动静脉畸形包括曲张型
和动脉瘤型。曲张型是先天发育异常产生的畸形，解剖特点是多根异常血管扭曲、缠绕在
一起伴有多个动静脉瘘，一般认为畸形血管常位于集合系统黏膜的固有层内。畸形血管的
弹性组织缺失，约 72% 以肉眼血尿为首发症状；动脉造影可出现特征性的曲张样或海绵样
血管团。动脉瘤型与获得性动静脉畸形解剖特征相似，以心血管症状及体征为主，但没有

明确的病因。也有学者认为其发生与某些肾血管病变有关，故单独分为一种类型，即特发性动静脉畸形。先天性动静脉畸形以女性多见，多发生在右侧。获得性肾动静脉畸形的解剖特点是一根供血动脉直接或通过一个动脉瘤样扩张注入一根或数根静脉多伴有单一的动静脉瘘；获得性动静脉畸形有明确的病因，如肾穿刺活检、肾外伤、肾肿瘤或感染等，本型占70%～80%。获得性动静脉瘘常引起静脉回心血量增加，心输出量增大，易出现高血压、心力衰竭等症状。引起高血压的原因可能是动静脉瘘远端的肾组织相对缺血使肾血管紧张素分泌增多所致。

2．CT表现

病变多位于肾窦内肾盂、肾盏周围，平扫偶可见病灶内钙化影，增强扫描病变明显强化，与血管强化程度相似，常伴同侧深静脉扩张。CT血管成像可清晰显示这些病变。

3．鉴别诊断

结合CT血管成像，诊断多不难，有时须与以下疾病鉴别。

（1）肾动脉瘤：CT平扫可见瘤体呈等高密度，瘤周可见钙化，增强扫描病变明显强化。

（2）肾肿瘤：可有肾外形的改变，增强扫描后肿瘤组织强化程度低于肾实质。

三、其他病变

（一）肾乳头坏死

1．病理与临床表现

肾乳头坏死又称坏死性乳头炎，多为缺血性坏死。好发于中老年女性。病变位于肾乳头处的髓质内层，不累及肾髓质整体。多为双侧发病，局限于一个或数个肾乳头。常见于糖尿病、真菌感染、尿路梗阻及长期使用止痛药和抗生素的患者。坏死的发生和肾乳头血供有关，乳头部供血来自肾血管，而且血管很少，易出现缺氧，导致乳头坏死。分为急性和慢性两种。急性肾乳头坏死起病急，进展快，可出现寒战、高热、肾区疼痛、中毒性休克、少尿、无尿和尿毒症。慢性肾乳头坏死，病情进展缓慢，症状可不明显，逐渐出现肾功能减退。尿液沉渣检查发现肾小管组织即可确诊。

2．CT表现

肾乳头坏死早期，可见双侧或单侧肾轮廓弥漫性增大，肾边缘光滑、锐利，肾乳头扩大，形态不规则，边缘模糊，密度降低。中期，病侧肾乳头部呈弧形条带状低密度影，多个弧形影相连似"花边样"改变，此为肾乳头坏死的特征性表现。肾乳头区有时可见细小钙化影。增强扫描，病侧肾实质强化程度较正常肾减低，提示肾功能降低，同时可见肾乳头区条带状低密度影更加明显。晚期，坏死乳头脱落，局部呈水样低密度，增强对比剂充盈乳头或锥体内的空腔，呈坛状或细颈瓶状，边缘不规则，但边界清楚。

3．鉴别诊断

（1）肾实质及肾小管回流：小盏本身边缘光滑，肾功能正常，形态可改变或消失。

（2）肾结核：易见到钙化，而肾盏边缘的破坏多较严重，常伴输尿管及膀胱的改变。

（3）海绵肾：本病形成的结石位于肾髓质内，没有肾乳头的缺失。

（二）纤维脂肪瘤样增殖性病变

1．病理与临床表现

纤维脂肪瘤样增殖性病变较为少见，发生原因多不清楚，可能与继发于结石的肾盂积水、肾炎导致严重的肾组织破坏和萎缩有关。由于其中内生和外生性类固醇的增加，引起显著的纤维和脂肪组织的增殖，从而导致类似肿块样的病变。此病常发生在单侧肾，临床上患者症状多不明显。

2．CT 表现

CT 表现为肾窦区脂肪增生样肿块，伴有鹿角状结石及萎缩的肾实质。合并肾周感染时，肾轮廓不清，周围有粘连性改变。增强扫描肿块强化不明显，肾实质强化程度较正常肾减低，提示肾功能降低。

3．鉴别诊断

（1）肾血管平滑肌脂肪瘤或脂肪瘤：形态与纤维脂肪瘤样病变可相似，但前者仅引起肾集合系统局限性的占位效应，不伴有肾萎缩或肾结石。

（2）黄色肉芽肿性肾盂肾炎：CT 上表现为肾实质的低密度影，当伴有肾鹿角状结石或肾萎缩时，与纤维脂肪瘤样病变难以鉴别。两者亦可以同时存在。

（三）肾损伤

1．病理与临床表现

肾损伤分为开放性损伤和闭合性损伤。前者由锐器、枪弹等直接贯穿所致，常合并胸腹部脏器损伤；后者由直接暴力、间接暴力使腰腹部受到撞击、挤压或对冲力使肾急剧扭转所致。闭合性损伤病理类型又分为：①肾挫伤，肾实质局部形成瘀斑或包膜下血肿，血尿轻微，可自行愈合；②肾部分裂伤，肾实质部分裂伤伴肾盂、肾盏黏膜破裂，常有明显血尿，伴包膜破裂则形成肾周血肿和尿外渗；③肾全层裂伤，包括肾盏、肾盂和包膜在内的肾实质深度裂伤，可有明显血尿和肾周血肿与尿外渗；④肾蒂损伤，肾蒂或肾段血管部分或全部撕裂。

重度肾裂伤、肾蒂伤及合并胸腹脏器损伤者，因出血和创伤可出现严重休克，甚至危及生命。血尿可为轻微血尿或大量肉眼血尿。但血尿与伤情常不一致。如肾蒂断裂，肾横断伤，肾盂、输尿管断裂或被血块堵塞时血尿不明显或无血尿。包膜下血肿，腰部软组织损伤，血与尿渗至肾周围，均可引起腰腹部疼痛；肾周血肿及尿外渗时上腹部、腰部可出现肿块。血块阻塞输尿管时可引起肾绞痛。血肿及尿外渗继发感染可出现发热等全身症状。

2．CT 表现

（1）肾被膜下血肿：CT 表现为早期与肾实质边缘紧密相连的新月形或双凸形高密度区，常是邻近肾实质受压变形。增强扫描后病变无强化。随时间的推移，血肿液化和吸收，而密度逐渐降低，直至缩小消失。

（2）肾周血肿：CT 表现为早期肾周围的新月状高密度影，范围较广，但限于肾筋膜囊内。CT 复查血肿密度降低。

（3）肾实质挫伤：CT 表现视出血量多少及肾组织水肿及尿液外溢情况而有所不同。可为肾实质内高密度、混合密度或低密度灶。增强扫描均无强化。

（4）肾撕裂伤：CT 表现为局部肾实质不连续，呈带状高密度或低密度影。主要依据其间有血液或尿液的外溢。增强检查撕裂的肾组织发生强化。如果完全离断，则无强化。

3．鉴别诊断

螺旋 CT 扫描能够确定肾实质损伤的部位、范围、类型以及合并其他的损伤，对怀疑肾集合系统损伤者，应进行增强延迟扫描，诊断多不难，大多无须和其他疾病鉴别。

（四）肾钙盐沉着症

1．病理与临床表现

肾钙盐沉着症是位于肾实质内的钙化，而非收集系内的钙化（肾结石）。其发生是由于体内高水平钙盐转移至正常肾组织内引起钙化，不同疾病发生钙化的解剖部位不尽相同，分为肾皮质钙盐沉着和肾髓质钙盐沉着。引起肾钙盐沉着症的原因很多，主要为：①钙吸收增多，如维生素 D 中毒、乳碱综合征、结节病、铍中毒、特发性高钙血症；②来自骨的钙量增多，如甲状旁腺功能亢进、制动的患者、骨转移瘤、多发性骨髓瘤、甲状腺功能亢进、库欣综合征等；③肾小管再吸收钙的增多，如肾小管坏死、范科尼综合征（骨软化—肾性糖尿—氨基酸尿—高磷酸尿综合征）、肝豆状核变性、两性霉素 B 中毒等。

2．CT 表现

（1）肾皮质钙盐沉着：常见的疾病有慢性肾小球肾炎、急性肾皮质坏死和草酸盐沉积，也可见于奥尔波特综合征（遗传性肾炎—神经性耳聋）和一些有排斥的肾移植患者，以及伴有卡氏肺囊虫感染、细胞内结核分枝杆菌和巨细胞病毒感染的艾滋病患者上。影像学特征：皮质钙盐沉着的钙化发生在皮质边缘和沿着肾锥体间的分隔伸入内部，髓质不受累。在平扫CT上可见皮质或间隔"线状"钙化影或弥漫斑点状钙化，使肾皮质密度增高，肾皮质明显变薄。结合临床病史及其典型的影像学表现一般诊断不难。

（2）髓质钙盐沉着：常见的原因是甲状旁腺功能亢进和肾小管酸中毒，其他的有集合管扩张症（髓质海绵肾）、乳碱综合征、类肉瘤病、维生素 D 中毒和各类肾毒性药物（如两性霉素 B 等）。髓质钙化发生的部位在与皮质分界的肾中部，病变常双侧发生，钙化可在腹部平片上显示，但密度分辨率较差，显示钙化的范围及数量均不及 CT 检查。

1）肾小管酸中毒：为临床上常见的一个综合征，由于肾小管功能缺陷，肾泌酸能力大大减少，导致代谢性酸中毒。与酸性尿相比，钙盐很少在碱性尿中被吸收，于是常沉积在肾髓质内或形成结石。CT 表现为双侧沿肾集合管及乳头管分布的钙化影，呈片状或点状，轻度病变钙化少且浅淡，较重的钙化多而密集。

鉴别诊断：海绵肾，多无明显肾功能异常，双侧，也可单侧或节段分布的集合管远端囊状扩张，其内见点条状钙化影。而肾小管酸中毒无集合管的扩张。

2）髓质海绵肾。

3. 鉴别诊断

（1）肾乳头坏死：乳头坏死脱落区的曲线状、环状、三角形钙化或钙化灶沿肾乳头顶端排列呈弧形。

（2）肾结核：表现为干酪样坏死灶内不规则局灶性钙化或肾自截内广泛而密集的钙化。

（陈　群）

第五节　膀胱疾病

一、膀胱结石

（一）病理与临床表现

膀胱结石 95% 见于男性，发病年龄多为 10 岁以下儿童和 50 岁以上老人。儿童以原发性多见，主要是营养不良所致。继发性则多见于成人，可来源于肾、输尿管，膀胱感染、异物、出口梗阻、膀胱憩室、神经源性膀胱等也可引起继发结石。结石的病理改变是对膀胱黏膜的刺激、继发性炎症、溃疡形成出血、长期阻塞导致膀胱小梁、小房或憩室形成。临床症状主要为疼痛、排尿中断、血尿及膀胱刺激症状。

（二）CT 表现

CT 平扫表现为圆形、卵圆形、不规则形、倒梨形等高密度灶，可单发或多发，大小不一，小至几毫米，大至十余厘米。边缘多光整，CT 值常为 100 HU 以上，具有移动性；膀胱憩室内结石移动性差。

（三）鉴别诊断

1. 膀胱异物

常有器械检查或手术史，异物有特定形状，如条状等，容易以异物为核心形成结石。

2. 膀胱肿瘤

为膀胱壁局限性不规则增厚，可形成软组织肿块，有明显强化。

（四）特别提示

膀胱结石含钙量高，易于在 X 线平片上确诊。CT 对膀胱区可疑病灶定位准确，易于表明位于膀胱腔内、膀胱憩室、膀胱壁及壁外；易于反映膀胱炎等继发改变及膀胱周围改变。一般无须进行 MRI 检查。

二、膀胱炎

（一）病理与临床表现

膀胱炎临床分型较多，以继发性细菌性膀胱炎多见。致病菌多为大肠埃希菌，且多见于妇女，由上行感染引起，常合并尿道炎和阴道炎。急性膀胱炎病理上局限于黏膜和黏膜下层，以充血、水肿、出血及小溃疡形成为特征；慢性膀胱炎以膀胱壁纤维增生、瘢痕挛缩为特征。主要症状有尿频、尿急、尿痛等膀胱刺激症状。

（二）CT 表现

（1）急性膀胱炎多表现正常，少数 CT 平扫增厚的膀胱壁为软组织密度，增强均匀强化。

（2）慢性膀胱炎表现为膀胱壁增厚，强化程度不如前者，无特征性表现。

（三）鉴别诊断

（1）膀胱充盈不良性膀胱壁假性增厚，膀胱充盈满意时，假性增厚消失。

（2）先天性膀胱憩室，为膀胱壁局限性外突形成囊袋样影，容易伴发憩室炎及憩室内结石。

（3）膀胱癌，为膀胱壁局限性、不均匀性增厚，强化不均。

（四）特别提示

膀胱炎主要靠临床病史、细菌培养、膀胱镜检查或活检证实，CT 检查结果只作为一个补充。

三、膀胱癌

（一）病理与临床表现

膀胱癌为泌尿系最常见的恶性肿瘤，男性多见，多见于 40 岁以上。大部分为移行细胞癌，以淋巴转移居多，其中以闭孔淋巴结和髂外淋巴结最常见，晚期可有血行转移。临床症状为无痛性全程血尿，合并感染者有尿频、尿痛、排尿困难等。

（二）CT 表现

肿瘤好发于膀胱三角区后壁及侧壁，常为多中心。CT 表现为膀胱壁向腔内乳头状突起或局部增厚，增强呈较明显强化。膀胱周围脂肪层消失，表示肿瘤扩展到膀胱壁外，可有边界不清的软组织肿块和盆腔积液，也可有膀胱周围和盆壁淋巴结转移。

（三）鉴别诊断

1. 膀胱炎

为膀胱壁较广泛均匀性增厚，强化均匀。

2. 前列腺肥大

膀胱基底部形成局限性压迹，CT 矢状位重建、MRI 可鉴别。

3. 膀胱血块

CT 平扫为高密度，CT 值一般 > 60 HU，增强无强化，当膀胱癌伴出血，大量血块包绕肿块时，则难以鉴别。

（四）特别提示

CT 可为膀胱癌术前分期提供依据，明确有无周围脏器、盆壁侵犯及淋巴结转移。膀胱癌术后随访可发现复发或并发症。膀胱壁增厚也可见于炎症性病变或放射后损伤。MRI 的定位价值更高。

（陈　群）

第六节　输尿管疾病

一、输尿管外伤

（一）病理与临床表现

输尿管外伤可单发或并发于泌尿系外伤。泌尿系统遭受任何直接或间接暴力均可导致损伤。近年来，医源性损伤亦逐渐增多。输尿管损伤的病理取决于其损伤的程度。如完全断裂，则尿液积聚于腹膜后以肾后间隙最常见。如有瘢痕收缩则形成狭窄、闭塞和阻塞。临床表现多样，可有伤口漏尿或尿外渗，尿瘘形成，腹膜炎症状，尿道阻塞，无尿等。

（二）CT 表现

CT 平扫可发现阳性及阴性结石，阴性结石密度也常高于肾实质，CT 值常为 100 HU 以上，无增强效应。结石多位于输尿管狭窄部位即肾盂输尿管连接部、输尿管与髂动脉交叉处、输尿管膀胱入口处。间接征象可表现为输尿管扩张，肾盂、肾盏积水等，并可显示结石周围软组织炎症、水肿。

（三）鉴别诊断

盆腔静脉石：位于静脉走行区，为小圆形高密度灶，病灶中心为低密度。

盆腔骨岛位于骨骼内。

（四）特别提示

临床诊断以 X 线平片及静脉尿路造影为首选。但 CT 对结石的大小、部位、数目、形状显示更准确，免除了其他结构的影响；同时能易于显示肾盂扩张和肾盂、肾盏积水及梗阻性肾实质改变，能客观评价结石周围炎症、肾功能情况。MRI 水成像能显示梗阻性肾、输尿管积水情况。

二、输尿管炎

（一）病理与临床表现

输尿管炎指发生在输尿管壁的炎症，常由大肠埃希菌、变形杆菌、铜绿假单胞菌、葡萄球菌等致病菌引起。输尿管炎常继发于肾盂肾炎、膀胱炎等；也可因血行、淋巴传播或附近器官的感染蔓延而来（如阑尾炎、盲肠炎）；部分患者因医疗器械检查、结石摩擦及药物引起。急性输尿管炎表现为黏膜化脓性炎症；而慢性输尿管炎表现为输尿管壁扩张、变薄，输尿管逐渐延长，也可为管壁增厚、变硬、僵直，致输尿管狭窄。临床症状为尿频、尿急伴有腰痛、乏力、尿液浑浊，严重时发生血尿、肾绞痛，尿培养可有细菌。

（二）CT 表现

急性输尿管炎 CT 检查无特异性。

慢性输尿管炎可表现为输尿管壁增厚，管壁不均匀，部分患者出现肾盂积水。输尿管周围炎可出现腹膜后输尿管纤维化。

（三）鉴别诊断

囊性输尿管炎、输尿管癌，难以鉴别；输尿管结核，表现为输尿管壁增厚，管腔狭窄，管壁常可见钙化，常伴有同侧肾结核。

（四）特别提示

输尿管炎的诊断应密切结合病史和辅助检查。静脉尿路造影表现为输尿管扩张或狭窄，扭曲变形。CT 检查亦尤明显特异性。对可疑病变可进行病理活检。

三、输尿管癌

（一）病理与临床表现

输尿管肿瘤多发生在左侧，尤其是在下 1/3 段。大部分为移行细胞癌，少数为鳞癌、腺癌。原发输尿管移行细胞癌较少见，好发年龄为 50～70 岁，男性多于女性。最常见的症状为间歇性无痛性肉眼或镜下血尿，少数患者可触及腹部肿块，阻塞输尿管可引起肾绞痛。

（二）CT 表现

CT 表现输尿管不规则增厚、狭窄或充盈缺损，肿瘤近侧输尿管及肾盂扩张，三维重建显示最佳。输尿管肿瘤为少血供肿瘤，增强多无强化或轻度强化。

（三）鉴别诊断

1. 血凝块

为输尿管腔内充盈缺损，无强化，管壁不增厚。

2. 阴性结石

输尿管内高密度灶，CT 值常为 100 HU 以上。

3. 输尿管结核

输尿管壁增厚、管腔狭窄，常伴有钙化。

（四）特别提示

随诊中应注意其余尿路上皮器官发生肿瘤的可能性。CT 检查对诊断输尿管肿瘤起重要作用，不仅能显示肿瘤本身，也可了解肿瘤的侵犯程度，有无淋巴结转移。MRU 对该病的诊断有一定的价值，但对尿路结石的鉴别有困难。

（赵　静）

第九章 骨骼肌肉疾病影像学诊疗

第一节 椎管狭窄

椎管狭窄是指各种病因引起的椎管径线变小压迫硬膜囊、脊髓或神经根而导致相关的神经压迫综合征。

一、先天发育性椎管狭窄

先天发育性椎管狭窄包括软骨发育不全及其他软骨发育不良症、脊椎的严重畸形、脊膜膨出症、脊柱裂、脊椎发育不良等。发育性椎管狭窄通常是指神经弓的发育不良，如椎弓根短等。也可为特发性的。先天发育性椎管狭窄发病较晚，年轻时，因椎管的大小尚能容纳脊髓及穿出的神经根常无症状。

CT 表现：先天发育性椎管狭窄可累及一个或多个平面的骨性椎管（图 9-1）。CT 可显示对称性的小椎管，主要表现为椎管的向心性狭窄、椎弓根缩短使椎管前后径缩小，常伴有椎板和小关节圆隆及黄韧带肥厚，造成椎管后部狭窄，局部硬膜外脂肪间隙消失，硬膜囊从圆形变为椭圆形。软骨发育不全者椎管呈骨性狭窄。

二、获得性椎管狭窄

椎管狭窄通常指继发于骨和（或）环绕椎管内缘的软组织肥厚所致的均匀性中央性和（或）侧方神经管狭窄。获得性椎管狭窄可分为退行性狭窄、外伤性狭窄和医源性狭窄。常见于椎小关节病、椎间盘病变、椎体后缘骨质增生、后纵韧带骨化、黄韧带肥厚、脊椎滑脱症、椎管内骨片及血肿、术后后遗症、严重脊柱后弯或侧弯等。寰椎先天畸形、骨性椎管狭窄：鞘内注射碘海醇 10 mL 后扫描，蛛网膜下隙和脊髓受压。

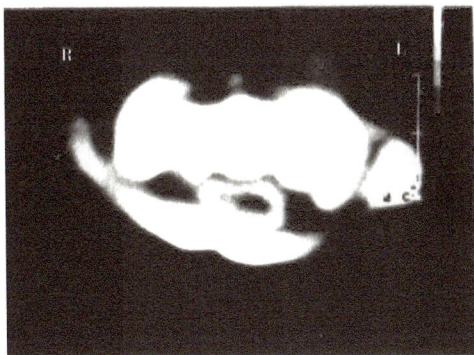

图 9-1　先天性椎管狭窄 CT 表现

三、退行性椎管狭窄

（一）中央性椎管狭窄

椎小关节病：Ghormely 称为椎小关节综合征。它是常见的退行性骨关节病，其发病率高于椎间盘突出。随着 CT 的应用和普及，该病已日益为人们所认识。CT 可充分地显示椎小关节的解剖结构及病理改变，为椎小关节病的诊断提供可靠的影像学根据，从而提高诊断率。椎小关节骨质增生肥大是中央性椎管狭窄的常见原因。

（二）CT 表现

（1）关节突增生肥大并骨赘形成，以上关节突多见。

（2）关节间隙变窄或消失。

（3）关节软骨下骨性关节面下有囊性变。

（4）关节腔内可有真空现象。

（5）关节囊及其周围组织可有点状或弧线状钙化。

（6）小关节两侧可不对称，可有半脱位或全脱位。显示上述 CT 征象需选用适当的窗宽、窗位，而骨窗必不可少。椎小关节病变不仅导致中央性椎管狭窄，还可累及神经孔造成周围性椎管狭窄、压迫神经根产生相应的症状。椎小关节病可单独存在，但常与椎间盘等病变合并存在。

椎间盘膨出、突出：对于狭窄的椎管，即使椎间盘膨出也可能压迫脊髓，从而可加重椎管狭窄的程度。有 3% ~ 5% 下腰痛者因纤维环退变膨出可造成一定程度的中央椎管关节下隐窝狭窄，而无明显骨质增生现象。若同时伴有关节突肥大，椎板或黄韧带肥厚，则使硬膜外脂肪间隙消失，硬膜囊受压变小，椎管内结构不清，形成"紧囊椎管"，这是诊断软组织性椎管狭窄的可靠征象。椎间盘向后或后外方局限性突出是中央性椎管狭窄的常见原因，由于腰段椎管较宽，即使椎间盘突出较明显也可无症状，椎管狭窄到压迫硬膜囊、脊髓和神经根，才有临床意义。

后韧带骨化、黄韧带肥厚：两者均可致中心性椎管狭窄。后纵韧带骨化多见于弥漫性特发骨增生病，最多见于颈椎和上胸椎常累及多个脊椎节段，横断位 CT 表现为椎体后方可见条状的骨性致密影，形态多不规则，它与椎体后缘间有一透光带，亦可呈蕈伞形或乳头形可偏于一侧。硬膜囊明显受压、变形移位。CT 可显示普通 X 线不能显示的骨化，确定骨化范围，以明确椎管狭窄的程度，用于术前定位和术后复查。黄韧带肥厚是腰椎管狭窄常见原因。大于 5 mm 时即为肥厚，黄韧带肥厚可使硬膜外脂肪间隙消失、压迫硬膜囊。

椎体后缘骨质增生及椎板增生肥大：这是引起中央性椎管狭窄的主要原因，以颈椎最常见，腰椎次之，CT 可清楚地显示骨刺直接压迫硬膜囊和脊髓。

（三）周围性椎管狭窄

可单独存在或合并中心性狭窄。

1. 侧隐窝狭窄

侧隐窝的关节下隐窝在上关节突内面，关节下隐窝作为中央椎管的前外侧部分，其上缘为椎间盘，下缘恰在椎间盘下方的椎弓根上缘。椎间盘病理性膨突，侧方椎间盘突出，上关节突基部内侧面增生肥大和关节滑脱，均可使关节下隐窝变窄。因上关节突向前倾斜而使椎弓根处隐窝的前后径较窄，侧隐窝正常前后径为 ≥ 5 mm，如 ≤ 3 mm 提示侧隐窝狭窄，如 ≤ 2 mm 即可肯定为侧隐窝狭窄。横断位 CT 图像可清楚地显示侧隐窝的狭窄及神经受压征象。

2. 椎间管狭窄

椎间管包括椎弓根下神经根管段和椎间孔。脊神经在椎间孔的最上方，贴着上面的椎弓根穿出，故椎间孔下部狭窄不会压迫脊神经，但腰骶段脊神经位置较低，相当于 $L_5 \sim S_1$ 椎间盘水平，即使单纯椎间盘膨出也可能压迫脊神经。椎间盘突出，椎体及椎小关节骨质增生，脊椎向前滑脱等致椎间孔严重狭窄，均可压迫椎间孔的神经根和神经节。

四、外伤性椎管狭窄

椎管内骨片，血肿，外伤性脊柱滑脱，椎间盘突出，可致椎管狭窄。

五、医源性椎管狭窄

术后瘢痕组织增生，植骨片或人工椎体移位，蛛网膜炎和粘连，术后残留的椎间盘组织，均可能压迫硬膜囊、脊髓及神经根。术后瘢痕组织其密度较椎间盘低，呈条索状，瘢痕大者向椎间盘上或下延伸，静脉增强扫描术后瘢痕组织可明显强化而突出的椎间盘则不增强。

（王学军）

第二节　脊柱感染性疾病

一、脊柱结核

（一）病理与临床表现

脊柱结核以儿童和青年人多见，20～30岁为发病高峰。在成人，发病部位以腰椎多见，且以胸腰段椎体最常受累，其次为胸椎和颈椎，骶尾椎少见；在儿童，以胸椎最常罹患。脊椎结核多由体内原发结核灶经血行播散而来。脊柱结核在病理上分为增生（或肉芽）型与干酪（渗出）型两型，两者常混合存在，仅以某一型为主，两型之间可互相转化。脊椎结核按发病部位不同，可以分为椎体结核和附件结核两大类。椎体结核分类如下。

（1）中心型：多见于10岁以下儿童，胸椎多见。病灶多位于椎体中央前方，以骨质破坏为主，进展较快，椎体可广泛破坏和塌陷，可穿破上下椎间盘侵及邻近椎体。

（2）边缘型：多见于成人，腰椎和下胸椎多见。病灶始于椎体前缘、骨膜下及前纵韧带下的椎间盘，病变向上、向下进展，累及邻近椎体。椎体破坏多不如中心型明显，多伴椎旁脓肿形成。

（3）韧带下型：较少见。病变主要累及椎旁韧带，椎体和椎间盘改变很少，但椎旁脓肿常见。附件结核以成年人多见，可累及邻近小关节。患者除有结核全身中毒症状外，还可出现疼痛、脊柱运动功能障碍、脊柱畸形和脊髓压迫等症状。

（二）CT表现

CT能清晰显示骨质破坏、椎旁脓肿、死骨和软组织内钙化（图9-2）。结核性肉芽组织首先引起骨小梁萎缩和破坏，CT表现为局限性骨质疏松，随病变的进展而形成空洞或骨疡，可见骨质破坏区。干酪型结核，病变进展较快，病灶内无真正的结核结节，仅形成富有蛋白的渗出物，并迅速发生干酪样坏死，使肉芽组织和骨小梁较快发生坏死并形成脓肿。干酪样坏死累及血管可引起骨质坏死，形成大小不一的死骨。CT横断面图像椎体呈碎玻璃样改变。干酪样物质本身亦可发生沙砾状钙化，密度高于死骨。在感染的早期阶段，骨侵蚀及骨破坏的部位可能比较隐蔽，这时多平面重组图像对显示病变有较好的帮助。

脊柱结核往往伴有冷脓肿，一般有两种表现。

（1）脓液汇集在椎体一侧的骨膜下，形成椎旁脓肿（图9-3）。根据病灶的位置，可出现在椎体的前方、后方或两侧。在后方的椎旁脓肿可压迫脊髓或神经根。

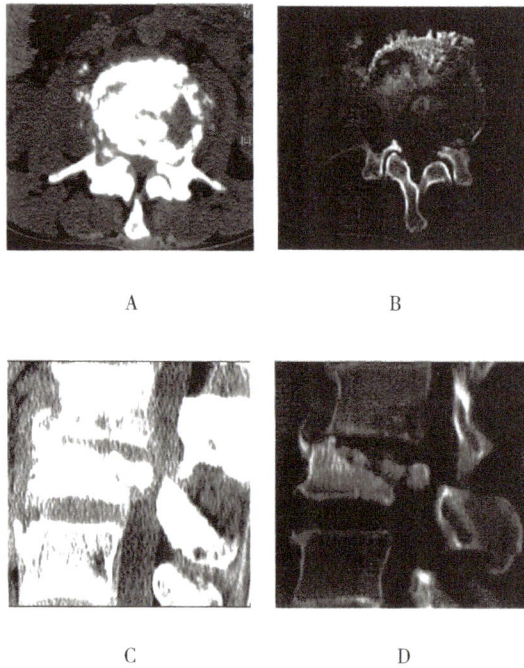

图 9-2　第 2、第 3 腰椎结核伴第 3 腰椎病理性骨折 CT 表现

注　A. 横断面软组织；B. 横断面骨窗；C. 矢状面软组织窗；D. 矢状面骨窗。CT 示第 2、第 3 腰椎骨质破坏，椎体内死骨形成；椎间盘破坏；周围肿胀的软组织内见钙化；第 3 腰椎椎体病理性骨折和椎后软组织肿胀致椎管狭窄、马尾神经根受压。

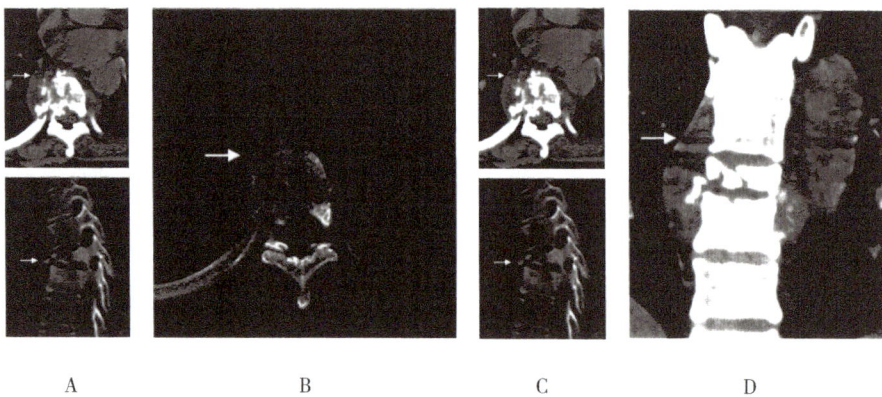

图 9-3　第 7、第 8 胸椎椎体结核伴第 7 胸椎病理性骨折 CT 表现

注　A. 横断面软组织窗；B. 横断面骨窗；C. 矢状面骨窗；D. 冠状面软组织窗。CT 示胸椎体内融冰样或碎玻璃样骨质破坏、破坏区内沙砾样死骨、椎旁冷脓肿形成（箭头）。

（2）脓液突破椎体骨膜后，由于重力作用沿肌肉筋膜间隙向下方流注，形成流注脓肿。颈椎常形成椎前脓肿，胸椎多表现为椎旁脓肿，腰椎脓液汇集在腰大肌鞘内，可沿腰大肌下坠到股骨小转子处，甚至引起髋关节结核。骶椎常形成骶前脓肿；冷脓肿向椎管内侵犯，矢状面重组图像可显示脓肿沿硬脊膜外间隙向下流注。增强扫描，椎旁脓肿和骨内脓肿典型表现为有一个厚而不规则、强化壁。

并发症表现：①脊柱畸形：以后凸最常见，CT 三维后处理图像可清楚、直观地显示；②脊髓受累；③化脓性感染：CT 表现为化脓性病变与结核病变同时存在。

（三）鉴别诊断

融冰样或碎玻璃样骨质破坏、破坏区内沙砾样死骨及冷脓肿形成是脊柱结核的典型 CT 表现。椎体前方、侧方软组织肿胀、椎体轻微骨质破坏不伴有死骨及钙化、中心型脊柱结核椎间隙无明显受累，是脊柱结核不典型 CT 表现，影像学诊断较困难，需与以下疾病鉴别。

（1）脊柱转移瘤：患者年龄多较大，有原发肿瘤病史；病变多发生于椎体中后部和附件，病灶内少或无死骨、钙化，椎间盘受累罕见，椎间隙多保持正常；椎旁软组织肿块范围局限，膨胀突然或呈多弧状。

（2）化脓性脊柱炎：起病急，临床上患者常有高热、寒战等症状，伴有白细胞计数升高。骨质和椎间结构破坏迅速，较快出现椎体边缘部缺失或压缩碎裂，较早出现广泛骨质硬化，少有破坏区内斑点状死骨和钙化。可见椎周软组织肿胀，增强呈厚壁脓肿或呈无明显脓腔的强化结节，多无钙化。

（3）椎体压缩性骨折：患者有明显外伤病史，多为椎体上缘的前中部压缩，无骨质破坏，部分病例可见碎骨片，骨折线边缘锐利，一般无椎间隙狭窄。

（4）椎体巨细胞瘤：一般只在一个椎体或其附件发病，椎间隙多不受累，病骨常可见网格状及膨胀性改变，较少见有软组织肿胀。

（5）先天性椎体融合：椎间隙完全消失，骨小梁均清晰可见。

二、化脓性脊椎炎

（一）病理与临床表现

化脓性脊椎炎是一种少见而严重的疾病，是化脓性细菌所引起的脊椎感染。除椎体之外，后方结构（椎弓和突起）、邻近椎间盘、椎管内的硬脊膜外腔和椎体附近的软组织也常受累，形成一系列疾病。抗生素在临床上的广泛应用，使化脓性脊椎炎的临床表现很不典型，给诊断带来了很大的困难。任何人群均可发病，以 41 ～ 60 岁多见，男性多见，本病高发于各种原因引起的免疫功能低下和滥用药物等情况。约占全身化脓性骨髓炎的 5%，最常见的致病菌是金黄色葡萄球菌。发病部位以腰椎最为多见，其次为胸椎和颈椎，而骶椎最少。感染途径大多是通过脊椎营养动脉的血行感染，有时通过椎旁静脉丛，此外，椎旁肌肉的感染灶和咽后脓肿也能引起。化脓性感染易蔓延，致病变很少侵犯单一椎体，与结核有所不同。急性发作者症状包括高热、局部剧痛感和脊柱活动障碍等，也可以出现放射痛和神经根痛。亚急性发病者可有发热、中等程度疼痛和轻微的不适，少数患者症状不明显。

（二）CT 表现

在成人，炎症通常产生于椎体软骨正下方，然后向椎体的其他部位、椎间盘和椎旁韧带下发展；而儿童的早期病变发生在血运丰富的椎间盘，然后波及椎体。脊椎骨质破坏，主要见于骨松质内，骨质破坏开始时，边缘模糊。数周后破坏区边缘逐渐清楚，可见细小死骨，周围出现骨质硬化；椎间盘密度减低，邻近终板骨质碎裂、破坏。椎旁脓肿与破坏区相连，形态不规则，增强扫描可见脓肿边缘环形强化。椎体边缘骨膜增生，形成"唇状"及"鸟嘴样"骨赘，随着病程进展，相邻椎体骨赘连接，椎体侧方融合形成骨桥，有时可见附件之间相互融合（图9-4）。

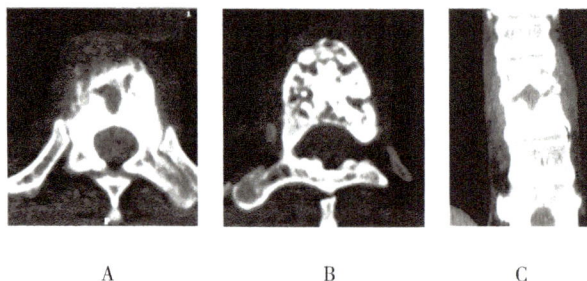

A   B   C

图9-4　胸椎化脓性脊柱炎CT表现

注　A. 横断面软组织窗；B. 横断面骨窗；C. 冠状面骨窗。CT示胸椎相邻椎体内骨质破坏，可见细小死骨，周围出现骨质硬化；椎间盘破坏，邻近终板骨质破坏。椎旁脓肿与破坏区相连。

（三）鉴别诊断

化脓性脊椎炎发病急或较急，局部疼痛及全身症状严重，病程较短，常有软组织肿胀、压痛和急性的临床症状及体征。早期就可以看到骨膜反应及骨质增生，骨质破坏进展较快，后期可见致密性骨桥形成。主要与脊椎结核、脊椎转移瘤鉴别。

（杨欣欣）

第三节　肿瘤和肿瘤样病变

脊柱良性肿瘤中骨软骨瘤最多，骨母细胞瘤其次，分别占脊柱骨肿瘤和肿瘤样病变的 6.62% 和 4.7%，恶性骨肿瘤占全身恶性肿瘤的 5.39%，其中转移瘤最多，其次为骨巨细胞瘤、骨髓瘤，颈胸腰椎的肿瘤样病变中以朗格汉斯细胞组织细胞增生症和动脉瘤样骨囊肿最多见。骶骨良性病变中神经纤维瘤发病率最高，血管瘤其次；骶骨恶性病变中脊索瘤最常见，骨巨细胞瘤其次，转移瘤再次，骶骨肿瘤样病变少见。

一、血管瘤

（一）病理与临床表现

椎体血管瘤是最常见的良性脊柱肿瘤。可发生在任何年龄，随着年龄的增长，偶发病例多见，男女发病无显著差异。位于脊柱的血管瘤约占全部血管瘤的 14%，其中发生于胸椎约占 60%，腰椎约占 29%，颈椎约占 6%，骶椎约占 5%。发生于椎体的常为海绵状血管瘤，是由大量薄壁血管及血窦构成。绝大多数患者无明显临床症状，仅有少数病例当病变向硬膜外进展或出现骨折时可出现局部疼痛和脊髓、马尾神经压迫症状。

（二）CT 表现

血管瘤可为单发或多发，多见于胸椎。主要侵犯椎体，可累及附件使椎体椎弓膨胀，椎弓根增宽，椎板增厚。因椎体垂直方向的压力，椎体内可出现纵向粗大的骨小梁结构，典型表现为骨质密度不均匀减低，出现"栅栏状""蜂窝状"改变，CT 横断面图像椎体内可见多发小圆点状增粗的骨小梁断面，呈"网眼状"（图 9-5）。若病灶内为纯溶骨性骨质吸收、破坏，则表现为囊状低密度。增强扫描，一般会有较明显强化，但有时因为脂肪含量多而强化不明显，或因为高密度骨质的部分容积效应而难以评价。因为椎体内有纵向粗大的骨小梁结构使垂直方向的压力有所缓解，所以很少发生压缩性骨折。若血管瘤破裂或骨膜下出血，则椎旁可见局限性软组织肿块，此时与椎体旁肿块相邻的骨皮质保存完好是其区别于其他病变的一个特征。

（三）鉴别诊断

本病以纵行于肿瘤内的疏松粗大骨小梁结构为特征，典型者一般容易诊断，临床还须与以下病变鉴别。

（1）脊柱感染性病变：可有椎间盘破坏，椎间隙变窄，周围软组织肿胀及脓肿形成，范围跨椎间盘。

（2）不均质脂肪沉积：其内多无粗大的点状或栅栏状骨小梁。

（3）畸形性骨炎：椎体呈"画框样"改变，体积增大，可资鉴别。

（4）朗格汉斯细胞组织细胞增生症：地图样骨质破坏，病灶内可有斑点状死骨，不同于血管瘤的"栅栏状"改变。

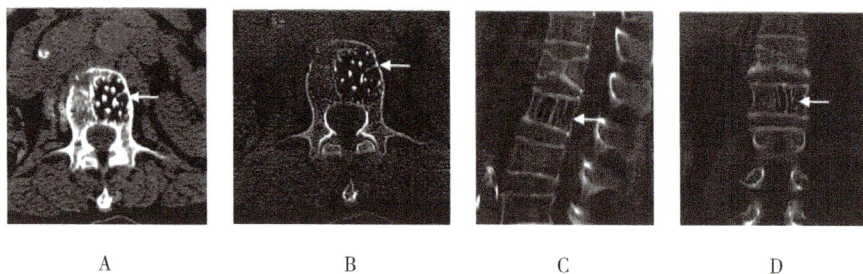

| A | B | C | D |

图 9-5　第 2 腰椎椎体血管瘤 CT 表现

　　注　A. 横断面软组织窗；B. 横断面骨窗；C. 矢状面重组图像；D. 冠状面重组图像。CT 示第 2 腰椎椎体骨质密度不均匀减低，CT 横断面图像显示椎体内多发小圆点状增粗的骨小梁断面，呈"网眼状"改变，多平面重组图像出现典型"栅栏状"改变。

（5）椎体骨质疏松：椎体内骨小梁稀疏，也可呈栅栏状，但其特征是骨小梁密度减低，一般不会出现局灶明显粗大，且是多个椎体内普遍性改变，不会局限在一个椎体内的局部。

（6）转移瘤：骨质破坏区内不会出现粗大小梁结构，且多伴有软组织肿块形成，血管瘤一般无软组织肿块，即使出现，其相邻的骨皮质多保持完整，不会出现骨质破坏征象。

二、骨巨细胞瘤

（一）病理与临床表现

骨巨细胞瘤发生于脊柱较少见，占总发病率的 7%，其中 90% 病变在骶骨，其次为胸椎、颈椎、腰椎。发生在脊柱多见于附件，单椎体多见。骨巨细胞瘤可致椎体压缩性骨折，引起相应的神经症状；位于骶骨者可出现骶区疼痛及大小便功能障碍等症状。

（二）CT 表现

（1）骶骨巨细胞瘤的特点是好发于骶椎上部，骨质破坏可达骶髂关节面，甚至穿过关节向髂骨蔓延（图 9-6）。

（2）膨胀性溶骨性骨质破坏，破坏区呈偏心性，横向与纵向破坏近似，也有横向破坏大于纵向的，病灶周围无或少见硬化缘（图 9-7）。

（3）骨嵴与皂泡状骨质破坏，巨细胞瘤内的间质细胞和多核巨细胞破坏正常骨结构，一些未被彻底破坏的骨质残留下来，形成模糊的索条或粗糙骨嵴。

（4）瘤内无钙化、骨化。

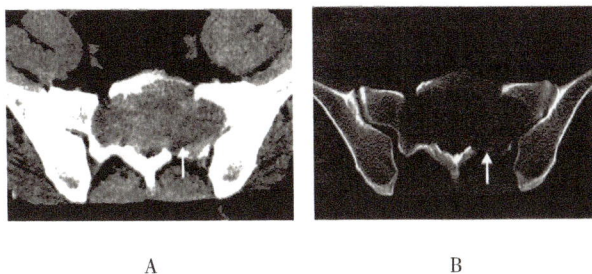

图 9-6　骶骨巨细胞瘤 CT 表现

注　A. 软组织窗；B. 骨窗。CT 示第 1 ～ 3 骶椎膨胀性骨质破坏，内无钙化或骨化，无硬化缘（箭头）。

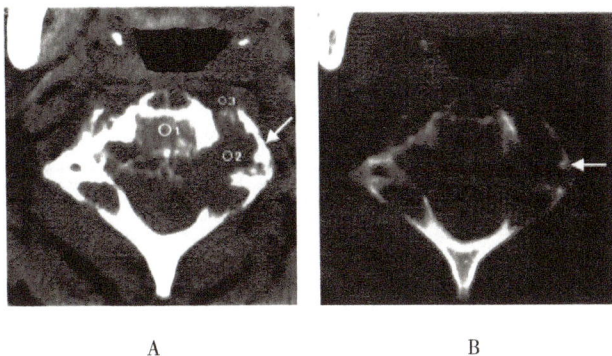

图 9-7　第 2 颈椎骨巨细胞瘤 CT 表现

注　A. 软组织窗；B. 骨窗。CT 示第 2 颈椎椎体见膨胀性溶骨性破坏，破坏区内有少许残留骨，呈皂泡样（箭头），累及附件，边缘清楚而不规则，无硬化，破坏处有软组织肿块影向椎管内凸出，压迫颈髓。

（5）单层或多层骨包壳形成：瘤体长大后，皮质被瘤组织涨破，可产生单层或多层包壳，为刺激骨膜产生的反应性新生骨，此为肿瘤组织生长活跃的表现。

（三）鉴别诊断

脊柱的骨巨细胞瘤 CT 表现有一定特征性：侵袭、膨胀性椎体溶骨破坏，常伴较大软组织肿块，多数椎间隙正常，椎体无硬化边缘和骨膜反应。一般须与以下疾病鉴别。

（1）动脉瘤样骨囊肿：发病年龄较骨巨细胞瘤轻，好发于 10 ～ 20 岁青少年，典型表现为囊腔内出现液液平面。

（2）膨胀性骨转移瘤：其内也可有皂泡状改变，但有原发瘤病史，发病年龄较大。

（3）后纵隔肿瘤：脊柱胸段骨巨细胞瘤应与之相鉴别，一般平片难以诊断，可根据 CT 能显示横断面解剖和空间关系判断其起源一般不难鉴别。

（4）朗格汉斯细胞组织细胞增生症：多见于 5 ～ 20 岁，呈中心性溶骨性骨质破坏，多呈类圆形，且常有层状骨膜反应，活动期周围无硬化缘，但修复期可有硬化缘。

（5）腺泡状软组织肉瘤：伴有软组织肿块形成的溶骨性骨质破坏，无骨巨细胞瘤的膨胀性生长方式。MRI 扫描可见病灶内流空血管影和 T_1WI 高信号，有助于鉴别诊断。

（6）脊索瘤：大部分脊柱的脊索瘤发生于骶骨，第 2 骶椎以下较多见，膨胀性溶骨性破坏，边缘部分硬化，内有残存骨片或钙化影。

（7）骨母细胞瘤：常发生于脊柱后部，附件呈偏心性膨胀改变，伴有钙化和成骨。

三、骨髓瘤

（一）病理与临床表现

脊柱是多发骨髓瘤的好发部位之一，约占多发骨髓瘤的 33%。好发于 40 ~ 60 岁中老年人，男性多于女性，临床表现复杂多样，起病隐匿，主要侵犯骨髓和骨。单发者称为骨的孤立性浆细胞瘤，多发者称为多发性骨髓瘤，以多发性骨髓瘤常见。

（1）孤立性浆细胞瘤：发病高峰年龄为 40 ~ 60 岁，男性多见，男女发病比例约 2：1。胸椎是最常受累的部位，其次是腰椎、颈椎和骶椎，附件受累是典型表现。最常见的临床症状是局部放射性疼痛。大部分患者病程较长。目前多数学者认为，孤立性浆细胞瘤是多发性骨髓瘤的早期阶段。

（2）多发性骨髓瘤：发病高峰年龄为 50 ~ 70 岁，是最常见的原发性脊柱恶性肿瘤。乏力和疼痛是最常见的症状，疼痛常累及胸骨后，其他症状有贫血、出血和发热。实验室检查血清中出现 M 蛋白以及尿中出现本周蛋白均是本病的特征。

（二）CT 表现

（1）孤立性浆细胞瘤：多表现为单发膨胀性溶骨性骨质破坏，边界清楚，病变突破骨皮质后可伴有软组织肿块形成。附件可受累，椎间隙保持正常（图 9-8）。

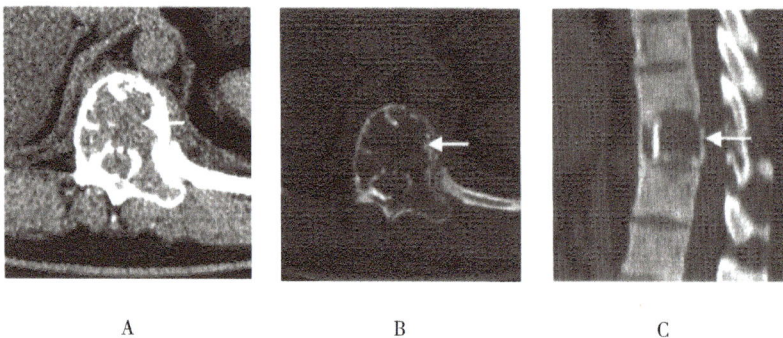

A   B   C

图 9-8　第 11 胸椎浆细胞瘤 CT 表现

注　A. 横断面软组织窗；B. 横断面骨窗；C. 矢状面骨窗。CT 示第 11 胸椎椎体及左侧附件穿凿样溶骨性骨质破坏。

（2）多发性骨髓瘤：穿凿样溶骨性骨质破坏，范围大小不等，边界清楚，骨质硬化少见，多伴有骨质疏松和软组织肿块形成（图9-9）。

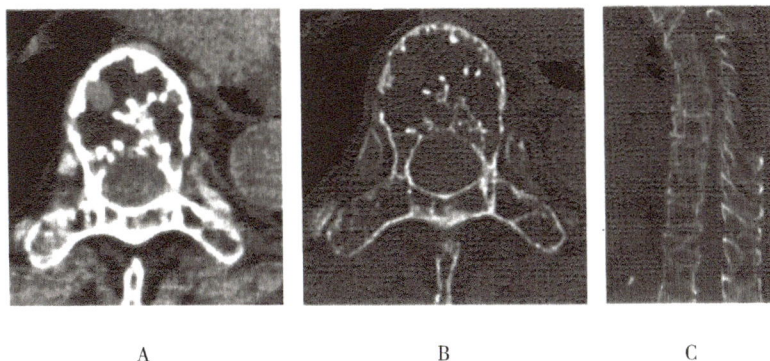

A　　　　　　　　　　B　　　　　　　　　　C

图 9-9　多发性骨髓瘤 CT 表现

注　A. 横断面软组织窗；B. 横断面骨窗；C. 矢状面骨窗。CT 示椎体多发穿凿样骨质破坏，范围大小不等，边界清楚，无骨质硬化，部分椎体继发病理性压缩性骨折。

（三）鉴别诊断

（1）转移瘤：脊柱是转移瘤和多发性骨髓瘤的好发部位之一，多发者表现为溶骨性破坏，两者有时从影像学上难以鉴别。转移瘤患者有原发肿瘤相关病史，局部疼痛进行性加重，附件经常受累；多发性骨髓瘤半数以上尿中出现本周蛋白。两者骨破坏区均无死骨，一般不出现硬化，都可呈多发跳跃式改变，椎间盘多不受累，椎间隙常保持正常，下列几点有助于两者鉴别：①骨髓瘤溶骨性破坏数量较多，一般范围广泛，骨质缺损大小较接近；转移瘤溶骨性破坏数量相对稀少，范围较局限，骨质破坏区大小不一；②骨髓瘤骨破坏之间的区域内，骨疏松较明显，皮质菲薄，骨小梁纤细减少，排列不均匀；转移瘤一般缺乏骨质疏松征象，病灶之间的骨密度正常；另外骨髓瘤边界清楚，无骨质硬化，皮质菲薄；骨质疏松时椎体可产生变形，楔形变、双凹形，椎体后缘可向骨外弧形突出；③椎体后部是转移瘤最先侵犯的部位，脊髓侵犯转移瘤较骨髓瘤多见；④骨髓瘤典型的骨破坏呈穿凿样，边界锐利，而转移瘤骨质破坏区的边界模糊且不规则；⑤由于椎弓根红骨髓含量少而骨髓瘤早期很少侵犯，但在进展期由于黄骨髓转变为红骨髓，附件就可能被累及；转移瘤骨侵犯时常伴有椎弓根侵犯。

（2）骨质疏松：骨皮质完整，无骨小梁缺损区，无进行性加重趋势。血和尿化验与骨髓瘤不同。

（3）血管瘤：椎体骨小梁增粗，呈典型的栅栏状改变。

（4）淋巴瘤：椎体呈"象牙质样"改变，骨质破坏呈网格状，骨皮质受累出现较晚。

（5）朗格汉斯细胞组织细胞增生症：患者发病年龄较骨髓瘤小，是一种自限性疾病，椎体呈轻度膨胀性改变。

（6）施莫尔结节：常位于椎体前中部，椎体后部受累少见，病变常为多发，周围有硬化缘，MRI 检查见病变与椎间盘相延续。

四、骨淋巴瘤

（一）病理与临床表现

骨淋巴瘤可见于任何年龄，但成人多见。分为原发性和继发性，前者包括单骨性淋巴瘤伴或不伴局部淋巴结受累，或多骨性淋巴瘤无内脏或淋巴结受累；如果患者既有骨肿瘤又有内脏或多处淋巴结受累的证据则不是原发性骨淋巴瘤。原发性骨淋巴瘤约占骨恶性肿瘤的 4.6%，而脊柱的原发性淋巴瘤则更少见，其发病特点是患骨破坏明显而患者全身状态良好。骨继发性淋巴瘤是指发生于骨外淋巴组织的淋巴瘤在病变过程中侵犯骨内，脊柱继发性淋巴瘤易侵犯胸椎下部和腰椎上部，患者往往全身症状明显、急骤。临床症状缺乏特异性表现，大多表现为局部持续疼痛，偶可触及肿块，可因压迫脊髓或神经根而出现相应的症状。

（二）CT 表现

松质骨受侵蚀是最早的征象，约 70% 为溶骨型，约 5% 为硬化型，其余为混合型。溶骨型表现为进展迅速的虫蚀样或斑点状骨质破坏，散在病灶可融合呈地图样，可残留部分骨壳或网状骨间隔，边界不清，移行带宽，肿瘤穿破骨皮质发生病理性骨折或形成软组织肿块，其内无瘤骨或钙化。硬化型除呈局限性破坏腔边缘硬化外，还表现为在骨质破坏灶间夹杂有斑片或颗粒状硬化影，椎体及扁骨内可形成"象牙样"改变。混合型兼有两者表现（图 9-10）。

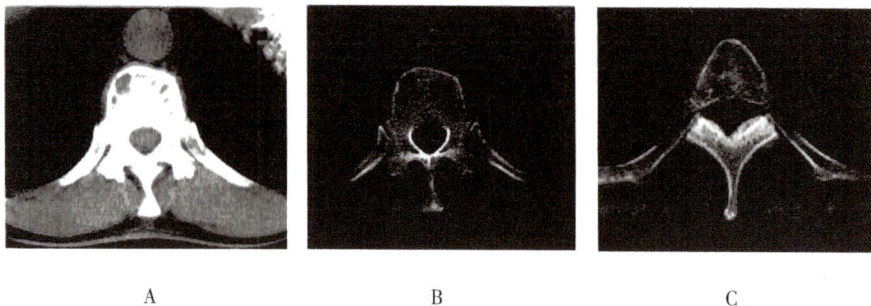

图 9-10　椎体淋巴瘤（混合型）CT 表现

注　A. 软组织窗；B. 骨窗；C. 骨窗。CT 示椎体内见斑点状骨质破坏，边界不清，骨质破坏灶间夹杂有斑片状硬化影。

（三）鉴别诊断

原发性和继发性骨淋巴瘤影像学表现存在部分相似之处，骨质破坏形态和骨旁软组织的改变有助于骨淋巴瘤的诊断。脊柱淋巴瘤须与下列疾病鉴别。

（1）畸形性骨炎：当脊柱淋巴瘤表现为象牙椎时须与畸形性骨炎相鉴别。畸形性骨炎可发生在一个或多个椎体，椎体变扁而宽，骨纹粗而模糊，椎体四周为增粗致密的骨纹形成一白方框，呈"画框样"改变。

（2）转移瘤：患者发病年龄较大，多有原发恶性肿瘤病史，软组织肿块常较局限，溶骨性转移瘤骨破坏边缘多无硬化，而本病常伴硬化。

（3）多发骨髓瘤：多发骨髓瘤患者尿中有本周蛋白。骨髓瘤患者好发年龄较大，多呈穿凿样骨破坏，边缘清楚周围无硬化，多有广泛骨质疏松。

（4）白血病：白血病骨浸润时，多分布于红骨髓区，呈弥漫性浸润表现多见，患骨有弥漫的骨质疏松和白血病线。

五、脊索瘤

（一）病理与临床表现

脊索瘤起源于脊索的残余组织，占所有原发脊椎肿瘤的4%。约一半的病变发生在骶尾椎，1/3发生在斜坡部位，1/5发生在脊柱的其他部位。脊索瘤可发生在任何年龄段，高峰发病年龄为40～60岁，男性较女性多见。脊索瘤在局部膨胀性生长，发生在脊柱者可累及一个或多个椎体，界限多清晰。大部分患者病程较长，肿瘤较小时完全位于骨内，一般无症状，肿瘤较大时最常出现的临床症状为局部疼痛，脊髓和神经根压迫症状，也可压迫直肠、膀胱引起大小便失禁。组织学检查，肿瘤细胞体积较大，含空泡，肿瘤内含有液性坏死区和黏液样物质，部分病例还可见钙化和死骨。

（二）CT 表现

脊柱脊索瘤主要表现为椎骨内的溶骨性骨质破坏区，受累区域呈囊状、膨胀性改变，伴软组织肿块形成，病变呈混杂密度，边界清楚，部分病例肿瘤内部可见钙化（图9-11）。肿瘤生长缓慢，可穿破椎间盘延伸至相邻椎体，致椎间隙变窄。CT增强扫描肿瘤可有强化。

（三）鉴别诊断

骶骨的原发肿瘤较少，主要以脊索瘤、骨巨细胞瘤及神经源性肿瘤相对较多。脊索瘤主要须与骨巨细胞瘤、神经源性肿瘤、转移瘤、软组织肉瘤和骶尾部畸胎瘤相鉴别。

（1）骨巨细胞瘤：发病年龄多在20～40岁，以第1～3骶椎受累为主，病变偏心性、多房性膨胀性骨质破坏为特征，肿瘤内无钙化。而脊索瘤则易侵犯第3～5骶椎。巨细胞瘤相邻结构仅表现为推移，软组织肿块不明显，增强扫描后肿块周边和肿块内分隔状强化，而脊索瘤除推移邻近盆腔内结构外，肿瘤常向后方的肌群浸润，增强扫描后强化不明显。

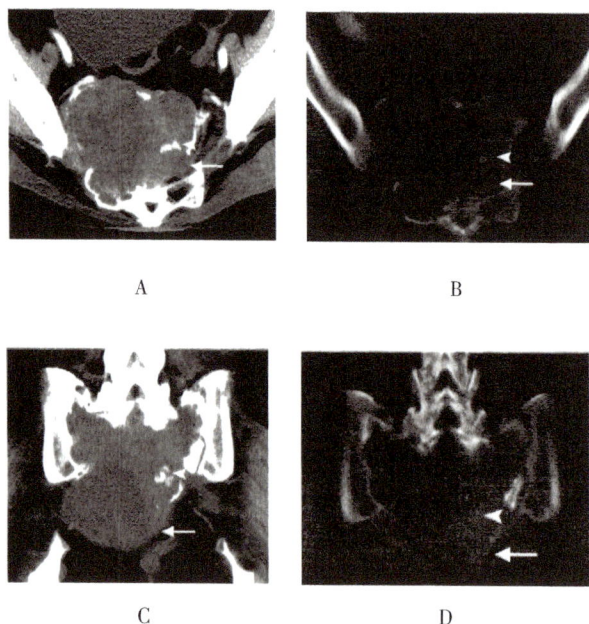

图 9-11　腰骶椎脊索瘤 CT 表现

注　A. 横断面软组织窗；B. 横断面骨窗；C. 冠状面软组织窗；D. 冠状面骨窗。CT 示腰 5 椎体及骶椎内见溶骨性骨质破坏区，受累区域呈膨胀性改变，右侧骶髂关节及髂骨受累；伴软组织肿块形成，混杂密度，边界清楚，肿瘤内部可见钙化。

（2）转移瘤：是常见的骶骨继发性肿瘤，多有原发肿瘤病史，可有溶骨性、成骨性和混合性改变，但含钙化的较大的软组织肿块在转移瘤比较少见。

（3）软骨肉瘤：好发于髂骨，在骨质破坏区和软组织肿块内可见环状和弧形瘤软骨钙化。

（4）神经源性肿瘤：以 40 岁以上多见，多位于骶骨上部，因起源部位不同，神经源性肿瘤中心可位于椎管内、骶孔区及骶前。当位于椎管内时，在向周围沿骶孔及椎间孔向椎管外生长的同时可破坏骶骨，因主要为压迫性破坏，故骶孔扩大而边缘清楚，较少有死骨。

六、软骨肉瘤

（一）病理与临床表现

软骨肉瘤是常见的恶性骨肿瘤，可分为原发性和继发性，占全部骨肿瘤的 10%，其中约 2.06% 发生于脊柱。组织学上，软骨肉瘤由分化程度不同的肿瘤性软骨细胞和软骨性基质构成。肿瘤大体上呈分叶状，切面呈淡蓝色半透明状，瘤体内可发生变性、坏死、囊变和出血，部分肿瘤内可见钙化。原发性软骨肉瘤主要症状为局部软组织肿块形成和疼痛，为渐进性加重的疼痛和持续性疼痛。继发性软骨肉瘤主要表现为患处肿瘤短期内突然增大、疼痛性质改变等。

（二）CT 表现

脊柱软骨肉瘤主要表现为椎体和附件的不规则溶骨性骨质破坏区，边界欠清，伴软组织肿块形成，其内密度不均，可有钙化、坏死和囊变，肿瘤钙化呈点状、环状或弧线状，也可为密集成堆的絮状或大块状致密影。骨质破坏区边缘可见骨质硬化带（图 9-12）。增强扫描肿瘤呈不均匀强化（图 9-13）。

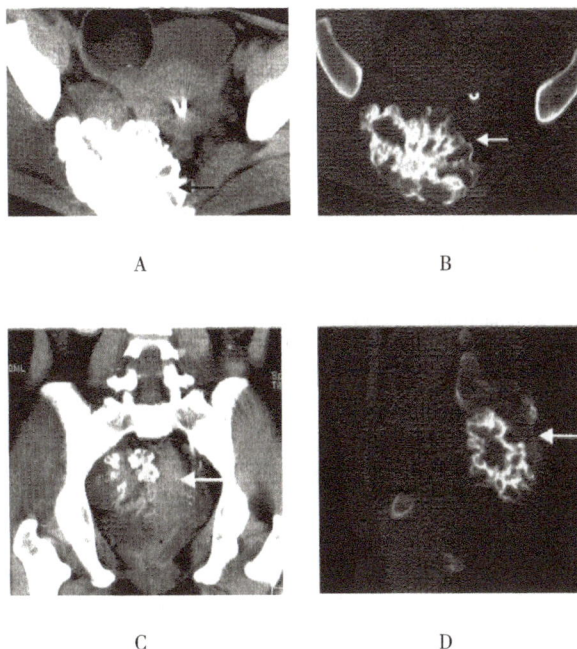

A

B

C

D

图 9-12 骶骨中分化软骨肉瘤 CT 表现

注 A. 横断面软组织窗；B. 横断面骨窗；C. 冠状面软组织窗；D. 矢状面骨窗。CT 示骶骨不规则溶骨性骨质破坏区伴软组织肿块形成（箭头），边界欠清，其内密度不均，有大量钙化和坏死或囊变区。

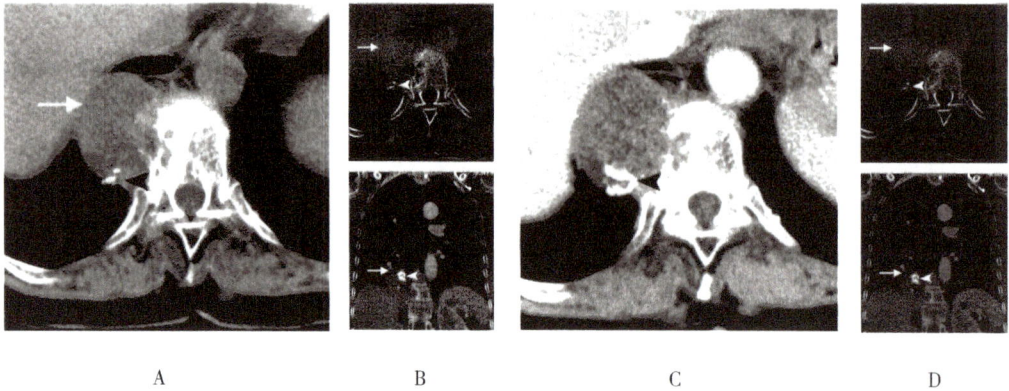

A   B   C   D

图 9-13　第 11 胸椎椎体高分化软骨肉瘤 CT 表现

注　A. 横断面软组织窗；B. 横断面骨窗；C. 增强横断面软组织窗；D. 冠状面骨窗。CT 示第 11 胸椎椎体右侧骨质破坏，破坏区边缘有骨质硬化，伴有软组织肿块（箭头），肿块内密度不均，见散在点状、弧线状及斑片状致密钙化影（箭头），肿块增强后不均匀强化（图 C）。

（三）鉴别诊断

脊柱软骨肉瘤主要须与骨巨细胞瘤、骨软骨瘤、硬化型骨肉瘤等肿瘤相鉴别。

（1）硬化型骨肉瘤：须与伴大量钙化、骨化的软骨肉瘤鉴别。后者内部的致密影由点状或小环状密集而成，密度较高，边界清楚，骨膜反应少见；而硬化型骨肉瘤以瘤骨为主，时常可见放射状骨针，并出现各种骨膜反应。

（2）骨软骨瘤：注意骨软骨瘤软骨帽的厚度、形态以及其内的钙化斑，其周围出现软组织肿块时，应高度怀疑恶变的可能。

（3）骨母细胞瘤：云絮状骨质破坏，有硬化边，病灶内可出现大量钙化。影像学表现与软骨肉瘤鉴别较困难。

（4）软骨母细胞瘤：影像学表现与软骨肉瘤鉴别困难。

（5）动脉瘤样骨囊肿：边界清楚的膨胀性溶骨性骨质破坏，伴或不伴骨质硬化，液液平面为特征性表现。

七、转移瘤

（一）病理与临床表现

脊椎转移瘤是最常见继发性脊柱肿瘤。30% ~ 70% 的恶性肿瘤患者可发生脊椎转移，10% ~ 20% 的癌症患者以脊椎转移瘤为首发症状。原发肿瘤中以乳腺癌、肺癌、前列腺癌、肾癌和甲状腺癌最为常见，10% 的病例原发灶不详。脊椎转移瘤最常侵犯椎体和椎弓根，以腰椎最多见，其次为胸椎、颈椎和骶椎。溶骨性转移的原发肿瘤常为肾、肺、乳腺、甲状腺和胃肠道的恶性肿瘤；成骨性转移的原发肿瘤一般为前列腺的恶性肿瘤。

疼痛是脊椎转移瘤患者最常出现的症状，多为进行性持续性加剧。约 70% 的患者以疼痛为首发症状。脊柱转移瘤主要位于椎体，往往从前方压迫锥体束和前角细胞，故患者常出现病变水平以下运动功能损害。当出现局部神经根病时，患者可伴有带状感觉减退、感觉过敏、肌萎缩和反射消失等症状。

（二）CT 表现

CT 可清晰显示骨小梁和骨皮质的破坏和周围软组织肿块，以及邻近组织受侵犯的情况。脊柱转移瘤根据 CT 表现可以分为 3 型：溶骨型、成骨型和混合型。椎体和附件常同时受累，附件中以椎弓根受累最为典型，转移瘤可突破骨皮质形成软组织肿块，增强扫描有不同程度强化。有报道，椎体合并附件破坏者约 83% 是转移瘤导致的。椎间盘往往不受侵犯，椎间隙常保持正常。

（1）溶骨型转移瘤：单个椎体或多个椎体内的虫蚀状、融冰状骨质破坏，表现为单个或多个不规则形或类圆形低密度区，范围大小不等，边缘清楚或模糊，可伴有软组织肿块。椎体可发生病理性骨折，椎体压缩（图 9-14）。

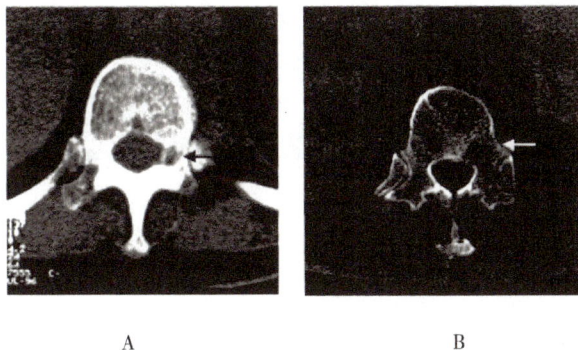

A　　　　　　　　　　　B

图 9-14　肺腺癌脊椎多发转移瘤（溶骨型）CT 表现

注　A. 软组织窗；B. 骨窗。CT 示椎体及左侧椎弓根不规则形低密度区，边缘欠清（箭头）。

（2）成骨型转移瘤：多见于椎体，主要累及骨松质，附件受累少见；主要表现为斑点状、斑片状高密度影，或多个椎体内孤立的密度增高影，边界清楚或模糊（图 9-15）。

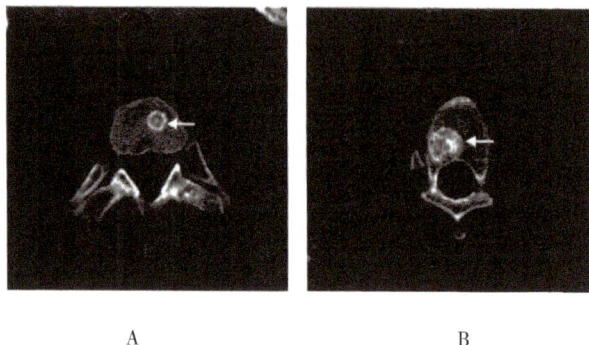

A   B

图 9-15   肺癌第 3、第 6 胸椎椎体转移瘤（成骨型）CT 表现

注   A. 骨窗；B. 骨窗。CT 示骨松质内斑点状高密度影，边界清楚（箭头）。

（3）混合型转移瘤：病灶内的溶骨与成骨破坏同时存在（图 9-16）。

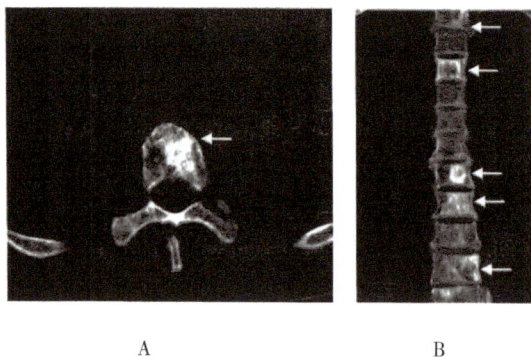

A   B

图 9-16   乳腺癌胸椎多发转移瘤（混合型）CT 表现

注   A. 横断面骨窗；B. 冠状面骨窗。CT 示见多个混合型转移瘤（箭头）。

（三）鉴别诊断

（1）脊柱结核：主要侵犯椎体前中部，多表现为骨质破坏间杂骨质增生，骨破坏区内可见大小不等的沙砾样死骨。常累及椎间盘，椎间隙变窄，椎弓根破坏相对少见，常伴有椎旁冷脓肿。

（2）脊柱骨髓瘤：椎体内的多灶性、虫蚀状或穿凿状溶骨性骨质破坏为主要表现，附件破坏较少见。软组织肿块较少见，常伴有骨质疏松。尿检中本周蛋白阳性。骨髓及实验室相关检查有助于确立诊断。

（3）骨质疏松性压缩性骨折：附件骨质多完整，没有软组织肿块，增强扫描一般无强化。

（4）淋巴瘤：主要表现为大片状骨质破坏和软组织肿块，一般不伴有骨质硬化。增强扫描软组织肿块轻至中度强化，一般无明显坏死液化。

八、腺泡状软组织肉瘤

（一）病理与临床表现

腺泡状软组织肉瘤占软组织肿瘤的 1% 左右，发生于脊柱者罕见。本病多发生于 15～35 岁的青壮年，以 20 岁左右的青年女性多见。在临床上多表现为局部无痛性、质软的软组织包块，生长缓慢。多数患者在明确诊断时已发生转移，以肺部转移最多见，其次是脑、肝和骨。约 10% 的患者还可发生淋巴道转移。

（二）CT 表现

腺泡状软组织肉瘤在 CT 扫描时多表现为边界清楚、密度均匀的软组织肿块，若肿瘤发生坏死，则可见中央低密度区；当病变发生于骨骼时，表现为溶骨性骨质破坏，并伴有软组织肿块形成，软组织肿块密度均匀或不均匀（图 9-17）。

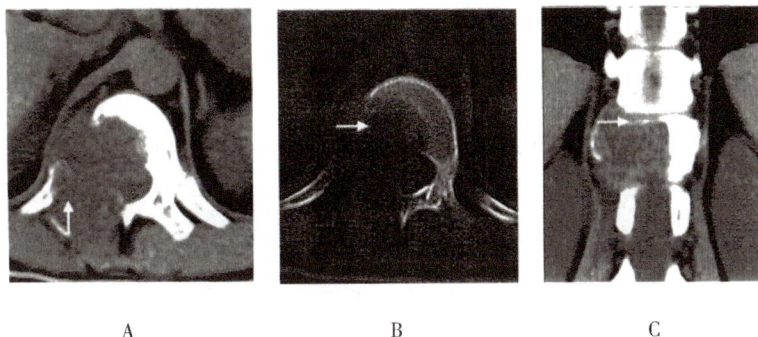

A　　　　　　　　　B　　　　　　　　　C

图 9-17　第 12 胸椎椎体腺泡状软组织肉瘤 CT 表现

注　A. 横断面软组织窗；B. 横断面骨窗；C. 冠状面重组。CT 示第 12 胸椎椎体、右侧附件的不规则溶骨性骨质破坏，与正常骨质分界欠清晰，边缘无明显骨质硬化，并可见一边界清楚、密度均匀的软组织肿块形成，肿块边缘有少量残存骨质（箭头）。

（三）鉴别诊断

原发于脊柱的腺泡状软组织肉瘤主要须与其他溶骨性恶性肿瘤相鉴别，如外周型原始神经外胚层肿瘤、转移瘤、骨巨细胞瘤等，增强磁共振扫描有助于鉴别诊断。

（1）外周型原始神经外胚层肿瘤：好发于胸壁、脊柱旁区和四肢；以儿童和青少年多见，男女发病比例为 1：（3～4），肿瘤生长迅速，恶性程度高，预后差，早期即可发生骨骼、肺及脑转移。CT 表现为起源于骨髓腔的溶骨性骨质破坏，边缘不清，同时伴有显著的软组织肿块形成。

（2）转移瘤：常呈多椎体受累、跳跃性分布，表现为溶骨性骨质破坏伴椎旁软组织肿块。转移瘤好发于中老年人，多有原发肿瘤病史；而原发性腺泡状软组织肉瘤发病年龄较轻，单发病灶多见。

（3）骨肉瘤：原发于椎体的骨肉瘤少见，可见椎体溶骨性破坏，伴周围软组织肿块，其内有瘤骨形成（图9-18）。

（4）骨巨细胞瘤：发生于椎体的骨巨细胞瘤较少见，男女发病率之比约为1.3：1，好发年龄为20～50岁。CT表现为伴有软组织肿块形成的溶骨性骨质破坏，罹患椎体呈横向膨胀性改变。

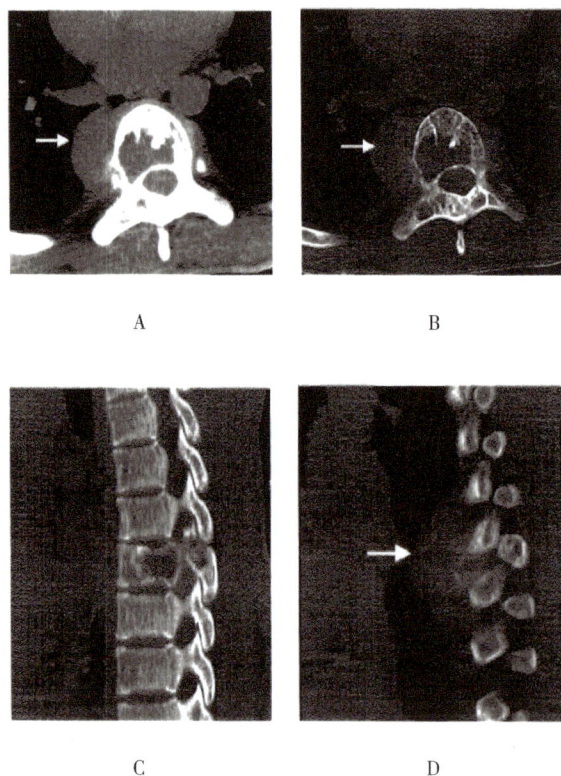

图9-18　胸椎骨肉瘤CT表现

注　A. 横断面软组织窗；B. 横断面骨窗；C. 矢状面重组图像；D. 矢状面重组图像。CT示第8胸椎溶骨性破坏，周围软组织肿块（箭头），其内可见瘤骨形成。

九、朗格汉斯细胞组织细胞增生症

（一）病理与临床表现

脊柱朗格汉斯细胞组织细胞增生症少见，多见于20岁以下青少年和儿童，男性多于女性，占骨朗格汉斯细胞组织细胞增生症的 7% ~ 25%。发生于胸椎约占 55%，其次腰椎占 24%，颈椎占 21%。患者常以局部疼痛和（或）脊柱侧弯就诊，由于脊髓和神经根受压出现相应神经系统症状和体征，全身症状较少，患者可伴有脊柱后凸畸形。病变的自愈性和此起彼伏等特点具有诊断特征。

（二）CT 表现

病变可同时累及多个相邻椎体，或呈跳跃性分布于数个椎体，也可只限于单个椎体。病变在椎体中心生长，压迫和破坏周围骨质，主要表现为椎体中央不同程度的溶骨性骨质破坏，边缘不规则，破坏区内可见残留的斑片或斑点状死骨，部分修复期病例骨质破坏区周围可见骨质硬化带，病变穿破骨皮质侵入椎旁软组织内可形成椎旁软组织肿块，软组织肿块通常较小。在矢状面重组图像上，患椎有不同程度的压缩，呈"扁平椎"改变，椎间隙正常（图 9-19）。附件受累较少见（图 9-20）。

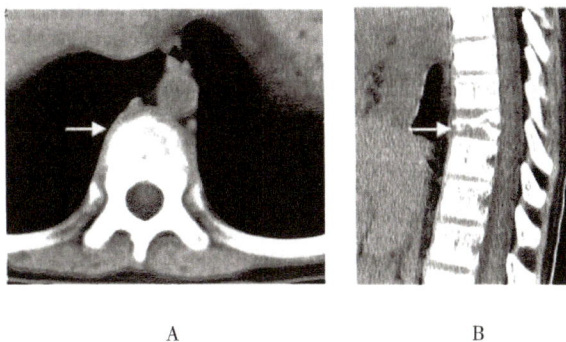

A   B

图 9-19　第 9 胸椎椎体朗格汉斯细胞组织细胞增生症 CT 表现

注　A. CT 横断面软组织窗；B. CT 矢状面软组织窗；C. MRI 脂肪抑制 T_2WI 矢状面图像。CT 示第 9 胸椎椎体骨质破坏（箭头），呈溶骨状，边缘不规则，周围有软组织肿胀。

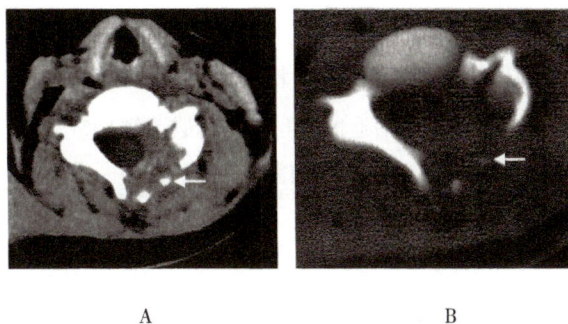

A   B

图 9-20　第 4 颈椎椎体左侧附件朗格汉斯细胞组织细胞增生症 CT 表现

注　A. CT 横断面软组织窗；B. CT 横断面骨窗。CT 示第 4 颈椎左侧附件椎板见溶骨性骨质破坏区（箭头），伴软组织肿块形成，病变与正常骨质分界清晰。

（三）鉴别诊断

脊椎朗格汉斯细胞组织细胞增生症主要须与脊椎结核和脊椎转移瘤相鉴别。

（1）脊椎结核：多发生于椎体中央前部，椎间盘受累常见，椎间隙变窄，病变内可见死骨和钙化，边缘可见硬化；而朗格汉斯细胞组织细胞增生症典型者呈扁平椎，但椎间隙正常。

（2）脊椎转移瘤：患者发病年龄一般较大，多有原发肿瘤病史，病变常多发，多于椎体后部向周围侵犯，附件受累多见。而朗格汉斯细胞组织细胞增生症常发生于儿童、青少年期，典型者出现"扁平椎"改变。

（杨欣欣）

第四节　化脓性骨髓炎

一、病理与临床表现

化脓性骨髓炎指骨骼组织结构发生化脓性感染，包括骨炎、骨髓炎及骨膜炎。致病菌以金黄色葡萄球菌最常见，感染途径以血行感染最常见，亦可由邻近软组织感染蔓延或经伤口引起。急性期起病急骤，可有寒战、高热、白细胞计数升高等症状。起病数日后可出现患肢功能障碍及红、肿、热、痛等；慢性期则全身症状轻微，一旦身体抵抗力低下可再次急性发作，病变可迁延不愈，可形成窦道流脓，患肢可畸形。病变常起于干骺端骨松质内，感染后 24 小时至 10 日内常无明显骨质破坏的 CT 或 X 线表现，最早仅有软组织及髓腔内充血、炎性水肿，此后，破骨细胞沿哈弗斯管及伏克曼管浸润吸收产生细微骨质破坏，10 日后骨质破坏逐渐明显，脓肿形成。随着病变进展，脓肿可穿破骨皮质到骨膜下形成骨膜下脓肿，亦可沿骨髓腔蔓延至骨干形成多个脓肿，然后穿破骨皮质沿骨膜下形成骨膜下脓肿。少数干骺端的脓肿可穿破关节囊内的骨皮质入关节腔合并化脓性关节炎。如急性化脓性骨髓炎治疗不及时或不彻底，引流不畅，在骨内遗留感染灶、死骨或无效腔，则可转化为慢性化脓性骨髓炎，以骨硬化为主，常有脓肿形成。

二、CT 表现

（1）急性化脓性骨髓炎：最早是髓腔密度增高，有时髓腔内可见到气体和脂液平面，骨周围软组织肿胀，密度减低。此后，CT 可见细微的皮质裂缝和局部骨破坏，进而可见骨膜反应，并可见骨内外皮质不规则增厚。病情进一步发展出现松质骨及邻近皮质骨的明显破坏（图 9-21）。

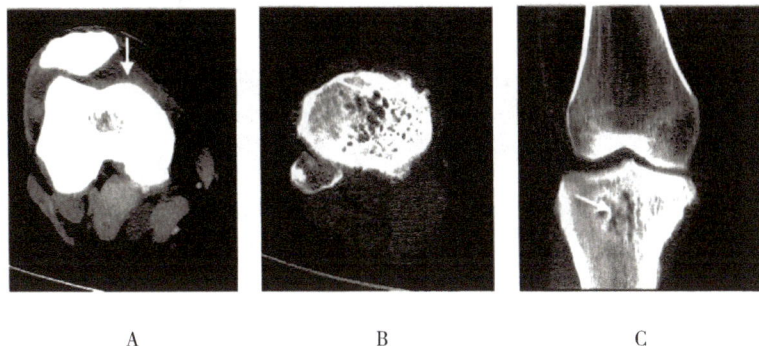

A B C

图 9-21 右胫骨上端化脓性骨髓炎 CT 表现

注 A. 横断面软组织窗；B. 横断面骨窗；C. 冠状面骨窗。CT 示右胫骨上端骨质破坏，局部见多个卵圆形小空洞（箭头），局部骨皮质不规则增厚，右侧膝关节积液（箭头）。

（2）慢性化脓性骨髓炎：骨质增生硬化明显，可以表现为骨质疏松。骨质增生硬化区可见圆形或卵圆形小空洞及无效腔，腔内可见致密的小死骨；坏无效腔周围也可见大小不等的致密死骨。骨膜反应显著，有时可见骨膜显著增生包绕骨干形成骨包壳，骨内膜增生致髓腔变窄甚至消失（图 9-22）；软组织肿胀呈低密度影，增强扫描后可见脓肿壁强化（图 9-23）。

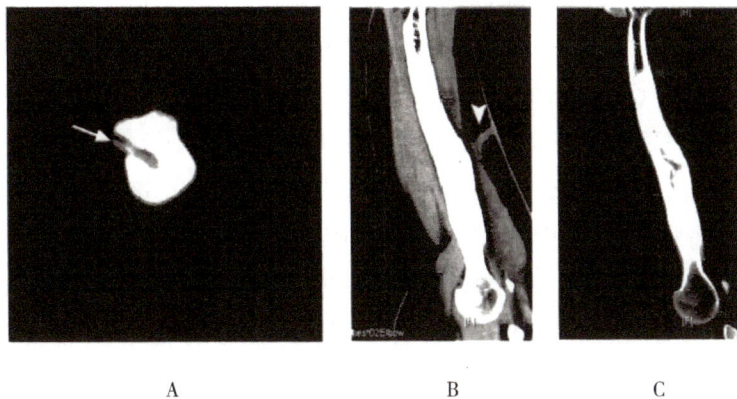

A B C

图 9-22 右肱骨干慢性化脓性骨髓炎伴窦道形成 CT 表现

注 A. 横断面骨窗；B. 矢状面软组织窗；C. 矢状面骨窗。CT 示骨质增生硬化明显，骨内膜增生致髓腔变窄甚至消失，骨质增生硬化区可见不规则无效腔，腔内可见致密的小死骨（箭头），邻近软组织内见窦道形成（箭头）。

A   B

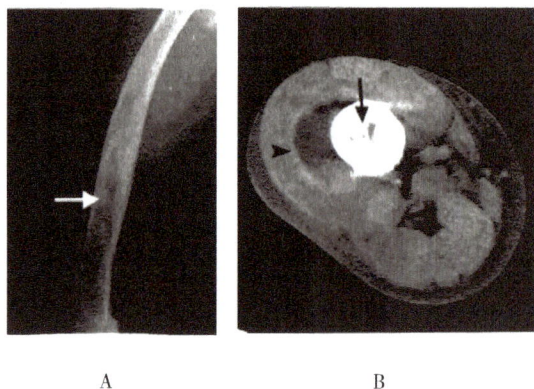

图 9-23　右股骨下段慢性骨髓炎 CT 表现

注　A. 右股骨侧位平片；B. 横断面软组织窗。CT 示骨质增生硬化明显，骨内膜增生致髓腔变窄，可见片状致密死骨（箭头），骨膜下脓肿形成，周围软组织肿胀，增强后脓肿壁强化（箭头）。

三、鉴别诊断

化脓性骨髓炎须与骨结核、恶性骨肿瘤等鉴别。

（1）骨结核：可见局部软组织肿胀，患肢失用性骨质疏松，骨质破坏，骨质增生硬化，骨膜反应，死骨及钙化等，影像学表现与化脓性骨髓炎相似，但化脓性骨髓炎发病急，骨质破坏进展快，骨质增生出现早，早期诊断结合临床特点非常重要。

（2）恶性骨肿瘤：病变周围的软组织异常对鉴别诊断很有价值，化脓性骨髓炎周围软组织肿胀通常较恶性肿瘤更为广泛；软组织内脓肿样囊腔为骨髓炎的特征；软组织肿块边缘残留骨壳或壳样钙化见于恶性肿瘤，而骨膜下脓肿表面的骨膜化骨多围绕脓肿整个表面、粗细均匀，包绕低密度的脓液或液体；软组织肿块内的肿瘤骨或瘤软骨钙化分别为骨肉瘤和软骨类恶性肿瘤的特异征象。急性化脓性骨髓炎与尤文肉瘤的鉴别在于前者发病急，症状重，有全身中毒症状，CT 表现为干骺端不规则破坏和死骨；尤文肉瘤表现为骨干髓腔内浸润性骨破坏和软组织肿块，无死骨，对放疗敏感。慢性化脓性骨髓炎与硬化型骨肉瘤鉴别在于后者主要表现为肿瘤骨及软组织肿块，而慢性化脓性骨髓炎主要表现为死骨及广泛骨质增生硬化。

（3）急性化脓性骨髓炎与朗格汉斯细胞组织细胞增生症鉴别：朗格汉斯细胞组织细胞增生症无急性病史，软组织肿胀或肿块不如急性化脓性骨髓炎明显。

（杨欣欣）

第五节　骨纤维异常增生症

一、病理与临床表现

骨纤维异常增生症又称为骨纤维结构不良，病因不明。病变可累及单一骨骼，也可多骨同时发病。本病好发于青少年，发病高峰年龄为 11 ~ 20 岁，男性多见。本病进展缓慢，病程较长，早期常无明显临床症状，四肢骨受累时可出现肢体短缩、增长、畸形、跛行和局部疼痛。

组织学上，病变骨组织呈膨胀性改变，切面呈灰红色或灰色，有沙砾感，由于含纤维组织和骨组织比例不同，质地各异。病变区域内可继发出血、坏死、囊变。镜下，病变骨组织被纤维组织代替，纤维组织由大量成纤维细胞夹杂有软骨、骨样组织和新生骨构成。成纤维细胞呈漩涡状或束状排列。

二、CT 表现

四肢骨病变以股骨发病最多，容易累及近端干骺区和骨干，向远端依次递减。骨干髓腔或骨松质内的囊状膨胀性骨质破坏区，边界清楚或模糊，可由高密度硬化边环绕，病变区域内可见不规则斑点状、条带状高密度影，呈磨玻璃样、丝瓜瓤样改变，相邻骨皮质可有轻度膨胀、变薄或难以与病变相区分，增强扫描病变无明显强化或呈不均匀强化（图 9-24）。合并病理性骨折后，因骨痂形成可出现病变区皮质不均匀增厚或皮质外环形钙质样高密度线。

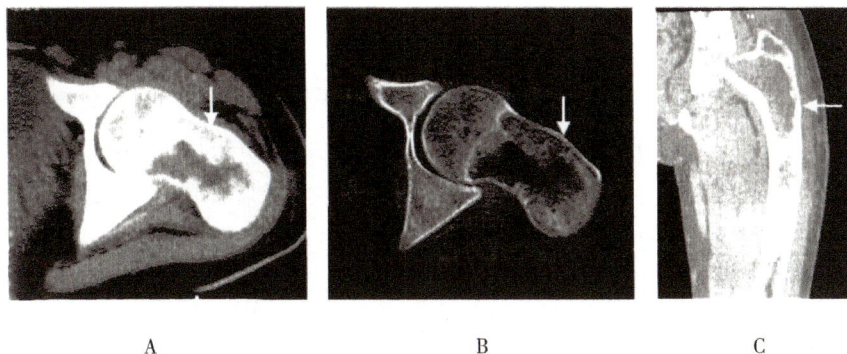

A　　　　　　　　B　　　　　　　　C

图 9-24　左股骨上段骨纤维异常增生症 CT 表现

注　A. 横断面软组织窗；B. 横断面骨窗；C. 冠状面重组图像。CT 示左股骨上段髓腔内见膨胀性、囊性骨质破坏区，骨皮质尚保持完整（箭头），股骨干变形。

三、鉴别诊断

（1）畸形性骨炎：多见于中老年人。受累骨骼皮质增厚，密度不均匀，骨小梁呈粗大网格状。颅骨病变几乎累及全部颅骨。

（2）骨巨细胞瘤：多见于20～40岁成人，好发于长管状骨的骨端，横向膨胀性生长，骨质破坏呈皂泡状，增强扫描软组织密度区有明显强化。

（3）非骨化性纤维瘤：多位于长骨皮质下，多房囊状骨质破坏区，范围局限，周围可见硬化边缘。

（4）内生软骨瘤：多见于四肢短管状骨，囊状骨质破坏区内可见斑点状软骨钙化，无磨玻璃样、丝瓜瓤样改变。

（5）造釉细胞瘤：多见于颌骨，颌骨以外的病变常见于长骨，尤以胫骨多见。表现为单房或多房溶骨性骨质破坏区，呈膨胀性改变，边缘呈分叶状，伴或不伴骨质硬化，瘤内可有钙化。病变突破骨皮质时可有软组织肿块形成和骨膜反应。

（6）软骨黏液样纤维瘤：好发于长骨干骺端，尤以胫骨上端和股骨下端最常见，呈椭圆形单囊性或多囊性溶骨性骨质破坏，呈膨胀性，边界清楚，长轴与骨干长轴一致，病灶内有粗细不均匀的间隔，可伴有骨质硬化，部分病例可出现骨膜反应和点状钙化。

（杨欣欣）

第六节　纤维性骨皮质缺损及非骨化性纤维瘤

一、病理与临床表现

纤维性骨皮质缺损及非骨化性纤维瘤在组织学上是同一病变，纤维性骨皮质缺损多发于4～14岁，2岁以下及14岁以上少见；非骨化性纤维瘤20岁以下多见，男性稍多于女性。好发于长骨干骺端，尤其是股骨、胫骨及腓骨。一般无临床症状，能自愈，当非骨化性纤维瘤较大时可有疼痛及局部肿胀，并可致病理性骨折。病理上主要是由坚韧的纤维组织构成，组织学上主要成分是较密集的梭形成纤维细胞，呈漩涡状和束状排列，此外，尚可见较小的多核巨细胞和泡沫细胞。

二、CT表现

纤维性骨皮质缺损在长骨干骺端皮质内，呈圆形、卵圆形或多房性地图样骨质缺损破坏，边缘光滑，也可呈分叶状，有硬化缘与正常髓腔相隔，病灶多为 1～5 cm，其长径与病骨纵径平行。非骨化性纤维瘤好发部位与纤维性骨皮质缺损相同，但病灶从皮质侵犯到髓腔之内，多单发，偏心性，可单房或多房，较大者边缘呈分叶状，皮质膨胀变薄，伴有厚薄不均硬化缘。绝大部分患者可自行愈合，随着骨的发育成熟，病灶局部皮质增厚，内部硬化，密度增高，最后完全硬化，也有少数病灶可持续生长，占据髓腔，边缘呈分叶状，但仍有边缘硬化，病灶大的可致病理性骨折。

三、鉴别诊断

（1）骨纤维异常增生症：为中央性溶骨性病灶，其内有磨玻璃状改变，非骨化性纤维瘤为偏心性病灶，无磨玻璃状改变。

（2）骨巨细胞瘤：多发于 20～40 岁，位于长骨骨端，偏心性膨胀性生长的肿块，呈皂泡样改变，病灶周围一般无硬化缘，病灶内无钙化。

（3）长骨多房性骨囊肿：为中央性膨胀性破坏性病变，非偏心性病灶，一般病灶周围无厚层硬化缘。

（4）皮质内骨脓疡：局部有红、肿、热、痛，皮质内可有窦道，病灶周围可有骨膜反应。

（5）内生软骨瘤：多见于短骨的干骺端，病灶内常见形态各异的软骨性钙化。

（6）溶骨性转移瘤：多见于 40 岁以上患者，病灶多发，有或无骨质硬化，骨皮质破坏中断，伴有软组织肿块形成。

（杨欣欣）

第七节　骨软骨瘤

一、病理与临床表现

骨软骨瘤又称外生骨疣，为突出于骨表面的骨性突出物，可单发也可多发，是最常见的骨肿瘤。骨软骨瘤可发生于任何软骨化骨的骨骼，以长骨干骺端为好发部位，尤以股骨下端和胫骨上端最为多见。组织学上，骨软骨瘤由骨性基底、软骨帽和纤维包膜三部分构成，骨性基底内为松质骨，外为薄层骨皮质，与正常母体骨骨质相延续。纤维膜主要为胶原纤维，纤维膜下为薄层软骨帽，分化良好的透明软骨内可见钙化。根据骨性基质不同，可将骨软骨瘤分为有蒂和无蒂两种。骨软骨瘤多发生于儿童和青少年，发病高峰年龄为

11 ~ 30 岁，男性多见，男女比例约为 2.1 ∶ 1。患者多无明显临床症状，可表现为缓慢生长的无痛性肿块，肿瘤较大时也出现局部压迫症状。

二、CT 表现

骨软骨瘤表现为干骺端的骨性肿块，背离关节生长，边界清楚，中心密度较低，其中可见骨小梁与正常骨质相延续；软骨帽呈软骨样低密度，边缘光整，其内有时可见点状或弧形钙化影（图 9-25、图 9-26），增强扫描无强化。

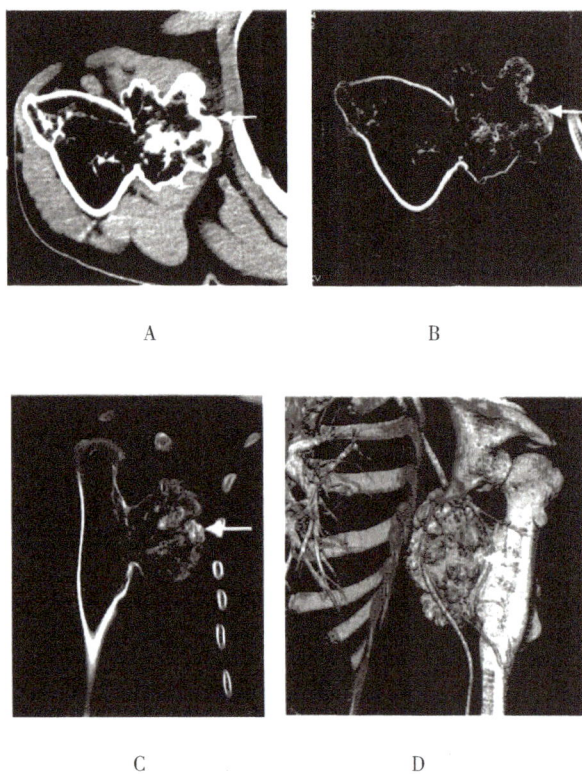

A   B

C   D

图 9-25　右肱骨近端骨软骨瘤 CT 表现

注　A. 横断面软组织窗；B. 横断面骨窗；C. 冠状面骨窗；D. 增强容积再现图像。CT 示右肱骨干骺端的骨性肿块（箭头），边界清楚，中心密度较低，其中可见骨小梁与正常骨质相延续，周围血管受推压。

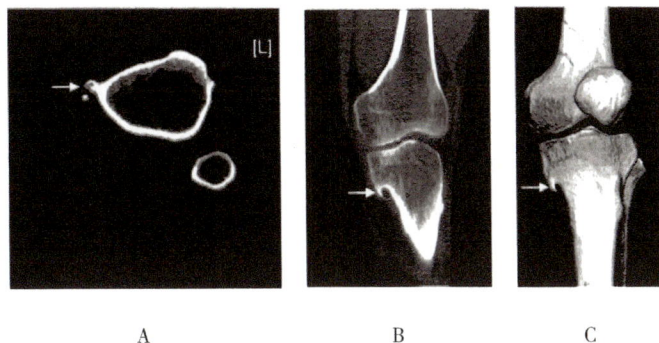

A　　　　　　　　B　　　　　　　　C

图 9-26　左侧胫骨近端内侧骨软骨瘤 CT 表现

注　A. 横断面骨窗；B. 冠状面骨窗；C. 容积再现图像。CT 示左侧胫骨近端内侧骨性突起，背向关节生长，与正常骨质相延续（箭头）。

三、鉴别诊断

骨软骨瘤须与肱骨髁上突、骨旁骨瘤、皮质旁骨肉瘤、骨膜软骨瘤、继发性软骨肉瘤和皮质旁骨化性肌炎相鉴别。

（1）肱骨髁上突：为正常变异，发生于肱骨内髁前方，鸟嘴样骨性突起与肱骨下段正常骨皮质之间可见透亮线影。

（2）骨旁骨瘤：为良性病变，肿瘤骨皮质和骨松质均与母体骨无连续性。

（3）皮质旁骨肉瘤：有不规则骨质破坏，伴或不伴软组织肿块形成。

（4）骨膜软骨瘤：病变多位于骨表面，皮质受累时呈扇贝样改变，边缘清楚锐利，但皮质无破坏中断，病灶基底部可有骨质硬化，表面有反应性骨膜新生骨形成，部分病例病灶内可见钙化。

（5）继发性软骨肉瘤：多由骨软骨瘤恶变而来，病变边界欠清，伴有骨质破坏和周围软组织受累，骨质破坏区内可见形态各异的钙化和骨化点。

（6）皮质旁骨化性肌炎：患者多有外伤病史。早期仅见软组织肿胀，随病变进展可见边缘不清的软组织肿块，其内有羽毛状钙化，后期见不同程度的钙化和骨化，形态不规则，软组织肿块中央为等密度区或低密度区。

（陈　群）

第八节 骨囊肿

一、病理与临床表现

骨囊肿常见于 20 岁以下，男性多于女性，好发于长骨干骺端，少数在骨干，肱骨及股骨近端占 70% 以上，其他可分布在跟骨、距骨、骨盆、颅骨等。临床表现主要是疼痛及局部肿胀，有 2/3 患者的首发症状是病理性骨折。病因不明，多数学者认为是局部循环障碍、静脉阻滞、骨内静脉压力增高致骨质吸收、细胞外液积聚造成。也有学者认为是组织退行性变的结果。

二、CT 表现

好发于长骨干骺端骨松质或骨干的髓腔内。单发性地图样中心性骨质破坏灶，内部为液性密度，CT 值为 15 ~ 20 HU，增强 CT 病变无强化，边界清楚，呈卵圆形，常有硬化缘，长轴与骨干纵轴平行，骨皮质膨胀变薄（图 9-27），病灶横径窄于或稍大于邻近骺板的横径，不穿越骺板；部分病灶呈多房性囊肿。发生病理性骨折后可出现碎片陷落征，即碎骨片掉入含液体囊腔内，出现病理性骨折后局部可出现骨膜反应及骨痂形成。

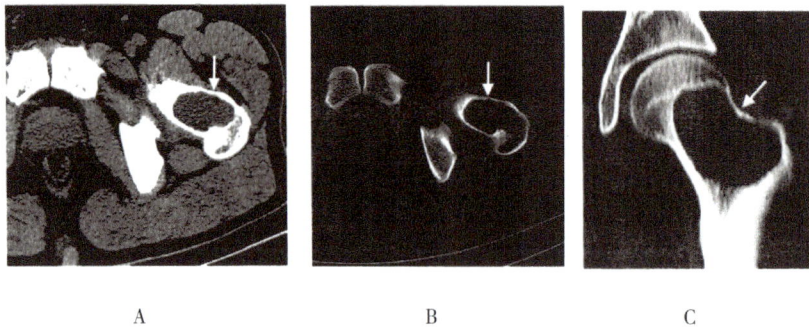

A   B   C

图 9-27　左股骨颈骨囊肿 CT 表现

注　A. 横断面软组织窗；B. 横断面骨窗；C. 冠状面重组图像。CT 示左股骨颈髓腔内液性低密度病灶，内部密度均匀，骨皮质轻度膨胀、变薄（箭头）。

三、鉴别诊断

（1）血管瘤：位于长骨者病变范围广泛，内有较多线样骨嵴，典型者呈栅栏样改变。

（2）单骨性骨纤维异常增生症：病变范围较广泛，多非中心性对称生长，病变区内可见钙质样高密度骨化或磨玻璃影。

（3）骨巨细胞瘤：好发于长骨骨端，常偏心性生长，膨胀明显，呈皂泡状，增强扫描时病变内分隔可有强化。

（4）动脉瘤样骨囊肿：多呈偏心性生长，膨胀明显，可见液液平面。

（5）骨内腱鞘囊肿：呈类圆形囊状透亮影，边界清楚，边缘硬化。病灶内的气体密度和液体密度为特征性表现，一般无骨膜反应。

（6）溶骨性转移瘤：病灶常多发，骨皮质破坏中断，常伴有软组织肿块形成，增强扫描有不同程度强化。

（陈　群）

第九节　骨内腱鞘囊肿

一、病理与临床表现

骨内腱鞘囊肿又称邻关节骨囊肿，为邻关节软骨下的良性囊肿，是纤维组织结构的多房性病变伴广泛黏液变性。病因目前尚无统一说法，有滑液漏出学说、滑膜疝入学说、髓内纤维变性学说和外伤学说。多发于 20 ~ 40 岁，男性多于女性，以胫骨上下端、髋臼和腕骨多见。根据病变是否与软组织腱鞘囊肿相通分为穿透型和特发型两型。穿透型临床上比较少见，常有明显疼痛，特发型比较多见，一般无临床症状。病灶为单房或多房，内含胶样液体、疏松纤维结缔组织和气体，囊壁为缺乏血管的纤维组织和胶原纤维包膜，与软组织腱鞘囊肿大致相同。

二、CT 表现

长骨关节面下非负重部位偏心性、圆形或椭圆形骨缺损，大部分为单房，少数为多房，直径 1 ~ 7 cm，周缘有硬化缘，边界较清楚，内部密度较均匀，无钙化，可有粗细不均的条状骨性间隔，相邻骨皮质可有轻度膨胀、变薄或中断。显示囊壁有凹陷性骨缺损，示腱鞘侵入骨的通道（穿透型）。病灶内多为液性密度，亦可为液体或黏稠蛋白和黄色胶冻样物质混合密度，可出现液液平面；当囊内液体干枯、蛋白组织释出氮气时，CT 显示低密度气体影——真空现象，有诊断价值。增强扫描无强化（图 9-28）。

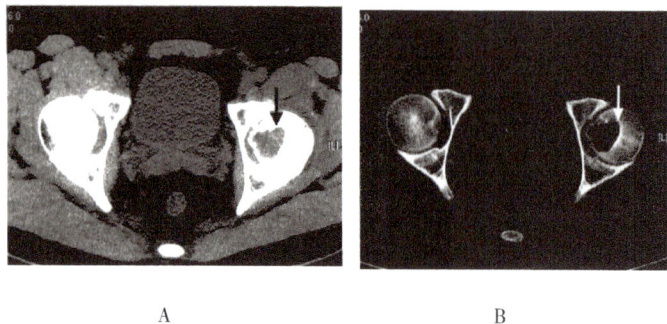

图 9-28　左股骨头骨内腱鞘囊肿 CT 表现

注　A. 软组织窗；B. 骨窗。CT 示股骨头关节面下非负重部位偏心性、椭圆形骨缺损，周边有硬化缘，边界清楚，内部密度均匀，无钙化（箭头）。

三、鉴别诊断

（1）退变性囊肿（软骨下囊肿）：多位于关节承重面软骨下骨质内，并伴有相应关节的退行性变，囊肿较大，可双侧性。

（2）关节炎性病变形成的囊状破坏区：囊壁多不完整，边缘欠锐利，硬化不明显。

（3）骨囊肿：长骨髓腔内的溶骨性骨质破坏区，边界清楚，可有边缘硬化，其内密度均匀，呈水样密度，邻近骨皮质变薄，典型者有"皮质陷落征"。

（4）动脉瘤样骨囊肿：多房囊性膨胀性骨质破坏，增强扫描实性部分和分隔可见强化，可有液液平面。

（5）骨巨细胞瘤：长骨干骺端的偏心性溶骨性骨质破坏，呈皂泡状，横向生长。

（6）内生软骨瘤：多见于短管状骨的干骺端，病灶内常见钙化。

（7）软骨母细胞瘤：多见于青少年，骨质破坏区多有硬化边缘，病灶内常见钙化，常侵犯干骺端及骨骺。

（8）骨母细胞瘤：多见于青少年，呈膨胀性改变，钙化常见。

（陈　群）

第十节　动脉瘤样骨囊肿

一、病理与临床表现

动脉瘤样骨囊肿的病因不明，可能是局部血流发生变化引起静脉压升高，血管床受累吸收及继发反应性修复等改变所致，也可能与外伤有关。目前认为，部分病变有原发病变，包括软骨母细胞瘤、成骨细胞瘤、骨巨细胞瘤等。本病约占骨肿瘤和肿瘤样病变的 1%，多见于 10 ~ 20 岁青少年，也可见于成人，男女发病比例约为 1 ∶ 1.04。本病好发于长骨干骺端和骨干，其次为骨盆和脊椎。临床表现为病变部位疼痛和肿胀，易发生病理性骨折。大体病理上，病变呈球形，表面被有骨膜和薄层骨壳，切面病变由大小不一的血性囊腔构成，互相沟通，囊壁厚薄不等。

二、CT 表现

CT 表现为膨胀性骨质破坏，骨皮质菲薄，多为偏心性，骨壳多保持完整，其内可见到分房状压迹及纤细的骨嵴。部分病变中可见到液液平面，液平线下半部分密度高于上半部，病灶周围软组织未见异常（图 9-29）。

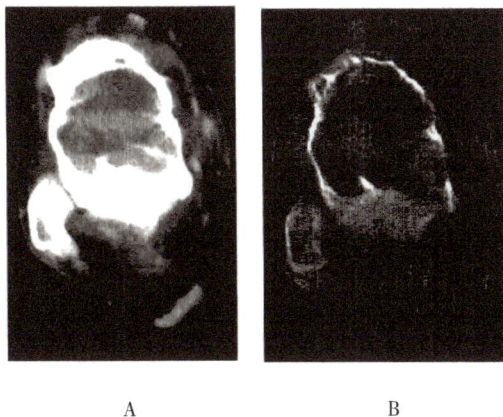

A　　　　　　　　　　B

图 9-29　右距骨动脉瘤样骨囊肿 CT 表现

注　A. 软组织窗；B. 骨窗。CT 示右距骨膨胀性骨质破坏，骨皮质菲薄、尚完整，其内可见到分房状压迹及纤细的骨嵴。

三、鉴别诊断

（1）单骨单灶性骨纤维异常增生症：边缘硬化，外缘光整，内缘呈波浪状或稍粗糙，囊内常见条状骨纹和斑点状致密影，常见于管状骨及肋骨，发生于长骨者主要位于骨干。

（2）骨巨细胞瘤：动脉瘤样骨囊肿须与骨巨细胞瘤鉴别，有时两者在 X 线平片上非常相似，但动脉瘤样骨囊肿在 20 岁以下较多见，骨巨细胞瘤 20 岁前发病相对较少；动脉瘤样骨囊肿明显的膨胀性改变及偏心性膨胀较骨巨细胞瘤为多；动脉瘤样骨囊肿在干骺端及骨干均发生较多，而骨巨细胞瘤在骨端发生较多；动脉瘤样骨囊肿常可见液液平面，骨巨细胞瘤则相对较少；动脉瘤样骨囊肿发生病理性骨折的机会要比骨巨细胞瘤多。需要注意的是，两者常伴发，因此，在诊断时尤其是 20 岁以上的患者要充分考虑这种情况；另外，骨巨细胞瘤在 20 岁以前发病的囊性变较明显，两者鉴别则有时有困难。

（3）软骨黏液样纤维瘤：也为偏心性膨胀性骨破坏改变，好发于长骨干骺端，病灶多有硬化缘，但动脉瘤样骨囊肿膨胀更明显。软骨黏液样纤维瘤近髓腔侧可见明显的骨硬化缘，膨胀较轻，且动脉瘤样骨囊肿可有液液平面，有助于鉴别诊断。

（4）骨母细胞瘤：呈膨胀性骨质破坏，骨母细胞瘤内钙化、骨化较动脉瘤样骨囊肿常见。

（5）单纯性骨囊肿：好发于长管状骨干骺端松质骨或骨干的髓腔内，一般不超越骺板软骨而侵及骨骺，骨骺愈合后偶尔达到骨骺但不侵及关节面，一般边界特别清楚锐利，呈圆形或卵圆形，长轴与骨的长轴一致，多位于骨的中心。相邻骨皮质多膨胀变薄，但一般不超过干骺端宽度，其内也可见液液平面，但是，动脉瘤骨样囊肿一般可见分叶。

（6）毛细血管扩张性骨肉瘤：其病灶内部常含有出血性和（或）坏死囊腔，在影像学表现上与动脉瘤样骨囊肿相似，但毛细血管扩张性骨肉瘤具以下特点：①囊腔周围与囊腔之间可见厚层或结节样肉瘤组织，增强扫描后强化明显；②实性部分及囊壁和囊间隔内可出现骨样组织；③呈浸润性生长，无包膜；④患者病程进展较快，平均为 3 个月。

（陈　群）

第十一节　软骨母细胞瘤

一、病理与临床表现

软骨母细胞瘤起源于成软骨细胞或成软骨结缔组织，占原发性骨肿瘤的 2.7%。好发年龄为 10 ～ 25 岁，多见于青少年，好发于股骨、肱骨上端和胫骨近端。临床表现无特征性，主要是局部症状及体征。临床上病程进展缓慢，症状轻，可有疼痛、肿胀、关节活动受限。其大体病理表现为分叶状肿块，内有沙砾样钙化，可有出血、坏死及囊性变；镜检成分为成软骨细胞、基质及多核巨细胞。软骨母细胞瘤多为良性，本病具有一定侵袭性生长特点，并可发生恶变和其他脏器转移。

二、CT 表现

①囊状或膨胀性骨质破坏区：多发生于长骨，特别是骨骺部位，亦可发生于扁骨或不规则骨，边缘清，可有硬化；②骨质破坏区内有斑点状钙化影（图 9–30）和小梁状骨

嵴：斑点状钙化影为软骨类病变的特征性表现，在软骨母细胞瘤出现率约为 50%，CT 扫描有利于钙化灶的显示；③骨质的中断与软组织肿块：由于瘤细胞有一定的侵袭性，易造成病变处骨质中断（图 9-31），肿瘤组织伸入局部组织或关节内形成软组织肿块；④胯骨骺骨质破坏区：这一征象具有诊断价值（图 9-32）。

影像学出现以下表现时，应高度怀疑恶变可能：①局部肿块病史较长，近来肿块生长突然加快；②病灶外形、轮廓不规则；③骨破坏区与正常骨分界不清，或虽分界清楚但无硬化带；④骨皮质破坏较明显，伴有软组织肿块，其内可见环状及半环状高密度影；⑤出现大量不规则骨膜反应等。

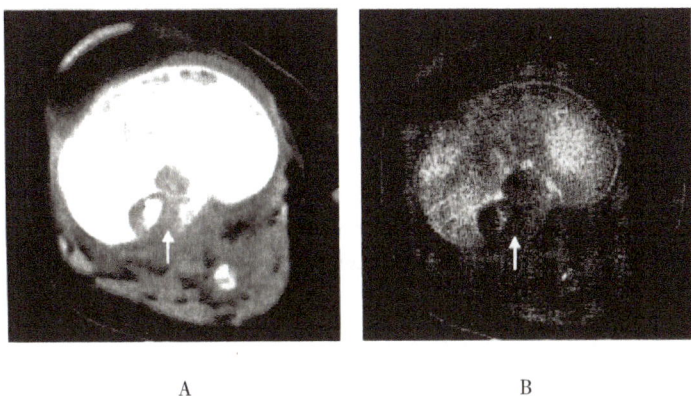

图 9-30　右胫骨上段软骨母细胞瘤 CT 表现

注　A. 软组织窗；B. 骨窗。CT 示右胫骨上段囊状骨质破坏区，边缘清，有硬化；骨质破坏区内有斑点状钙化影和小梁状骨嵴；周围有软组织肿块（箭头）。

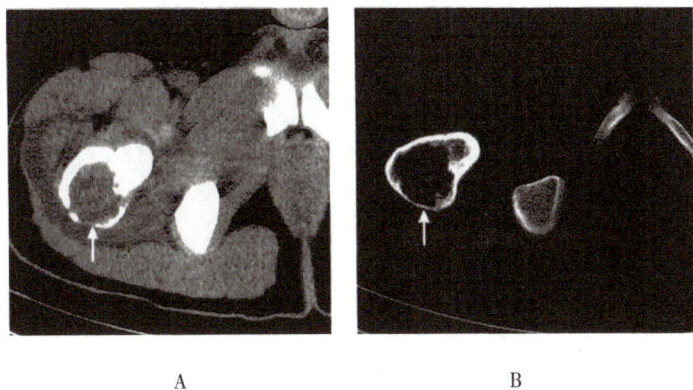

图 9-31　右股骨上段软骨母细胞瘤 CT 表现

注　A. 软组织窗；B. 骨窗。CT 示右股骨上段囊状骨质破坏区（箭头），边缘清，有硬化，病变处骨质中断；周围有软组织肿块。

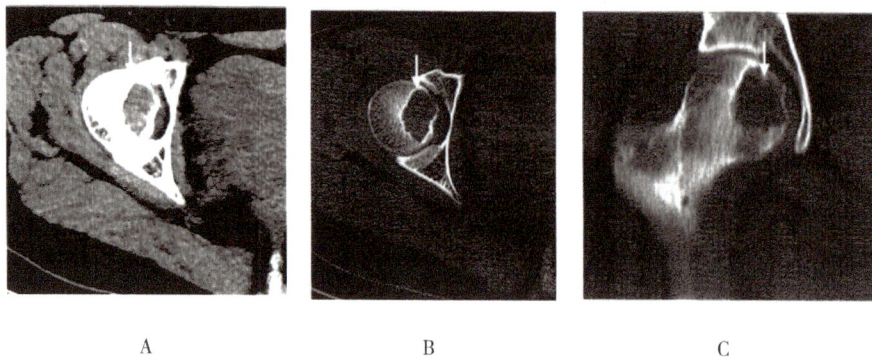

图 9-32　右股骨头软骨母细胞瘤 CT 表现

注　A. 横断面软组织窗；B. 横断面骨窗图；C. 冠状面骨窗。CT 示股骨头骨骺骨质破坏区，边缘清，有硬化，膨胀不明显（箭头）。

三、鉴别诊断

软骨母细胞瘤须与骨巨细胞瘤、透明细胞软骨肉瘤和骨骺结核等鉴别。

（1）骨巨细胞瘤：好发年龄较大，以 20 ～ 40 岁多见，而软骨母细胞瘤一般小于 25 岁；巨细胞瘤呈偏心性生长，皮质多变薄并膨胀明显，而软骨母细胞瘤多位于骨端的中心部位，膨胀不明显；巨细胞瘤内可见残余骨分隔，没有软骨母细胞瘤的弓环状钙化；巨细胞瘤硬化边缘不明显或很薄，与软骨母细胞瘤不同；如果在骨成熟前，巨细胞瘤多位于干骺端，软骨母细胞瘤则位于骨骺。如免疫标记 S-100 蛋白阳性有助于软骨母细胞瘤的诊断（图 9-33）。

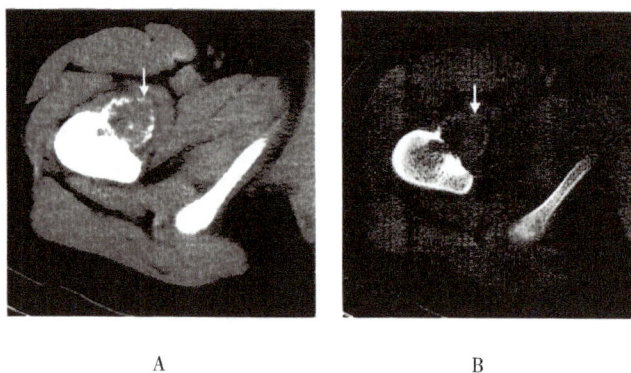

图 9-33　右股骨上端骨巨细胞瘤 CT 表现

注　A. 软组织窗；B. 骨窗。CT 示见偏心性生长的膨胀性溶骨破坏（箭头），骨皮质变薄，肿瘤明显膨胀，周围只留一薄层骨性包壳，肿瘤内无钙化或骨化影，边缘亦无骨硬化带。

（2）透明细胞软骨肉瘤：以 30 ~ 40 岁多见，常位于骨端关节面或骺板区，有的可呈良性肿瘤的表现，与软骨母细胞瘤鉴别有一定困难。

（3）青少年骨骺干骺端结核：易与本病混淆，CT 扫描病灶内也可见明显的钙化，钙化较大，病灶周围硬化明显，与软骨母细胞瘤的颇为相似。一般结核早期就有广泛软组织肿胀及骨质疏松，极易累及关节及相应的关节囊。

（4）软骨黏液样纤维瘤：透亮度较高，多位于干骺端，偏心性囊性扩张明显，常侵蚀皮质或从皮质气球状凸出，内可见粗厚的骨嵴，大囊套小囊，近骨干侧皮质显著增厚。

（5）内生软骨瘤：发病高峰年龄段为 20 ~ 40 岁，多位于长管状骨干骺端，肿瘤形态不规则，缺乏明确硬化边、骨膜增生和软组织肿胀。

（陈 群）

第十二节 骨样骨瘤

一、病理与临床表现

骨样骨瘤是一种来源于成骨性结缔组织特殊类型的良性骨肿瘤，占良性骨肿瘤的 11%和所有原发性骨肿瘤的 2% ~ 3%。发病年龄为 5 ~ 30 岁，11 ~ 30 岁为最多，约占 68%。国内发病率较低，约占全部骨肿瘤的 0.9%，占良性骨肿瘤的 1.6%。肿瘤可以位于骨骼的任何部位，70% ~ 80% 发生在长骨，下肢的发病率约为上肢的 3 倍，发生于躯干骨较少见。胫骨和股骨最多见，约占病例的一半。病变多为单发，也可以同时或先后累及多处骨骼。多数患者具有典型临床症状，以局部疼痛为主，夜间疼痛加剧，水杨酸类药物可缓解疼痛，有学者认为，这种疼痛与病灶产生的前列腺素有关。

病理确诊骨样骨瘤，必须找到瘤巢，瘤巢一般较小，多在 1 cm 左右，色深红或呈黄白色，多由新生骨样组织构成，骨样组织纤细，呈放射状排列，可有钙化。以编织骨为主的病变钙化明显。

二、CT 表现

骨样骨瘤根据瘤巢的位置分为松质骨型、皮质骨型、骨膜型和髓内型四种类型。CT 可以显示骨样骨瘤瘤巢的位置、大小、形态密度及有无钙化或骨化、瘤巢周围的骨质改变和骨膜反应以及瘤巢周围软组织和关节改变。一般 CT 薄层扫描均可见到瘤巢，瘤巢显示率为 100%。瘤巢表现为一圆形或卵圆形低密度区，其中心可有钙化或骨化影，形成"牛眼征"。瘤巢周围出现程度不一的骨质硬化，皮质骨型硬化明显且范围较大，周围可见软组织肿胀或肌肉萎缩；瘤巢位于骨膜下者，通常表现为骨附近的软组织肿块，最常见于股骨颈的内面，病灶邻近的骨骼有扇形透亮区，系压迫萎缩或骨吸收所致，病灶邻近关节时可无反应性新骨形成，但可有关节肿胀、充血、疼痛，呈急性滑膜炎表现，可见关节腔积液（图9-34）。

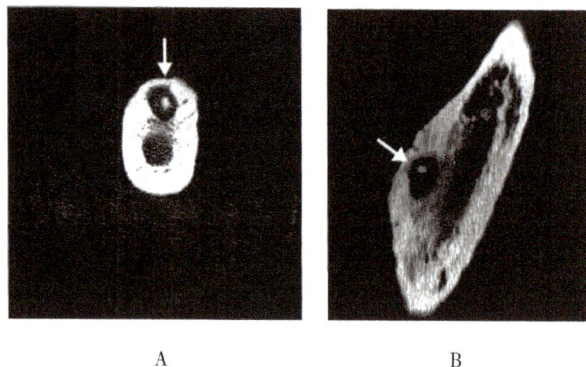

A   B

图9-34 右侧肱骨中段骨样骨瘤CT表现

注 A. 横断面骨窗；B. 多平面重组图像。CT示见瘤巢表现为一卵圆形低密度区，其中心有钙化或骨化影，形成"牛眼征"（箭头）。瘤巢周围骨质硬化明显。

三、鉴别诊断

骨样骨瘤有特殊的疼痛症状和典型的瘤巢影像学表现，较易诊断，但是须与以下骨病鉴别。

（1）慢性骨脓肿：为低毒慢性化脓性感染，具有红、肿、热、痛等炎性症状，且有反复发作病史，好发于长骨干骺端，破坏区较大，骨皮质局限破坏，周围致密，有时有不规则形小死骨，但无瘤巢（图9-35）。

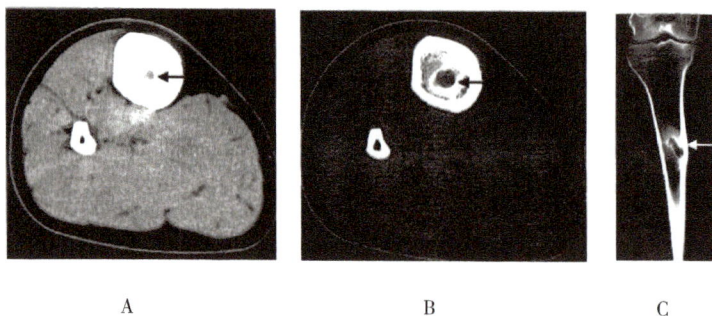

A   B   C

图9-35 右胫骨中段慢性骨脓肿CT表现

注 A. 横断面软组织窗；B. 横断面骨窗；C. 冠状面骨窗。CT示右胫骨中段局部骨皮质局限破坏，周围致密，邻近骨皮质增厚（箭头）。

（2）慢性硬化性骨髓炎：双侧骨皮质对称性增厚硬化，呈不规则状，髓腔变小，一般无脓肿和死骨，亦无透亮"瘤巢"，疼痛常呈间歇性，服用水杨酸类药物无效。

（3）骨母细胞瘤：骨样骨瘤与骨母细胞瘤都属于良性骨肿瘤，关系密切，组织学上也难以区分。骨样骨瘤临床上发展缓慢，疼痛剧烈，瘤巢直径常小于 2 cm，周边骨质硬化明显；而骨母细胞瘤发展较快，疼痛较轻，瘤巢直径多大于 2 cm，呈囊状破坏透亮区，内有钙化或骨化，多无骨膜反应。

（4）单发性内生骨疣：又称骨斑或骨岛，为松质骨内骨发育异常，呈骨岛状，一般无症状，无周围骨质硬化，无疼痛。多发于手足骨。

（5）皮质内骨肉瘤：为罕见的成骨性恶性肿瘤，单发于骨皮质内，大体上既不侵犯骨髓腔也不侵犯软组织，环绕以硬化区，其直径为 1.0 ~ 4.2 cm。病变部位的皮质可轻度膨出或增厚，伴或不伴骨膜反应。

（陈　群）

第十三节　尤文肉瘤

一、病理与临床表现

病理学界现将尤文肉瘤与原始神经外胚层肿瘤归为一个家族，统称为尤文肉瘤 / 原始神经外胚层肿瘤。尤文肉瘤与原始神经外胚层肿瘤在组织形态、免疫组化和分子生物学改变方面有许多相似之处，该病多发于 5 ~ 25 岁，高峰年龄在 10 ~ 15 岁，男女之比为 2：1，通常长骨病变以青少年为主，扁骨病变 20 岁以上多见。肿瘤 70% 发生在长骨的骨干，25% 发生在扁骨，5% 发生在脊柱；一般起源于骨干髓腔，向外穿破皮质，并侵犯周围软组织；起源于软组织的尤文肉瘤少见，肿瘤主体位于骨膜者罕见。临床症状主要是局部疼痛、肿胀、发热、红细胞沉降率快及白细胞计数升高。

大体病理示肿瘤在髓腔部位形成多个灰白色结节，然后融合成片，若破坏骨皮质、侵犯软组织，则形成肿块并可有假包膜形成。镜下由小而一致的圆形细胞构成，呈弥漫性生长，纤维性间隔将其分隔成形状不整的片状。

二、CT 表现

尤文肉瘤的肿瘤细胞无成骨活性，不形成瘤骨和瘤软骨，因此骨质破坏区和软组织肿块内无瘤骨或钙化存在，但骨内可有反应性的骨质硬化或残留的骨碎片。骨皮质可硬化增厚或被破坏变薄，呈虫蚀状。骨膜反应可表现为多种形态，有条状、放射状或形成 Codman 三角。软组织肿块内常出现出血、坏死，瘤周伴有水肿。

发生在长骨的尤文肉瘤，以骨干中心型最常见，早期为虫蚀样溶骨性骨质破坏，界限不清，移行带宽，瘤细胞可通过哈弗斯管达骨膜下产生平行型骨膜反应；随着溶骨区范围的扩大可融合成斑片状，产生葱皮样骨膜反应，肿瘤经皮质破入软组织时可形成 Codman 三角，软组织内常形成无钙化的肿块。

三、鉴别诊断

尤文肉瘤的影像学表现多种多样，不同病变部位、不同病理形态表现出不同影像学特征。主要征象包括髓腔骨质破坏、骨膜反应、软组织肿块等。但其他恶性骨肿瘤也具有相似的征象，所以尤文肉瘤的影像学表现缺乏特征性，误诊率较高。影像学诊断须与恶性神经鞘瘤、转移瘤、淋巴瘤、骨髓瘤、恶性纤维组织细胞瘤、纤维肉瘤、横纹肌肉瘤等其他类型的骨或软组织恶性肿瘤相鉴别。

（1）外周性原始神经外胚叶肿瘤：尤文肉瘤与外周性原始神经外胚叶肿瘤有共同的神经外胚层起源，病理形态也相似，但两者在临床特点、影像学表现上有一定的差异，外周性原始神经外胚叶肿瘤起病较隐匿，平均发病年龄较尤文肉瘤高，发生于骨外的比例也较尤文肉瘤为高，发生于骨的外周性原始神经外胚叶肿瘤位于躯干骨多于管状骨，而累及骨的外周性原始神经外胚叶肿瘤多表现为溶骨性破坏，较少出现骨的硬化反应及骨膜反应（图9-36）。

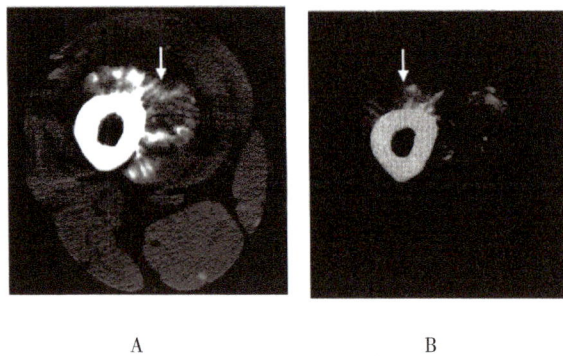

A   B

图9-36　原始神经外胚叶肿瘤影像学表现

注　A. 软组织窗；B. 骨窗。右侧股骨骨皮质周围见日光放射样骨针（箭头），伴周围软组织肿块。

（2）骨肉瘤：肿瘤以成骨破坏为主时，表现为大量团块状、棉花絮状肿瘤骨和肿瘤性钙化形成，并致髓腔部分闭锁，较易与尤文肉瘤鉴别。溶骨型骨肉瘤好发于四肢长骨干骺端，膝关节周围即股骨下端、胫骨和腓骨上端占75%。由于瘤细胞高度活跃，血碱性磷酸酶显著增高。骨质破坏区内常有瘤骨形成或瘤软骨钙化。

（3）骨淋巴瘤：其最显著的影像学特点是软组织肿块明显而骨皮质破坏相对较轻，须与骨外尤文肉瘤鉴别。但骨淋巴瘤发病年龄大，病程较长，临床症状轻。

（4）朗格汉斯细胞组织细胞增生症：具有自限自愈和病变多发的特点。一般较局限，多呈囊样骨质破坏，边缘常部分清楚，可见增生硬化。骨膜反应较成熟，密度较高，骨膜反应与骨皮质之间见透亮线，不形成放射状骨针。软组织肿块薄而长，包绕病变区，较对称。

（陈　群）

第十四节　椎管内病变

一、概述

脊髓位于椎管内蛛网膜下隙的中央，呈圆柱状，前后略扁。脊髓粗细较均匀，但有两个膨大，即颈膨大和腰膨大。颈膨大位于颈髓第三段至胸髓第二段，腰膨大位于胸髓第九段至脊髓下端，其下脊髓逐渐变细，形成脊髓圆锥，圆锥以下为细长的终丝。幼儿和儿童圆锥位置较低，通常位于 L_2、L_3 水平；成人多位于 L_1 水平。

脊髓灰质位于脊髓中部，呈"H"形，其表面为白质。常规 MRI 检查 T_1WI 和 T_2WI 上，脊髓灰白质不能区分，信号均匀一致。同其周围的脑脊液相比，脊髓在 T_1WI 上呈较高信号，在 T_2WI 上呈较低信号。脊髓中央为中央管，上通第四脑室，MRI 上一般不能显示，偶呈细线状长 T_2 信号。马尾神经分散性位于蛛网膜下隙后部，轴位呈多个分散的点状短 T_2 信号。

脊髓表面为软脊膜，MRI 不能显示。其周围为蛛网膜下隙内的脑脊液，T_1WI 为低信号，T_2WI 为高信号；当流动伪影明显时，T_2WI 上呈等甚至低信号。蛛网膜和硬脊膜共同将蛛网膜下隙与硬膜外间隙分开，前两者间有一潜在的硬膜下间隙，两者在 MRI 上不能区分。由于硬脊膜菲薄，在 MRI 上不能显示。硬脊膜外脂肪较多时，存在化学位移伪影，T_2WI 上硬脊膜所在处呈细线状低信号。

二、脊髓内占位性病变

椎管内肿瘤约占神经系统肿瘤的 15%，按生长的部位可分为脊髓内、脊髓外硬膜下和硬膜外肿瘤三种，其中以脊髓外硬膜下肿瘤为常见，占 60% ~ 75%，其他两类各占 15%。脊髓内的肿瘤临床上较多见的有胶质瘤、神经纤维瘤及血管网状细胞瘤。胶质瘤是指来源于神经胶质细胞的肿瘤，即肿瘤起源于星形细胞、少突胶质细胞和室管膜细胞。临床上以室管膜瘤最常见，其次为星形细胞瘤。室管膜瘤以膨胀性生长为主，肿瘤与邻近脊髓组织分界清楚。星形细胞瘤、少突胶质细胞瘤以浸润性生长为主，病变多与正常组织分界不清。

（一）室管膜瘤

脊髓内室管膜瘤好发于中央管以及终丝的室管膜细胞，以位于脊髓后部为多。约占脊髓内肿瘤的 60%，发病年龄高峰为 20 ~ 60 岁，男性多见。绝大多数为良性，少数可恶变，好发部位为腰骶段、脊髓圆锥和终丝。肿瘤可发生种植转移和脊髓空洞改变。

1. 诊断

（1）见于 20 ~ 60 岁成年人，男性居多。

（2）脊髓内室管膜瘤生长缓慢，早期可无症状。

（3）肢体出现渐进性麻痹、疼痛，压迫脊髓和神经根时可出现神经根痛，可出现不完全或完全性运动障碍症状和大小便障碍。

（4）脑脊液检查：脑脊液动力学测定即奎肯施泰特试验呈阳性者达 97%。脑脊液蛋白明显增高者达 88%。

（5）CT 表现：脊髓呈梭形肿大，周围蛛网膜下隙对称性狭窄。脊髓造影 CT 扫描（CTM）延迟扫描可见脊髓空洞的延迟充盈。

2. MRI 表现

（1）脊髓增粗，肿瘤多位于脊髓中央，边界清楚。

（2）瘤体 T_1WI 上多为等或低信号，T_2WI 上呈高信号；肿瘤内可见囊变、坏死、出血，呈现相应的信号改变。

（3）增强后，肿瘤多有强化且强化均匀（图 9-37），少数为不均匀强化，囊变、坏死区无强化。

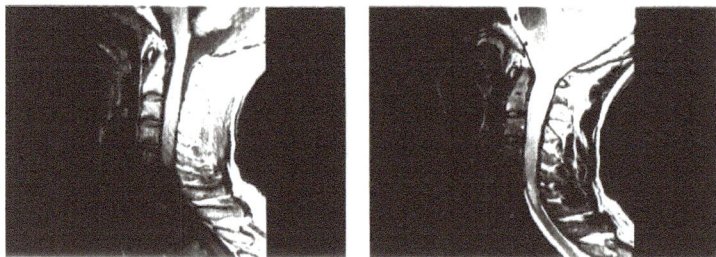

图 9-37 脊髓室管膜瘤 MRI 表现

（4）20% ~ 33% 的病例在 T_2WI 上于肿瘤的上 / 下极见低信号，称为"帽征"，为出血引起的含铁血黄素沉积所致。

（5）多伴有瘤体上、下极邻近脊髓不同程度的水肿，呈明显长 T_1、长 T_2 信号，可伴有中央管扩张。

（二）星形细胞瘤

脊髓内星形细胞瘤为儿童最常见的髓内肿瘤，在成人则仅次于室管膜瘤居第二位。多为纤维性星形细胞瘤，以浸润性生长为主，病变与正常脊髓分界不清，同时累及多个脊髓节段，肿瘤可发生坏死、囊变，可伴发脊髓空洞形成。

1. 诊断

（1）好发于 30 ~ 60 岁，男女之比为 1.5 ∶ 1，病情发展快，病程短。

（2）好发部位在颈胸交界处。

（3）可出现肢体渐进性麻痹、疼痛、神经根痛、不完全或完全性运动障碍症状和大小便障碍。

（4）CT 表现：病变段脊髓呈梭状增粗，增粗段与正常段之间分界不清。

2. MRI 表现

（1）脊髓内星形细胞瘤好发于颈胸段，累及范围较广，多个脊髓节段受累。

（2）病变段脊髓增粗，肿瘤位于脊髓内，多偏一侧，边界不清。

（3）瘤体平扫 T_1WI 上呈低或等信号，T_2WI 上呈高信号。

（4）肿瘤囊变常见，一般无"帽征"（图 9-38）。

（5）增强后病灶呈不均匀性强化。

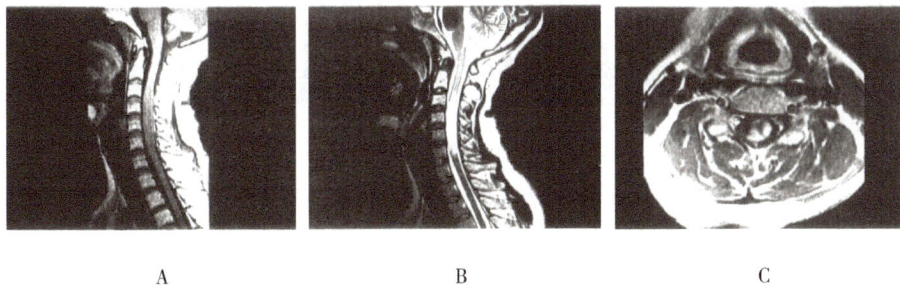

图 9-38 脊髓星形细胞瘤 MRI 表现

注 A. 矢状面 T_1WI 示 C_3 ~ C_6 节段脊髓增粗，呈稍低信号，边界不清；B. T_1WI 示肿瘤呈高信号，瘤体上下极邻近脊髓见小片状水肿；C. 横断面增强扫描 T_2WI 示肿瘤片状不均匀明显强化。

（三）脊髓血管网状细胞瘤

脊髓血管网状细胞瘤占椎管内肿瘤的 1% ~ 7%，多数位于髓内，亦可位于硬膜内甚至硬膜外。无性别差异。多为单发，也可多发。约 1/3 的脊髓血管网状细胞瘤患者为 Von Hippel-Lindau 综合征患者。病理上血管网状细胞瘤多为囊性，囊壁有附壁结节，肿瘤血管丰富，有较粗的引流静脉，有时可见囊壁钙化。

1. 诊断

（1）发病年龄一般小于 40 岁。

（2）半数位于胸髓，其次为颈髓。

（3）临床表现主要为感觉、运动障碍和疼痛，病史多较长，平均为 3 年。

（4）CT 表现：脊髓增粗，肿瘤呈低密度，增强后明显强化。

2. MRI 表现

（1）肿瘤多位于脊髓背侧，实性或囊实性，部分呈典型的"大囊小结节"表现，结节常位于脊髓背侧。

（2）肿瘤实性部分 T_1WI 上多呈等或低信号，T_2WI 呈高信号，增强后明显强化（图 9-39）。

（3）肿瘤内及附近可见匍行性流空血管信号，此征象在诊断上具有特异性。

（4）肿瘤周围可见大片水肿，上下极可有"帽征"。

（5）可伴有很长的脊髓空洞，严重者可累及整个脊髓。

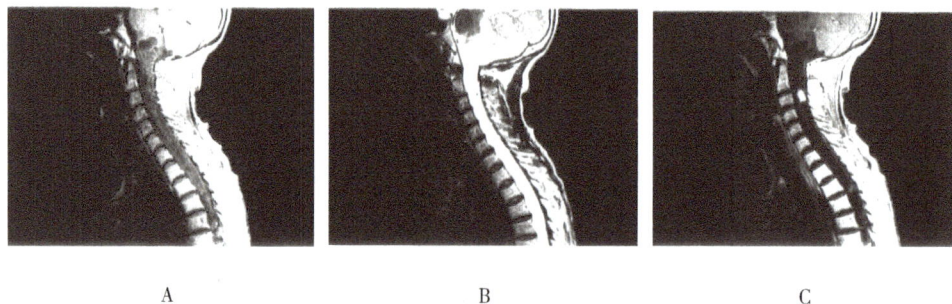

| A | B | C |

图 9-39　脊髓血管网状细胞瘤 MRI 表现

注　A ~ C. 矢状面 T_1WI、T_2WI 和增强扫描示肿瘤呈"大囊小结节"型，实性结节呈等 T_1、长 T_2 信号，增强后明显且均匀强化。

三、脊髓外硬膜下占位性病变

（一）神经鞘瘤

神经鞘瘤起源于神经鞘膜的施万细胞，是椎管内最常见的肿瘤，属于良性肿瘤，约占所有椎管内肿瘤的 29%。大多单发，也可多发，生长于髓外硬膜内的脊神经根及脊膜，呈"哑铃状"骑跨在脊膜内外，可发生于椎管内任何节段，以中上颈段和上胸段多见。肿瘤多为实质性，呈圆形或椭圆形，有分叶，有完整包膜，边缘清楚，较大时可发生囊变和出血。

1. 诊断

（1）好发于 20 ~ 50 岁，病程进展较缓慢，女性略多。

（2）大多数患者早期有神经根痛，以后逐渐出现感觉异常。

（3）可出现四肢无力、运动障碍表现。晚期有括约肌功能紊乱症状。

（4）腰椎穿刺：检查见脑脊液蛋白含量明显增高，动力学检查有梗阻表现，而且都早于临床症状的出现。

（5）X线检查。

1）脊柱平片：直接征象主要是神经鞘瘤钙化斑阴影，很少见。间接征象是指肿瘤压迫椎管及邻近骨结构而产生的相应改变，包括椎弓破坏、椎弓根间距加宽、椎间孔扩大等。椎间孔扩大虽在脊膜瘤也可以见到，但如扩大明显者或发现有 2 ~ 3 个椎体改变常提示本病的可能性大。

2）脊髓造影：脊髓外硬膜下肿瘤见肿瘤侧蛛网膜下隙增宽，对侧变狭，阻塞端呈杯口状。

（6）CT 表现：肿瘤呈圆形实质性肿块，与脊髓相比呈稍高密度，脊髓受压移位。沿椎间孔向外生长时呈哑铃状，局部椎管及椎间孔扩大，椎体骨质吸收破坏。

2. MRI 表现

（1）肿瘤最常见于颈段和腰段椎管内，一般位于脊髓的腹外侧方，边界清楚，边缘光滑。

（2）肿瘤在 T_1WI 上呈等信号，T_2WI 上呈高信号，信号多不均匀，囊变常见。

（3）增强后实质部明显强化，液化坏死区不强化，强化多不均匀，囊变明显时可呈环状强化，无"硬膜尾征"（图 9-40）。

（4）脊髓受压向对侧移位，肿瘤侧蛛网膜下隙增宽。

（5）肿瘤可由椎间孔延伸至椎管外而呈"哑铃状"。

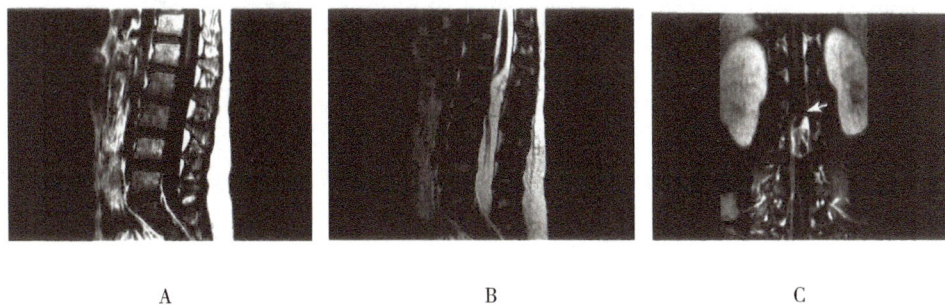

A   B   C

图 9-40　神经鞘瘤 MRI 表现

注　A. 矢状面示 L_2 ~ L_4 节段马尾后方见椭圆形肿块，呈低信号；B. T_2WI 示肿瘤呈明显囊变，囊壁及囊内间隔呈等信号；C. 冠状面增强扫描示肿瘤呈环状及片状强化，马尾受压向右移位，肿瘤侧蛛网膜下隙增宽（箭头）。

（二）神经纤维瘤

椎管内神经纤维瘤的起源、生长部位及形态与神经鞘瘤相似。可单发或多发。多发性神经纤维瘤称为神经纤维瘤病。

1. 诊断

（1）好发于 20 ~ 40 岁，无性别差异。

（2）可于头颈部及全身其他部位出现多发性结节状肿块，皮肤有咖啡色素斑沉着。

（3）生长于椎管内的神经纤维瘤，其临床表现及症状与神经鞘瘤相同。

（4）CT 表现：CT 平扫表现与神经鞘瘤相似，但在椎管内神经纤维瘤发病数仅占两者总数的 1%；在椎管外两者发病率相似，神经鞘瘤略多。

2. MRI 表现

（1）肿瘤在 T_1WI 上呈等信号，典型者 T_2WI 上显示肿瘤周边部分因含水量高而呈高信号，同时可见病变中心的信号强度减低。

（2）发生于神经纤维瘤病 I 型者，常为多发，表现为多个大小不一的圆形或类圆形肿块，分布广泛（图 9-41）。

（3）神经纤维瘤多呈梭形，边界清楚，一般无包膜，囊变、坏死少见。

（4）增强扫描肿瘤一般呈显著均匀强化。

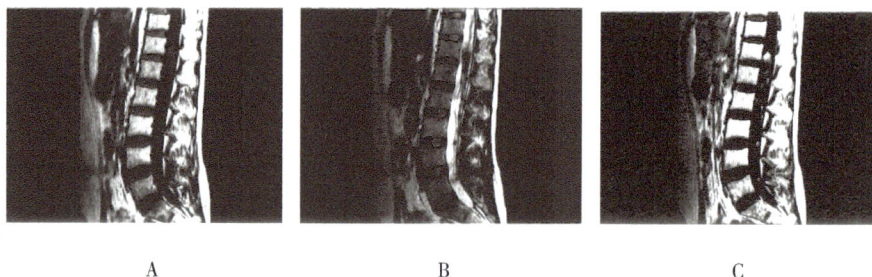

A   B   C

图 9-41　神经纤维瘤病（I型）MRI 表现

注　A. 矢状面示胸腰段椎管内多个大小不一结节状等信号肿块；B. T_2WI 示肿瘤呈等信号；C. 增强扫描 T_1WI 示肿瘤均匀明显强化。

（三）脊膜瘤

脊膜瘤约占所有椎管内肿瘤的 25%。2/3 以上发生于中年，发病年龄高峰为 30 ~ 50 岁，女性略多。起源于脊膜蛛网膜杯状细胞，少数生长在神经根。最常见于胸段（70%），其次为颈段（20%），腰段少见。颈段者肿瘤常位于脊髓前方，其他部位者则多位于脊髓侧后方。肿瘤常单发，较小，呈圆形，可钙化，生长缓慢。肿瘤绝大多数位于髓外硬膜内，少数可位于硬膜外。

1. 诊断

（1）发病年龄高峰为 30 ~ 50 岁。肿瘤生长缓慢，病程长，女性略多见。

（2）肿瘤增大压迫神经根出现局部疼痛，有定位意义。感觉障碍为下肢远端感觉改变，逐渐向上发展。

（3）运动障碍，锥体束损害出现早而显著。括约肌障碍出现晚。

（4）CT 表现：CT 平扫可以显示脊髓外硬膜内软组织肿块，呈等密度或稍高密度表现，有时可见不规则钙化灶。侵入椎间孔者可致椎间孔扩大。增强扫描病灶呈中度强化。

2. MRI 表现

（1）平扫 T_1WI 瘤体呈等或稍低信号；T_2WI 呈稍高信号，钙化明显时呈低信号。

（2）增强后肿瘤明显强化，且强化均匀，极少囊变、出血。瘤体呈类圆形或宽基底与硬膜相连，可见"硬膜尾征"。

（3）肿瘤可由椎间孔延伸至椎管外而呈"哑铃状"。

（4）病灶水平蛛网膜下隙狭窄，其上下方的蛛网膜下隙增宽，脊髓有不同程度受压（图 9-42）。

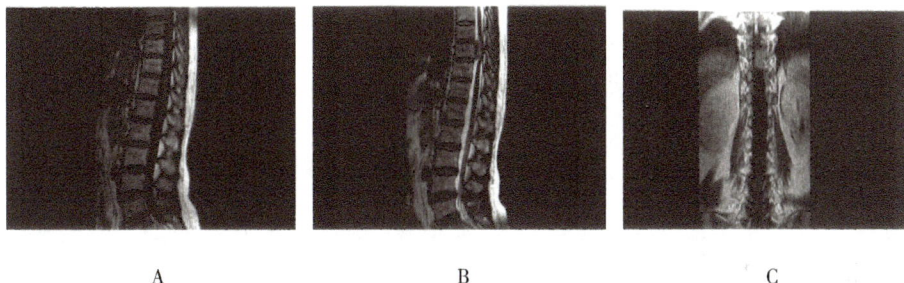

A　　　　　　　　B　　　　　　　　C

图 9-42　脊膜瘤 MRI 表现

注　A. 矢状面 T_1WI 示椎体水平脊髓前方见椭圆形肿块，呈等信号；B. T_2WI 示肿瘤呈稍高信号；C. 冠状面增强肿瘤均匀性强化，宽基底附着于硬脊膜，脊髓受压向右移位，肿瘤侧上下方蛛网膜下隙增宽。

四、硬膜外占位性病变

（一）转移

椎管内硬膜外肿瘤绝大多数为恶性肿瘤，多位于硬膜外腔的后方和外后方，肿瘤常偏一侧生长，表现为硬膜外腔的软组织肿块，可有椎管梗阻脑脊液循环障碍的表现。有时还可出现相应椎体骨质改变。转移瘤是椎管内硬膜外的常见恶性肿瘤，其转移途径为经动脉播散、经椎静脉播散、经淋巴系统播散、邻近肿瘤直接累及、经蛛网膜下隙播散，最常见为脊椎转移瘤的直接侵犯。

1. 诊断

（1）多见于老年人，病程进展较快，有原发病灶的病史。多来自肺癌、肾癌和乳腺癌等。

（2）多发生于胸段，腰段次之，颈段最少。

（3）最常见的症状是疼痛，多在局部。可以出现不同程度的脊髓压迫症状和体征。

（4）脑脊液检查：绝大多数患者有不同程度的椎管梗阻，脑脊液蛋白含量常有增高，细胞数大多正常。

2. CT 表现

CT 平扫可以显示椎管内硬膜外软组织肿块，密度均匀或不均匀，增强扫描肿瘤可有不同程度的强化。相邻骨质结构可有破坏。

3. MRI 表现

（1）肿瘤多单发，亦可为多发。

（2）硬膜外脂肪信号消失，被异常肿瘤信号占据。肿瘤在 T_1WI 上呈低信号，在 T_2WI 上呈稍高到高信号。

（3）可有邻近脊椎转移表现（图 9-43）。

（4）脊髓及蛛网膜下隙受压移位。

（5）增强扫描肿瘤呈结节状或环状强化。

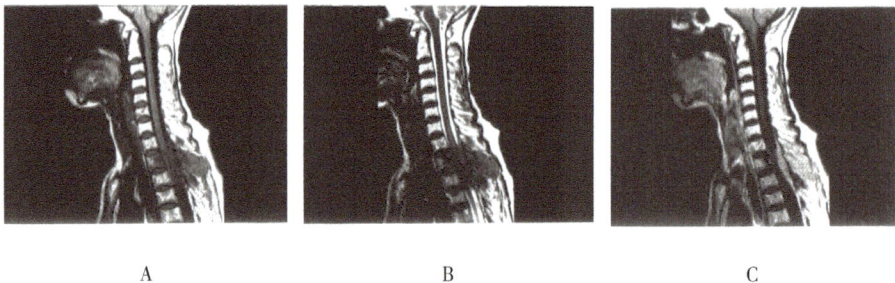

A   B   C

图 9-43 喉癌胸椎及硬膜外转移瘤 MRI 表现

注 A. 矢状面示 $T_1 \sim T_3$ 节段脊髓后方与前方硬膜外转移瘤呈低信号，椎体及 $T_1 \sim T_3$ 棘突亦见转移呈低信号；B. T_2WI 肿瘤呈稍高信号，脊髓及蛛网膜下隙包绕受压而明显变窄；C. 增强扫描。

（二）淋巴瘤

椎管内淋巴瘤多位于硬膜外，多数为转移性或继发性，原发性少见。无明显性别差异，平均发病年龄约 40 岁，首发症状多为背痛，肿瘤增大可引起脊髓压迫症状。

1. 诊断

（1）多见于成人，多有其他部位淋巴瘤表现。

（2）最常见的症状是疼痛，可以出现程度不一的脊髓和神经根压迫症状和体征。

2．CT 表现

CT 平扫可以显示椎管内硬膜外软组织肿块，密度均匀，增强扫描均匀性强化。

3．MRI 表现

（1）椎管内硬膜外淋巴瘤以胸腰段多见，常包绕硬膜囊，并在纵向上呈浸润性生长，肿瘤上下范围广。

（2）硬膜外脂肪信号模糊或消失，代之以异常肿瘤信号。肿瘤在 T_1WI 上呈等或稍低信号，在 T_2WI 上呈稍高信号。

（3）继发性者，可有椎旁肿块和椎体受侵表现（图 9-44）。

（4）增强后肿瘤区呈均匀较明显强化。

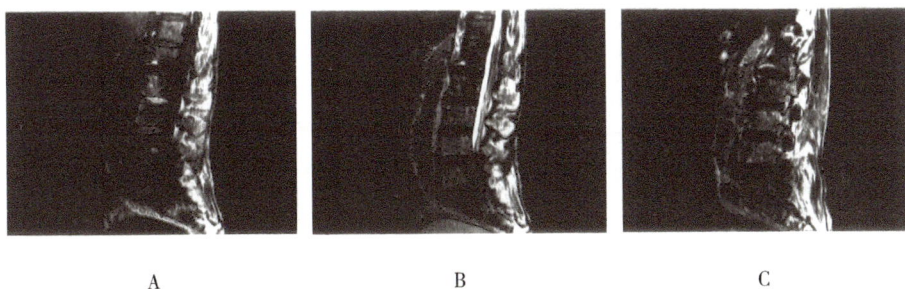

A　　　　　　　　　　B　　　　　　　　　　C

图 9-44　淋巴瘤 MRI 表现

注　A．矢状面 T_1WI 示 $L_3 \sim S_1$ 节段硬膜外肿块呈低信号，$L_1 \sim S_1$ 椎体为淋巴瘤浸润而呈低信号；B．T_2WI 肿瘤呈等或稍高信号；C．另一层面 T_1WI 示腹膜后多发肿大淋巴结，并相互融合，呈等或稍高信号。

五、急性脊髓炎

脊髓炎大多为病毒感染引起的自身免疫反应，少数为中毒、过敏等所致的脊髓炎症。其病原主要有流感病毒、带状疱疹病毒、狂犬病毒、脊髓灰质炎病毒等。尚有一部分患者原因不明，但病前常有某些上呼吸道感染的症状。急性起病，可发病于任何年龄，青壮年较常见，无性别差异。病前数日或 1 ~ 2 周常有发热、全身不适或上呼吸道感染症状，可有过劳、外伤及受凉等诱因。症状多为双下肢麻木无力、病变节段束带感或神经根痛，进而发展为脊髓完全性横贯性损害，胸髓最常受累。

1．诊断

（1）急性起病，发病前常有上呼吸道感染等症状。

（2）病变水平以下运动、感觉和自主神经功能障碍。

（3）外周血白细胞计数正常或轻度增高。

（4）脑脊液检查：压力不高，脑脊液中可见白细胞，蛋白含量正常或轻度增高，糖和氯化物含量正常。

2. CT 表现

脊髓外形可正常，也可呈轻度梭形增粗。密度稍低，增强扫描无强化或轻微强化。CT对该病的诊断价值有限。

3. MRI 表现

（1）病变多位于胸段或颈段脊髓，范围较大，通常累及 5 个椎体平面以上，呈连续性。

（2）病变段脊髓直径正常或不同程度的增粗，轮廓光整，与正常脊髓呈逐渐过渡（图 9-45）。

（3）病变脊髓内见异常片状长 T_1 低信号、长 T_2 高信号，边界不清。

（4）增强后病灶无强化或斑片状轻度强化。

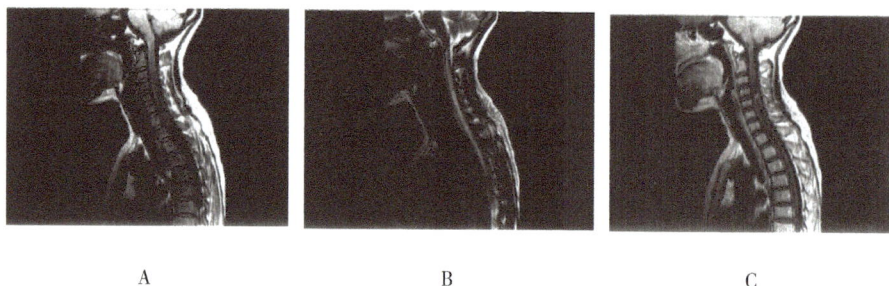

A   B   C

图 9-45　急性脊髓炎 MRI 表现

注　A、B. 矢状面 T_1WI 和 T_2WI 示颈胸段脊髓增粗，内见大片状长 T_1、长 T_2 信号，边界不清；C. 增强扫描病灶呈斑片状轻度强化。

六、脊髓空洞症

脊髓空洞症为脑脊液通过室管膜的裂损聚积于中央管旁，周边无室管膜壁。好发于25 ~ 40 岁，男性较女性略多见。可以分为先天性、退行性和肿瘤性。

1. 诊断

（1）脊髓空洞症最常见于颈段与胸段脊髓，外伤性脊髓空洞部位常与损伤部位相关。

（2）典型的临床症状为感觉分离，痛、温觉消失，触觉存在；四肢肌力弱或肌肉萎缩，上肢深反射减弱甚至痉挛性瘫痪，约 80% 的患者主诉下肢肌力弱或僵硬，近一半患者主诉相应部位疼痛。

（3）部分患者可合并其他畸形。

（4）部分患者继发于蛛网膜下隙出血、脑膜炎、脑膜种植性转移癌、髓内肿瘤及髓外占位性压迫等。

2．CT 表现

脊髓内可见边界清楚的低密度囊腔，CT 值同脑脊液。CTM 于椎管内注射对比剂后延时 1～6 小时可见对比剂进入空洞内。

3．MRI 表现

（1）脊髓内囊状长 T_1、长 T_2 信号，与脑脊液信号一致（图 9-46）。

（2）病灶边界清楚，无强化，范围长短不一。

（3）有时可见原发性病变，如 Chiari 畸形、髓内肿瘤等。

（4）本病须与脊髓内软化灶之囊腔鉴别，后者病变段脊髓萎缩变细，常有外伤史。

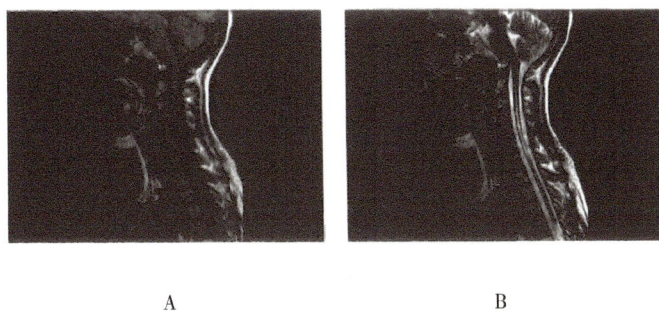

A　　　　　　　　B

图 9-46　脊髓空洞 MRI 表现

注　A、B. 矢状面 T_1WI 和 T_2WI 示 C_2～T_1 节段脊髓内长条形脑脊液样信号，边界清楚，位于脊髓中央。

七、脊柱脊髓先天性畸形

脊柱脊髓先天性畸形中神经管闭合不全最常见，是由于胚胎背侧的间充质、骨和神经组织不能在中线闭合所致。根据有无肿物突出，神经管闭合不全分为显性脊柱裂和隐性脊柱裂。

显性脊柱裂包括多种类型，如脊髓膨出、脊髓脊膜膨出、脊膜膨出、脂肪脊髓膨出、脂肪脊髓脊膜膨出、脊髓囊肿状膨出等。根据脊髓神经组织是否外露，分为开放性和隐性神经管闭合不全两种。脊髓膨出和脊髓脊膜膨出表面无皮肤覆盖，神经组织直接与空气接触，其他类型者膨出物表面均有皮肤覆盖，神经组织不暴露于空气中。脊髓膨出为脊髓末端连同神经组织经椎管缺损处突出，当脊髓膨出为蛛网膜下隙和脊膜包被时即为脊髓脊膜膨出。膨出物仅为脊膜和蛛网膜下隙时则为脊膜膨出。脂肪脊髓膨出、脂肪脊髓脊膜膨出的临床特征为存在皮下脂肪性肿块，两者的区别在于前者的基板—脂肪瘤界面位于椎管内，后者则位于椎管外。脊髓囊肿状膨出是囊状膨大的脊髓中央管经椎管缺损处突出至椎管外。

隐性脊柱裂是指仅有椎骨后部附件融合失败，而无椎管内容物的膨出，可伴有表面皮肤异常、脊髓栓系、椎管内脂肪瘤、背部皮窦、脊髓纵裂等。皮肤上的色素沉着斑点、痣或凹陷的存在常提示有严重的椎管内先天性畸形。

如果圆锥上移受阻，圆锥位置在第 2 腰椎以下，即脊髓圆锥低位也称为脊髓栓系综合征。原因一般是有一根短而粗的终丝将脊髓圆锥栓在比较低的位置上。患者最初无症状，随着年龄增大，椎管生长较快，而脊髓圆锥因受粗大终丝的栓系，不能上移，则产生症状。

背部皮窦是由于胚胎时期表浅的外胚层（皮肤组织）和形成神经组织的外胚层没有完全分离，遗留局部粘连带，形成一条长的管状结构，管壁内衬上皮。一头连接脊髓，另一头连接皮肤。皮肤表面可见凹陷或小孔，可合并有毛发、血管瘤或色素沉着。多位于腰骶部，其次是枕区。

椎管内脂肪瘤可位于髓外硬膜内、脊髓内或终丝。

脊髓纵裂是指脊髓在矢状面上分裂为两个各有软膜包裹的半脊髓。完全性分裂者形成两个硬膜囊，之间有纤维软骨分隔或者骨性分隔。不完全性分裂者则两个半脊髓位于同一个硬膜囊内。脊髓纵裂几乎总伴有显著的脊柱畸形，如半椎体、蝴蝶椎、大块融合椎等。一般都有脊椎裂。皮肤表面可有血管痣。

1. 诊断

临床主要表现为背部软组织肿块或皮肤异常。可出现不同程度的下肢迟缓性瘫痪，膀胱、直肠功能障碍，脊柱侧弯等。

2. X 线表现

可显示脊椎缺损。

3. CT 表现

可清楚地显示脊椎缺损的部位及范围，以及膨出的脊髓和脑脊液，但不及 MRI 清楚。

4. MRI 表现

（1）椎管局部骨质缺损。

（2）显性脊柱裂可见椎管内结构自骨质缺损处向外囊状膨出，囊内可含有脑脊液、脊髓和马尾等（图 9-47），可合并有皮下脂肪瘤。

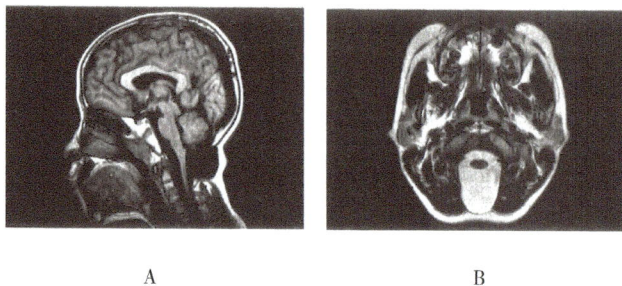

A   B

图 9-47　脊膜膨出 MRI 表现

注　A、B. 矢状面 T_1WI 和横断面 T_2WI 示寰椎后弓缺损，脑脊液自缺损处向后膨出，脊髓无膨出，膨出物表面有皮肤覆盖。

（3）脊髓栓系时，圆锥位于 L$_2$ 水平以下，并固定于椎管后部，无明显腰膨大（图 9-48）。

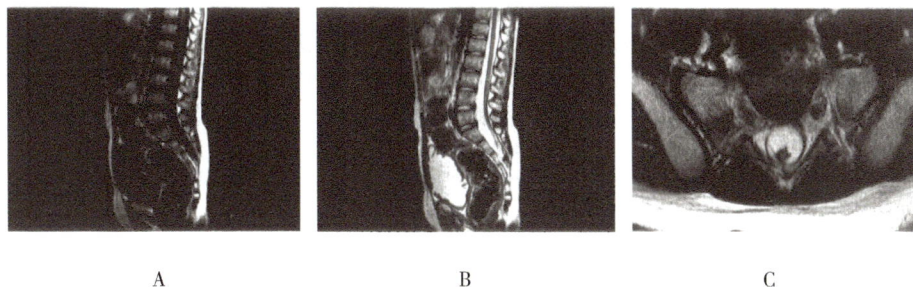

A　　　　　　　　B　　　　　　　　C

图 9-48　脊髓栓系 MRI 表现

注　A、B. 矢状面 T$_1$WI 和 T$_2$WI 示 S$_1$ 节段以下椎管后部缺损，圆锥位置明显下移，位于 S$_1$ 水平，无明显腰膨大，腰骶段脊髓固定于椎管后部；C. S$_1$ 水平横断面 T$_1$WI 示脊髓呈圆形，无明显分散的马尾。

（4）背部皮窦表现为管状结构连于椎管和皮下。

（5）椎管内脂肪瘤呈与脂肪相同的信号灶，压脂像呈低信号（图 9-49）。

（6）脊髓纵裂时，轴面和冠状面可见两个并列的半脊髓，范围长短不一。

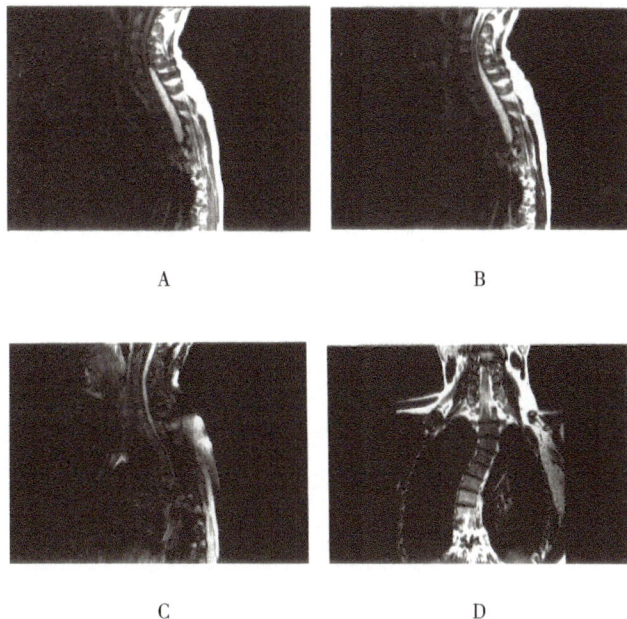

A　　　　　　　　B

C　　　　　　　　D

图 9-49　椎管内脂肪瘤 MRI 表现

注　A、B. 矢状面 T$_1$WI 和 T$_2$WI 示 C$_6$ ~ T$_4$ 节段髓外硬膜下脂肪瘤，呈高信号，与皮下脂肪信号一致；C. 压脂像病灶呈低信号；D. 冠状面 T$_2$WI 示脊柱侧弯。

（陈　群）

第十章 子宫疾病影像学诊疗

第一节 子宫肌瘤

子宫肌瘤是妇科最常见的子宫良性肿瘤，好发于育龄女性，绝经后可变小或消失。故本病发生可能与性激素水平有关。MRI 检查在发现病变、定性诊断以及评估疗效方面有一定优势。

一、病理与临床表现

病理上，子宫肌瘤主要由梭形平滑肌细胞和不等量的纤维结缔组织构成。多发或单发。约 90% 的肌瘤位于子宫体部，少数位于子宫颈部和腹膜。根据肌瘤与子宫肌壁的位置关系，一般将其分为肌壁间肌瘤、浆膜下肌瘤和黏膜下肌瘤。后两者悬垂于子宫壁外并通过蒂与子宫肌壁连接时，称为带蒂肌瘤。子宫肌瘤常继发各种变性，如玻璃样变、黏液样变、肉瘤样变、囊性变、红色变性、钙化等。

大部分患者无症状。少数患者有阴道出血、下腹疼痛、不孕、妊娠期的第 2 ~ 3 个月时流产、子宫张力障碍等表现。由于静脉栓塞引起血供障碍，妊娠期肌瘤易出现红色变性或出血变性，患者可出现剧烈腹痛和瘤体增大，以急腹症就诊。偶见子宫肌瘤蒂扭转、感染、肉瘤样变等并发症。

二、MRI 表现

绝大部分子宫肌瘤的 MRI 表现具有特征性，无论其位于子宫壁内，还是悬垂于子宫壁外，通常不会与子宫的其他肿瘤混淆。在 T_2WI，子宫肌瘤主要表现为低信号，边缘锐利，与周围子宫肌层分界清晰。子宫肌瘤在 T_2WI 也可呈中等信号或稍高信号强度（与正常外肌层信号强度比较，肌瘤信号强度与其类似或稍高），这与肌瘤内部的细胞密度较高有关。

这种子宫肌瘤的生长更快，对激素治疗的反应更好。有时，肌瘤边缘在 T_2WI 显示薄层高信号以及肌瘤内部不均匀高信号小灶（图 10-1）。前者可能代表了肌瘤与假包膜之间疏松网状间隙中的液体，后者则因肌瘤继发玻璃样变、囊性变或黏液样变等引起。在 T_1WI，子宫肌瘤通常表现为等信号强度（与正常外肌层信号强度比较），但当肌瘤继发出血性退变时，在 T_1WI 可呈高信号。注射 Gd–DTPA 增强扫描时，子宫肌瘤通常呈轻度强化。但细胞密度高的子宫肌瘤血供丰富，呈明显强化（图 10-2）。

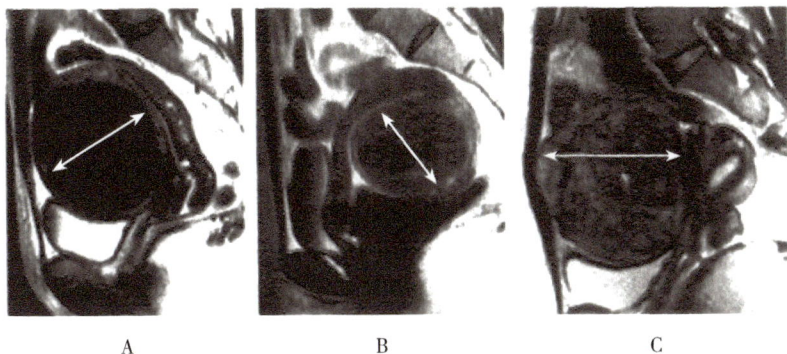

图 10-1 子宫肌瘤 MRI 表现

注 A. 肌壁间肌瘤，子宫前倾位，矢状面 FSE T_2WI 显示子宫体前壁明显低信号，边界清晰（箭头）；B. 黏膜下肌瘤，子宫后倾位，矢状面 FSE T2WI 显示子宫腔内中等信号肿物，形态规则，边缘光滑，肿物上部与子宫底部肌层连接，其他部分环绕高信号的子宫内膜（箭头）；C. 浆膜下肌瘤变性，矢状面 FSE T2WI 显示膀胱上方、子宫与前腹壁之间巨大肿物，呈不均匀高低混杂信号，其间有散在更高信号小灶。肿物边缘光滑、整齐（箭头），与肿物连接的子宫前壁形态不整齐，信号不均匀，可见迂曲、增粗的血管流空信号。

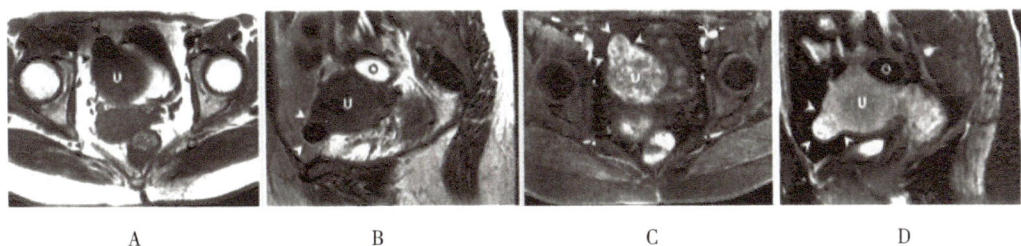

图 10-2 浆膜下子宫肌瘤伴宫颈癌 MRI 表现

注 A. 轴面 FSE T_1WI 显示子宫底部结节样凸起，呈均匀中等信号，边缘光滑，子宫后方为肿大、变形的宫颈；B. 矢状面 FSE T_2WI，宫底部结节突入腹腔，呈均匀低信号，轮廓整齐，边缘锐利；C. LAVA 动态增强动脉期轴面扫描显示结节早期明显强化；D. 延迟 5 分钟后矢状面 LAVA 扫描，结节仍呈高信号，强化程度高于子宫肌层。U= 子宫体部；O= 右侧卵巢。

如果绝经后妇女的子宫肌瘤体积较大或子宫肌瘤生长迅速，肌瘤的边界模糊不清，应考虑子宫肌瘤肉瘤样变的可能。

三、鉴别诊断

（一）子宫纤维瘤

在 T_2WI 可表现为均匀低信号到不均匀高信号的各种信号强度，静脉注射对比剂后纤维瘤可无强化表现。

（二）附件肿物

须与带蒂浆膜下肌瘤鉴别，子宫肌瘤有典型信号和形态特征。

（三）子宫内膜病变

须与带蒂黏膜下肌瘤鉴别。子宫肌瘤有典型信号和形态特征。

（四）子宫腺肌病

在 T_2WI 表现为子宫肌层或结合带区域的低信号病变，边界不清，内部常夹杂多发斑点状高信号。痛经等临床症状明显。

（五）子宫平滑肌肉瘤

当肌瘤发生变性时，在 T_2WI 可呈多种高低混杂信号，增强扫描时 T_1WI 可有多种强化表现。但子宫肌瘤边界清晰，由血供不畅引起的各种变性在肿瘤边缘部更明显。而肉瘤的体积更大，边界不清。

（杨欣欣）

第二节　子宫腺肌病

子宫腺肌病又称子宫腺肌症、子宫腺肌瘤，是由于子宫内膜间质和腺体进入子宫肌层而形成的一种良性病变。发病机制可能与子宫内膜基底层组织及细胞向邻近肌层迁移或浸润性生长有关，故本病又被称为子宫内膜异位症子宫内型。发病者年龄多为 30 ～ 50 岁的经产妇或多次刮宫者，发病率高达 50% 以上。治疗本病的主要方法是子宫切除术，目前尚无其他长期或持久有效的治疗技术。子宫腺肌病半数以上合并子宫肌瘤，少数合并盆腔子宫内膜异位症。

一、病理与临床表现

子宫腺肌病的病理特点是子宫肌层内出现异位的子宫内膜组织，伴有病变周围子宫平滑肌的反应性增生与肥厚，无包膜或假包膜形成。异位的子宫内膜可继发出血、形成血肿、坏死等改变。断面观察病变区可见大小不等的出血小腔或海绵样区域。

根据病变范围，本病分为弥漫型和局限型两种。前者多见，子宫肌层内异位子宫内膜弥漫性分布，子宫呈均匀性或球形增大；后者子宫肌层内异位内膜组织呈局灶性分布，断面观察见肌壁内单个或多个结节灶。一般认为，当子宫壁内异位的子宫内膜较弥漫，又有较明显的平滑肌增生时，称为子宫腺肌病；当病变较局限，并形成边界相对清楚的肿块或结节时，称为腺肌瘤。有报道，子宫腺肌病和腺肌瘤可以发生恶变，但发生率很低。

本病在临床上较为常见。主要症状包括痛经、月经过多以及因子宫增大引起的下腹隆起感和压迫症状。痛经一般呈进行性加重，与子宫肌层内异位内膜组织的功能性活动（增生性与分泌性变化）有关。异位内膜组织随着雌激素水平升高而增生、增大，在孕激素作用下发生出血，与月经周期同步变化。也有学者认为异位的内膜腺体相对不受激素刺激的影响。

二、MRI 表现

子宫腺肌病首先累及结合带，因而其病变部位与结合带关系密切。在 T_2WI 上，最明显的异常是低信号强度的结合带增厚，厚度常 > 12 mm（图 10-3）。增厚的结合带边界不清或部分边界不清，有时呈分叶状。病变区在 T_2WI 呈多发的小斑点状高信号是本病特征性表现（图 10-4、图 10-5）。由于长期反复出血导致含铁血黄素形成和沉积，病变区有时可见散在分布的低信号腔隙小灶。

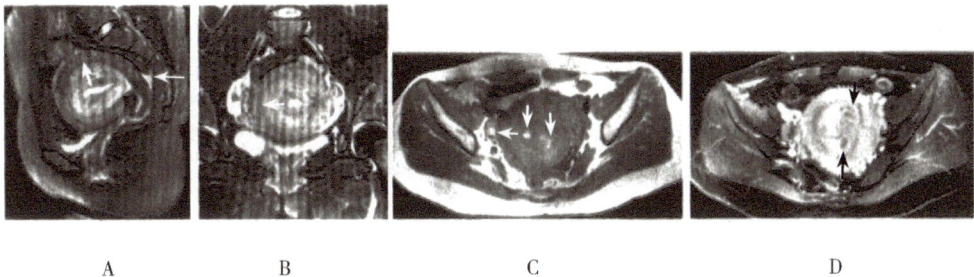

A   B   C   D

图 10-3 子宫腺肌病 1 MRI 表现

注 A. 矢状面；B. 冠状面 FSE 抑脂 T_2WI；子宫球形增大，结合带弥漫性增厚，呈不均匀高低混杂信号，病变左侧与肌层分界不清，结合带厚度 2.5 ~ 2.9 cm，超过肌层厚度，子宫内膜居中，厚度 10 mm，呈均匀高信号，Douglas 窝有少量腹腔积液，宫颈信号正常；C. FSE 轴面 T_1WI，病变区可见数个点状高信号，为出血灶（垂直箭头），右侧卵巢内也可见小出血灶；D. T_1WI 动态增强扫描时病变区缓慢强化，延迟期图像显示病变区多个不规则低信号小囊结构。

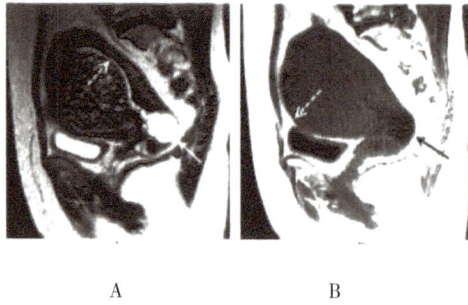

A   B

图 10-4   子宫腺肌病 2 MRI 表现

注   A. 矢状面 FSE T$_2$WI 显示子宫前壁低信号病变，内部夹杂斑点状高信号，边界不清，子宫内膜向后移位（虚箭头），宫颈后部可见高信号的纳氏囊肿（实箭头）；B. 矢状面 FSE T$_1$WI，子宫呈均匀中等信号强度，未见高信号出血灶，子宫体部前凸（虚箭头），纳氏囊肿呈低信号（实箭头）。

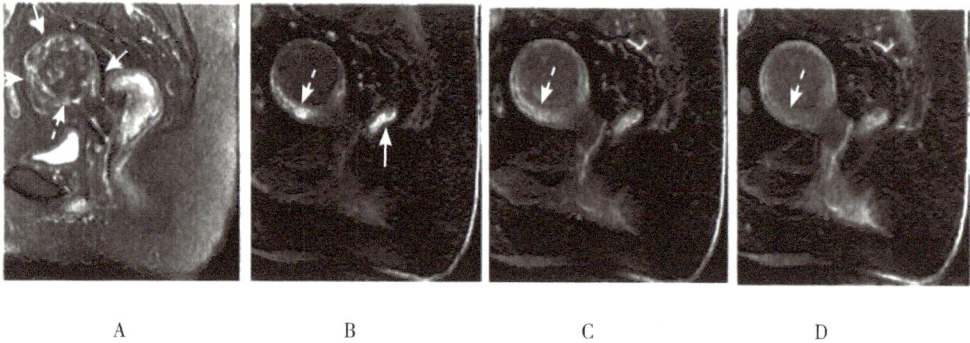

A   B   C   D

图 10-5   子宫腺肌病 3 MRI 表现

注   A. 矢状面 FSE 抑脂 T$_2$WI 显示子宫底和后壁椭圆形低信号肿物（箭头），内部夹杂散在分布的斑点状高信号，子宫内膜向前移位（虚箭），肿物在 T$_1$WI 表现为均匀中等信号强度（未展示），注射对比剂后 FSPGR 序列动态增强扫描；B. 动脉期；C. 静脉期；D. 延迟期病变区缓慢强化，信号强度逐渐增高，但始终低于邻近肌层信号，在延迟期图像，病变区可见细小囊状腔隙，宫颈后方高信号为直肠溃疡型高分化腺癌病灶（箭头）。

在 T$_1$WI，子宫腺肌病呈等信号和轻微低信号强度（相对于正常子宫肌层信号）。如病变区在 T$_1$WI 显示多发高信号小灶（提示灶性出血），则进一步支持诊断。动态增强扫描时，子宫腺肌病相对于正常子宫肌层缓慢强化，呈低信号，尤其在强化早期。延迟期扫描时病变区强化程度可接近外侧肌层，其内可见多发不规则低信号小囊腔结构，提示囊变病灶。子宫腺肌病大量出血后，可形成囊性子宫腺肌病。后者 MRI 表现为子宫肌层内边界清楚的囊性病变，内含各种演变状态的血性物质。

总之，子宫腺肌病的 T$_2$WI 特征包括：病变边界不清；外形呈椭圆形或分叶状，而非圆形；病变与低信号的结合带相连；子宫内膜的肿块效应轻微；多条线形高信号或条纹状病灶信号自子宫内膜向子宫肌层方向辐射分布。

三、鉴别诊断

（一）子宫肌瘤

T$_2$WI 显示子宫壁内边界清楚的低信号病变，内部可有较大缺血性坏死区。病变周边可有假包膜形成。不典型子宫腺肌病的边界相对清楚，类似子宫肌瘤。

（二）子宫肥大症

见于经产妇，无痛经表现。子宫呈均匀性增大，肌层厚度＞ 2.5 cm，但肌层信号均匀，无出血灶及小囊腔信号。

（三）子宫收缩

常在矢状面 T$_2$WI 显示肌层中局限性低信号，多为一过性。系由 MRI 扫描过程中子宫平滑肌收缩造成。局限性低信号与结合带连接，内无异常点状高信号。对比观察同层面不同序列 T$_2$WI 可见子宫肌层与内膜的形态随子宫收缩而改变，局限性低信号的位置也随时间变化相应迁移，鉴别不难。

（杨欣欣）

第三节　盆腔子宫内膜异位症

盆腔子宫内膜异位症指具有生长功能的子宫内膜组织出现在宫腔和宫壁肌层以外的部位，如卵巢、子宫阔韧带、宫骶韧带、Douglas 窝、子宫浆膜层、脏腹膜、膀胱、直肠等。生长于卵巢皮质内的异位内膜因周期性出血，可形成单个或多个含咖啡色黏稠液体的囊肿，俗称巧克力囊肿。近年来本病发病率有增多趋势。

一、病理与临床表现

异位种植的子宫内膜在卵巢激素的作用下发生周期性出血，局部血肿反复的刺激和吸收过程导致纤维组织增生和粘连发生，并最终形成各种瘢痕结节（病变局部呈结节状、息肉状）或囊肿。继发的囊性病变可以是血肿，如巧克力囊肿，也可以是异位子宫内膜腺体扩张形成的囊肿。病理组织学检查可见子宫内膜型间质与腺体结构，常伴继发性出血、坏死及纤维化结节。

本病是育龄妇女常见病之一，多见于 25 ～ 45 岁。主要症状包括痛经、慢性盆腔痛、性交痛、月经量多、经期长、不孕等。当较大的子宫内膜异位囊肿破裂时，囊内液体进入盆腹腔可引发急性腹部剧痛，疼痛持续时间较长，且伴有恶心、呕吐、发热、坠肛等异常，患者多以急腹症就诊。

二、MRI 表现

盆腔子宫内膜异位症的 MRI 表现可分为两种情况，即子宫内膜囊肿型病变和内膜异位非囊肿型病变。

囊肿型子宫内膜异位症的 MRI 表现多种多样。在 T_1WI，异位的内膜囊肿往往呈均匀的高信号强度（图 10-6），在脂肪信号被抑制的黑色背景衬托下，这些囊肿高信号犹如电灯泡般明亮。病灶常多发，大小不等。由于新、旧出血成分重叠，囊内各种血液退变物质（从巧克力样到水样液体）产生的信号高低有别，使得多发性内膜囊肿的信号强度之间可存在一定差异。静脉注射 Gd-DTPA 增强扫描时，延迟期图像显示囊壁通常较厚，呈环状强化且均匀光滑，而病变中心部分无强化，是本病特征性表现。

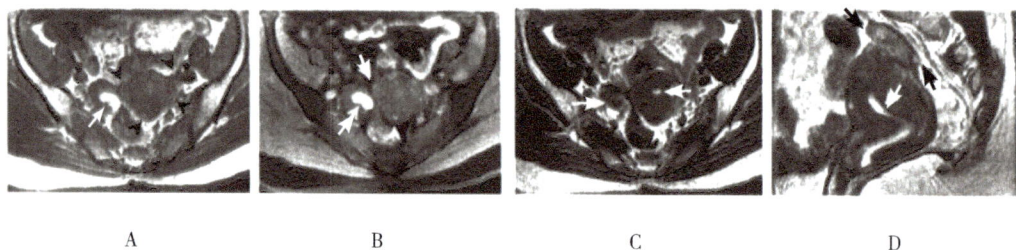

图 10-6 盆腔子宫内膜异位症

注 右侧卵巢巧克力囊肿破裂手术后，于月经后第 5 天 MRI 检查；A. FSE 轴面 T_1WI，右侧附件区可见小片高信号，子宫壁边缘似见数个高信号小病灶；B. 轴面 FSE 抑脂 T_1WI，盆腔脂肪高信号被均匀抑制，子宫周边数个高信号小灶被清晰显示，提示出血；C. 同层面 FSE 轴面 T_2WI，子宫内膜呈高信号，右侧附件区和部分子宫周边出血灶呈低信号，子宫前壁出血灶呈稍高信号；D. 盆腔左侧 FSE 矢状面 T_2WI，子宫内膜弧形受压、前凸；子宫后壁较厚，上部与左侧卵巢连接；本例子宫应为前屈位，但宫底上举、后仰，宫体后缘轮廓不整，提示子宫与盆腔腹膜严重粘连、变形。

在 T_2WI，异位的内膜囊肿可呈高信号或低信号强度，而低信号对诊断本病更具特征性。形成低信号的原因是囊肿本身的高信号被内部的低信号强度掩盖，这可能与囊肿内反复出血，并导致短 T_2 的血液代谢物质（如含铁血黄素）积累有关。本病囊壁在普通 T_1WI和 T_2WI 均表现为环形低信号，这与其内含有大量的纤维组织和含铁血黄素有关。

对发生于盆腔实性脏器内部的较大子宫内膜囊肿，MRI 具有较高的诊断敏感性。而对于细小的子宫内膜囊肿或非囊肿型子宫内膜异位病变，如发生于腹膜或脏器表面的微小结节、纤维性粘连、瘢痕病灶等，MRI 的诊断敏感性不如腹腔镜检查。这是由于这些病灶中存在大量致密的纤维组织成分，使 T_2WI 信号降低，也造成 T_2WI 和 T_1WI 不易显示这些病灶。当结节内有出血时，脂肪抑制 T_1WI 可能显示微小的高信号病灶，提示诊断。

三、鉴别诊断

（一）卵巢功能性囊肿出血和出血性囊肿

须与发生在卵巢的单发子宫内膜囊肿相鉴别。卵巢功能性囊肿出血和出血性囊肿通常在 T_1WI 和 T_2WI 均表现为高信号，在 T_2WI 极少呈低信号。有时单凭 MRI 表现鉴别困难，需要结合临床病史或进行组织学检查。多发子宫内膜囊肿的 T_1WI 和 T_2WI 信号表现丰富多彩，诊断不难。

（二）卵巢透明细胞癌、子宫内膜样癌

这些肿瘤可起源于卵巢内的异位子宫内膜，囊壁可有瘤结节。有学者认为这属于异位的子宫内膜恶性变，罕见。静脉注射 Gd-DTPA 增强扫描时，应注意观察壁结节有无增强，以区别与囊壁连接的血块。

（三）卵巢囊腺瘤和囊腺癌

好发于 50～60 岁的中老年人，均可以表现为卵巢囊性肿物合并内部出血。但肿物体积较大，内部有分隔、软组织壁结节或乳头样突起。当附件的囊性肿物直径＞4 cm，内部分隔较厚或者＞3 mm，瘤体实性部分较大，发现囊壁结节，或有局部侵犯及腹膜、淋巴、血行播散证据时，应考虑恶性肿瘤。静脉注射 Gd-DTPA 增强扫描有助于观察囊壁结节和囊内分隔的形态与血供特征。

（杨欣欣）

第四节 子宫内膜癌

子宫内膜癌又称子宫体癌，发生于绝经期或绝经后妇女，发病高峰年龄为 60 岁。相关危险因素包括糖尿病、高血压、肥胖、未产妇、不孕症、雌激素分泌性肿瘤、外源性雌激素长期应用等。MRI 诊断子宫内膜癌的准确性优于超声和 CT 检查，能为术前全面评估病变进展程度和治疗后随访疗效提供有价值的信息。

一、病理与临床表现

子宫内膜癌发生自内膜上皮，宫底好发，约 90% 为腺癌。肿瘤倾向于在子宫内膜腔内增长，形成息肉样肿物（局限型），肿瘤也可多灶发生或弥漫性浸润整个内膜表面（弥漫

型）。起初肿瘤仅侵犯深部肌层或宫颈管。当盆腔或主动脉周围淋巴结转移或腹膜转移时，提示晚期肿瘤。显微镜下有时观察到内膜癌转移至附件或阴道。

子宫内膜癌的肿瘤分期采用国际妇产科联盟（FIGO）修订的手术—病理分期方案。肿瘤分期结果有助于选择合理的治疗方案，判断患者预后。

绝经后阴道出血、阴道排液、耻区或腰骶部疼痛以及围绝经期月经不规律或月经增多是本病常见临床表现。病变早期可无临床症状。晚期病例常见子宫增大。

二、MRI 表现

在 T_2WI 上，子宫内膜癌的肿物本身可有各种信号表现，通常呈稍高信号（信号强度高于结合带和肌层，低于正常内膜）。当肿瘤体积较大时，子宫内膜腔出现增宽，内膜厚度 > 8 mm 且不规则。同时由于瘤内坏死、出血及宫颈管梗阻等因素，肿物往往呈不均匀的高信号和低信号混杂占位效应（图 10-7）。子宫肌层受侵犯最可靠的 MRI 征象是正常结合带局部中断，其他征象包括肌层局部变薄或肿瘤—肌层界面不规则（图 10-8）。当 T_2WI 显示稍高信号强度的肿瘤组织生长至宫颈管或宫颈间质的低信号带被肿瘤破坏中断时，提示宫颈受侵。当 MRI 显示子宫肌层信号横贯性中断，浆膜面不规则以及阴道、膀胱及直肠壁的肌层低信号中断时，提示子宫外肿瘤浸润。需要注意的是，观察子宫内膜异常和肿瘤浸润深度，如评估正常肌层和受侵肌层厚度时，应当在子宫的矢状面和轴面 T_2WI 进行，而不应当基于盆腔的矢状面和轴面 T_2WI 作出判断。

在高 b 值 DWI（b=1000 s/mm^2），内膜癌灶呈高信号，ADC 值明显降低，平均数为 $(0.86 \pm 0.31) \times 10^{-3}$ mm^2/s，而良性内膜病变的平均 ADC 值为 $(1.28 \pm 0.22) \times 10^{-3}$ mm^2/s。

在 T_1WI 上，内膜癌灶通常呈等信号（相对肌层）。

T_1WI 动态增强扫描有助于显示肿瘤局部浸润范围，因为内膜癌和正常内膜的强化程度均不及子宫肌层。在动脉期图像，正常肌层的强化信号高于癌灶，肌层受侵深度清晰可见。在延迟期图像，内膜癌灶的强化信号仍较周围肌层弱，但肿瘤与肌层的分界可模糊不清。T_1WI 增强扫描还有助于鉴别宫腔内肿物（有强化）与坏死组织和积液（无强化）。

诊断淋巴结转移主要取决于淋巴结的大小。正常主动脉旁、闭孔肌和髂血管周围淋巴结直径一般 < 10 mm，而子宫旁淋巴结直径不超过 5 mm。淋巴结直径 > 10 mm 时应考虑转移。平扫 T_1WI 和注射对比剂后脂肪抑制 T_1WI 增强扫描可以显示淋巴结异常，但对较小的淋巴结，信号强度变化对诊断帮助不大。

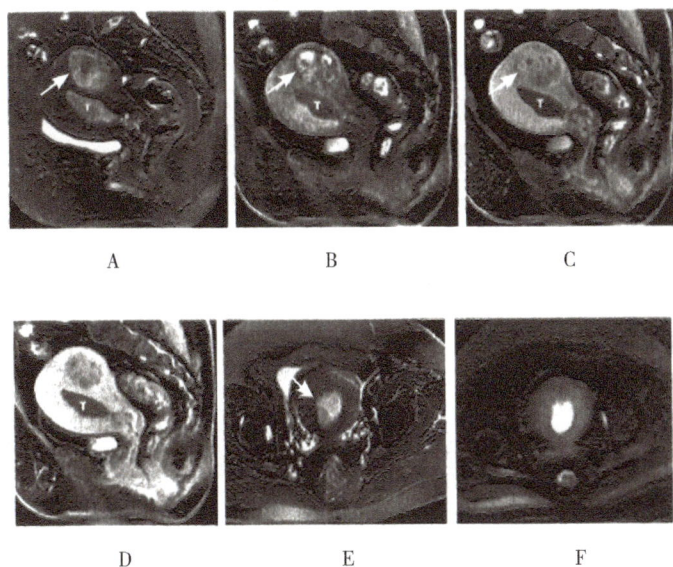

图 10-7　子宫内膜癌Ⅰb 期 MRI 表现

注　A. 矢状面 FSE 抑脂 T_2WI，子宫内膜呈稍高信号，最大厚度 2.0 cm，子宫颈管周边可见多个纳氏囊肿的高信号；B、C、D. 分别为 FSPGR 序列动态增强扫描动脉期、静脉期和延迟期图像，内膜肿瘤呈缓慢强化，信号强度低于肌层，子宫前壁肿瘤—肌层界面不规则；图 A ~ D 于子宫底、体肌壁间另见单发的子宫平滑肌瘤，在 T_2WI 呈不均匀高信号（箭头），T_1WI 动态增强扫描时明显强化；E. 轴面 FSE 抑脂 T_2WI，内膜病变呈稍高信号（箭头）；F. 轴面 DWI（b=1000 s/mm²），在黑色背景下，内膜癌灶呈异常高信号，子宫次全切术后病理：子宫底、体部宫腔内充满烂肉样肿物，为弥漫型中分化腺癌，伴鳞状上皮分化，癌瘤侵及浅肌层（约 1/3），未及双侧宫角与宫颈内口。卵巢、输卵管未见癌浸润，无盆腔淋巴结转移。

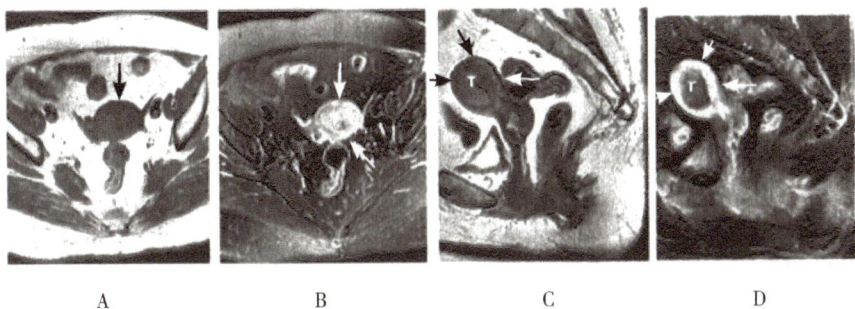

图 10-8　子宫内膜癌Ⅰc 期 MRI 表现

注　A. FSE 轴面 T_1WI，子宫增大，前后缘膨隆（箭头），肿瘤呈均匀中等信号；B. 轴面 FSE 抑脂 T_2WI，子宫内膜腔增宽，肿瘤信号强度低于肌层信号（箭头）；C. FSE 矢状面 T_2WI 显示肿物呈不均匀稍低信号，前后径达 3.0 cm。正常的老年人子宫内膜信号消失，与宫体后壁比较（箭头），宫体前壁和底部肌层的厚度变薄超过 1/2（箭头），注意子宫前缘白线、后缘黑线为化学位移伪影（扫描频率编码方向为前后）；D. FSPGR 序列动态增强扫描延迟期图像显示肿瘤缓慢强化，信号强度低于肌层，子宫底部肿瘤—肌层界面不规则（箭头）；子宫全切术后病理：子宫底、体部宫腔内见弥漫型肿物，为内膜高分化腺癌；侵及肌层厚度 4/5 及双侧宫角，未及宫颈内口；卵巢、输卵管未见癌浸润；未见周围脏器侵犯和淋巴结转移；宫颈呈慢性炎症伴潴留性囊肿。

子宫内膜癌患者 MRI 检查的适应证包括晚期肿瘤（以及对内膜刮宫组织标本进行病理分级时提示的高级别肿瘤。MRI 的作用如下。①当宫颈活检后组织学诊断腺癌时，MRI 可明确肿瘤起源于宫体内膜（子宫内膜癌）或宫颈黏膜（宫颈癌）。②由于患者体形或纤维瘤等影响，妇科超声检查困难或观察不满意时，通过 MRI 检查获得影像资料。③观察肿瘤浸润深度，评估淋巴结转移的可能性和患者预后。当肿瘤仅浸润邻近宫腔的深部浅表肌层时，淋巴结转移发生率为 3%；当肿瘤浸润超过肌层厚度的 1/2 时，淋巴结转移发生率为 40%。

三、鉴别诊断

（一）子宫内膜增生

绝经后妇女子宫内膜增生时，双层内膜厚度通常＞ 8 mm，但形态较为规则。MRI 表现为子宫内膜腔增宽，增生的内膜在 T_2WI 呈高信号，与 I 期子宫内膜癌表现类似。这些病变均属雌激素依赖型，有时共存。一些子宫内膜癌病变可由内膜增生或内膜息肉恶变而来。DWI 显示病变区高信号，ADC 值降低提示内膜癌。MRI 鉴别诊断困难时，应考虑宫腔镜及刮宫检查。

（二）子宫内膜息肉

子宫内膜息肉是常见的子宫内膜良性病变，多在妇科超声体检时发现子宫内膜增厚以及宫腔内高回声肿物。与宫体的大多数其他病变一样，患者多有口服他莫昔芬（一种雌激素受体调节剂）历史。息肉呈结节样突入内膜腔，由间质（包括平滑肌和致密纤维组织）和增生的内膜腺体（可形成囊性结构）组成，在 T_2WI 呈相应的低信号、大片高信号，或多个灶性高信号。这些 MRI 表现与内膜癌不易鉴别。当肿物有低信号长蒂连接时可助诊断，宽基底者定性困难。本病可见于中青年女性，在 T_2WI 结合带无浸润表现。可进行 DWI 扫描及 ADC 值分析。

（三）黏膜下子宫肌瘤

发生于育龄妇女，常多部位发生。在 T_2WI 典型肌瘤呈低信号，边界清晰，形态相对规则。肌瘤较小时 MRI 鉴别诊断困难。

（陈　群）

第五节　宫颈癌

宫颈癌是妇科最常见的恶性肿瘤。发病年龄跨度较大，原位癌多见于 30 ~ 35 岁，浸润癌多见于 50 ~ 55 岁，65 ~ 80 岁也可发病。MRI 检查能直观显示病变，了解淋巴结肿大情况，目前已成为评价宫颈癌病变范围的主要检查方法之一，诊断价值优于超声和 CT 检查。

一、病理与临床表现

病理组织学方面，宫颈上皮可经历一系列渐进性转变，由逐步严重的间变或不典型增生发展为原位癌（CIS）。当癌细胞突破上皮下基底膜，浸润间质时，形成浸润癌。镜下观察，宫颈癌约 85% 为鳞癌，其余为腺癌、腺鳞癌及未分化癌。近年来，通过宫颈刮片细胞筛查和组织活检，可以有效提示上述病变过程，使宫颈癌的早期诊断成为可能，患者的死亡率显著下降。美国目前发现的 CIS 大约是浸润癌的 4 倍，发病年龄高峰为 30 岁左右，比浸润癌早 10 ~ 15 年。浸润癌可直接侵犯邻近器官，如阴道、盆壁、膀胱和直肠。淋巴结转移范围通常局限于盆腔淋巴结，约 29% 的患者累及主动脉旁淋巴结。局部进展性肿瘤也可经腹膜播散。

临床上，宫颈癌肿瘤分期一般采用 FIGO 标准，分期结果对于评估患者预后和选择治疗方式起决定性作用。但与外科分期比较，本病的 FIGO 标准不包括淋巴结评价，因而有一定局限性。MRI 有助于发现宫颈内病变和可疑的宫旁浸润，提供淋巴结肿大信息，提高对早期患者治疗前分期的准确性。如果患者是妊娠妇女，通过 MRI 检查进行肿瘤分期更为有利。总体而言，与膀胱镜检查、钡剂灌肠、静脉肾盂造影检查等比较，MRI 检查具有更好的花费效益比。

患者可有不规则阴道出血、接触性出血、阴道排液以及周围器官受侵表现，如耻区疼痛、便秘、尿频尿急、输尿管积水等异常。病变早期可无症状。

二、MRI 表现

在 T_2WI 上，宫颈癌表现为低信号的宫颈间质内出现高信号病变（图 10-9），肿物内部的凝固性坏死区可呈较低信号小灶。在弥散加权成像（DWI），由于癌组织内部的水分子自由运动受限，癌灶一般表现为高信号强度。化疗后，肿瘤在 T_2WI 信号强度降低。放疗后，宫颈癌可呈多种 MRI 信号强度。当癌灶引起宫颈管梗阻或放疗后宫颈管狭窄时，宫颈癌可合并子宫积血。

在 FSE T_1WI，癌灶呈等信号。由于宫颈组织和肿瘤之间缺乏对比，癌灶不能被显示。静脉注射钆对比剂后 T_1WI 动态增强扫描时，癌组织于 30 ~ 60 秒明显强化，一些肿瘤的边缘部分强化更明显（图 10-10）。在延迟期图像，癌组织强化减弱，呈相对低信号。宫颈癌的这些特征有助于明确肿瘤浸润范围，准确测量肿瘤体积，提高肿瘤分期的准确性。通过动态扫描 T_1WI 观察肿瘤的强化程度还可以评估预后，因为高灌注肿瘤对放疗的反应更明显。利用宫颈癌早期快速强化的特点，可以鉴别肿瘤复发与瘢痕组织。

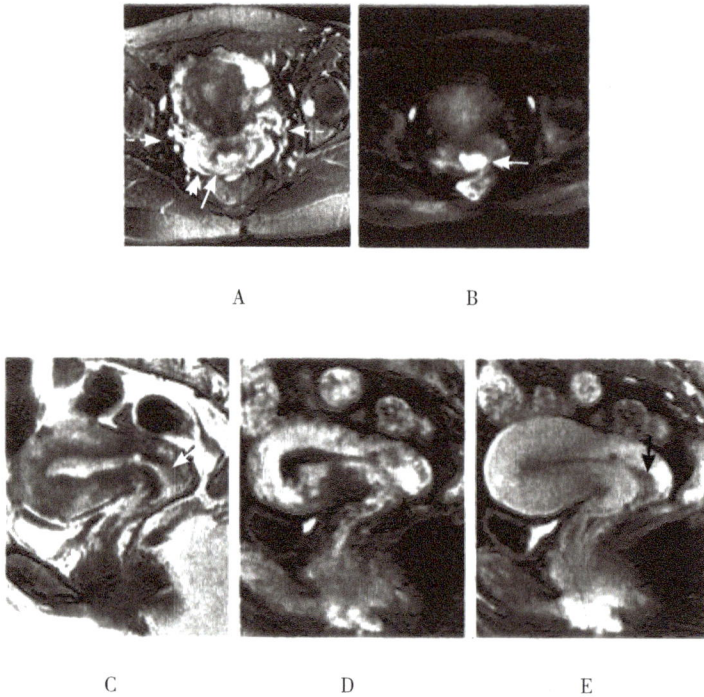

图 10-9　宫颈癌（非角化型浸润性鳞状上皮细胞癌，Ⅰb期）MRI 表现

注　A. 轴面 FSE 抑脂 T_2WI，宫颈后部正常低信号带消失，代之以灶性高信号，宫颈周边可见阴道后穹隆部分结构，宫旁可见多个高信号血管断面；B. 轴面 DWI（b=1 000 s/mm²），肿物呈不规则高信号，提示恶性肿瘤；C. 矢状面 FSE T_2WI，子宫带状解剖信号存在，宫颈后部间质内可见灶性高信号；D. LAVA 动态增强扫描动脉期，肿物明显强化，呈高信号；E. 在延迟期图像，宫体和正常宫颈均匀强化，但肿瘤强化减弱，呈相对低信号；在静脉期图像，肿物呈等信号（未展示图片），与周围结构不能区别；手术切除子宫后病理检查：宫颈后唇和子宫颈管内可见癌灶，大小范围 2.5 cm × 1.7 cm，浸润深度 8 mm，至浅肌层，未侵犯宫颈内口；盆腔淋巴结未见癌转移。

　　宫颈癌肿瘤的蔓延方式以直接侵犯和淋巴转移为主，血行转移少见。MRI 检查可为肿瘤分期提供有价值的信息，其准确性可达 76% ~ 90%。如果肿瘤周边的低信号环（代表正常宫颈间质）完整存在，提示病变局限在宫颈，可以排除肿瘤侵犯宫旁组织；如果低信号环中断或消失，则不能除外肿瘤宫旁播散。瘤体较大的Ⅰb期肿瘤可使宫旁静脉丛向外侧移位，而无侵犯。位置较高或宫颈前部的肿瘤更容易直接侵犯宫旁组织。当 MRI 显示宫旁脂肪内有索条结构或异常软组织信号，或宫颈旁静脉丛受侵时，提示肿瘤宫旁播散（Ⅱb期）。宫颈唇部的肿瘤向后外侧生长时，可突入阴道穹隆。当 T_2WI 显示阴道壁的薄层低信号带中断时，提示阴道受侵。同样，如果膀胱和直肠的肌层低信号带局部中断，提示这些器官可能受侵。晚期肿瘤可沿宫骶韧带和子宫主韧带浸润盆壁。DWI 显示肿瘤浸润或转移的敏感性较高，特异性相对较低。

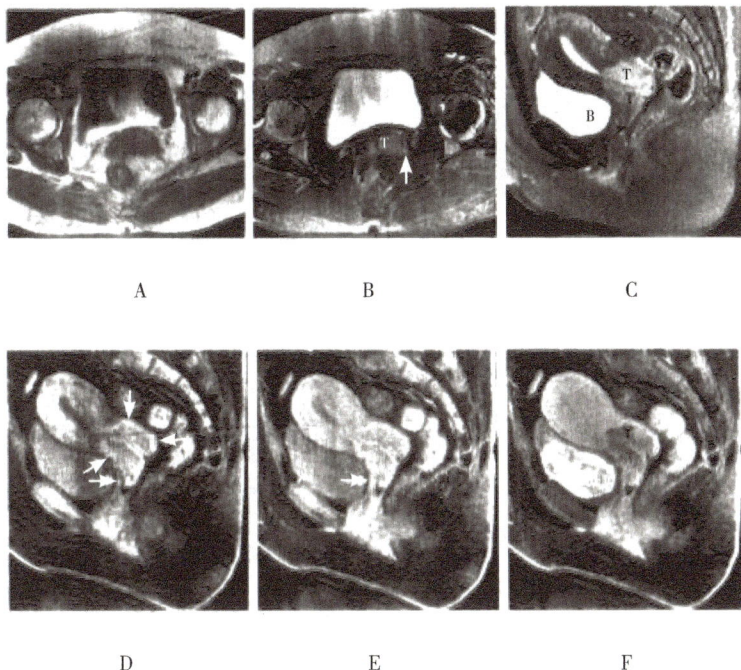

图 10-10　宫颈癌（非角化型浸润性鳞状上皮细胞癌，Ⅳ b 期）MRI 表现

注　A. FSE 轴面 T₁WI，宫颈形态饱满、圆隆，呈均匀中等信号；双侧股骨头和髋臼正常信号消失，呈大片低信号；B. 相应层面 FSE 抑脂 T₂WI，宫颈带状解剖信号消失，肿瘤（T）呈大片稍高信号，宫旁静脉丛向外侧移位；股骨头和髋臼呈高信号；C. 矢状面 FSE 抑脂 T₂WI，显示肿瘤全貌（T）及与膀胱（B）、直肠和阴道的关系，子宫体部带状解剖信号正常；D、E、F. 分别为 LAVA 动态增强扫描动脉期、静脉期和延迟期图像，肿瘤早期强化，且边缘部分强化更明显，大小 4.5 cm×4.5 cm×3.5 cm；在延迟期，肿瘤强化减弱，呈相对低信号（T）；本例耻骨和腰骶椎骨异常信号及早期显著强化以及前穹隆阴道壁不规则增厚及异常强化，均提示肿瘤浸润。

三、鉴别诊断

（一）宫颈良性病变

如宫颈炎、息肉、宫颈结核、黏膜下肌瘤、宫颈管肌瘤、宫颈乳头瘤等，应结合患者具体临床表现和妇科检查所见，综合分析。

（二）宫颈其他恶性肿瘤

如淋巴瘤、肉瘤以及子宫内膜癌或阴道癌浸润宫颈等，MRI 的定性诊断作用有限。明确诊断应依据组织活检后病理学检查结果。

（陈　群）

第十一章 病例分析

病例 1 喉癌

一、病历摘要

姓名：××× 性别：男 年龄：61 岁

主诉：声音嘶哑 1 月余。

现病史：患者于 1 个月前因昏迷入院在神经内科进一步治疗时，发现声音嘶哑，不能高音，感发音疲惫。遂在我院行电子喉镜检查，显示左侧室带肿胀，性质待查，左室带新生物待查；喉镜下病理活检示鳞状上皮轻至中度异性增生。近 1 个月来患者自感声音嘶哑症状加重，且饮水有呛咳，现为进一步治疗入院。

二、检查

检查方法：颈部 CT 平扫 + 增强扫描。

检查结果：见图 11-1。

三、诊断

1. 临床诊断

喉癌。

2. 诊断依据

（1）老年男性，声音嘶哑。

（2）喉前庭左侧见软组织占位，密度不均，侵犯前联合及左侧声门裂，左侧梨状隐窝变窄（图 11-1A、B）；病灶与周围组织分界不清，增强扫描不均匀强化（图 11-1C、D）。

（3）颏下多发稍大淋巴结（图 11-1C、D）。

（4）追踪性资料：MRI 显示喉前庭病变符合喉癌表现。

（5）病理：喉部高度上皮内瘤变（原位癌）。

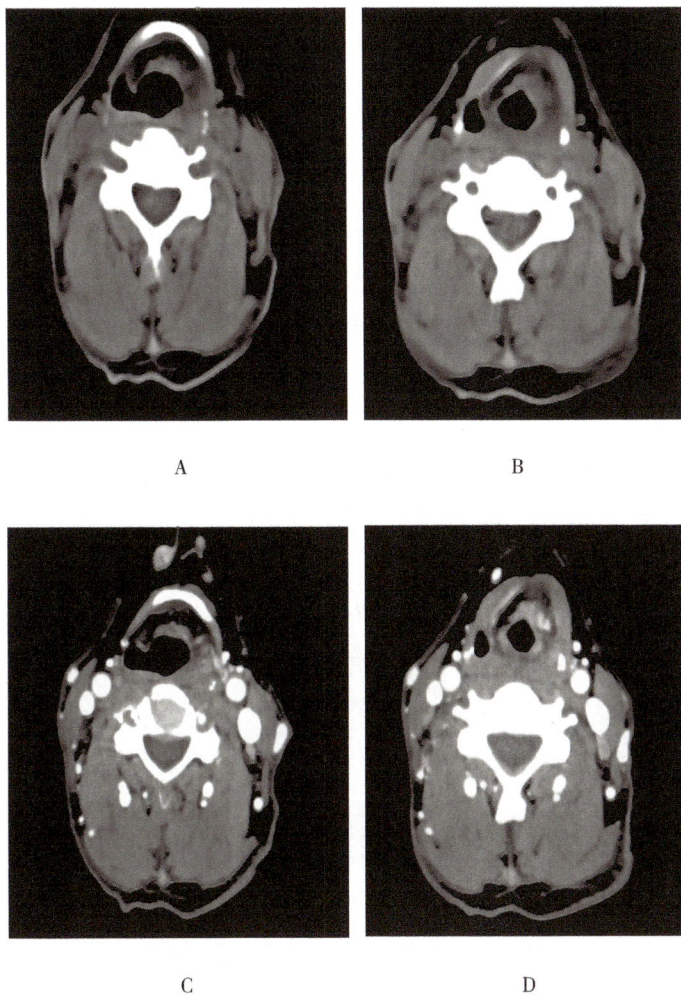

图 11-1 颈部 CT 检查结果

注 A. CT 平扫横轴位（会厌层面）；B. CT 平扫横轴位（喉前庭层面）；C. CT 增强扫描横轴位（会厌层面）；D. CT 增强扫描横轴位（喉前庭层面）。

3. 鉴别诊断

（1）声带息肉：多数基底狭窄，可带蒂，喉内其他结构正常，喉癌隆起则为宽基底。鉴别困难时可借助活检。

（2）喉乳头状瘤：好发于声带、室带及声门下区，儿童者常多发，呈广基底，成人多单发，可带蒂；病变周围喉旁间隙正常，深部浸润少见。

（3）喉结核：多继发于肺结核，病变位于喉后部，常有咽喉部剧痛或吞咽困难，较少侵犯深部组织及骨质结构，颈部肿大淋巴结呈"纸壁样"环状强化。

（4）喉淀粉样瘤：喉部特发性淀粉沉积症，病变形态与癌相似，病理鉴别容易。

（5）喉恶性肉芽肿：会厌、杓会厌皱襞及室带弥漫性肿胀增厚，常伴鼻腔等多部位受累。

（6）喉水肿：黏膜弥漫增厚，边缘光滑，两侧较对称。

四、讨论

喉癌为喉部最常见恶性肿瘤，大部分为鳞癌，占喉恶性肿瘤的95%~98%，好发于50~60岁，男女之比为10∶1。可能与慢性炎症、过度用声、病毒感染、环境污染和烟酒刺激等有关。喉癌临床表现因发病部位及病程而异，多为声音嘶哑、咽喉部不适、吞咽困难和呼吸困难，部分患者颈部可扪及包块，发生溃烂者常有咽痛和痰中带血等症状。

喉癌喉镜示肿瘤表面不光滑，呈菜花状或结节状，声带及室带活动受限及固定。病理上喉癌早期表现为乳头状结节，继而向黏膜下和周围组织浸润，使受累组织增厚、变形；晚期可向喉外发展，破坏喉软骨。喉癌常经淋巴管转移至颈部淋巴结，亦可经血行转移至肝、肺、肾、骨和脑等器官。

喉癌按部位分为声门上区、声门区、声门下区及跨声门区。按形态可分为浸润型、菜花型、结节型和混合型。喉癌的好发部位是声门区，其次是声门上区和梨状窝，声门下区最少见。

喉癌的影像学检查要明确肿物的位置、范围、浸润深度及淋巴结转移情况，其表现如下。

CT表现：可见肿瘤累及喉腔变形、周围浸润、喉软骨破坏、淋巴结转移。①声门上型癌：恶性程度较高，预后较差，声门上区可见局部软组织增厚或结节样肿块，会厌前间隙和喉旁间隙受侵，易发生局部扩散和早期淋巴结转移。②声门型癌：最为常见，早期局限于声带内，仅见双侧声带不对称，一侧声带毛糙、增厚或局限的软组织结节。肿瘤易侵犯前联合并向对侧声带浸润，由此向前破坏甲状软骨，向后侵犯杓状软骨及环杓关节，向外生长累及喉旁间隙，但很少淋巴结转移。③声门下型癌：声门下型原发少见，多为声门型及声门上型向下侵犯所致，表现为声带游离缘下方、气管与环状软骨之间软组织增厚，>1 mm为异常。④跨声门型：为喉癌晚期表现，肿瘤占据整个喉腔，会厌前间隙及喉旁间隙常受侵，喉腔变窄，肿瘤通过环甲间隙破坏喉软骨甚至蔓延至喉外，常伴周围软组织广泛浸润及颈部淋巴结转移。

MRI表现：T_1WI肿瘤呈等或略低信号，坏死区信号更低；T_2WI肿瘤为稍高信号，坏死的组织信号更高。增强后肿瘤呈不同程度强化。磁共振多平面成像可清楚显示各型肿块的范围及侵犯情况，不增强即可发现颈部增大的淋巴结；在钙化的喉软骨内出现高信号或在正常高信号骨髓中出现中低信号，结合邻近的肿瘤信号，可诊为喉软骨破坏，但杓状软骨的浸润和较小的破坏不敏感。

喉癌术后复发可发生于手术区域（手术缘阳性者），也可发生于气管插管附近（可能与手术种植有关），复发多见于术后半年内，术后肉芽组织，瘢痕、纤维在 T_2WI 为高信号。

（杨欣欣）

病例 2　真菌性鼻窦炎

一、病历摘要

姓名：×××　　　性别：男　　　年龄：56 岁
主诉：涕倒流入喉咙半年。
现病史：右耳流脓听力减退多年。

二、检查

检查方法：颅脑 CT 平扫。
检查结果：见图 11-2。

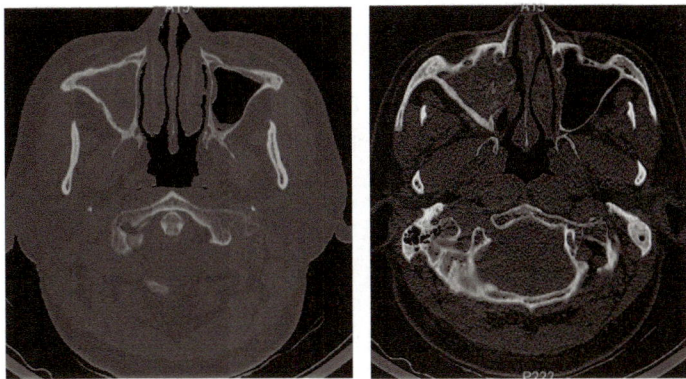

图 11-2

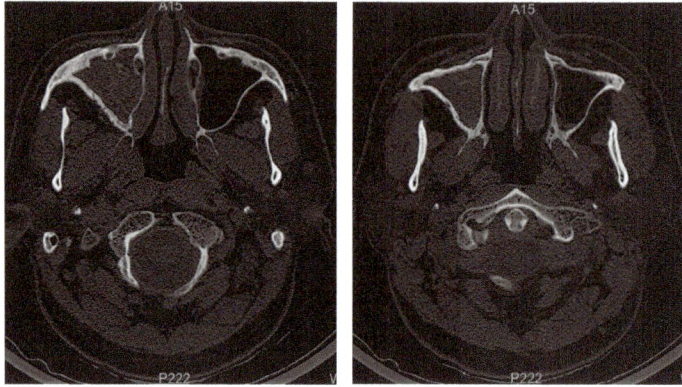

图 11-2 颅脑 CT 检查结果

三、诊断

1．临床诊断

真菌性鼻窦炎。

2．诊断依据

（1）中年男性，慢性起病；伴慢性化脓性中耳炎；双侧额窦、上颌窦及筛窦慢性炎症。

（2）查体：鼻部黏膜慢性充血，双侧鼻腔少许黏稠淡黄色分泌物，右侧中鼻道黏膜肿胀明显。

（3）CT 平扫见软组织肿块伴絮状高密度影。

3．鉴别诊断

内翻性乳头状瘤、真菌球、侵袭性真菌性鼻窦炎、出血坏死性鼻息肉、黏液囊肿、海绵状血管瘤和炎性肌成纤维细胞瘤等，恶性肿瘤主要包括鳞癌、腺样囊性癌、恶性黑色素瘤和非霍奇金淋巴瘤。

四、诊疗经过

手术经过、术中发现的情况及处理：取仰卧位，全身麻醉已妥，常规消毒铺巾，以生理盐水肾上腺素棉片行双侧嗅裂、中鼻道、下鼻道、总鼻道表面麻醉 2 次。检查见鼻部黏膜慢性充血，右侧中鼻道，钩突水肿息肉样变，骨折外移右侧下鼻甲，以切钳清理右侧钩突及筛泡息肉样肿物，切除右侧钩突并咬除钩突，扩大上颌窦自然口。见上颌窦内真菌团块样物，予清理，送病理。70° 镜检查无肿物残留，窦内黏膜水肿。用黏膜钳咬除筛泡前壁，开放右侧前组筛窦，见筛窦内黏膜水肿，清除病变组织。清理额隐窝水肿息肉样物，咬开鼻丘气房，开放右侧额窦。右鼻腔中鼻道填塞明胶海绵及膨胀海绵 1 根。麻醉满意，手术顺利，术中出血约 10 mL。眶内无淤血，视力无改变。无手术副损伤，切除鼻腔—鼻窦肿物送病理检查，待患者清醒，拔出麻醉插管，患者安返病房。

五、讨论

影像学检查可以帮助缩小鉴别诊断范围，对于有特征的病变，如出血坏死性鼻息肉、侵袭性真菌性鼻窦炎和海绵状血管瘤等可提示诊断，确诊主要依靠病理活检。

1. 软组织肿块伴骨质破坏

软组织肿块伴骨质破坏可见于鳞癌、腺样囊性癌、恶性黑色素瘤、淋巴瘤等恶性肿瘤，出血坏死性鼻息肉和黏液囊肿等良性病变以及侵袭性真菌性鼻窦炎。

（1）鳞癌为最常见的恶性肿瘤，表现为溶骨性骨质破坏、窦腔扩大，常通过骨质破坏区侵犯周围结构，肿块的密度或信号不均匀，增强后不均匀强化，无特异性。

（2）邻近的三叉神经分支增粗且强化，常提示为腺样囊性癌或鳞癌等，腺样囊性癌更常见。

（3）腺样囊性癌常含有腺样结构和散在的微囊性结构，其 ADC 值与良性肿瘤相似，因此，在 ADC 图上肿块信号不低时，不能除外腺样囊性癌。

（4）骨质破坏呈渗透性且骨质轮廓存在，典型表现呈"虚线状"骨质破坏，肿块与脑实质比较呈均匀等密度或等信号，DWI 显示扩散受限，ADC 值明显减低，增强后呈轻度或中度均匀强化，提示为淋巴瘤。

（5）肿块内可见片状或不规则 T_1WI 高信号影、T_2WI 低信号影，可见于出血坏死性鼻息肉、侵袭性真菌性鼻窦炎、海绵状血管瘤、恶性黑色素瘤和伴出血的其他肿瘤。

（6）动态增强扫描肿块呈"渐进性强化"（必须观察各时相图像才能准确判断），但增强后较长时间仍有部分区域未强化，提示为出血坏死性鼻息肉。

（7）动态增强扫描肿块呈"渐进性强化"且最后能完全强化，提示为海绵状血管瘤。

（8）含色素较多的恶性黑色素瘤在鼻内镜下呈黑色或棕色肿块，T_1WI 呈高信号影。T_2WI 呈低信号影，增强后中度不均匀强化，诊断相对比较容易，但色素较少或无色的恶性黑色素瘤表现不典型，常误诊为鳞癌等其他病变，只能依靠活检病理诊断。

（9）上颌窦腔扩大，窦壁呈吸收性骨质破坏导致骨壁缺损，病变可突入眼眶或颌面部，增强后肿块无强化而周边黏膜环形强化，提示为黏液囊肿。

2. 软组织肿块伴骨质破坏与增生硬化

软组织肿块伴骨质破坏与增生硬化常见于内翻性乳头状瘤、真菌球和侵袭性真菌性鼻窦炎，也可见于炎性肌成纤维细胞瘤等。

（1）CT 显示肿块内点片状高密度影，MRI 增强扫描呈环形或分隔样强化，提示为真菌球。

（2）CT显示骨质破坏伴骨质增生硬化，并常累及邻近的鼻窦外结构，MRI增强扫描呈环形或分隔样强化，没有明确强化的肿块，追问病史常有多年糖尿病或免疫低下疾病的病史，提示为侵袭性真菌性鼻窦炎。

（3）T_2WI或增强扫描显示"脑回征"，提示为内翻性乳头状瘤。如果出现以下表现则提示内翻性乳头状瘤恶变：肿块局部"脑回征"消失、ADC值明显减低或动态增强扫描曲线类型呈平台型或流出型。

（4）肿块沿上颌窦壁环形分布呈"跑道征"，T_2WI呈低或等信号，增强后明显强化并累及翼腭窝、颞下窝、眼眶或面颊部软组织等邻近结构，提示可能为炎性肌成纤维细胞瘤。

（5）需要注意的是，鳞癌等恶性肿瘤可合并慢性鼻窦炎，也可伴有上颌窦壁骨质增生硬化。

3. 内翻性乳头状瘤的根基部判断与分期

内翻性乳头状瘤虽为良性肿瘤，但其术后复发率高，部分患者有恶变倾向，对肿瘤的根基部判断及分期，有助于判定严重程度、选择手术术式和径路以及判断预后。内翻性乳头状瘤的根基部判断标准为：CT显示局限性的明显骨质增生区或MRI上采用"脑回征"回溯法找到其终点或动态增强扫描图像上肿瘤强化较低区域。

（陈　群）

病例3　乳头型颅咽管瘤

一、病历摘要

姓名：×××　　　性别：男　　　年龄：70 岁

主诉：双眼视力下降半年，行走不稳2月余。

现病史：患者半年来无明显诱因出现双眼视力下降，2个月前出现行走不稳摔倒3次，无头痛头晕，无恶心呕吐，无肢体抽搐，无明显烦渴，无多饮多尿，1个月前在当地医院查头CT/MRI见鞍上区占位，转至上级医院进一步治疗，期间高热一次，考虑肺炎，查甲状腺激素低下、心肌酶异常，患者一般情况变差，20天前转至我院进一步治疗，诊断："颅内占位性病变；肺部感染；2型糖尿病；高血压；甲状腺功能减退症；胆囊多发结石；自身免疫性肝病？垂体功能减退症"，期间寒战高热一次，予抗炎、祛痰、降糖、降压、补充甲状腺激素等对症支持治疗，患者一般情况明显改善，肺部情况较前稳定，甲状腺功能较前恢复，心肌酶指标恢复正常，现就诊我科，门诊以鞍上占位收入我科。本次起病后，患者睡眠可，精神、饮食一般，大便无明显异常，有尿频，尿量较多，体重无改变。

二、检查

检查方法：颅脑磁共振平扫＋增强扫描。

检查结果（图 11-3）：鞍上见软组织肿块影，边缘尚清，信号不均匀，T_1WI 中、低信号，T_2WI 混杂信号，高信号为主，大小约 29 mm×28 mm×31 mm；双侧基底核区、放射冠见多个小斑点片状长 T_1、长 T_2 异常信号灶，双侧脑室周围脑白质见长 T_2 异常信号；余脑实质未见明显异常。幕上脑室稍扩张，脑池、脑沟稍增宽，中线结构无移位。

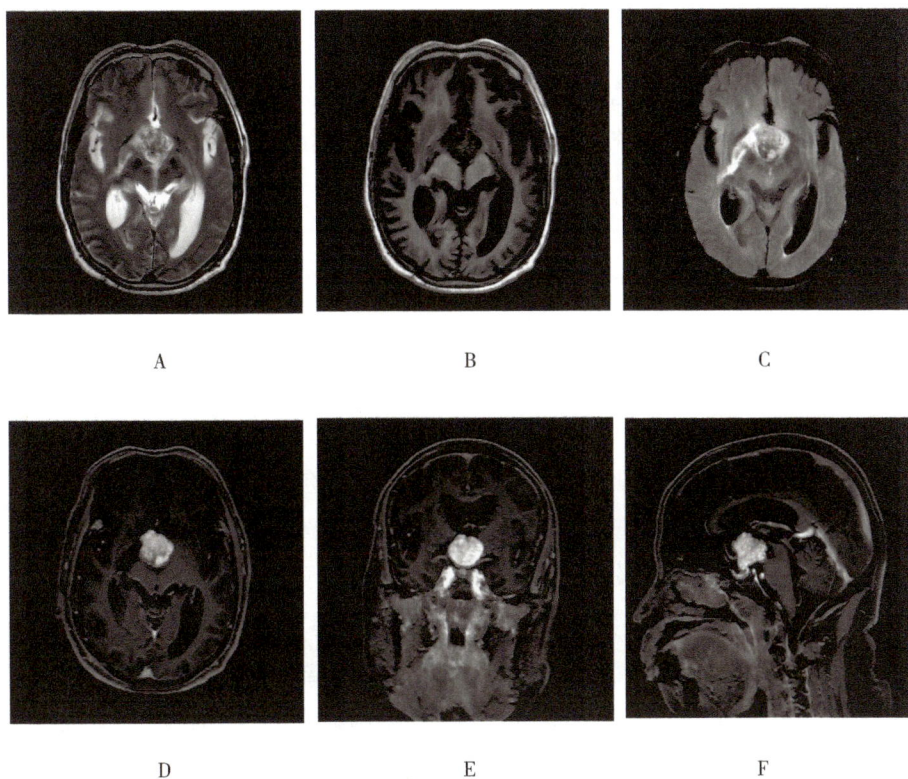

图 11-3　颅脑 MRI 检查结果

注　A. T_2WI 横轴位；B. T_1WI 横轴位；C. FLAIR 横轴位；D. 3D T_1WI 增强扫描横轴位重建图像；E. 3D T_1WI 增强扫描冠状位重建图像；F. 3D T_1WI 增强扫描矢状位重建图像。

三、诊断

1. 术后病理诊断

乳头型颅咽管瘤。

2. 鉴别诊断

（1）毛细胞星形细胞瘤：多见于青少年，病变位于鞍上，可沿视路生长，影像表现多样，可为囊性、实性及囊实性，T_2WI 信号相对较高，增强扫描实性部分明显强化。在 T_2WI 上信号比较高的看似囊变的部分在增强时可以明显强化，此为毛星一个特点。

（2）鞍区生殖细胞瘤：多见于青少年男性，临床可出现尿崩、内分泌失调等。病灶可累及垂体柄，表现为垂体柄增粗，神经垂体高信号消失为较特异性的表现。T_1WI 等低、T_2WI 等高信号，病灶囊变多见，钙化少见，DWI 呈高信号。可多发种植转移。

（3）鞍区脑膜瘤：多见于蝶鞍前床突附近或两侧蝶骨嵴，宽基底，邻近颅骨多呈骨质增生改变，增强扫描多明显均匀强化，可见"脑膜尾征"。其长轴极少向后倾斜，而颅咽管瘤长轴多向后倾斜。

（4）垂体瘤：垂体瘤向鞍上生长且合并出血、坏死或囊变时，须与颅咽管瘤鉴别，其囊变多位于实性部分内部，可见"小泡征"。垂体瘤表现为蝶鞍扩大，正常垂体常不能显示，肿瘤内钙化少见；而颅咽管瘤由鞍上向鞍内生长，可压迫鞍隔下陷，垂体变扁，但垂体信号可显示。

四、讨论

颅咽管瘤是由垂体发育不可或缺的与 Rathke 囊袋 / 颅咽管相关的细胞要素引起的。病理类型分为造釉细胞型和乳头型，部分为混合型，乳头状颅咽管瘤约占所有诊断颅咽管瘤的 10%，在成人中占 12% ~ 33%。临床症状主要来自肿瘤压迫周围组织，可出现视力下降、视觉障碍、双颞侧偏盲、身材矮小、尿崩症状及其他包括脑积水引起的头痛、恶心、呕吐及视神经盘水肿等。乳头型颅咽管瘤发病年龄高峰：40 ~ 55 岁。2021 年 WHO 第五版脑肿瘤分类中，造釉细胞型及乳头型颅咽管瘤因它们迥异的流行病学、影像学、组织病理学、遗传学特点，现在它们被分成了截然不同的肿瘤类型。乳头状颅咽管瘤好发位置：起自沿垂体—下丘脑轴的任何位置，但在漏斗部和三脑室底部灰结节内有强烈的固有位置偏好。可以扩展到第三脑室腔，并且可以完全位于完整的脑室底上方的脑室内。向下侵犯鞍内很少见。影像学表现：CT 多为等或稍高密度占位。MRI 表现较具特异性，表面光滑有包膜，不黏附于邻近的脑组织。平扫多表现为 T_1WI 稍低、T_2WI 稍高信号，T_2WI 稍高信号背景下可见毛线团样、丝状缠绕的低信号，称为"白水煮面"，弥散不受限。增强扫描明显强化且伴有颗粒感，类似于脉络丛乳头状瘤。基本上不累及鞍内。造釉细胞型颅咽管瘤：CT 表现为鞍区边界清楚的圆形或分叶状肿块，肿瘤呈囊性或实性。钙化常见，囊壁钙化呈弧线状、蛋壳样，实性肿块内钙化呈斑片状。肿瘤较大时，向上突入第三脑室前部，引起脑积水。

MRI 表现如下。

（1）平扫：肿瘤囊性部分信号复杂，这与囊内容物成分有关，坏死组织 T_1WI 低信号，T_2WI 高信号；胆固醇结晶 T_1WI 高信号，T_2WI 低信号；角蛋白 T_1WI 等信号，T_2WI 高信号，

正铁血红蛋白 T_1WI 和 T_2WI 高信号；钙化为低信号。肿瘤实性部分呈等 T_1、长 T_2 信号。DWI 无扩散受限。

（2）增强扫描：肿瘤实性部分、囊壁和壁结节可见强化。

（何文杰）

病例 4　脑膜瘤

一、病历摘要

姓名：×××　　　　性别：女　　　　年龄：64 岁

主诉：反复头痛 6 月余。

现病史：患者 6 个月前无明显诱因反复出现额顶部活动性闷痛，无恶心呕吐、肢体乏力、视物模糊，一直未行特殊诊治，外院颅脑 MRI 平扫 + 增强结果：右侧额部颅内板下病变，脑膜瘤可能性大。

二、检查

检查方法：颅脑磁共振平扫 + 增强扫描（3T）。

检查结果：见图 11-4。

三、诊断

1. 临床诊断

脑膜瘤。

2. 诊断依据

（1）右额部颅内脑外占位，边界尚清，T_1WI 呈低信号，T_2WI 呈稍高信号，病灶内部信号不均匀，病灶周围见少许脑脊液间隙，邻近脑组织受压（图 11-4A、B、C）。

（2）增强扫描病灶不均匀强化，周围脑膜强化，可见"硬膜尾征"，邻近颅骨内见条片状强化影（图 11-4D、E、F）。

（3）手术记录：手术显微镜下见粉红色肿瘤，质地软韧不均，血供丰富，边界欠清楚，肿瘤基底附着于额顶部脑膜，深部肿瘤侵犯粘连脑组织，肿瘤累及上矢状窦。

（4）病理：过渡型脑膜瘤，WHO Ⅰ级，部分区域细胞密集伴细胞增生活跃。

3. 鉴别诊断

（1）颅内孤立性纤维瘤：好发年龄 40 ~ 55 岁，发病无性别差异；好发部位为颅底、矢状窦、大脑镰旁、小脑幕和静脉窦附近，是交界性肿瘤，大部分是良性，10% ~ 20% 为恶性或潜在恶性。MRI 平扫示 T_1WI 及 T_2WI 呈等、稍低信号，病灶内可见斑片灶性坏死区，部分病灶内可见流空血管影；肿瘤边界清楚，多数与脑膜相连或与脑膜关系密切，部分病灶周边可见轻度水肿；增强病灶明显均匀或不均匀强化，病灶内流空血管影可见明显强化，少数病灶可见"脑膜尾征"及瘤周可见供血血管影。MRS 显示 Cho 均显著增高，NAA 峰一般不显示或因瘤周脑组织干扰呈低峰显示。

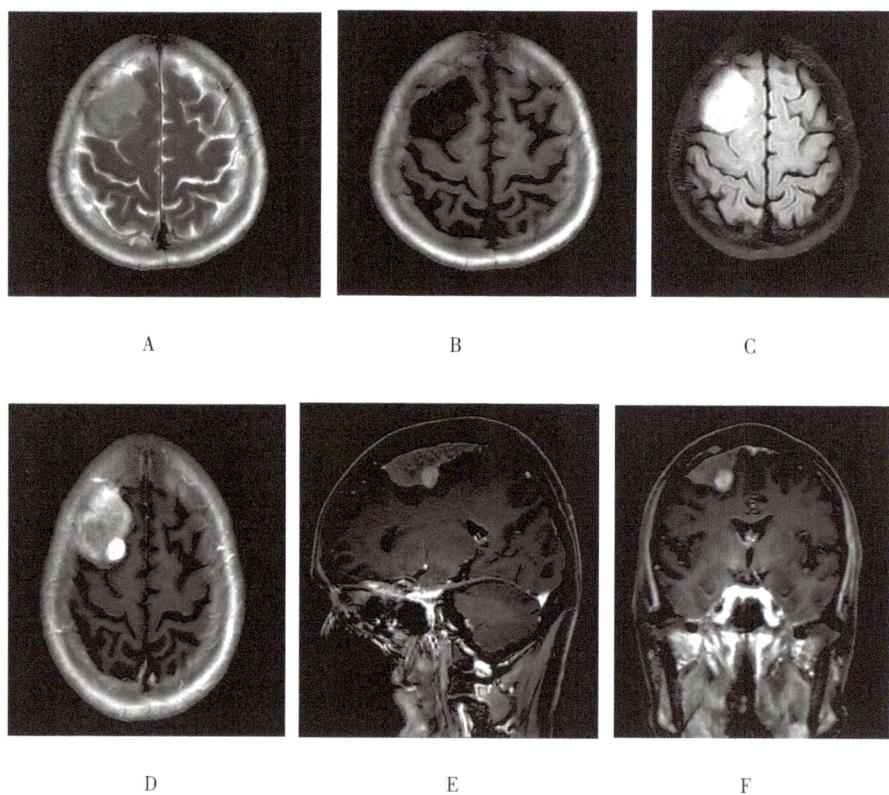

图 11-4　颅脑磁共振检查结果

注　A. T_2WI 横轴位；B. T_1WI 横轴位；C. T_2 FLAIR 横轴位；D. T_1WI 增强横轴位；E. T_1WI 增强矢状位；F. T_1WI 增强冠状位。

（2）脑膜转移瘤：患者有明确的原发肿瘤的病史，肿瘤多为多发，常合并脑内转移或其他部位的转移，邻近骨板多有破坏。

（3）血管外皮细胞瘤：肿瘤囊变、坏死明显，强化不均匀，周围水肿较脑膜瘤明显，肿瘤常造成周围骨板局限性溶骨性破坏。两者鉴别比较困难。

（4）海绵状血管瘤：鞍旁的脑膜瘤需要与海绵状血管瘤鉴别。海绵状血管瘤在 T_2WI 呈高信号，其强化方式为渐进性，即随时间强化越来越明显、均匀。有从周围向中心逐渐强化的趋势。

四、讨论

脑膜瘤是成年人最常见的脑外非胶质原发肿瘤，可发生于任何年龄，但多见于40～70岁。有明显的性别差异，女：男约为1.7：1。约90%的脑膜瘤发生在幕上；好发部位依次为：幕上（大脑镰＞蝶骨嵴＞嗅沟＞鞍旁）、幕下（CPA区＞小脑幕）、其他部位（如脑室、鼻旁窦、眼眶等）。脑膜瘤（WHO Ⅰ级）是最常见的脑外非胶质原发肿瘤，生长缓慢，多见于中年女性。非典型脑膜瘤为WHO Ⅱ级，而间变及恶性脑膜瘤为WHO Ⅲ级。

脑膜瘤的血供为脑内、脑外双重供血，可以多发，可引起邻近骨质增生，有时可同时合并神经鞘瘤。MRI平扫表现为脑外实性肿块，边界清楚，具有脑外肿瘤征象（宽基底、邻近蛛网膜下隙增宽、肿瘤表面可见脑脊液间隙和血管流空信号影、邻近脑皮质受压移位）。非典型脑膜瘤可有囊变、坏死及出血。肿瘤周围的水肿区大小不一，多数情况下为轻到中度的水肿；通常脑膜瘤在T_1WI及T_2WI上均为等皮质信号。T_1WI可见到邻近骨板增生，T_2WI常见肿瘤边缘有一低信号边缘带，多为肿瘤纤维包膜或肿瘤血管所致。MRI增强扫描显示绝大多数脑膜瘤为明显均匀强化，合并囊变、坏死时强化可不均匀。邻近脑膜多有强化，即"脑膜尾征"。MRS示Ala峰，为脑膜瘤的典型特征，无NAA峰可以作为脑外肿瘤的依据，Cho/Cr比值与肿瘤的增生情况相关。

（杨欣欣）

病例5 颅内动脉瘤

一、病历摘要

姓名：×××　　性别：女　　年龄：48岁

主诉：反复头晕1周。

现病史：患者于1周前出现无明显诱因的反复头晕，为间断性头晕，无眩晕，偶伴头痛，外院颅脑CT等提示动脉瘤可能。

二、检查

检查方法：头颅血管CT平扫＋增强扫描＋重建。

检查结果：见图11-5。

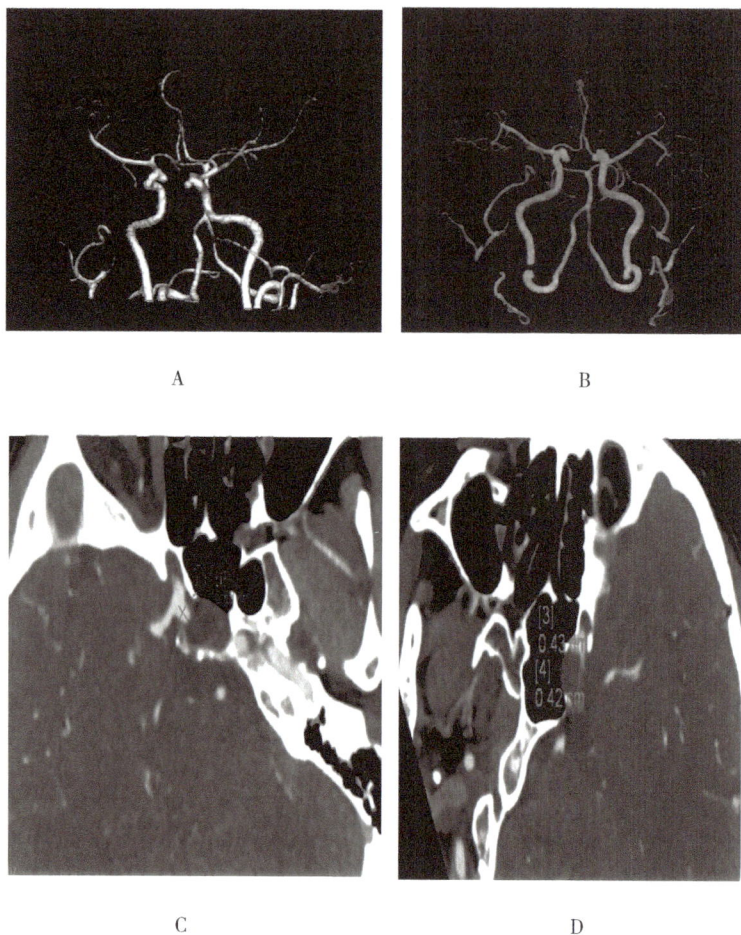

A

B

C

D

图 11-5 头颅血管 CT 检查结果

注 A. 头颅 CTA 重建；B. 头颅 CTA 重建（MIP）；C. 右侧颈内动脉瘤；D. 左侧颈内动脉瘤。

三、诊断

1. 临床诊断

动脉瘤。

2. 诊断依据

（1）反复头晕。

（2）头颅 CTA 示左侧颈内动脉 C_5 段及右侧颈内动脉 C_6 段局部见蒂状突起，边界清晰（图 11-5A ~ D）。

3. 鉴别诊断

（1）血管结构：较小的颅内动脉瘤须与一些正常结构，如血管袢、动脉圆锥相鉴别，这也是 CTA 和 MRA 上导致假阳性和假阴性的常见原因。血管袢可以通过多角度观察加以鉴别；动脉圆锥是一种发育异常，指动脉分支起始部局限性小突起，好发部位依次是后交通动脉起始部、脉络膜前动脉起始部，呈光滑的漏斗状，其尖端发出血管，漏斗形状与动脉走向一致，但在无血管分支显示时鉴别困难。与正常血管结构鉴别时，可以通过调整CTA及MRA图像，动态观察血管结构，有助于鉴别动脉瘤。

（2）占位病变：一些肿瘤性病变，如鞍区及其附近的垂体腺瘤、脑膜瘤、颅咽管瘤、视交叉下丘脑胶质瘤等因瘤内出血可类似血栓性动脉瘤。邻近动脉走行区的富血供肿瘤也可类似动脉瘤造成误诊。以下几点有助于鉴别：动脉瘤位于蛛网膜下隙，其占位效应和周围脑组织水肿均不明显；仔细观察薄层增强图像往往可见与其相连的载瘤动脉。

4. 追踪性资料

全脑血管造影显示双侧颈内动脉眼动脉起始部内后侧各见一囊状动脉瘤影。

四、讨论

颅内动脉瘤是常见的颅内血管病变，一般人群中患病率为2%~6%。

颅内动脉瘤依据形态学、病因学、大小分为以下几类。①囊状动脉瘤：最常见。病变血管段或分叉部管壁呈球囊状扩张，常并发血栓形成。②梭形动脉瘤：血管壁均匀扩张，两端逐渐均匀缩小，直至原血管直径。较少发生附壁血栓。③舟状动脉瘤：血管壁呈一侧性扩张，而对侧血管壁则无变化。常见于动脉夹层。④圆柱状动脉瘤：血管突然呈滚筒状扩张，突然过渡为正常管径。可发生附壁血栓。⑤蜿蜒状动脉瘤：相近的血管段相继呈不对称性扩张，多见于血流方向改变的血管。

颅内动脉瘤依据病因学分为动脉粥样硬化性、细菌性、梅毒性、外伤性、先天性动脉瘤及动脉夹层。

根据动脉瘤大小分为微小动脉瘤（<3mm）、小动脉瘤（3~5mm）、中等动脉瘤（5~10mm）、大动脉瘤（10~25mm）及巨大动脉瘤（>25mm）。

颅内动脉瘤的影像检查方法主要有以下几种。①DSA，包括二维DSA和三维旋转DSA，其中三维旋转DSA相比于二维DSA能检出更多的小动脉瘤，是目前诊断颅内动脉瘤的金标准。在此基础上可以进行动脉瘤栓塞等介入治疗。②CT及CTA。CT平扫是颅内出血的首选检查方法。对于非外伤性蛛网膜下隙出血的患者，CTA是首选的无创影像检查技术。CT平扫上动脉瘤可表现为圆形稍高密度影，边缘清楚，但也可为阴性。CT增强扫描无血栓的动脉瘤明显均匀强化，与动脉强化相同；当瘤腔内部分血栓形成时，平扫时有血流部分呈稍高密度，而血栓呈等密度，增强后动脉瘤腔明显强化，而血栓不强化，呈"靶征"；完全血栓化的动脉瘤平扫则呈等密度，其内可见点状钙化，增强后仅瘤壁强化，其内血栓不强化；CTA可三维立体显示动脉瘤的位置、大小、形态、瘤颈、子囊、分支血管及其载瘤动脉的关系。CTA检查的敏感性及特异性据报道可高达90%，不管动脉瘤大小如何，CTA 检出大脑中动脉动脉瘤的敏感性在 90% 以上，但它不能清晰地显示颈内动脉虹吸部及床突旁的微小动脉瘤。③ MRI 及 MRA。常规 MR 平扫显示较大的颅内动脉瘤，表现为流空信号。MRA 技术包括 TOF-MRA、PC-MRA 和 CE-MRA，MRA 可以筛查无症状的隐匿型动脉瘤，其优势包括无创、无辐射、高敏感性。一项系统评价的研究显示，MRA 检出动脉瘤的敏感性为 87%，特异性为 95%，阳性预测值可达 97%，故 MRA 常被作为未破裂动脉瘤的首选筛查方法。

（杨欣欣）

病例 6　脑转移瘤

一、病历摘要

姓名：×××　　性别：男　　年龄：67 岁

主诉：肺癌术后 1 年，左侧肢体乏力、麻木 1 月余。

现病史：患者 1 年前诊断肺癌，手术切除肿瘤后行化疗，1 个月前无明显诱因出现左侧肢体乏力、麻木。左手不能持物，左下肢跛行，伴头痛，无恶心、呕吐，外院颅脑 MRI 提示脑内多发肿块，考虑脑转移瘤。

二、检查

检查方法：颅脑磁共振平扫 + 增强扫描（3T）。

检查结果：见图 11-6。

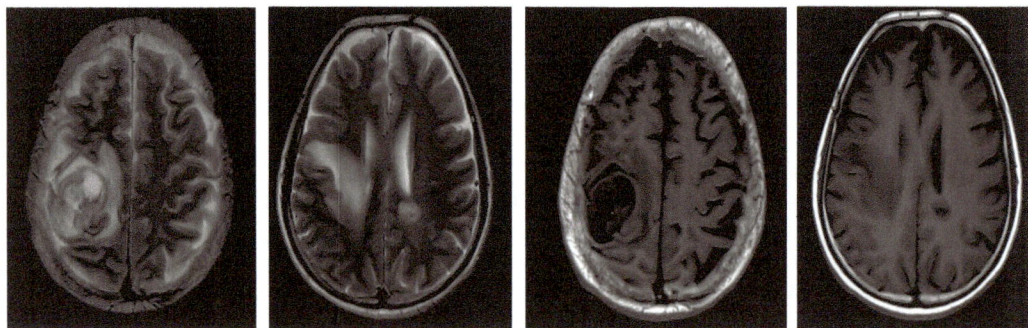

A　　　　　　　　B　　　　　　　　C　　　　　　　　D

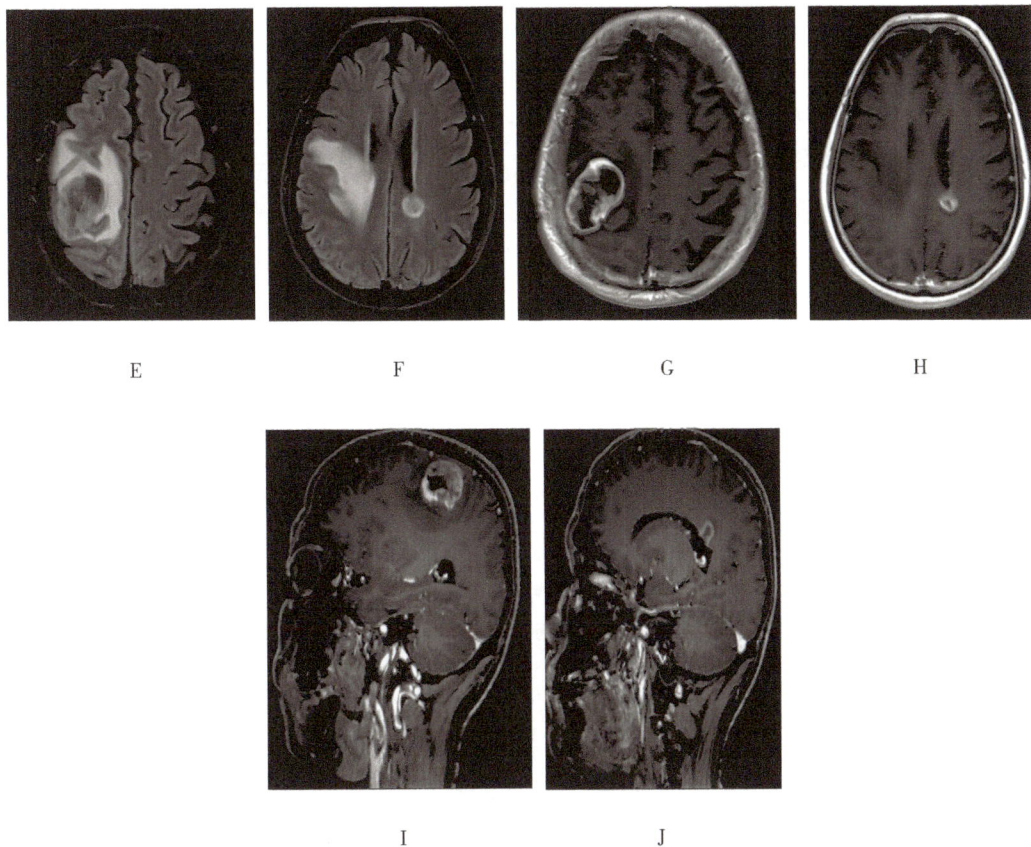

图 11-6 颅脑磁共振检查结果

注 A. T_2WI 横轴位；B. T_2WI 横轴位；C. T_1WI 横轴位；D. T_1WI 横轴位；E. T_2 FlAIR 横轴位；F. T_2 FlAIR 横轴位；G. T_1WI 增强横轴位；H. T_1WI 增强横轴位；I. T_1WI 增强矢轴位；J. T_1WI 增强矢轴位。

三、诊断

1. 临床诊断

脑转移瘤。

2. 诊断依据

（1）老年人，有肺癌病史。

（2）多发病灶。

（3）右额顶叶见等略长 T_1、混杂 T_2 信号影，边界尚清，病灶周围见片状水肿信号，T_2 FlAIR 呈混杂信号（图 11-6A、C、E）；左侧放射冠见类圆形长 T_1、稍长 T_2 信号影，T_2 FlAIR 呈稍高信号，邻近侧脑室受压（图 11-6B、D、F）。

（4）增强扫描右额顶叶病灶明显不均匀强化（图 11-6G、I），左侧放射冠病灶环形强化（图 11-6H、J）。

（5）追踪性资料：手术记录，肿瘤与局部硬膜粘连，肿瘤呈黄红色，质地软，血供丰富，边界尚清。

（6）病理：转移性分化差圆细胞恶性肿瘤，伴广泛坏死。

3. 鉴别诊断

（1）恶性胶质瘤：包括间变性星形细胞瘤、胶质母细胞瘤等，肿瘤常伴有出血、瘤周水肿，常呈浸润性生长，位于深部白质，单发较多见，增强扫描可见肿瘤呈显著不规则环形强化，环壁厚薄不均，MRS 示 Cho 峰常升高，NAA 峰明显降低，但仍存在。

（2）脑脓肿：临床有局部或全身感染症状，病灶环壁薄、厚薄均匀、张力高是脑脓肿的典型表现。DWI 脓腔内呈明显高信号，囊壁呈等或稍低信号，MRS 可出现特征的 Ala 峰。

（3）亚急性期脑内血肿：其在 T_1WI 及 T_2WI 均为高信号，MR 增强扫描示环形强化，病灶周围水肿常无转移瘤显著。

（4）淋巴瘤：好发于幕上深部白质区或中线结构处，呈实体性或弥漫分布的占位性病变，信号多均匀，病灶内囊变少见，瘤周水肿及占位效应较轻，增强扫描可见"凹陷征""缺口征"样的不完整的环形强化。

（5）多发结核球：多呈结节状，边界清楚，中心可含干酪样坏死物，内壁多较规则。钙化也常见，多呈低信号影。常伴有脑底池脑膜线状或结节状增厚且异常强化，或伴有脑底池多发的钙化斑。结合临床结核病史及脑脊液生化检查等有助诊断。

四、讨论

脑转移瘤是与系统性原发肿瘤不连续的，累及中枢神经系统的肿瘤，多见于中老年人，男女发病无明显差异。脑转移瘤常起源于呼吸道、乳腺、胃肠道等部位的原发肿瘤，以肺癌最为常见。临床表现无特异性，可为顽固性进行性加剧的头痛而脑膜刺激征阴性，有时表现酷似脑卒中，预后差。

颅内转移瘤最常见于大脑和硬脑膜，在大脑，转移主要发生在灰白质交界处，其他颅内转移部位还包括软脑膜、垂体、松果体、脉络丛等。约 50% 患者为单发脑转移瘤，约 20% 存在两个转移灶，约 30% 有 3 个转移灶或更多。单发肿瘤脑转移多来源于前列腺、子宫、胃肠道和乳腺的原发性肿瘤，而多发转移瘤主要来源于恶性黑色素瘤、肺癌和其他一些来源不明的肿瘤。

脑转移瘤 MR 平扫可见位于灰白质交界区的分散的实性肿块，常为类圆形。T_1WI 常为等或低信号强度，某些脑转移瘤 T_1WI 也可表现为高信号（如黑色素瘤），合并出血时信号混杂，T_2WI 信号较多变，但常为高信号，增强扫描病灶常呈明显强化，强化形式多种多样，可以是均一的、斑点状、实性的或环形强化，强化的瘤体的边界清楚，可区分瘤体与周围的脑水肿；DWI 上病灶常无弥散受限，ADC 值较周围脑实质高，MRS 上缺乏 NAA 峰和 Cr 峰，常出现 lip 峰。

脑转移瘤瘤周多伴有明显水肿，即"小病灶、大水肿"，占位效应多明显，瘤体大小常与瘤周水肿程度不成比例，此征为其特征性的表现，不过至小脑的转移瘤可无明显水肿（系小脑的细胞外间隙紧密所致）；而多发性脑转移瘤可因病灶的形成时间、部位、局部血流和解剖结构的差异，出现同一患者"大小不一，多种强化形态混合"的表现特点。

（杨欣欣）

病例 7 血管母细胞瘤

一、病历摘要

姓名：×××　　　性别：男　　　年龄：24 岁

主诉：肢体无力 1 月余，头晕 24 天，加重 6 天。

现病史：患者 1 个月前无明显诱因开始出现肢体无力、体力下降，24 天前开始出现头晕，表现为晕沉感，体位改变时加重，尚能忍受，无眩晕，无头痛，无发热，无吞咽困难、饮水呛咳，无视力、听力下降，无腹痛、腹泻，无胸闷、心悸等。6 天前开始出现恶心、呕吐，饭后明显，平均每天呕吐 2 次，伴行走不稳、踩棉花感，4 天后呕吐症状好转。于外院就诊，颅脑 CT、MRI 平扫增强提示右侧小脑半球占位性病变，为进一步诊断治疗来我院就医，在门诊拟诊断为"小脑肿瘤"收入院。自发病以来，患者精神状态一般，食欲一般，睡眠良好，大便正常，小便正常，体力情况较差，体重无明显变化。

二、检查

检查方法：颅脑磁共振平扫 + 增强扫描。

检查结果（图 11-7）：右侧小脑半球内见类圆形囊样信号肿物，边界尚清，病变大小约为 46 mm × 43 mm × 36 mm，内部信号较均匀，T_1WI 为低信号，T_2WI 为高信号，囊壁右外侧见局限性壁结节，大小约 14 mm × 11 mm × 8 mm，增强后壁结节明显强化，囊壁和病灶内部无明显强化；病灶周边血管异常增多；病灶有占位效应，周围少量长 T_2 水肿信号，小脑蚓部、小脑实质轻度受压，病灶前方第四脑室受压，幕上脑室未见明显积水。

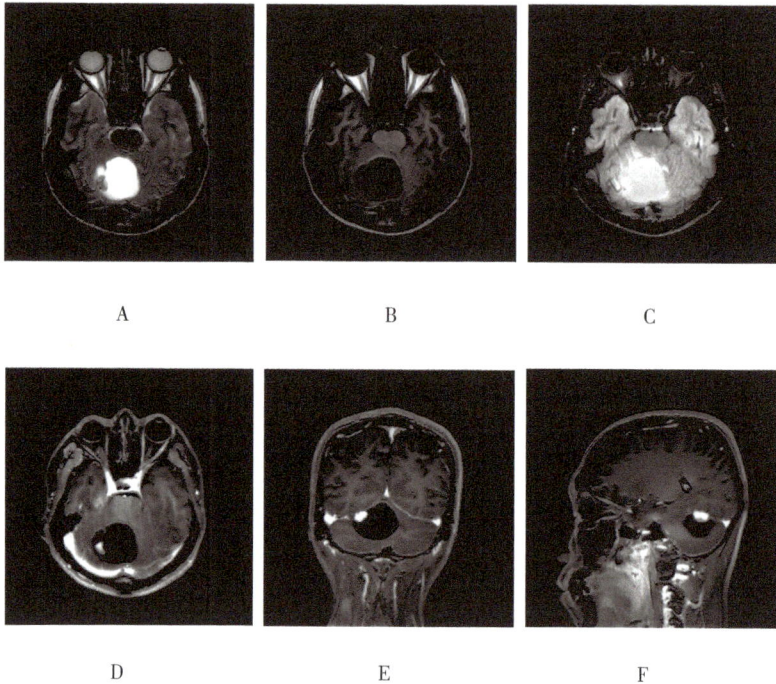

图 11-7　颅脑磁共振检查结果

注　A．T$_2$WI 横轴位；B．T$_1$WI 横轴位；C．FLAIR 横轴位；D．3D T$_1$WI 增强扫描横轴位重建图像；E．3D T$_1$WI 增强扫描冠状位重建图像；F．3D T$_1$WI 增强扫描矢状位重建图像。

三、诊断

1．术后病理诊断

血管母细胞瘤。

2．鉴别诊断

（1）转移瘤：成人颅后窝最常见的肿瘤，多见于中老年人，最常见的原发癌为肺癌。脑转移瘤常坏死囊变，囊壁厚薄不均，呈环形强化；多数小脑转移瘤的瘤周水肿并不明显，以轻至中度水肿为主，肿瘤实性部分与周围脑实质相比，T$_1$WI 呈等、低信号，T$_2$WI 呈等、稍高信号。

（2）毛细胞星形细胞瘤：大多数散发性毛细胞星形细胞瘤起源于小脑，在成人中，它们通常位于幕上。大多数表现为一个大的囊性病变和一个明亮强化的壁结节。约 1/5 的病例可出现钙化。约 50% 的病例囊壁强化。

四、讨论

血管母细胞瘤是起源于血管的肿瘤，既可散发，也可发生于希佩尔—林道病（VHL

病）患者。属于 WHO I 级肿瘤，可发生在中枢神经系统或身体其他部位，包括肾、肝和胰腺等。临床表现：头痛约占 70%；脑积水和颅内压升高症状 50%；小脑功能障碍 50% ~ 60%；精神状态改变约 10%；红细胞生成素产生导致的红细胞增多约 20%；由明显出血引起的急性表现并不常见，往往见于较大的肿瘤（＞1.5 cm）。病灶颅内占 87% ~ 97%；95% 位于颅后窝；85% 位于小脑半球；10% 位于小脑蚓部；5% 延髓；只有极少数情况下，会延伸到桥小角区 5% 幕上（通常在视神经内）；大脑血管母细胞瘤仅见于 VHL 病患者。脊柱：3% ~ 13%。

影像学表现根据 3 种分型表现如下。

（1）囊结节型：囊性部分占整个肿瘤体积 ≥ 75%，此型是血管母细胞瘤的典型表现形式；主要表现为大囊小结节，边界清楚，囊壁薄而光滑、张力高，T_2WI 及 T_1WI 信号近似脑脊液信号，DWI 呈低信号；T_2-FLAIR 信号高于脑脊液；囊壁无强化壁结节明显强化，常位于软脑膜旁，呈"壁灯征""印戒征"；壁结节中央易可出现囊变、出血及流空血管，表现为强化的壁结节中无强化区，称为"囊中囊征"。

（2）囊实性型：囊性部分占整个肿瘤体积 25% ~ 74%；圆形或类圆形，常合并囊变或出血而表现为混杂信号，T_1WI 多呈低信号或低、等、高混杂信号，T_2WI 以高信号为主，FLAIR 呈高信号，DWI 呈低信号；肿瘤实性部分常由毛细血管网、海绵状血管网及内皮细胞构成，增强扫描常呈明显强化；病灶内或病灶周围常可见流空血管信号。

（3）实性型：囊性部分占整个肿瘤体积 ＜ 25%，相对较为少见；圆形、类圆形，边界欠清，信号均匀或不均匀，T_2WI 呈高、稍高信号，T_1WI 呈低、稍低信号，瘤周水肿较常见；圆形、类圆形，边界欠清，信号均匀/不均匀，T_2WI 呈高、稍高信号，T_1WI 呈低、稍低信号，瘤周水肿较常见。囊结节型最常见，由壁不强化的囊肿和强化明显的壁结节组成；通常有明显的蛇形流空；壁结节内部常有囊性腔隙。

（何文杰）

病例 8 松果体细胞瘤

一、病历摘要

姓名：×××　　性别：女　　年龄：30 岁

主诉：反复短暂黑矇，头痛 5 月余。

现病史：患者 5 个月前无明显诱因开始出现反复短暂黑矇，晨起时多见，平均 4 ~ 5 天 1 次，每次持续 2 ~ 3 秒，恢复期无视物模糊、重影、视野缺损等。反复短暂头痛，症状较轻，疲惫时多见，每次持续 2 ~ 3 秒。无头晕，无恶心、呕吐，无嗜睡，无听力下降，无行走不稳等。昨日于当地某医院行颅脑 MRI 平扫 + 增强检查提示松果体区占位，伴梗阻性脑积水。为进一步诊断治疗来我院就医，在门诊拟诊断为"松果体区占位，梗阻性脑积水"，收入院。自发病以来，患者精神状态良好，食欲良好，睡眠良好，大便正常，小便正常，体力情况如常，体重无明显变化。既往史无特殊，实验室检查无特殊。

二、检查

检查方法：颅脑磁共振平扫 + 增强扫描。

检查结果（图 11-8）：松果体区团片状异常信号肿物，T_1WI 呈等或稍低信号，T_2WI 呈等或稍高信号，增强后呈明显的强化；第三脑室后部、中脑导水管受压，幕上脑室扩张；病变较大截面约 18 mm × 14 mm × 15 mm。双侧额、顶叶皮质下散在几个小点状异常信号灶，T_1WI 呈等信号，T_2WI 呈高信号；余脑实质内未见异常信号或占位性病变，中线结构无偏移，脑室系统扩张，颅周软组织未见异常。

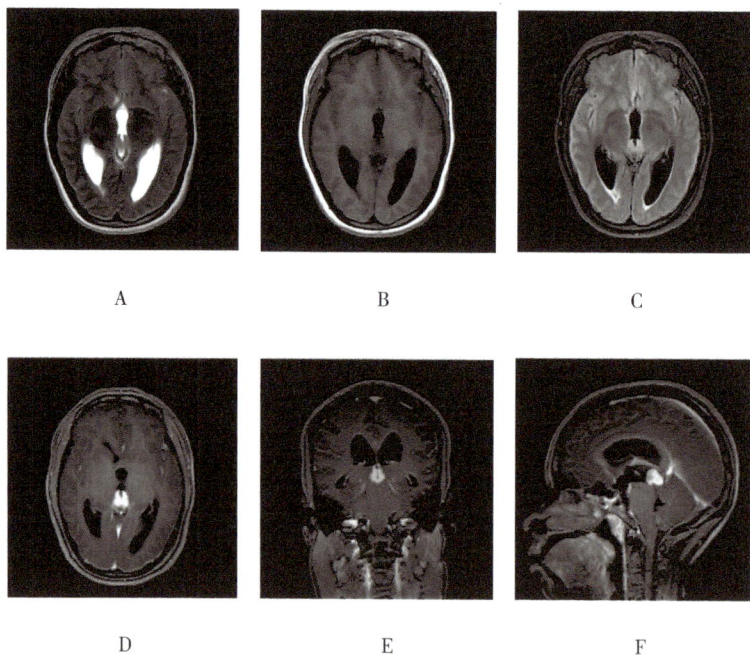

图 11-8 颅脑磁共振检查结果

注 A. T_2WI 横轴位；B. T_1WI 横轴位；C. FLAIR 横轴位；D. 3D T_1WI 增强扫描横轴位重建图像；E. 3D T_1WI 增强扫描冠状位重建图像；F. 3D T_1WI 增强扫描矢状位重建图像。

三、诊断

1. 术后病理诊断

松果体细胞瘤。

2. 鉴别诊断

（1）生殖细胞瘤：青少年多见；CT 平扫呈高密度，中心性（吞噬样）钙化；MR 平扫形态不规则，信号不均匀，强化程度比 PC 明显；播散，一般有多个病灶。

（2）松果体母细胞瘤：婴幼儿多见；> 3 cm，明显分叶，浸润生长；CT 平扫密度不均匀，MR 平扫形态不规则，信号不均匀，不均匀强化，弥散受限；沿脑脊液播散。

（3）脑膜瘤：信号均匀，宽基底与脑膜相连，"脑膜尾征"。

四、讨论

松果体由松果体细胞（约 95%）和神经胶质细胞（约 5%）组成，表面被覆软脑膜，为中线结构，位于第三脑室后部、中脑上丘的上方。根据 WHO 2021 年的新分类，松果体实质肿瘤包括五种不同的组织类型：松果体细胞瘤（PC）、中分化的松果体实质肿瘤（PPTID）、松果体区乳头状肿瘤（PTPR）、松果体母细胞瘤（PB）和松果体区促结缔组织增生性黏液样瘤（SMARCB11- 突变）。松果体细胞瘤（WHO Ⅰ级）是一种生长缓慢的交界性肿瘤，来源于松果体主质细胞，临床少见，可发生在任何年龄，主要发生于成年人，平均年龄 38 岁，男女比例相当。松果体细胞瘤的主要症状是由于病变压迫导致梗阻性脑积水或影响周围正常结构出现的一系列症状，如头痛、呕吐、视力障碍、听力障碍，严重者出现意识障碍。松果体细胞瘤影像学表现：通常小于 3 cm；膨胀性生长，边缘多光整，边界清楚，瘤周无水肿；可压迫邻近结构，压迫导水管→梗阻性脑积水；钙化常见，偶见出血，可囊变。CT 平扫：边界清晰的等或低密度松果体区占位，周围性（"爆裂样"）钙化常见；增强扫描：实质性、环形、结节性强化。MR 平扫：松果体区的较小的圆形或类圆形病灶，T_1WI 呈等或稍低信号，T_2WI 呈稍高信号，信号多均匀，伴钙化时常见瘤体周边出现散在多发的斑点状低信号区；增强扫描：轻度或中度均匀性强化。在诊断思路上需要考虑以下环节：确定是否来源于松果体；病灶中心是否位于松果体，还是周围结构（如中脑背盖、大脑大静脉等）；松果体正常结构是否存在。判断良恶性，边界是否清晰、是否有邻近结构受侵犯、脑脊液播散等恶性征像；无恶性征象，成人患者中，病灶明显均匀强化、特征性钙化等；当儿童或青少年出现成分混杂伴脂肪、钙化，则需考虑畸胎瘤可能。

（何文杰）

病例 9　脉络丛乳头状瘤

一、病历摘要

姓名：×××　　性别：女　　年龄：47 岁

主诉：头痛伴呕吐 3 月余。

现病史：患者 3 个月前无明显诱因出现头痛，伴恶心呕吐，呈进行性加重，无意识障碍，无言语不清，无视力听力下降，无肢体感觉运动异常，9 天前查头部 MR 平扫提示脑室内占位病变，现为进一步诊治来本院，以"脑室内占位病变"收入神经外科。患者意识清，步行入院，对答切题，起病以来食欲、睡眠一般，大、小便无异常，体重无明显变化。

二、检查

检查方法：颅脑磁共振平扫 + 增强扫描。

检查结果（图 11-9）：右侧脑室内见囊实性病灶，边界欠清，呈多房样，大小约为 41 mm×33 mm×25 mm，T_1WI 上呈等低信号，T_2WI 上囊性部分为高信号，实质部分为等高信号，FLAIR 像上为片状高信号，DWI 上未见明显扩散受限，增强扫描可见病灶囊壁可见轻度强化影，其内实性成分呈斑片、小结节状强化影，双侧脑室扩大。

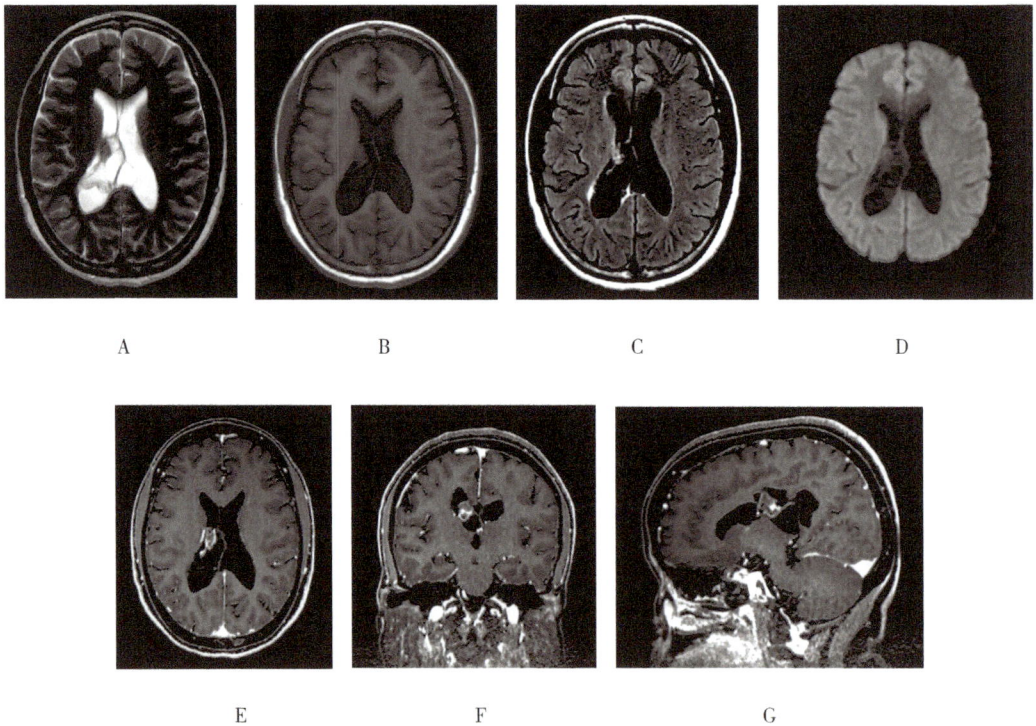

图 11-9　颅脑磁共振检查结果

注　A. T_2WI 横轴位；B. T_1WI 横轴位；C. FLAIR 横轴位；D. DWI 横轴位图像；E. 3D T_1WI 增强扫描横轴位重建图像；F. 3D T_1WI 增强扫描冠状位重建图像；G. 3D T_1WI 增强扫描矢状位重建图像。

三、诊断

1. 术后病理诊断

脉络丛乳头状瘤。

2. 鉴别诊断

（1）室管膜瘤：是来源于脑室与脊髓中央管的室管膜细胞或室管膜残余组织及脑白质室管膜细胞巢的中枢神经系统肿瘤。常发生于儿童、青少年，少数见于 50 岁左右的中老年人。儿童第四脑室最多，成人多见于侧脑室（与 CPP 相反），少数可异位发生于脑实质内或脑外，常呈沿脑室壁可塑性生长（与脑室壁之间有广基底相连或跨壁生长）。CT 平扫呈不规则等或稍高密度影，常伴囊变、坏死及钙化；MRI：T_1WI 稍低信号，T_2WI 稍高信号为主，常信号不均匀。增强扫描呈不均匀重度强化。

（2）室管膜下瘤：是一类无强化的 WHO Ⅰ级肿瘤，起源不明，通常认为起源于室管膜下的星形细胞、脑室内衬的室管膜细胞或两者共同的前体细胞。发生于中老年人的肿瘤，通常是偶然发现的。发生部位：第四脑室＞侧脑室（靠近室间孔或透明隔）＞第三脑室＞导水管＞脊髓中央管。CT：类圆形、椭圆形或轻度分叶（＜2 cm），边界清楚，以实性成分为主，呈等或稍低密度；合并多发小囊变时可呈更低密度，合并出血时局部呈高密度；钙化常见，可达 50%，幕下者多于幕上者。MRI：T_1WI 呈低、稍低或等信号，稍高于脑脊液信号；T_2WI 呈均匀高信号，内可见多个小囊状长 T_1、长 T_2 信号区，为富含黏液的囊状结构，并非肿瘤的坏死液化；出现囊变、钙化及出血时可呈现为混杂信号。增强无强化或仅轻度强化。

（3）室管膜下巨细胞星形细胞瘤：是一类低级别（WHO Ⅰ级）的星形细胞瘤变异，与结节性硬化相关。起源于室管膜结节的巨大星形细胞，易产生阻塞性脑积水。通常位于侧脑室内近孟氏孔；好发于 20 岁以下青少年，男性稍多。临床可见癫痫、皮质腺瘤、智力低下三联征。CT：等、低或混杂密度，内可见结节样钙化，多位于周边。MRI：信号混杂，增强明显强化。

四、讨论

脉络丛乳头状瘤是少见的起源于脑室脉络丛上皮细胞的颅内良性肿瘤。发病率较低，占成人全部颅内肿瘤的 0.4% ~ 0.6%，儿童全部颅内肿瘤的 2% ~ 5%。儿童好发于侧脑室三角区（侧脑室体部、下角和后角汇合处），成人好发于第四脑室，少数发生于第三脑室或桥小脑角驰，而本例病灶发生于较少出现的侧脑室体部。因此，发生于侧脑室体部多房囊状囊实性病灶中，亦需考虑脉络丛乳头状瘤。脉络丛乳头状瘤主要表现为脑积水而产生的颅内高压症状和局限性神经损害。

脑积水（梗阻性脑积水：第四脑室；交通性脑积水：侧脑室）颅内压增高症状。婴幼儿表现为头颅的增大和前囟张力的增高，神情淡漠，嗜睡或易激惹。成人表现为头痛、呕吐及视神经盘水肿，甚至可出现阵发性昏迷。局限性神经系统障碍（压迫部位决定）。位于侧脑室者半数有对侧轻度锥体束征。位于第三脑室后部者表现为双眼上视困难。位于颅后窝者表现为走路不稳、眼球震颤及共济运动障碍等。CT表现为等或稍高密度影，边缘凹凸不平，可见小颗粒样改变，其内可见钙化、囊变；增强后明显强化；部分肿瘤与周围脑实质分界清、仅局限在脑室系统内；少数病变与邻近脑实质分界不清表现为混杂密度影，邻近脑实质内可见未强化的水肿带。MRI表现为桑葚状、分叶状、菜花状，边缘呈结节状或乳头状改变，瘤体内可见囊变、坏死，少许钙化。T_1WI呈等、稍低信号。T_2WI呈高、稍高混杂信号。DWI多为低信号。MRI增强扫描：实质部分明显强化，囊壁可见轻微强化周围脑实质可见未强化的水肿带。

（何文杰）

病例 10　颅内脑膜瘤

一、病历摘要

姓名：×××　　　性别：男　　　年龄：67 岁

主诉：记忆力下降伴言语含糊 3 月余。

现病史：患者 3 个月前无明显诱因出现记忆力下降，表现为近事记忆下降，进行性加重，伴言语含糊，命名困难，偶有言语迟钝，表述困难，未诉头痛头晕，无恶心呕吐，无四肢乏力及抽搐，于外院行头颅 MRI 提示左侧颞部巨大占位性病变，考虑脑膜瘤可能。现患者为进一步诊断治疗来我院就医，在门诊拟诊断为"左侧颞部脑膜瘤"收入院。自发病以来，患者精神状态良好，食欲良好，睡眠良好，大便正常，小便正常，体力情况如常，体重无明显变化。

二、检查

检查方法：颅脑磁共振平扫 + 增强扫描。

检查结果（图 11-10）：左颞部可见大小约 65 mm × 50 mm × 52 mm 异常信号占位，T_1WI 呈低信号，T_2WI 呈稍高信号，其内可见血管流空信号，邻近脑组织及血管受压，增强扫描明显强化，局部脑膜稍增厚；周围脑组织未见明显水肿，邻近颅骨骨质破坏；余颅内未见明显异常信号灶；左侧—侧脑室受压变窄；中线结构稍向右偏。

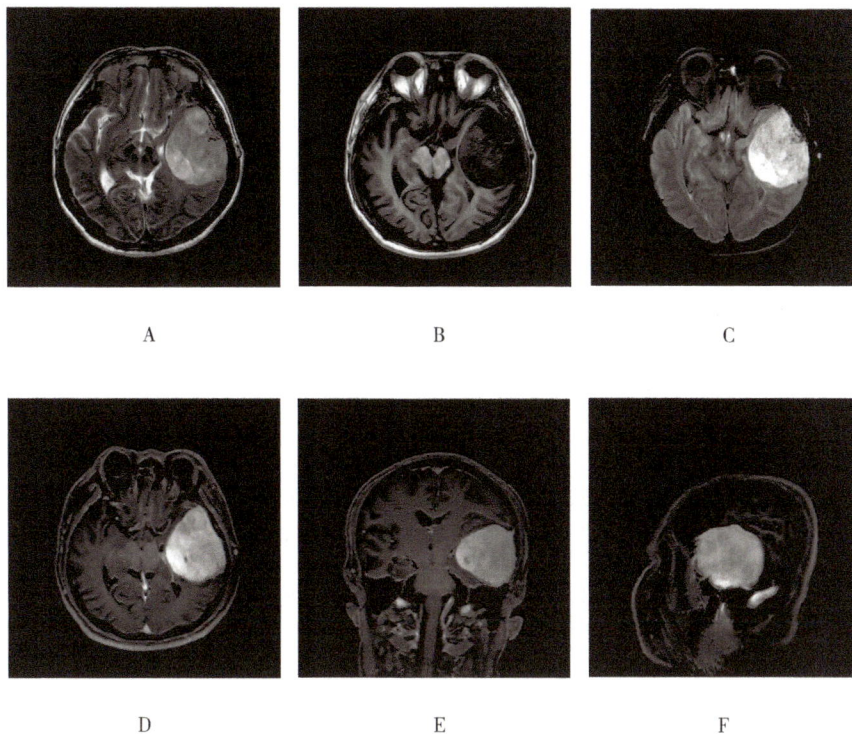

图 11-10　颅脑磁共振检查结果

注　A. T_2WI 横轴位；B. T_1WI 横轴位；C. FLAIR 横轴位；D. 3D T_1WI 增强扫描横轴位重建图像；E. 3D T_1WI 增强扫描冠状位重建图像；F. 3D T_1WI 增强扫描矢状位重建图像。

三、诊断

1. 临床诊断

纤维型脑膜瘤。

2. 鉴别诊断

（1）孤立性纤维瘤：CT、MRI 密度或信号特点类似于脑膜瘤，强化均非常明显。但孤纤形态上可为分叶状或蘑菇状改变，肿瘤基底部可宽可窄，密度和（或）信号常不均匀，强化形式也不均匀，肿瘤内少有钙化出现，若邻近颅骨可见骨质侵蚀改变，少有骨质增生硬化。

（2）胶质瘤：脑内脑外定位困难时，须与胶质瘤鉴别。胶质瘤是好发于幕上的脑内肿瘤，男性多见。常合并坏死、出血，与周围脑组织分界不清。瘤周有不同程度的水肿，以中、重度水肿为主，水肿多呈"指状"。增强扫描肿瘤呈不规则花环状强化，肿瘤无粗短不规则的"脑膜尾征"，对周围骨质破坏者少见。

四、讨论

脑膜瘤来自硬膜成纤维细胞、软膜和蛛网膜细胞。发病女性多于男性，男女比约为1 : 2。常见部位与蛛网膜纤毛分布相一致：大脑凸面、颅底、镰旁及窦旁。在WHO分级中，脑膜瘤最常见为上皮型、纤维型及过渡型。典型影像学表现：形态为边缘清楚、宽基底附着硬脑膜的颅内脑外占位。CT表现为等或稍高密度，可出现钙化、囊变及坏死，邻近颅骨增生硬化；增强呈明显均匀强化。MRI表现为T_1WI呈等、稍低信号，T_2WI呈稍高信号，DWI多呈高信号，沙砾型呈低信号，可见脑外征象；增强扫描呈明显均匀强化，可见"脑膜尾征"。MRS为Cho峰明显升高，无NAA及Cr峰，出现Ala峰是特征性改变。常见征象为假包膜征，出现率为30% ~ 40%；T_2WI多呈高信号或低信号加高信号；T_1WI增强扫描呈明显均匀强化；假包膜的构成主要包括瘤周脑脊液、微小血管、纤维组织、神经胶质增生、受压、萎缩的脑实质等；瘤内及瘤周血管，富血管肿瘤，可来自脑内或脑外动脉系统。成纤维细胞型脑膜瘤，影像学表现为T_1WI呈等信号，FLAIR呈稍高信号；T_2WI稍高信号，高于脑灰质，可混杂条点、片状更低信号（纤维、钙化）；增强扫描呈均匀强化。

（何文杰）

病例 11　侧脑室内脑膜瘤

一、病历摘要

姓名：×××　　　性别：女　　　年龄：50 岁

主诉：头痛 1 天。

现病史：患者于 1 天前无明显诱因下出现全头间歇痛，每次持续约 1 小时，疼痛程度尚能忍受。伴恶心，无呕吐，自诉左眼视野中有漂浮物，伴左边手指麻木感，无偏瘫，无视物模糊、饮水呛咳，今日凌晨自觉头痛加重，至医院就诊。

二、检查

检查方法：颅脑磁共振平扫 + 增强扫描。

检查结果（图 11-11）：左侧脑室后角内见一团块样肿块，边缘较清晰，大小约 46 mm×58 mm×47 mm，T_1WI 呈混杂稍低信号，T_2WI 呈中低高混杂信号，DWI 呈混杂稍高信号，ADC 呈混杂稍低信号，增强后呈明显不均匀强化，内可见大小不等的不强化囊变区。病灶周围可见少许 T_2WI 高信号水肿，中线结构受压右移。余双侧大脑半球结构对称，皮髓质分界清，小脑和脑干实质内未见异常信号或占位性病变，脑室系统无受压或扩张，脑池、脑沟无狭窄或增宽，颅周软组织未见异常。

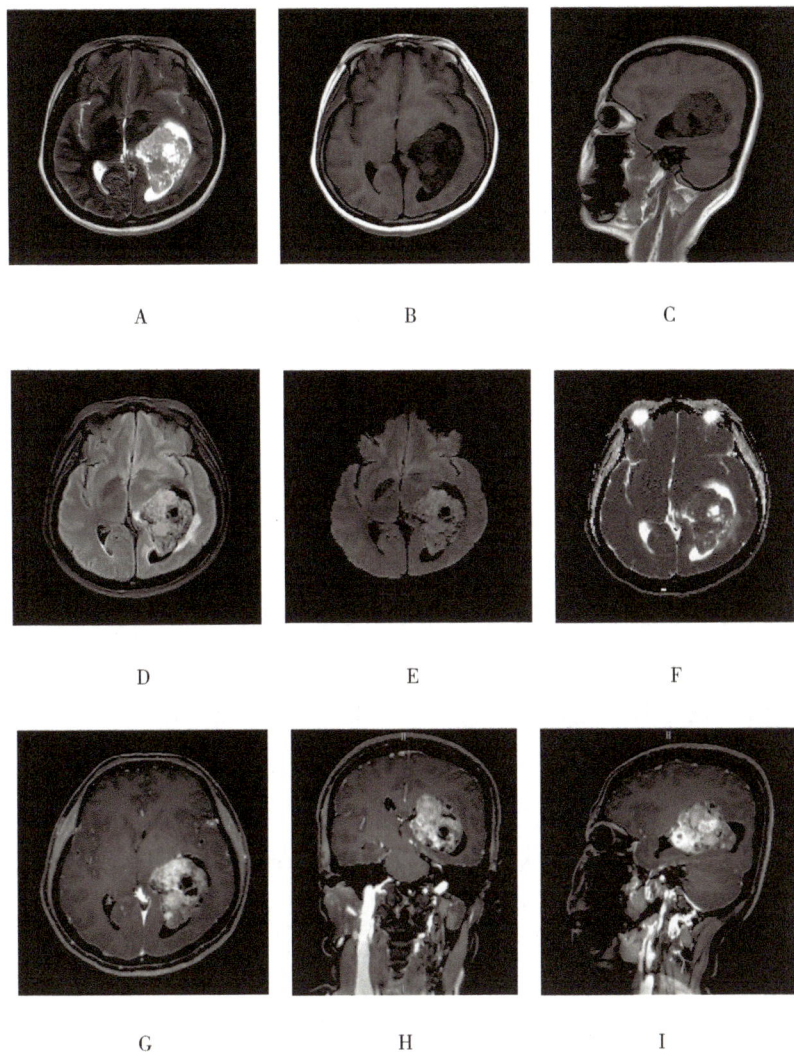

图 11-11　颅脑磁共振检查结果

注　A. T_2WI 横轴位；B. T_1WI 横轴位；C. T_1WI 矢状位；D. FLAIR 横轴位；E. DWI 图；F. ADC 图；
G. 3D T_1WI 增强扫描横轴位重建图像；H. 3D T_1WI 增强扫描冠状位重建图像；I. 3D T_1WI 增强扫描矢状位重建
图像。

三、诊断

1. 术后病理诊断

侧脑室内脑膜瘤。

2. 鉴别诊断

（1）中枢神经细胞瘤：肿瘤好发于侧脑室前 2/3 处近孟氏孔区或透明隔，常表现为附着于透明中隔；CT 表现为囊实性的混杂密度。MRI 表现为平扫 T_1WI 呈不均匀等或稍低信号，T_2WI 呈稍高信号，其内多合并囊变坏死，囊变之间呈"皂泡状"或"丝瓜瓤"样改变；肿瘤血供丰富，增强扫描呈不均匀中度至明显强化。

（2）室管膜瘤：侧脑室者儿童或青少年常见，成人多位于髓内；肿瘤边缘不光滑，与侧脑室室壁之间常有广基底相连或跨壁生长，常侵犯邻近脑实质，脑室内塑形为其特点；易钙化、囊变，故密度 / 信号不均匀；CT 呈等密度或稍高密度；MRI 平扫 T_1WI 呈稍低信号或等信号，T_2WI 呈稍高信号，信号不均；CT 和 MR 增强扫描肿瘤呈显著不均匀强化。

（3）脉络丛乳头状瘤：起源于脑室的脉络丛上皮细胞；好发部位：儿童最常见的是侧脑室三角区，成人最常见第四脑室；脉络丛乳头状瘤因刺激脉络丛分泌过多脑脊液引起脑积水。CT 上呈等或稍高密度。MRI 上 T_1WI 多呈等或稍低信号，T_2WI 多呈高信号。增强明显强化，边缘凹凸不平，呈颗粒状、乳头状，呈"桑葚状"改变。

（4）室管膜下瘤：多数位于延髓下部并突入第四脑室底，其次为侧脑室前角近孟氏孔区；多数位于延髓下部并突入第四脑室底，其次为侧脑室前角近孟氏孔区；CT 呈不均匀低或等密度；MRI 表现为 T_1WI 呈低或等信号，T_2WI 呈略高信号，信号可不均匀；肿瘤呈圆形或椭圆形，边缘光整或呈分叶状；占位效应轻；一般不侵及室管膜下脑实质；增强扫描无强化或仅轻度强化。

（5）转移瘤：通过脑脊液播散或血行播散，脉络丛血运丰富，故转移瘤也易发生于此；有原发肿瘤病史；常呈多发，小结节，大水肿。

四、讨论

脑室内脑膜瘤与颅内其他部分脑膜瘤类似，女性多见；可能起源于脉络丛间质细胞或脉络丛组织。CT、MRI：等或稍高于脑组织密度，钙化、囊变常见；T_1WI 呈等或稍低信号，T_2WI 等信号；增强扫描为明显强化，边缘光整，边界清楚，不向脑组织内侵袭。文献报道，侧脑室三角区脑膜瘤增强扫描与脉络丛关系密切，这是重要特征之一，类似"脑膜尾征"，或可称为"脉络丛尾征"。典型的脑室内脑膜瘤密度及信号多为均匀，而本例病灶信号多不均匀，为非典型脑膜瘤，并且存在多发囊变，对诊断造成一定干扰。本例病灶展示给各位读者是提示，病灶内出现多发小囊变不能作为排除脑室内脑膜瘤的依据。

（何文杰）

病例 12　脑结核

一、病历摘要

姓名：×××　　　性别：男　　　年龄：26 岁

主诉：发热 12 天，头晕、头痛伴恶心呕吐 4 天。

现病史：（传）急性血行播散型肺结核，结核性脑膜炎，肺部感染，心包积液，胸腔积液。

二、检查

检查方法：3.0T 颅脑磁共振增强扫描。

检查结果：见图 11-12。

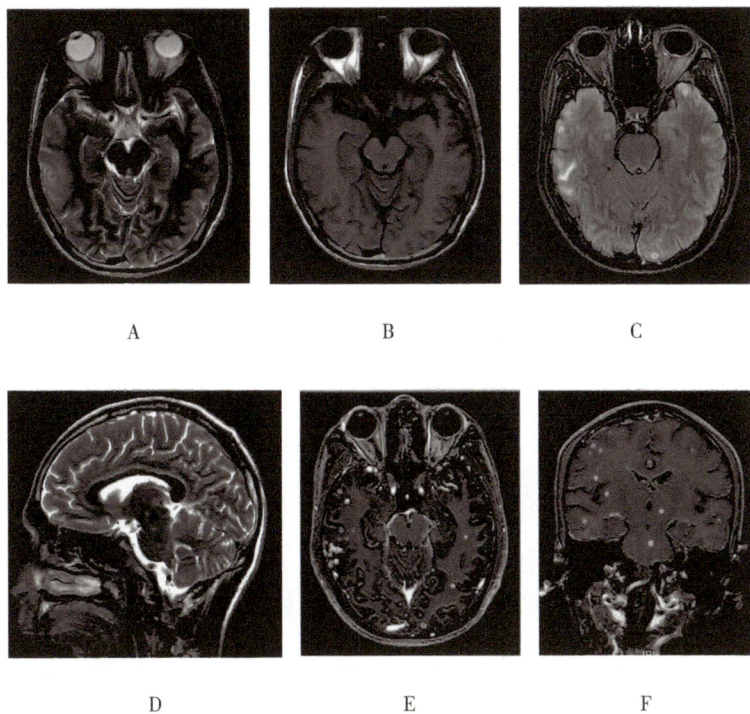

A　　　　　　　　　B　　　　　　　　　C

D　　　　　　　　　E　　　　　　　　　F

图 11-12　颅脑磁共振增强扫描结果

注　A. T$_2$WI 横轴位；B. T$_1$WI 横轴位；C. FLAIR 横轴位；D. T$_2$WI 矢状位；E. T$_1$WI 抑脂横轴位；F. T$_1$WI 抑脂冠状位。

三、诊断

1. 影像学诊断

颅内多发异常强化灶，考虑感染性病变（脑结核可能性大）。

2. 鉴别诊断

结核性脑膜炎须与化脓性脑膜炎、细菌性脑脓肿、转移瘤、脑猪囊尾蚴病相鉴别。

（1）化脓性脑膜炎：高热，起病急，进展较快，任何年龄，颅内高压进展快，以中性粒细胞增多为主，糖与氯化物同时降低 DWI 呈等高信号。软脑膜多发线状、脑回样、条带状异常强化，可累及纵裂和外侧裂。

（2）细菌性脑脓肿：多见，发热等急性感染症状和颅内压升高，进展快。好发于额顶叶灰白质交界区。脓肿壁 T_1WI 及 T_2WI 等信号，增强扫描环形强化。DWI 脓液高信号。

（3）脑转移瘤：中老年人，有原发肿瘤病史。小病灶大水肿。T_2WI 呈等、高混杂信号，结节状或环形强化 DWI 转移瘤高信号，坏死时囊壁高信号。

（4）脑猪囊尾蚴病：误食猪绦虫卵，癫痫发作，高颅压表现；血清及脑脊液囊虫补体结合试验（+），囊虫存活期，囊性病灶，内见偏心性等 T_1、短 T_2 信号头节，增强后囊壁和头节强化，周围无水肿变性死亡期：头节消失，周围大片水肿，增强后囊壁强化。吸收钙化期：水肿消失，病灶呈低信号，无强化。

（黄茗勇）

病例 13　髓母细胞瘤

一、病历摘要

姓名：×××　　性别：女　　年龄：13 岁

主诉：髓母细胞瘤化疗后白细胞减少复诊用药。

现病史：髓母细胞瘤化疗后，查血常规：白细胞（WBC）1.95×10^9/L，中性粒细胞（N）0.83×10^9/L，故来诊。大小便正常。

二、检查

检查方法：3.0T 颅脑磁共振增强扫描。

检查结果：见图 11-13。

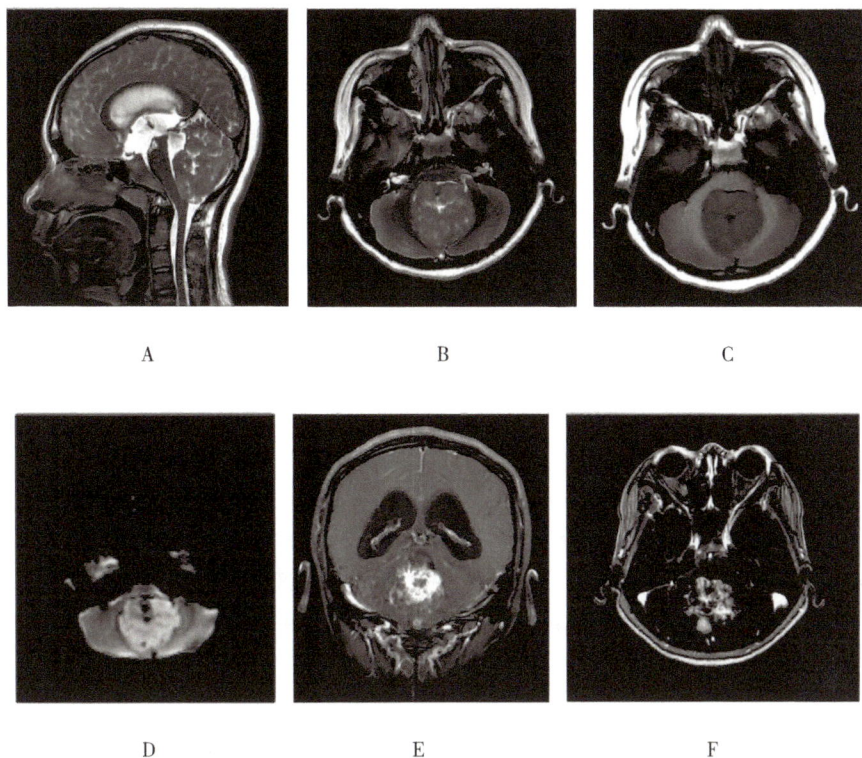

图 11-13 颅脑磁共振增强扫描结果

注 A. T$_2$WI 矢状位；B. T$_2$WI 横轴位；C. T$_1$WI 横轴位；D. DWI 横轴位；E. T$_1$WI 抑脂冠状位；F. T$_1$WI 抑脂横轴位。

三、诊断

1. 影像学诊断

小脑蚓部占位，考虑髓母细胞瘤可能性大，伴脑室积水扩张。

2. 鉴别诊断

髓母细胞瘤好发于小脑，需要与其他好发于小脑的肿瘤进行鉴别，常见的有毛细胞星形细胞瘤、室管膜瘤等。毛细胞星形细胞瘤大多为囊性，并且伴有囊肿内的瘤结节，在做增强检查时会有囊壁的强化和瘤结节的强化，同时还有中央部位的坏死区；髓母细胞瘤一般很少有囊变，即使出现囊变，一般也是出现多发小囊样的改变。髓母细胞瘤还须与室管膜瘤鉴别，室管膜瘤大多是位于脑室内，可以将第四脑室完全填塞，并且可以沿着第四脑室的出口伸展，也可以向侧孔伸展，而髓母细胞瘤很少向孔外延伸。

（黄茗勇）

病例 14　大脑中动脉闭塞

一、病历摘要

姓名：×××　　　性别：男　　　年龄：72 岁

主诉：发现左侧大脑中动脉闭塞 6 年余。

现病史：6 年前检查发现左侧大脑中动脉闭塞，无卒中发作，有时感觉头晕。服用阿司匹林和阿托伐他汀钙片。睡眠不好。

二、检查

体格检查：神清语利，无面舌瘫。四肢肌力正常。痛觉对称。共济正常。血压 146/80 mmHg，心率 70 次 / 分，律齐，心音正常，各瓣膜区未闻及病理性杂音。双肺呼吸音清晰，未闻及干、湿啰音。

辅助检查：脑部 MRA 检查、超声检查。

检查结果（图 11-14）：双侧放射冠、脑皮质下可见少许点、斑片状异常信号灶，T_1WI 呈等或稍低信号，T_2WI 呈高信号；双侧—侧脑室周脑白质 T_2WI 信号增高，余脑内未见异常信号或占位病灶；脑中线结构居中；脑室系统略扩张；脑回体积稍缩小，脑池、脑裂和脑沟稍增宽；颅周软组织内未见异常信号。

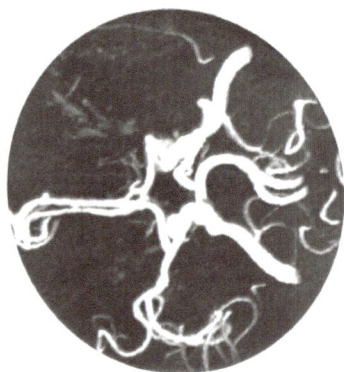

图 11-14　脑部 MRA 检查结果

MRA 显示左侧大脑中动脉 M_1 段以远端管腔重度狭窄，部分显示不清，双侧大脑前、中、后动脉及基底动脉环走行僵硬，管壁欠光整，管腔不规则变细；未见明确血管畸形。

诊断意见：双侧放射冠、脑皮质下少许腔隙性脑梗死可能。轻度脑白质变性，轻度脑萎缩。左侧大脑中动脉 M_1 段以远端狭窄明显，部分闭塞可能，请结合临床病史及其他相关检查。脑动脉硬化。

超声描述：左侧大脑中动脉 M_1 段彩色血流未显示，左侧大脑中动脉远段血流呈多支多向改变，血流呈低速低搏动改变（图 11-15）。

超声提示：左侧大脑中 M_1 段慢性闭塞改变。

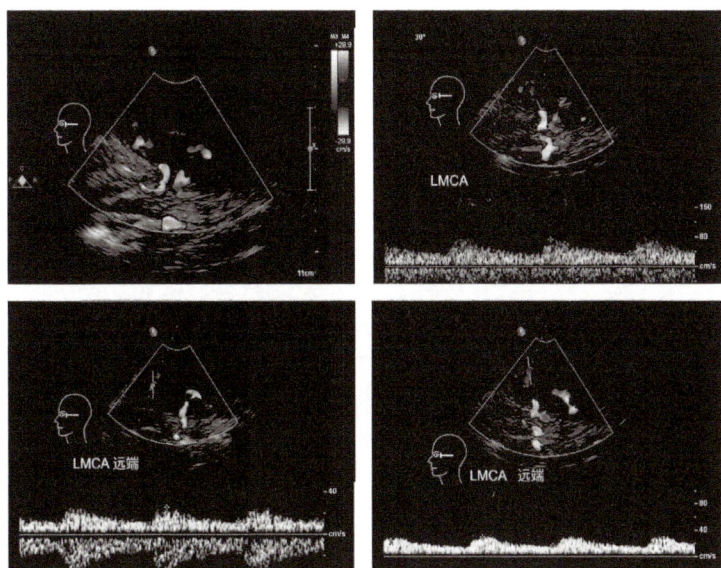

图 11-15　脑部超声检查结果

三、诊断

1. 初步诊断

左侧大脑中动脉慢性闭塞改变。

2. 鉴别诊断

（1）大脑中动脉急性闭塞：大脑中动脉急性闭塞时，闭塞远端因为侧支血供未形成，闭塞远端走行区域无血流信号。

（2）大脑中动脉重度狭窄：大脑中动脉重度狭窄时，狭窄处血流束明显变细，但可以显示血流信号，狭窄远端血流也呈低速低搏动改变。

（3）烟雾病：烟雾病时血管病变以颈内动脉终末段为主，呈重窄或闭塞改变，大脑中动脉走行区也可出现多支多向改变，血流速度呈低速低搏动改变。

3. 最终诊断

左侧大脑中动脉慢性闭塞。

四、讨论

大脑中动脉慢性闭塞超声诊断直接征象：大脑中动脉 M_1 段彩色血流束连续性中断。

超声诊断间接征象：大脑中动脉远端血流多支多向，低速低搏动改变。大脑前动脉可见细小的新生血管供应大脑中动脉远端。

大脑中动脉慢性闭塞与大脑中动脉急性闭塞的区别：大脑中动脉主干范围及供血的深部区域可有新生血管生成，新生血管可来自颈内动脉终末段和（或）后交通动脉，并沿大脑中动脉主干走行或向纵深走行供应基底核区。

急性大脑中动脉闭塞：大脑中动脉远端走行区域无血流信号。

（赵莹莹）

病例 15　静脉窦血栓

一、病历摘要

姓名：×××　　　性别：男　　　年龄：21 岁

主诉：头痛 22 天。

现病史：患者 22 天前无明显诱因感到头痛，呈胀痛、刺痛感、阵发性发作，位置不固定，每次持续数分钟可缓解，每天发作数次，以及鼻窦炎感冒治疗后无好转。

二、检查

检查方法：颅脑磁共振平扫（1.5T），磁共振脑血管（增强血管成像）。

检查结果：见图 11-16。

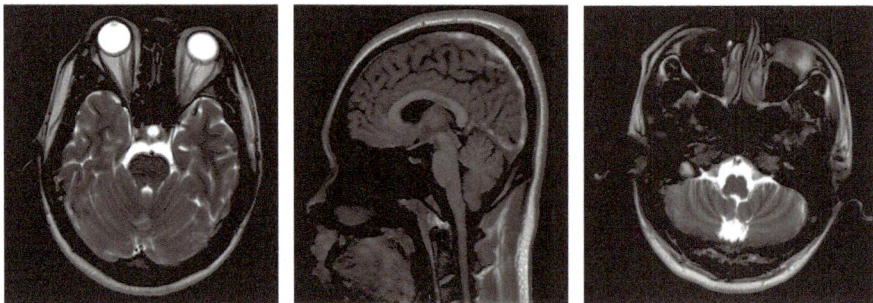

A　　　　　　　　　B　　　　　　　　　C

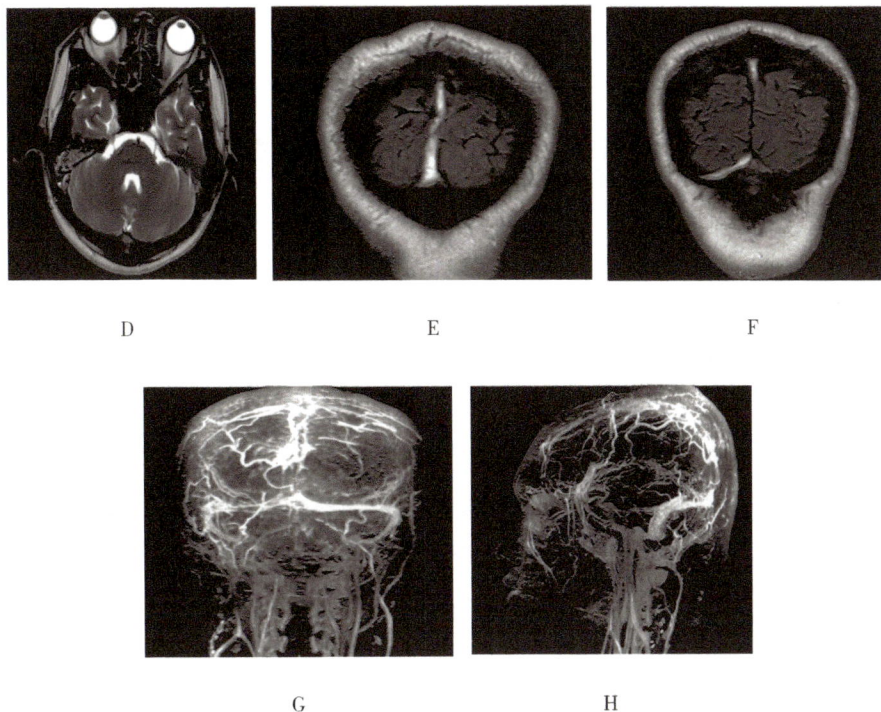

图 11-16 颅脑磁共振检查结果

注　A. T$_2$WI 横轴位；B. T$_1$WI 矢状位；C. T$_2$WI 横轴位 1；D. T$_2$WI 横轴位 2；E、F. T$_2$ FlAIR 冠状位；G、H. MRV。

三、诊断

1. 临床诊断

静脉窦血栓。

2. 诊断依据

（1）青壮年，头痛 22 天。

（2）颅脑磁共振平扫示上矢状窦、直窦、右侧乙状窦及横窦、右侧颈内静脉信号增高，直窦内见条索征（图 11-16A ~ F）。

（3）磁共振脑血管（增强血管成像）示上矢状窦、直窦、右侧乙状窦及横窦、右侧颈内静脉内见弥漫低信号，可见充盈缺损（图 11-16G、H）。

3. 鉴别诊断

（1）静脉窦发育不全：几乎一半的患者横窦是不对称的，右侧横窦通常比左侧大，20% 的患者的任意一侧可能部分或完全缺失。

（2）蛛网膜颗粒：多位于上矢状窦、横窦，类圆形或椭圆形，脑脊液信号，当蛛网膜颗粒体积较大且处于优势横窦内时，可能阻碍血流并引起静脉高压。

（3）追踪性资料：全脑血管造影显示上矢状窦、窦汇、双侧横窦、右侧乙状窦、右侧颈内静脉急性血栓形成可能。

四、诊疗经过

患者入院后抗凝、改善循环、降颅压等治疗后病情好转出院，后续 MRV 复查显示较前好转。

五、讨论

颅内静脉窦血栓形成（cerebral venous sinus thrombosis，CVST）是一种由多种原因引起的脑静脉回流障碍的特殊类型脑血管疾病，属于脑静脉系统的缺血性病变，包括皮质浅静脉、大脑深静脉及硬脑膜窦血栓形成，发病率为（0.3 ~ 0.4）/10 万，约占卒中的 0.5%。以矢状窦最为多发，其次为侧窦，临床表现多样，但无特异性。主要发生于儿童和青壮年。

CVST 由于脑静脉回流受阻，导致颅内压增高，表现为头痛、呕吐、视神经盘水肿，伴或不伴有意识障碍、神经功能障碍等。不同程度的头痛往往是首发症状，超过 70% 的患者有头痛，可在几天内持续加重。约 40% 的患者发生癫痫，局灶性的神经功能障碍，可有听力下降、动眼神经、三叉神经受损表现，还可存在偏身感觉障碍，脑膜刺激征、病理征阳性等。CVST 诊断依据主要依靠影像学诊断，磁共振或 CT 静脉造影（MRV 或 CTV）可证实腔内充盈缺损和静脉通道内血流受损。

CT 直接征象：束带征，高密度三角征，以及 Delta 征（或空三角征）。束带征是皮质静脉匍行的高密度血栓影像。此征像阳性提示为新鲜皮质静脉血栓，但是此征象很少见到。高密度三角征提示为上矢状窦后部的新鲜血栓形成，发生率不足 2%，表现为三角形的高密度，这与正常情况下稍高密度的上矢状窦和窦汇难以区别；Delta 征（或空三角征）见于增强扫描时，表现为三角形的硬脑静脉窦断面上，硬脑窦壁强化呈高密度与腔内低密度血栓形成对比。冠状面 Delta 征是 CT 诊断脑静脉窦血栓最佳和最常见的直接征像。

CT 间接征象：大脑镰和小脑幕异常强化、脑穿通髓静脉扩张、脑室变小、不强化的脑白质低密度、静脉性脑梗死。

MRI 直接征象：显示静脉窦血栓形成的相关信号异常，根据血栓形成时间不同，血栓信号明显存在差异。

（1）急性期（1 ~ 3 天）：MRI 能直接显示静脉窦内血流停止，留空效应消失，血栓MRI 表现为 T_1 等信号，T_2 低信号。

（2）亚急性期（4 ~ 15 天）：红细胞溶解，氧合血红蛋白转变为正铁血红蛋白，血栓 T_1 及 T_2 均为高信号。

（3）慢性期（16 天至 3 个月）：血栓 T_1、T_2 信号减低，静脉窦可出现不同程度再通，窦内可重新出现留空效应。

MRI间接征象：伴有占位效应和皮质脑沟消失的脑肿胀，T_1WI呈等信号或低信号，T_2WI呈高信号；双侧旁中央皮质、皮质下出血性病变；冠状位上紧靠皮质的圆形或三角形病变；轴位或矢状位上长轴在前后方向的卵圆形病灶。

MRI因多参数、多方位成像以及对软组织高分辨率的优点使其成为诊断CVST的方法，静脉窦留空信号消失或信号强度的改变均提示静脉窦血栓形成。MRV则能够在不使用对比剂的情况下，显示受累静脉窦高血流信号的缺失、狭窄、边缘模糊或充盈缺损，并能够显示侧支循环的情况。

（杨欣欣）

病例 16　溺水性肺水肿

一、病历摘要

姓名：×××　　　　性别：女　　　年龄：30 岁

主诉：溺水半小时。

现病史：患者半小时前不慎溺水，1分钟后被人救起，120急送入院。呼吸16次/分，SpO_2 80%，神清，呛咳，唇发绀，口吐白沫，双肺呼吸音粗，可闻及湿啰音。

二、检查

检查方法：胸部CT平扫。

检查结果：见图11-17。

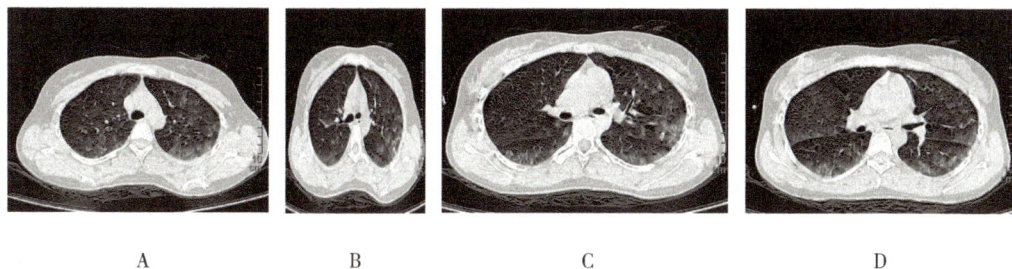

A　　　　　　　B　　　　　　　C　　　　　　　D

图 11-17

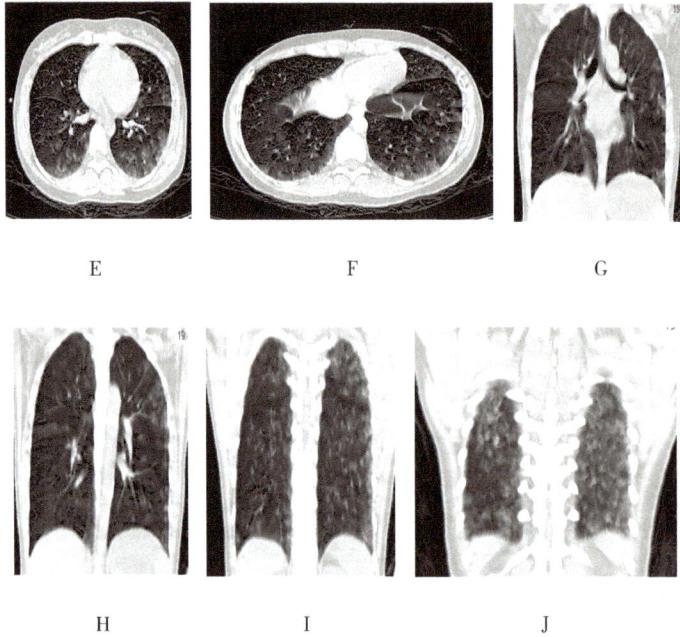

图 11-17　胸部 CT 检查结果

注　A ~ F. CT 平扫横轴位；G ~ J. CT 平扫冠状位。

三、诊断

1. 临床诊断

溺水性肺水肿。

2. 诊断依据

（1）溺水病史。

（2）CT 显示两肺广泛分布磨玻璃样、云絮状、斑片状及结节状的密度影，病灶大小不等，部分病灶融合，表现为一侧轻一侧重（图 11-17J）。

3. 鉴别诊断

（1）心源性肺水肿：大多心脏增大，上肺血管影增粗而下肺血管影变细，可见间隔线；双肺以肺间质肺水肿和胸腔积液为主要征象，肺内斑片状实变阴影位于肺基底部或中央性分布。有时与溺水性肺水肿影像上难以区分，结合明确的溺水史，可以鉴别。

（2）肾性肺水肿：肺泡性肺水肿及间质性肺水肿同时存在，以肺泡性肺水肿为主，胸腔积液。肾性肺水肿最终以心力衰竭的病理生理变化表现出来，通过病史、临床表现及肾功能检查等，可作出鉴别诊断。

（3）吸入性肺炎：典型者呈腺泡样形态，边缘模糊，或呈分散的小片状实变影，或融合成大片状。实变影周围可伴阻塞性肺气肿或肺不张。病变可分布于双肺各个位置，单侧或双侧均可，以右肺多见，最常见于右肺上叶后段及下叶背段。

（4）弥漫性肺泡出血：肺内可出现片状实变、片状磨玻璃、磨玻璃结节、马赛克征、铺路石征、实性结节、网格征、蜂窝征、条索征，反映了肺泡和间质出血所致的不同范围及不同程度的肺泡间隔增厚、气腔充盈。其临床及 CT 表现均缺乏特异性且表现复杂，影像学上常需结合临床进行鉴别。

四、讨论

溺水是意外死亡原因之一。溺水后水进入呼吸道及肺泡导致肺损伤，易发生呼吸衰竭，严重时可导致死亡。溺水肺水肿的主要病理改变包括肺出血、肺水肿和吸入性继发性改变。肺出血和肺水肿形成的主要原因是持续性缺氧引起肺泡上皮脱落和肺泡毛细血管通透性增加促使液体渗漏，其次为呼吸道梗阻和吸入造成的肺灌注。

胸部 CT 是重要的检查手段，了解溺水后的影像学变化有助于患者的治疗。溺水后肺损伤的影像学表现取决于溺水后窒息缺氧的时间以及吸入液体的量和性质；CT 表现与体征可不同步：早期见双肺斑片磨玻璃影，分布与患者体位相关；在损伤发生 24 小时内，溺水患者可出现症状重而 CT 表现较轻的情况，可有肺泡塌陷、肺泡或肺间质毛细血管扩张甚至破裂出血，CT 以弥漫磨玻璃影甚至肺实变为主要表现，也可见小叶间隔增厚，支气管充气征等肺水肿征象；经适当治疗后患者肺水肿吸收，影像学检查肺内病灶又可完全消退。结合溺水病史，不难与心源性、肾源性肺水肿鉴别。

（杨欣欣）

病例 17　早产儿呼吸窘迫综合征合并肺出血

一、病历摘要

姓名：×××　　　性别：男　　　年龄：出生后第 1 天

主诉：胎龄 31^{+2} 周，出生后吐沫、呻吟 30 分钟。

现病史：患儿系孕 3 产 3，胎龄 31^{+2} 周，试管婴儿，2020-10-18 04：46 因"双绒毛膜三羊膜囊三胎"于我院产科经阴道分娩出生，出生前已使用地塞米松促胎肺成熟，有胎膜早破 2 小时，无胎盘早剥，出生体重 1 590 g，脐带绕颈 1 周，羊水、胎盘均无异常，新生儿阿普加（Apgar）评分 1 分钟、5 分钟、10 分钟均评 10 分。孕母妊娠期糖尿病，新生儿出生后逐渐出现呻吟、吐沫，有轻微吸气性凹陷，无气促、发绀，经我科医师会诊后，拟"口吐泡沫、呻吟查因：呼吸窘迫综合征（RDS）？早产儿；低出生体重儿（1 590 g）"收入院，予面罩吸氧下入新生儿科。患儿生后哭声尚响亮，无嗜睡、激惹、尖叫及抽搐，无呕吐及腹胀，大小便未排。入院后患儿出现频繁呼吸暂停及血氧下降，予告病危，监测生命指征，监测血糖、血压，无创呼吸机辅助通气 BIPAP 模式（2020-10-18 ～ 2020-10-20、2020-10-22 ～ 2020-10-25）及猪肺磷脂气管内滴入（240 mg，2020-10-18），枸橼酸咖啡因兴奋呼吸中枢（2020-10-19 至今），美罗培南（2020-10-18 ～ 2020-10-20）、哌拉西林他唑巴坦（2020-10-25 ～ 2020-10-28）抗感染，后呼吸暂停及血氧下降逐渐缓解，但撤机后频繁出现呼吸暂停，低流量吸氧下（2020-10-27、2020-10-29 ～ 2020-10-31）有缓解，2020-11-01 夜间出现肺出血，予气管插管、球囊加压给氧、1/10 000 肾上腺素气管内滴入（0.2 mL，2020-11-01）、白眉蛇毒静脉推注（1/3 支，2020-11-01），猪肺磷脂气管内滴入（360 mg，2020-11-01）、美罗培南（2020-11-01 ～ 2020-11-03）、哌拉西林他唑巴坦（2020-11-03 ～ 2020-11-08）抗感染、生理盐水扩容、高频呼吸机辅助通气（2020-11-01 ～ 2020-11-02）、无创呼吸机辅助通气 CPAP 模式（2020-11-02 ～ 2020-11-03）后出血逐渐吸收，现患儿生命体征趋于平稳，呼吸、血氧维持尚可。

既往史：该孕妇平素月经规则，此次为 IVF-ET 术后，患者于 2020-04-01 在当地某医院移植囊胚 2 枚，推测末次月经 2020-03-13，预产期 2020-12-18，停经早期予黄体酮等药物保胎治疗（具体不详），无毒物、射线接触史，妊娠早期有恶心、呕吐等早孕反应，症状轻微，妊娠 4 个多月自觉胎动至今。妊娠期于外院不定期产检：地贫基因检查示：a-3.7/a，妊娠早期及妊娠中期唐氏筛查未做，未行胎儿无创基因检测；自诉 NT 检查正常（未见检查结果）。妊娠中期胎儿畸形筛查（我院）示：双绒毛膜三羊膜囊三胎（B 胎 C 胎为单绒毛膜双羊膜囊双胎），估计 A 胎儿相当于妊娠 25^{+4} 周大小，B 胎儿相当于妊娠 24^{+3} 周大小，C 胎儿相当于妊娠 24^{+3} 周大小，A、B 两胎儿体重相差 13%，A、C 两胎儿体重相差11%。B 胎儿心脏三尖瓣收缩期少量反流。A 头位，羊水量正常范围，胎儿—胎盘循环功能正常。B、C 臀位，羊水量正常范围，胎儿—胎盘循环功能正常。胎儿—胎盘循环功能正常。OGTT（我院，2020-09-07）：5.09-8.41-8.77 mmol/L。患者 2 个月前出现双下肢水肿，呈进行性加重，1 个月前活动后感喘息，夜间无法平卧，偶感头晕，无呼吸困难，无胸闷、气促，无咳嗽、咳痰等，无眼花及视物模糊。入院后因血糖控制不佳，予胰岛素控制血糖，否认妊娠期其他患病及用药史。

家族史：母亲 39 岁，湖南人，血型 B 型 Rh 阳性，父亲 41 岁，湖南人，血型不详。父母均否认乙肝、结核等传染病病史，均否认家族性遗传病史。

二、检查

1. 体格检查

体温 36.2 ℃，脉搏 142 次 / 分，呼吸 55 次 / 分，体重 1 590 g，SpO_2 95%（未吸氧情况下）。

2. 专科检查

早产儿貌，神清，反应可，哭声尚响亮。唇红润，入科后呻吟明显减轻，少许吐沫，颊黏膜正常，上腭正常。呼吸尚平顺，吸气性凹陷减轻，双肺呼吸音稍粗，未闻及啰音。

3. 神经生理性反射

新生儿吸吮、觅食、握持反射、拥抱反射、竖头及支持反应引出不完全。

4. 实验室检查

2020-10-18 急诊感染二项：降钙素原 0.260 ng/mL，超敏 C 反应蛋白 < 0.20 mg/L。

2020-10-18 血气分析：酸碱度 7.326，二氧化碳分压 34.3 mmHg，氧分压 108.0 mmHg。

2020-10-18 急诊淀粉样蛋白 A（SAA）+ 急诊血常规（五分类）：血小板计数 272.0 × 10⁹/L，白细胞计数 7.13 × 10⁹/L，血清淀粉样蛋白 A 6.64 mg/L，血红蛋白 187.0 g/L。

2020-10-18 X 线检查（PS 后胸片）（图 11-18）：胸廓对称，双肺野纹理稍模糊，右下肺野似见斑片状密度增高影；余肺野内未见明显实质性病变，两肺门影不大。心影大小形态未见异常。两膈面光滑，肋膈角锐利。诊断意见：双肺纹理稍模糊，右下肺野炎症？请结合临床。

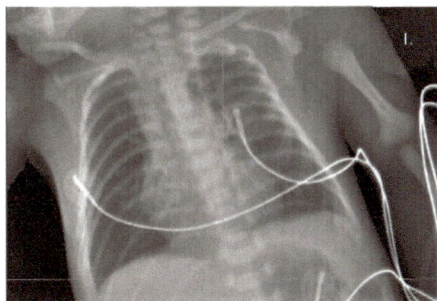

图 11-18　2020-10-18 X 线检查结果

2020-10-18 超声检查（PS 后超声检查）（图 11-19）：双下肺背部（L6、R6 区）A 线消失，R6 区探及异常雪花样实变回声，L6 区探及磨玻璃样实变回声。提示：双肺呼吸窘迫综合征（RDS）改变，右侧中度，左侧轻度。

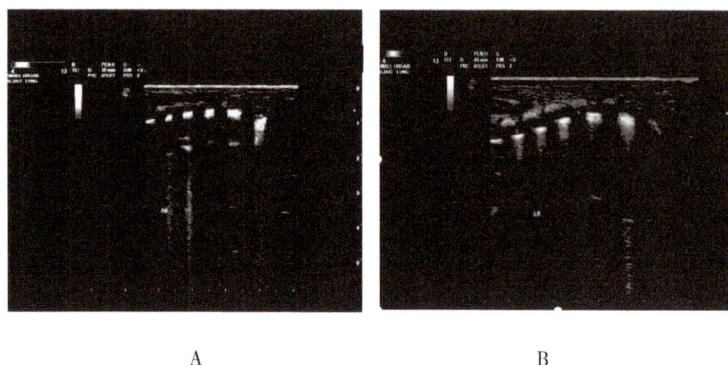

A B

图 11-19　2020-10-18 超声检查结果

注　A. R6 区中度 RDS；B. L6 区轻度 RDS。

2020-11-01 急诊粪便常规：高倍镜下未见白细胞。

2020-11-01 急诊淀粉样蛋白 A（SAA）+ 急诊血常规（五分类）：血小板计数 408.0 × 10⁹/L，白细胞计数 18.24 × 10⁹/L，血清淀粉样蛋白 A 4.51 mg/L，血红蛋白 95.0 g/L。

2020-11-01 急诊凝血四项 + 急诊 D- 二聚体：D- 二聚体 1.09 mg/L，活化部分凝血活酶时间 22.50 秒，血浆纤维蛋白原测定 1.69 g/L。

2020-11-01 血气分析、乳酸、体温 / 吸氧：乳酸 1.3 mmol/L，酸碱度 7.303，二氧化碳分压 14.4 mmHg，氧分压 155.0 mmHg。

2020-11-01 隐血试验：隐血试验阴性。

2020-11-01 夜间吐出泡沫样血性液，吸气性凹陷征明显，气管插管可见血性样物后 X 线检查（图 11-20）：胸廓对称，双肺野纹理增多、增粗，双肺见散在斑片状稍高密度灶，两肺门影不大。心影大小形态未见异常。两膈面光滑，肋膈角锐利。深静脉置管，末端约位于右侧第 7、第 8 后肋间。气管插管，末端位于 T_4 椎体水平，胃肠管留置。腹部可见散在肠气及内容物分布，肠管内见较多积气。双侧腹脂线清晰。诊断意见：双肺散在渗出灶，请结合临床。腹部肠管较多积气。

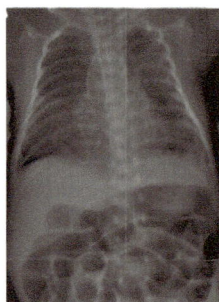

图 11-20　2020-11-01 X 线检查结果

2020-11-01 夜间吐出泡沫样血性液,吸气性凹陷征明显,气管插管见血性样物后进行超声检查(图 11-21):双下肺前部(L2、R2 区)A 线消失,探及异常实变回声伴支气管充气征,均累及约 3 个肋间隙,边界不清,形态不规则,呈碎片征改变,L6 区探及磨玻璃样实变回声。提示:双肺肺出血改变,合并重度 RDS 改变。

2020-11-03 肺出血 PS、呼吸机辅助通气治疗 2 天后进行超声检查(图 11-22):双下肺前部(L2、R2 区)原异常实变回声消失,见散在 B 线回声,L6 区探及磨玻璃样实变回声。提示:双肺(L2、R2 区)轻度湿变,L6 区轻度 RDS 改变。

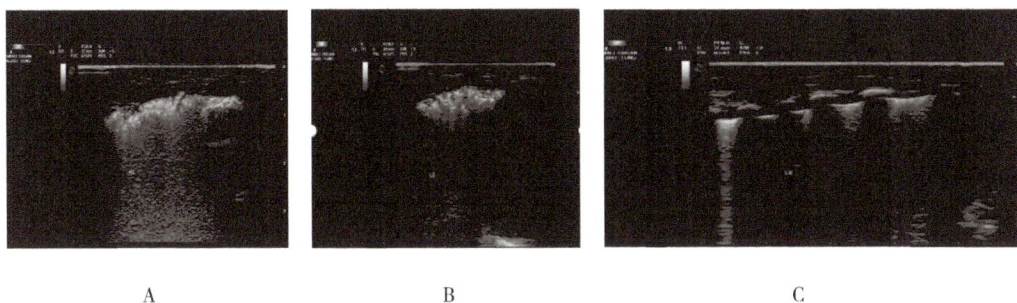

A   B   C

图 11-21 2020-11-01 超声检查结果

注 A. R2 区肺出血,累及 3 个肋间;B. L2 区肺出血,累及 3 个肋间;C. L6 区轻度 RDS,L6 区轻度 RDS 合并 L2 区及 R2 肺出血 = 重度 RDS。

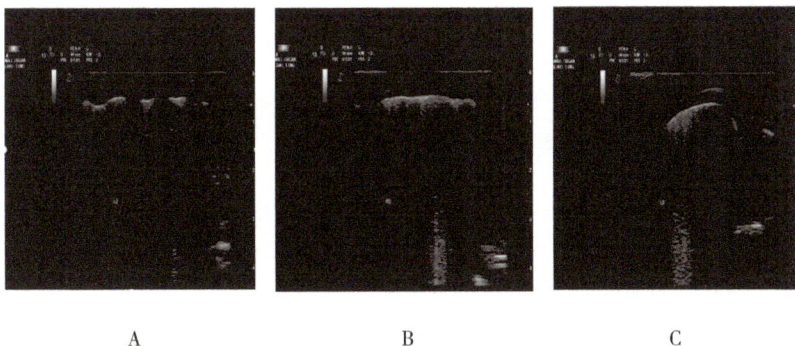

A   B   C

图 11-22 2020-11-03 超声检查结果

注 A、B. L2、R2 区实变消失,散在 B 线;C. L6 区轻度 RDS。

三、诊断

1. 初步诊断

呻吟、吐沫查因(新生儿呼吸窘迫综合征？新生儿宫内感染性肺炎？),早产儿(30⁺⁶周),低出生体重儿(1 590 g),试管婴儿,三胎之大,糖尿病母亲婴儿,高危儿(胎膜早破）。

2．鉴别诊断

（1）新生儿呼吸窘迫综合征：胎龄 31^{+2} 周早产儿，出生体重 1 590 kg，出生前已使用地塞米松促胎肺成熟，出生后逐渐出现呻吟、口吐泡沫，有轻微吸气性凹陷，诊断可能性大，完善胸片检查协助诊断。

（2）新生儿肺炎：患儿系早产儿，有胎膜早破 2 小时，经阴道分娩出生，出生后有呻吟、口吐泡沫，有轻微吸气性凹陷，需警惕，予完善感染指标及胸片等协诊。

（3）新生儿湿肺：患儿经阴道分娩出生，出生后有呻吟、口吐泡沫，有轻微吸气性凹陷，入院后症状及体征逐渐减轻，但患儿为早产儿，不作首先考虑。

3．最终诊断

新生儿呼吸窘迫综合征，早产儿（ 31^{+2} 周），低出生体重儿（1 590 g），三胎之大，试管婴儿，糖尿病母亲婴儿，高危儿（胎膜早破），动脉导管未闭，上消化道出血，呼吸暂停，喂养不耐受，新生儿宫内感染性肺炎，新生儿贫血（中度），肺出血，新生儿高胆红素血症，胎粪排空延迟。

四、讨论

新生儿肺出血是指肺的大量出血，至少影响 2 个肺叶，常发生在一些疾病的晚期。肺出血的病因和发病机制比较复杂，早期诊断和治疗比较困难，肺出血的病死率仍较高，是新生儿主要的死亡原因之一。

1．新生儿肺出血的病因

缺氧、感染、寒冷损伤、早产、心力衰竭、高黏滞综合征、凝血功能障碍、弥散性血管内凝血、机械通气压力过高、输液过快过量等。

2．新生儿肺出血的病理类型

点状肺出血，局灶性肺出血，弥漫性肺出血。

3．新生儿肺出血的临床表现

（1）全身症状：反应差，面色苍白，发绀，四肢冷，呈休克状态。

（2）呼吸障碍：呼吸困难突然加重，血氧难以维持正常水平。

（3）肺部体征：闻及粗湿啰音或湿啰音比原来增多。

（4）出血表现：约半数病例从口、鼻腔或气管插管流出血性液体，皮肤、注射部位出血表现。

4．新生儿肺出血的 X 线表现

（1）两肺透亮度突发性降低，出现广泛性、斑片状、均匀无结构密度增高影，这是肺出血演变过程中极为重要的 X 线征象。

（2）肺血管淤血影：两肺门血管影增多，呈较粗网状影。

（3）心影轻、中度增大，以左心室增大为主，严重者心胸比例＞0.6。

（4）大量肺出血的两肺透亮度严重降低，呈"白肺"。

5. 新生儿肺出血的超声表现

（1）碎片征：是新生儿肺出血最常见超声征象。

（2）肺实变伴支气管充气征。

（3）胸腔积液：见于80%以上的新生儿肺出血患儿。

（4）超声引导下胸腔穿刺可证实积液为血性，出血重者积液内可见纤维条索状物（纤维蛋白变性物）漂浮于其中。

（5）可有原发肺疾病的超声表现。

（6）其他：胸膜线异常、A线消失和肺间质综合征改变（AIS）等。

6. 新生儿肺出血的治疗

机械通气（提供气道内压力），止血药物（或气管内止血药物）应用，处理PDA，处理肺血管畸形。

7. 晚期早产儿与足月儿发生RDS的常见原因

（1）原发性呼吸窘迫综合征：常见于胎龄≤38周选择性剖宫产婴儿、男性婴儿及糖尿病婴儿等。

（2）急性呼吸窘迫综合征（ARDS）即继发性RDS与各种原因导致的继发性PS缺乏有关：胎膜早破、胎儿宫内感染、严重窒息、MAS、肺出血及低出生体重儿等。常于原发病后1~3天出现呼吸急促、发绀、呼吸循环衰竭，胸片以肺气肿、浸润性改变为主，严重者融合程大片状，肺泡萎陷不明显。

（3）遗传性肺泡表面活性物质缺乏相关性呼吸窘迫综合征常见于肺表面活性蛋白的四种成分（SP-A、SP-B、SP-C、SP-D）的遗传缺陷。

8. RDS的临床表现

（1）进行性加重的呼吸窘迫（2~6小时）：鼻扇和三凹征，呼吸快（呼吸频率＞60次/分），呼气性呻吟，发绀。

（2）胸廓扁平，肺部呼吸音减弱。

（3）恢复期易出现PDA。

9. RDS的超声分级

（1）轻度（Ⅰ级）RDS：也是RDS早期。肺实变在超声影像上表现为磨玻璃征，平行扫描更易于显示病变。须与肺水肿鉴别。

（2）中度（Ⅱ级）RDS：肺实变在超声影像上表现为雪花征，但实变尚没有累及全部肺野。

（3）重度（Ⅲ级）RDS：具备以下任何一项或以上肺实变在超声影像上表现为雪花征并累及所有肺分区。肺实变程度和范围不限，但引起了肺出血、气胸、PPHN 和（或）大面积肺不张（至少累及一个肺分区）等严重并发症。

10. RDS 的治疗

补充外源性肺泡表面活性物质（PS），早期积极的机械通气，抗生素，积极治疗 PFC（iNO），积极治疗和预防多脏器功能衰竭，营养及保护心肌，保温、保证液体和营养供应，ECMO 等。

11. RDS 的预防

（1）预防早产：加强高危妊娠和分娩的监护及治疗，对欲行剖宫产或提前分娩者，判定胎儿大小和胎肺成熟度。

（2）促进胎肺成熟：对妊娠 24 ~ 34 周需提前分娩或有早产迹象的胎儿，出生前 24 小时至 7 天给孕母肌内注射地塞米松或倍他米松。

（3）预防性应用肺表面活性物质：胎龄 < 32 周的早产儿，对有气管插管者于出生后 30 分钟内应用；条件不满足的，争取 24 小时内应用肺表面活性物质。

（赵莹莹）

病例 18　肺部普雷沃菌感染

一、病历摘要

姓名：×××　　　性别：男　　　年龄：48 岁

主诉：发热、咳嗽 4 天，伴黄黑色痰。

现病史：患者急性起病，因"发热、咳嗽 4 天"入院。患者于 4 天前无明显诱因出现发热，最高体温 38℃，伴咳嗽，有黄黑色痰。无胸痛、胸闷，无尿频、尿急、尿痛，初未重视，症状持续不缓解。昨日就诊于当地某医院，查血常规提示白细胞增多，胸部 CT 提示肺部阴影。今为求进一步诊治就诊于我院，门诊拟"肺部阴影"收住我科。患者此次起病以来，食欲、睡眠一般，大小便正常，体重无明显变化。

既往史：2 年前被确诊为"糖尿病"，2 个月前开始使用二甲双胍降糖治疗。

二、检查

1. 体格检查

体温 37.8℃，脉搏 100 次 / 分，呼吸 20 次 / 分，血压 136/83 mmHg。意识清楚，咽充血（+），双侧扁桃体无肿大，双侧未见脓点，双肺呼吸音粗，未闻及啰音，心音有力，心律齐，各瓣膜听诊区未闻及杂音，腹平软，腹部无压痛及反跳痛，双肾区无叩痛，四肢活动正常，双下肢无水肿。

2. 辅助检查

2023-07-02 血常规：白细胞 $12 \times 10^9/L$，中性粒细胞百分比 72.8%。C 反应蛋白 136.9 mg/L。

胸部 CT（图 11-23）：左肺上叶阴影，双肺散在结节影；纵隔淋巴结肿大；主动脉、冠状动脉钙化；左侧胸膜增厚。

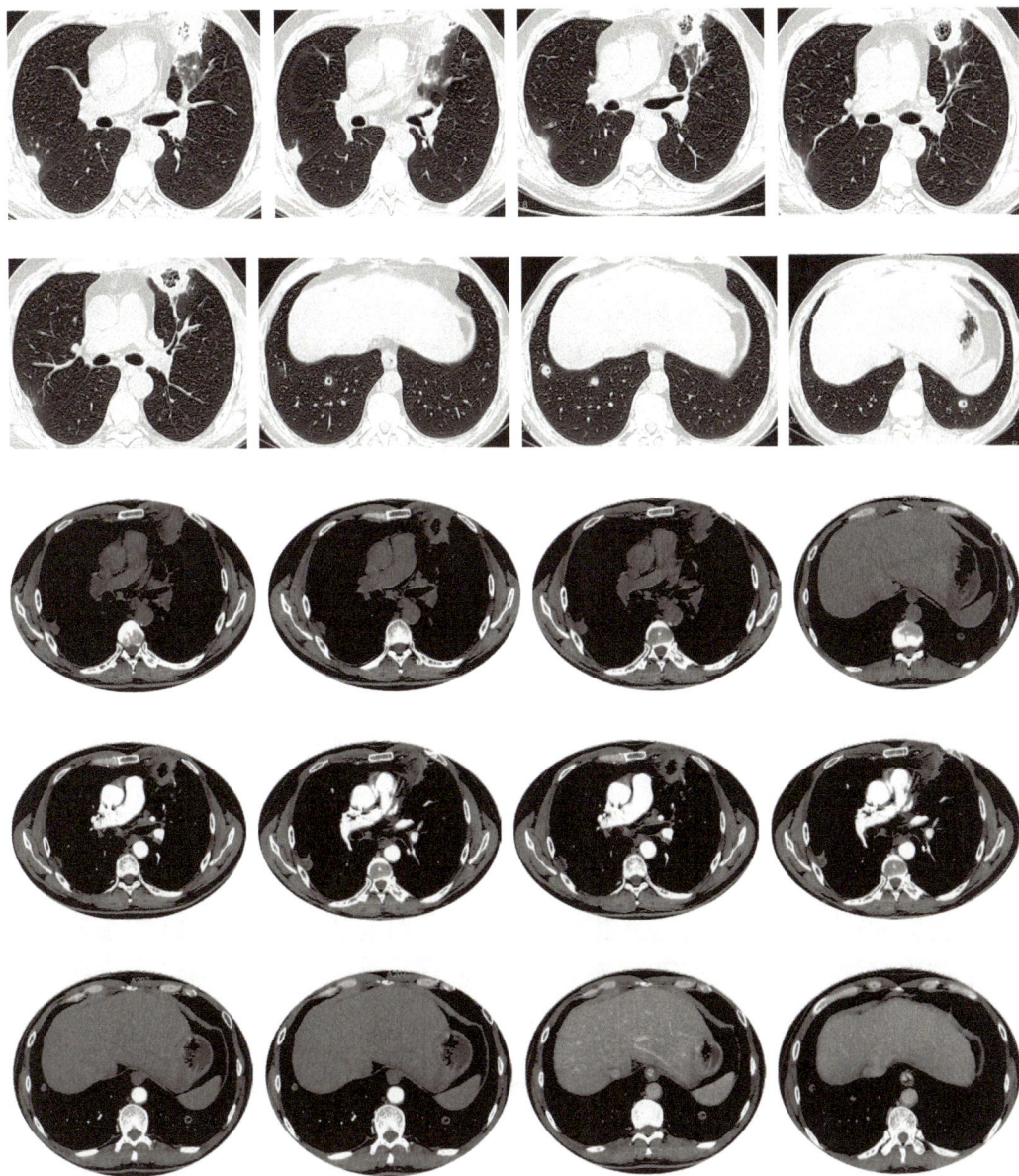

图 11-23

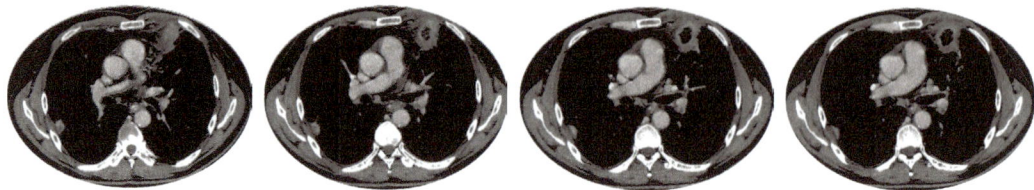

图 11-23　胸部 CT 检查结果

三、诊断

1. 临床诊断

肺部感染（普雷沃菌感染），糖尿病。

2. 诊断依据

（1）病史：患者为中年男性，急性起病。因"发热、咳嗽 4 天"入院。

（2）患者间断咳嗽、咳黄浓痰，体温 37.8℃，脉搏 100 次 / 分，呼吸 20 次 / 分，血压 136/83 mmHg，意识清楚，咽充血（+），双侧扁桃体无肿大，双侧未见脓点，双肺呼吸音粗，未闻及啰音，心音有力，心律齐，各瓣膜听诊区未闻及杂音，腹平软，腹部无压痛及反跳痛，双肾区无叩痛，四肢活动正常，双下肢无水肿。辅助检查：BALF 厌氧菌、真菌培养阴性。穿刺活检组织检查提示：拟普雷沃菌（序列数 1051，丰度 46.77%）。

（3）患者肺部病变送检提示为拟普雷沃菌，厌氧菌。

3. 鉴别诊断

肺结核，肺部肿瘤。

四、讨论

肺真菌病中除曲菌球和晕轮征具有一定的特征外，其他肺真菌病影像学缺乏特征性，因此诊断困难，以下几点有助于提示肺真菌病的诊断。①患者有明确原发疾病，有长期应用大量抗生素、肾上腺皮质激素及免疫抑制剂等药物的病史，提示本病的可能。②肺部病灶复杂多样、多发、多种影像表现同时出现且存在时间长，又缺乏某些常见疾病的特征，也无其他疾病应有的临床症状，提示肺真菌病的可能。③经长时间的动态观察，病灶变化不大，不符合一般炎症、结核及肿瘤等病的发病规律，提示肺真菌病的可能，密切结合临床病理及相关实验室检查结果。

由于肺真菌病以上 CT 表现，须与其他一些疾病进行鉴别诊断。

（1）肺转移结节，肺多发转移时病灶呈圆形，密度较低，边界锐利清楚，周围无"晕轮征"，多分布于肺表面。

（2）肿块影，须与周围型肺癌鉴别，周围型肺癌具有分叶、短毛刺，厚壁空洞，胸膜凹陷征，往往伴有肺门及纵隔淋巴结肿大等征象。

（3）弥漫型肺泡癌沿肺泡细支气管壁生长，但不破坏其基本结构，使管壁不规则增厚，在影像上常表示为类似于肺炎样的征象。有时与肺真菌病难以鉴别，通过痰检找到肿瘤细胞和肺组织活检可以确诊。

（4）与结核球及肺癌性空洞鉴别，结核球的空洞多位于肺门侧，周围常有"卫星灶"，好发部位以肺尖和下叶背段；周围型肺癌的空洞壁厚薄不均匀，呈偏心样改变，内有不规则癌结节，外缘呈分叶状。空洞内可移动结节影并不是肺曲菌病特有的征象。有时可见于肺脓肿内的坏死物、裂隙样癌性空洞、结核球溶解物聚集和空洞或囊肿内血肿等，但当其周围出现"晕轮征"时，首先考虑真菌感染。

（5）楔形实变影可见于细菌性肺炎或肺出血等血管受损的疾病，但主要见于侵袭性肺曲菌病早期。

（6）与韦格纳肉芽肿鉴别。韦格纳肉芽肿表现为两肺的单发或多发结节状或球形影，病变部位以中下肺野和肺尖，易形成空洞，病灶有融合趋势而呈小叶型或节段型浸润。典型者可以伴有"三联征"在影像学上同肺真菌病相似，结合病史，应用激素进行诊断性治疗或组织活检可鉴别。

（陈　群）

病例 19　肺黏液腺癌

一、病历摘要

姓名：×××　　　性别：男　　　年龄：51 岁

主诉：体检发现右肺结节 2 个月。

现病史：患者 2 个月因胸痛于我院体检，行胸部 CT 检查发现右肺上叶前段见部分实性结节，可见多个小囊状透亮影，范围约为 10 mm×9 mm；右肺上叶后段见多个微小磨玻璃结节，大小约为 3 mm×3 mm；右肺上叶后段、左肺下叶外基底段见多发实性结节，较大者位于右肺上叶后段，大小约为 6 mm×5 mm，右肺中叶外侧段局部支气管稍扩张，双肺下叶后基底段可见少许条絮状磨玻璃影、高密度影，余肺野清晰。无发热、气促，无胸闷，无恶心、呕吐，无腹痛腹泻等症状，门诊予以左氧氟沙星片 0.5 g，每日一次口服治疗 2 周，2 周前我院门诊复查胸部 CT 检查提示对比前片结节未见明显变化起病来，患者精神、睡眠可，饮食良好，大小便正常，体力体重无明显改变。

既往史：平素身体健康状况良好，右颈部肿物发现 10 余年，2014 年于我院拟行肿物切除，探查发现与右上肢神经关系密切，予以探查，未能切除。

二、检查

检查方法：CT 平扫。

检查结果：局灶性分布于右肺，可见空泡征，囊壁稍增厚，周围伴毛刺，可见血管穿行。

三、诊断

1. 临床诊断

肺黏液腺癌。

2. 诊断依据

（1）体检发现亚实性结节 2 个月，复查 CT 无明显变化。

（2）CT 表现：局灶性分布于右肺，可见空泡征，囊壁稍增厚，周围伴毛刺，可见血管穿行。

3. 鉴别诊断

大叶性肺炎，干酪样肺炎，肺淋巴瘤。

四、讨论

早期黏液性腺癌，在肺腺癌中约占 2%，因其缺乏典型的磨玻璃成分，形态不规则，往往与炎性结节难以鉴别。

（1）有一定收缩力，在胸膜下，一般会有明显的胸膜牵拉或凹陷，建议使用脏层胸膜面三维重建观察，因为炎性结节的收缩力要弱于黏液型腺癌。

（2）纵隔窗的结节体积明显小于肺窗。

（3）增强的幅度低于一般的腺癌和炎症，且不易准确测量。

（4）VR 重建时仍然有普通腺癌的表面特征，轻、中度的凹凸不平，在胸膜相贴处形成蒙古包样笼罩的形态。

（5）实性区强化后密度较均匀（不包括空腔），坏死不明显，以此与鳞癌和脓肿区别。

（陈　群）

病例 20　肺癌

一、病历摘要

姓名：×××　　　性别：男　　　年龄：75 岁

主诉：咳嗽咳痰、胸闷气促 3 天，发热 1 天。

现病史：患者诉 3 天前受凉后开始出现咳嗽、咳痰，黄黏痰，不易咳出，偶有咳血丝痰，量少，色鲜红色，伴有胸闷、气促，活动后加重。

既往史：平素身体健康状况一般，吸烟史 50 余年。2023 年 4 月在当地某肿瘤医院检查发现右肺占位性病变，曾行 PET/CT 检查考虑肿瘤性病变不除外，患者未进一步诊治。

二、检查

检查方法：胸部增强 CT 检查。

检查结果：见图 11-24。

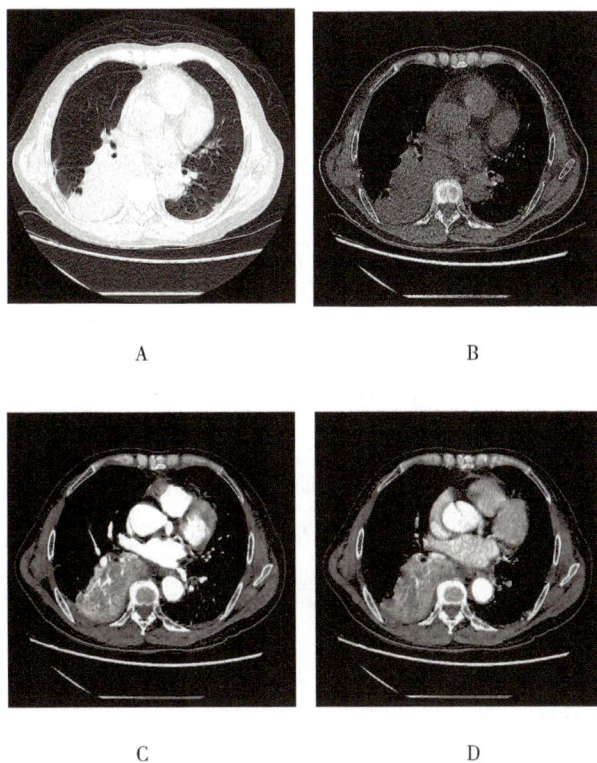

图 11-24　胸部增强 CT 检查结果

注　A. 平扫；B. 肺窗、纵隔窗；C. 增强扫描；D. 动脉期、静脉期。

三、诊断

1. 临床诊断

右肺下叶肺癌。

2. 病理诊断

肉眼见（右下叶背段新生物）灰黄灰白色组织 5 粒，直径为 1 ~ 3 mm，全取。（右下叶背段新生物）送检组织中见小灶不规则上皮团，细胞核深染，有异型，结合免疫组化考虑鳞状细胞癌。

3. 免疫组化结果

CgA（－），CK19（＋），CK5/6（个别阳性），CK7（腺上皮＋），Ki–67（90%＋），p40（＋），p53（＋＋＋），Syn（－），NapsinA（－），ALK（－），EGFR（＋），TTF–1（－）。

4. 诊断依据

老年男性、长期吸烟史。右中间段及右肺下叶支气管狭窄，右肺下叶团片实变影，明显强化。

5. 鉴别诊断

肺结核，感染性病变，肺部良性肿瘤。

四、讨论

肺癌是最常见的肺原发性恶性肿瘤，绝大多数肺癌起源于支气管黏膜上皮，故又称支气管肺癌。近 50 多年来，世界各国特别是工业发达国家，肺癌的发病率和病死率均迅速上升，死于癌病的男性患者中肺癌已居首位。其中的肺鳞癌只多属中央型肺癌，但是周围型肺鳞癌亦较常见。中心型肺鳞癌常表现为肺门区域块影，部分伴有肺不张、阻塞性肺炎。不同组织学类型的周围型肺癌，其 CT 表现存在一定差异，腺癌与鳞癌为周围型肺癌的常见组织学类型，其中腺癌占 64%，鳞癌占 35%。

CT 表现：约 1/3 的鳞癌患者表现为肺实质内结节或肿块，与支气管不相连。结节的边界多呈不规则形或分叶状，大约 10% 的鳞癌表现为含有壁结节的厚壁空洞。空洞内、外壁形态不一致（如内壁光滑而外壁凹凸不平，或内、外壁均凹凸不平但部位不一致）更常见于周围型肺癌，空洞壁内外形态一致（如内、外壁均光滑或内、外壁均凹凸不平但部位一致）多见于孤立性结核空洞。空洞内外壁的 CT 形态学特征有助于鉴别周围型肺癌性空洞和孤立性肺结核性厚壁空洞。

总结肺鳞癌的影像学特性：多以肿块为主要表现，瘤体边界多数清楚，形态不规则，鳞癌的分叶征象较为常见，且常出现多个浅分叶。

中央型鳞癌出现支气管截断、肺不张及明显阻塞性肺部炎症，周围型肺癌具有附壁式和膨胀式的癌细胞增生，堆积。瘤体内坏死常见，空洞发生率为 2% ~ 25%。周围型肺鳞癌胸膜、胸壁或纵隔直接侵犯是鳞癌特征。支气管袖套征：肿瘤相邻的支气管为肿瘤侵犯，肿瘤组织填塞支气管腔并导致支气管轮廓扩大，形成分枝状或手指状软组织影。肺鳞癌细胞生长时以原位癌的形式沿支气管壁上皮蔓延并取代上皮，并逐渐填塞支气管。多结节堆积融合：鳞癌细胞来源单一，各部位细胞生物学行为和生长速度差别不大，多中心生长，形成堆积融合。

（赵　静）

病例 21　肺结节病

一、病历摘要

姓名：×××　　　性别：女　　　年龄：23 岁

主诉：咳嗽，咳痰 1 月余。

现病史：1 个月前受凉后出现阵发性咳嗽、咳痰，伴胸闷，咳嗽致胸壁疼痛，伴上腹不适、潮热盗汗及双膝关节疼痛。无口腔溃疡，无全身湿疹，无畏寒、发热、盗汗、咯血，无心悸、心前区压榨感、双下肢水肿，无嗅觉及味觉减退或丧失、鼻塞、流涕、咽痛、结膜炎、肌痛和腹泻等症状。在院外口服药物治疗（具体不详），治疗效果不佳，症状无缓解。本次患病以来，患者精神、食欲、睡眠质量较前下降，大小便正常，体重无明显改变。

既往史：慢性胃炎病史。

二、检查

体格检查：体温 36.5 ℃，脉搏 93 次 / 分，呼吸 21 次 / 分，血压 90/62 mmHg，SpO_2 98%。扶入病房，发育正常，意识清楚，精神差，呼吸急促，查体合作。全身浅表淋巴结未及，头颅五官无畸形，球结膜无水肿，口唇无发绀，颈静脉无充盈，气管居中。胸廓无畸形，胸部无压痛，双侧呼吸动度正常，双肺叩呈清音，双肺呼吸音粗，闻及少量湿啰音。心界正常，心率 93 次 / 分，律齐，各瓣膜区未闻及病理性杂音。腹软，无明显压痛，肝、脾未触及，肠鸣音正常。双下肢无水肿。病理征未引出。

2021-11-01 行胸部 CT 平扫 + 增强检查（图 11-25、图 11-26）：右肺上叶及左肺见斑片状、结节状影；纵隔及双侧肺门多发肿大淋巴结，增强扫描呈弥漫轻、中度强化。

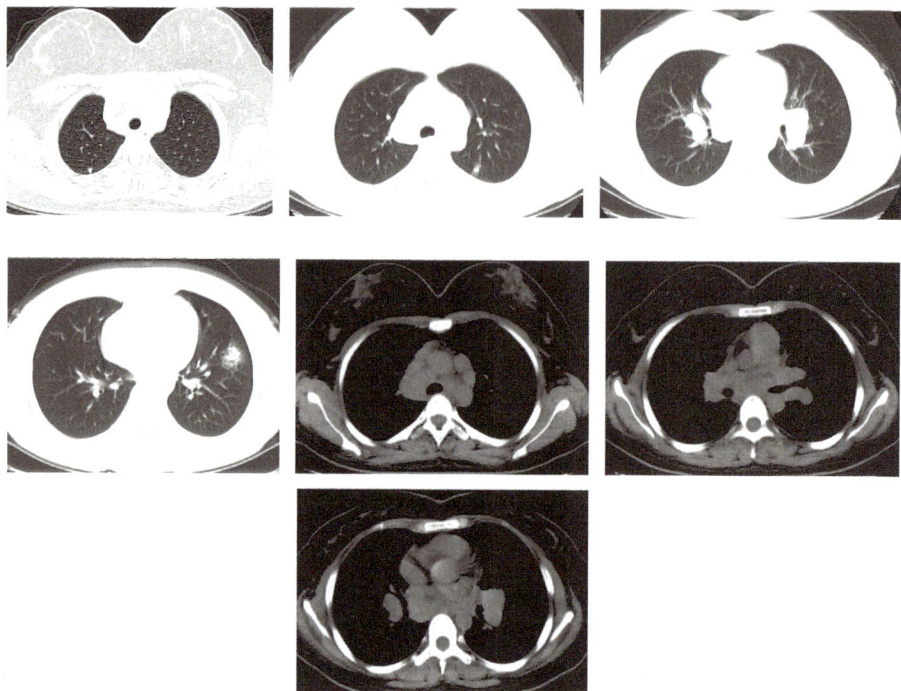

图 11-25　2021-11-01 胸部 CT 平扫结果

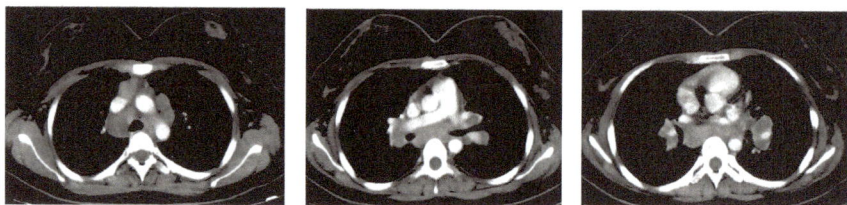

图 11-26　2021-11-01 胸部 CT 增强检查结果

2021-11-01 超声检查：双侧颈部Ⅳ区淋巴结稍大，肝右叶强回声灶，脾大。

2022-05-09 胸部 CT 增强复查（图 11-27）：纵隔及双侧肺门未见肿大淋巴结。

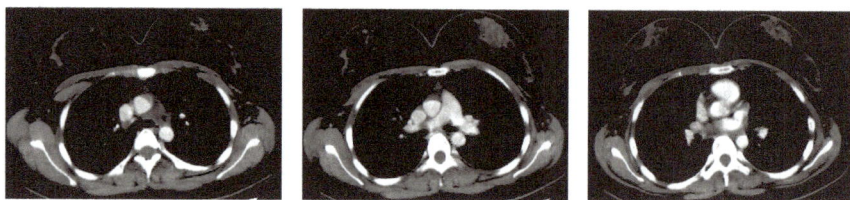

图 11-27　2022-05-09 胸部 CT 检查结果

三、诊断

1. 临床诊断

肺结节病。

2. 诊断依据

青年女性，胸部CT双肺门对称性淋巴结增加。经皮左肺穿刺小组织病理示肉芽肿性炎，抗酸（－）。支气管镜TBNA结果提示（7组、4L组淋巴结）送检为炎性渗出物及坏死组织。T-spot阴性。自身免疫抗体谱正常。

3. 鉴别诊断

（1）淋巴结结核：临床可有结核中毒症状，肺内常有结核病灶，肺内病变以上叶尖后段及下叶背段为主；多为不对称性肺门淋巴结肿大，增强扫描呈环形强化。

（2）淋巴瘤：多位于前中纵隔及支气管旁，单侧或双侧不对称淋巴结肿大，常融合成团，很少坏死钙化，可侵犯血管及支气管外脂肪层"血管漂浮征"，增强轻、中度强化，肺部多继发浸润改变。对放化疗敏感。确诊需通过组织病理学检查诊断。

四、讨论

结节病是一种病因及发病机制尚未明确的以非干酪样坏死性上皮样细胞肉芽肿为病理特征的系统性肉芽肿性疾病。以中青年发病为主，发病率女性略高于男性。典型的肺结节病表现为纵隔及对称性双肺门淋巴结肿大，伴或不伴有肺内阴影。该病几乎可以累及全身各个器官，但肺及胸内淋巴结最易受累，其次是皮肤和眼部，也可累及肝、脾、涎腺、心脏、神经系统、骨骼和肌肉等组织。

胸部CT表现为双肺门对称性淋巴结肿大、纵隔淋巴结肿大，少部分也可以表现为不对称性肺门淋巴结肿大。肺部浸润表现多样性；双肺沿支气管血管束、叶间裂、胸膜淋巴管周围分布、直径2～5mm、边界清晰或模糊的小结节，可有肺内实变、磨玻璃影、支气管血管束增粗、条索影及肺纤维化。累及气道可出现气体陷闭征；累及胸膜可出现胸腔积液、心包积液及胸膜局灶性增厚等表现。肺结节病分期：0期，X线表现无异常；Ⅰ期，肺门淋巴结肿大，而肺部无异常；Ⅱ期，肺部浸润性病变，同时伴肺门淋巴结肿大；Ⅲ期，肺部浸润性病变，不伴肺门淋巴结肿大；Ⅳ期，肺纤维化。

结节病的诊断主要依靠临床、影像和病理学资料进行综合判断。在受累部位组织活检明确为非干酪样坏死性上皮样细胞肉芽肿的基础上。结合患者的临床、影像学表现，除外其他病因后方可确诊为结节病。

（王学军）

病例 22　肺原位腺癌

一、病历摘要

姓名：×××　　　性别：男　　　年龄：75 岁

主诉：体检发现左肺上叶结节半个月。

现病史：半个月前患者因体检发现左肺磨玻璃结节，无咳嗽、咯血、胸闷、气紧等不适。

既往史：既往体健。

二、检查

体格检查：体温 36.6℃，脉搏 80 次 / 分，呼吸 19 次 / 分，血压 120/78 mmHg，呼吸平稳，颈软，气管居中，胸廓对称无畸形，双肺呼吸音清，未闻及干、湿啰音。

2021-04-12 胸部 CT 平扫检查（图 11-28）：左肺上叶尖后段见一纯磨玻璃结节，大小约 0.8 cm×1.2 cm×1.0 cm。

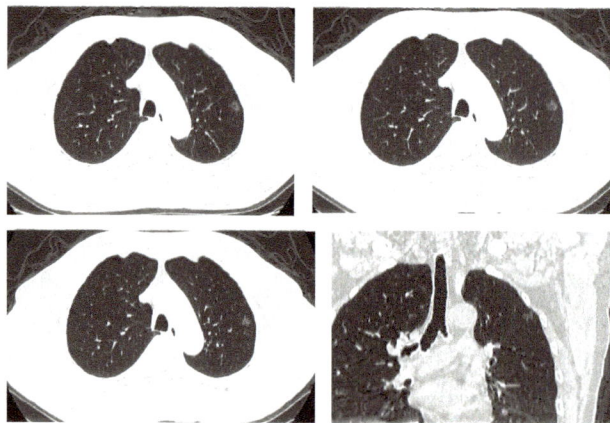

图 11-28　胸部 CT 平扫结果

三、诊断

1. 临床诊断

肺原位腺癌。

2. 鉴别诊断

本病须与机化性肺炎相鉴别。机化性肺炎 CT 表现多样，最常见的表现为肺斑片影，以外周带及支气管血管束周围分布为主，宽基底贴于胸膜；大多表现为实变影，也可表现为磨玻璃影，若出现反晕征具有特征性；其内多有肺血管穿过，较少出现肺血管中断；部分可见支气管充气征及粗长毛刺。

四、讨论

肺原位腺癌归入腺体前驱病变范畴。其病理特点是肿瘤细胞沿着肺泡结构贴壁状生长，无间质、血管及胸膜侵犯，与周围正常肺组织界限清楚。生长缓慢，对身体暂时无危险。CT 表现为 0.5 ～ 3 cm 的纯磨玻璃结节，极少有空泡、毛刺、胸膜牵拉和分叶，可以有血管穿过，但无血管弯曲。病灶体积增大或密度增高可能是向浸润性腺癌进展。

（王学军）

病例 23　硬化性肺细胞瘤

一、病历摘要

姓名：×××　　　性别：女　　　年龄：50 岁
主诉：体检发现右肺下叶结节，无不适。
现病史：右肺下叶结节。
既往史：胆囊炎。

二、检查

2019-03-26 胸部 CT 平扫 + 增强检查（图 11-29）：右肺下叶类圆形高密度结节影，密度均匀，边界清晰，直径约 1.8 cm，增强扫描轻度强化。

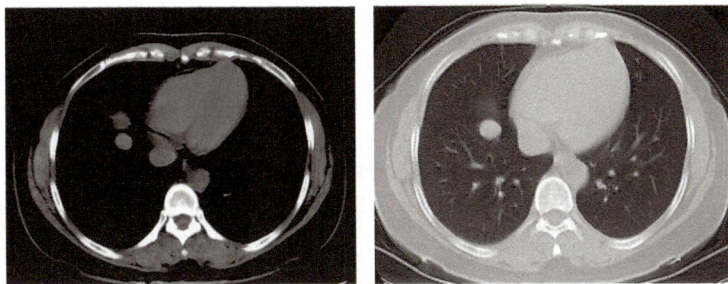

A　　　　　　　　　　　　B

图 11-29

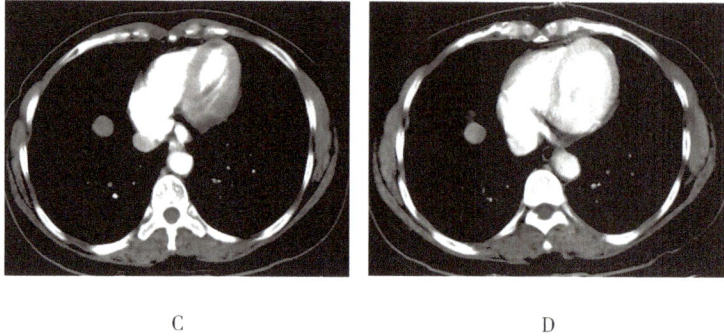

C   D

图 11-29　胸部 CT 检查结果

注　A、B. 胸部 CT 平扫；C、D 胸部 CT 增强扫描。

三、诊断

1. 临床诊断

硬化性肺细胞瘤。

2. 鉴别诊断

（1）周围型肺癌：发生于段以下的支气管肺癌，表现为分叶更明显的肿块，边缘毛糙，可见毛刺及胸膜凹陷征；增强扫描不均匀强化。

（2）炎性肌成纤维细胞瘤：单发多见，常位于肺周边部位，部分病例可见粗长毛刺及棘状突起，可有"桃尖征""平直征"，密度均匀或不均匀，增强后多呈延迟强化。

（3）肺错构瘤：由多种间叶成分组成，主要为成熟软骨组织、脂肪组织、黏液纤维组织、平滑肌组织，影像表现为边界清晰光整、爆米花样钙化、内含脂肪成分是其特征性表现。

（4）肺结核球：呈类圆形，可有浅分叶、粗长毛刺；好发于肺上叶尖段及下叶背段，可伴层状或点状钙化，周围可见纤维条索及卫星灶；增强可呈无、轻度或环状强化，中心干酪物质没有强化。

四、讨论

硬化性肺细胞瘤起源于 Ⅱ 型肺泡上皮细胞，多见于中青年女性，大部分患者雌激素和孕激素受体免疫组化呈阳性；通常无明显症状；存在潜在侵袭性，少数硬化性肺细胞瘤可发生恶变、转移。硬化性肺细胞瘤复杂病理结构决定了其影像表现的多样性。胸部 CT 表现多为类圆形、边界清晰、无毛刺，可有空气新月征、贴边血管征、假包膜征、尾征及钙化灶。强化持续时间长是硬化性肺细胞瘤增强扫描的特征性表现，其增强方式与其组织成分密切相关；血管瘤样区、乳头区表现为"快进快出型"，实性区、硬化区表现为渐进性强化；几种组织结构区常混合存在，至少由两种成分组成，多数由三种成分组成。

（王学军）

病例 24 乳腺浸润性小叶癌

一、病历摘要

姓名：×××　　　性别：女　　　年龄：48 岁

主诉：双侧乳腺结节伴疼痛不适数月。

现病史：患者于 4 天前无意中发现双侧乳腺多发肿物，最大者如花生米大小，肿物质韧，无局部皮肤红肿、热痛，无皮肤破溃，无乳头内陷，双侧乳头无异常分泌物。现为求进一步治疗来我院就诊。乳腺彩超示：左侧乳腺 BI-RADS 4a 类。右侧乳腺 BI-RADS 3 类。DR 双侧乳腺钼靶示：左乳外上象稍高密度结片影伴周围结构纠集，BI-RADS 4b 类；右乳未见明显异常征象，BI-RADS 1 类。患者自起病以来，精神、胃纳、睡眠可，大小便正常，体重无明显减轻。

既往史：5 年前于外缘行左乳肿物切除术，诉病理为良性，无高血压、糖尿病、心脏病疾病史，无传染病病史，预防接种史不详，无重大外伤及手术史，无输血史，无食物及药物过敏史。

二、检查

检查方法：乳腺钼靶双乳 CC+MLO 位。

检查结果：见图 11-30。

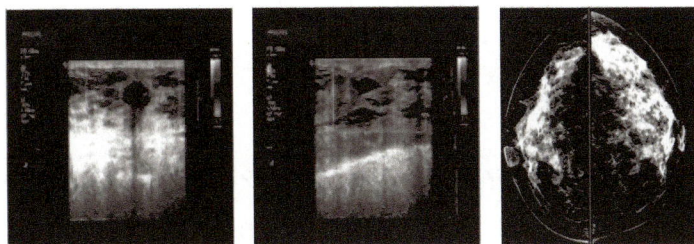

图 11-30

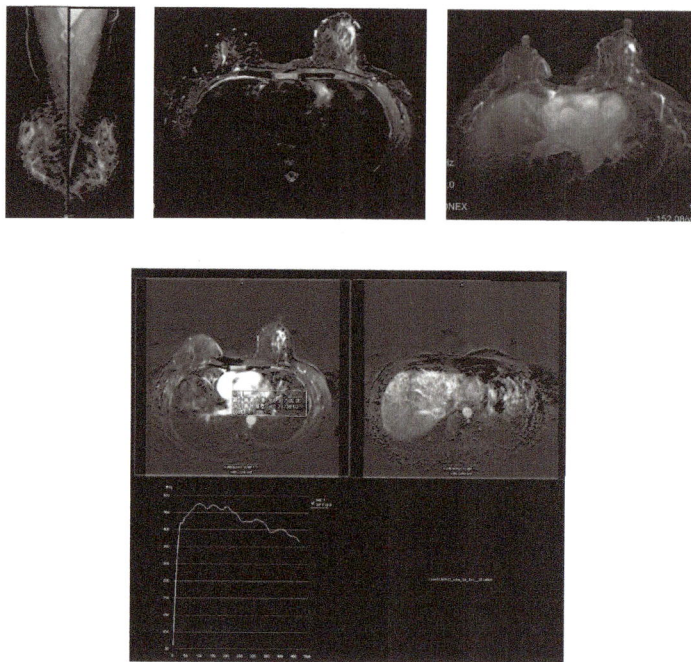

图 11-30　乳腺钼靶检查结果

三、诊断

1. 临床诊断

浸润性小叶癌伴小叶原位癌。

2. 鉴别诊断

乳腺腺病，肉芽肿性乳腺炎。

3. 诊断依据

48 岁，围绝经期女性；钼靶显示左乳腺体边缘局部结构扭曲，未见明显肿块及异常钙化；MRI 呈非肿块样强化，血管征阳性。

四、诊疗经过

手术记录：沿左侧乳腺肿物表面部做放射状切口长约 4 cm，依次切开皮肤、皮下脂肪组织、腺体，术中探查见：左侧乳腺 1 ~ 2 点钟方向距离乳头 1 cm 处可触及 1 个大小约 1.5 cm × 1.0 cm 肿物，质地硬，边界欠清，活动度欠佳，组织钳夹持肿瘤周围腺体组织，用电刀沿包块边缘游离，至肿瘤组织完整切除，标本送快速冰冻病理检查示：（左侧乳腺肿物）形态可符合浸润性癌，部分细胞呈印戒样，另见导管原位癌结构，待石蜡及免疫组化进一步明确诊断。

向患者家属交代病情并取得其同意后，继续行左侧乳腺癌改良根治术：以乳头为中心梭形切口长约 25 cm（上、下界距离肿瘤切口约 2.0 cm），内侧至胸骨左缘，外侧至腋前线，切开皮肤，顺皮肤与皮下组织间隙电刀潜行游离皮瓣，内侧至胸骨缘，下至肋弓，上至锁骨下缘，外侧至同侧背阔肌前缘，从胸骨柄缘下端切开皮下组织及胸肌膜，沿胸大肌表面（胸肌膜深面）电刀游离乳腺及皮下组织（胸肌尚未受浸润），从内下至外上，将乳腺向外上（腋窝）方向翻起，按皮瓣游离范围逐步游离至腋窝，剪开腋窝区腋静脉鞘，充分游离腋静脉及臂丛神经，直视下避开腋动静脉主干，臂丛神经，以及胸长神经、胸臂神经，清扫腋窝区脂肪组织及相关淋巴组织（包块胸肌组、背肌组、中央组、锁骨组及肩胛组），整块切除左侧乳腺及腋窝淋巴、脂肪组织，术中见腋窝区淋巴结肿大，无粘连融合，清除腋窝淋巴结 15 枚。

严密止血，查术野无活动性出血，用温蒸馏水冲洗、浸泡创面，于创腔内置多孔橡胶管引流。

超声检查（图 11-31）：双侧乳房切面形态正常、层次清楚，部分腺体增厚，部分腺体结构紊乱，内部光点回声增强、增强分布不均匀，内部可见散在分布的片状低回声区，边界欠清，内回声欠均匀。双乳腺均可见一低回声结节，大小分别约 9 mm×5 mm（右乳 9 点钟方向乳头旁）、10 mm×7 mm（左乳 1 象限乳晕处，后方可见声衰减，形态欠规则），纵横比＜1，边界清晰，内部回声均匀，后方回声稍增强，两侧有侧边声影。CDFI：周边及内部见点条状血流信号。余腺体内未见异常血流信号。

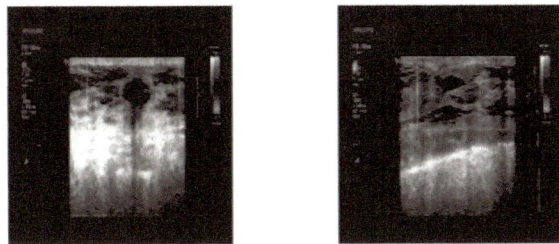

图 11-31 超声检查结果

超声提示：左侧乳腺 BI-RADS4 a 类，右侧乳腺 BI-RADS 3 类。

病理诊断：（左侧乳腺）冰冻取材术后乳腺组织，周围乳腺组织全部取材见乳腺浸润性小叶癌，肿瘤最大径约 10 cm，周围见小叶原位癌（10%），未见明确的脉管及神经侵犯，内上、内下、外上、外下、基底及乳头、皮肤未见肿瘤残留，淋巴结未见肿瘤性病变。（左侧腋窝脂肪）淋巴结未见肿瘤性病变。（左侧腋窝淋巴结）未见肿瘤性病变。

免疫组化结果：E-cadherin（-），P120（细胞浆质+），ER（60%+），PR（30%），Ki-67（30%+），p53（+），AR（70%+），CK5/6（-），P63（-），EGFR（灶+），GATA3

（+），Her-2（0）。

五、讨论

浸润性小叶癌是乳腺癌中常见的类型，可见于曾经患有小叶原位癌或小叶不典型增生症的患者。

浸润性小叶癌的影像特征极具特色，可帮助临床诊断。

浸润性小叶癌在 X 线常呈现星芒状等低密度肿块（28% ~ 63%）、结构扭曲（16% ~ 25%）、局灶或进展性不对称，伴有小叶原位癌或导管原位癌或浸润导管癌时可见钙化（比较罕见），但多发病灶在 X 线上不易发现。断层融合成像对检出病灶有帮助（可提高 28%）。

浸润性小叶癌在 MRI 上特征更加明显，表现为不规则的肿块、非肿块强化及 MIP 图上可见血管征阳性，且较常规检查更易发现多发病灶和对侧乳房病灶。乳腺腺病患者多出现乳房疼痛、且疼痛和月经周期相关。乳腺 X 线检查表现为肿块者，体积小、卵圆形或圆形，等腺体密度，边缘被遮蔽；增强 CT 检查不强化或轻度强化，乳腺腺病进展为硬化性腺病时，部分病例表现为边缘浸润状，须与小叶癌进行鉴别，多种影像学检查联合有助于二者的鉴别，部分病例需要穿刺活检才能鉴别。

肉芽肿性乳腺炎：好发于育龄期女性，是一种少见的乳腺慢性非干酪样坏死性肉芽肿性小叶炎，常可见微脓肿。临床可触诊到形态不规则肿块，有痛感或不适感，抗生素治疗无效。X 线表现为边界不清的肿块或不对称密度，多呈等密度、内部可见乳腺结构，与邻近腺体之间无过渡，增强 CT 扫描动脉期即可见明显强化，部分可见脓腔形成。

（陈　群）

病例 25　乳腺癌

一、病历摘要

姓名：×××　　　性别：女　　　年龄：36 岁

主诉：发现左乳房包块 8 月余。

现病史：患者 8 个月前发现左乳房一结节，外院检查建议手术，但其拒绝手术，现为求手术住院。

既往史：既往体健。

二、检查

体格检查：体温 36.3℃，脉搏 75 次 / 分，呼吸 20 次 / 分，血压 126/73 mmHg。心、肺、腹部检查正常；双侧乳腺皮肤无红肿，无橘皮样改变及"酒窝征"。双乳无乳头内陷，无乳头溢液。左乳上象限扪及一 3 cm×3 cm 包块，质地硬，表面欠光滑，边界欠清，活动度一般；双侧腋窝及锁骨上下未扪及明显肿大淋巴结。

2024-03-06 乳腺 MR 平扫 + 增强检查（图 11-32）：左乳腺内上象限见一肿块，蒙片呈稍低信号，T_2WI Flex 呈稍高信号，DWI 呈高信号，ADC 呈低信号，边缘见分叶，邻近皮肤增厚，大小约 3.2 cm×3.4 cm×3.0 cm，增强扫描 TIC 呈平台型。左侧腋窝见多个小淋巴结，大者短径约 0.9 cm。

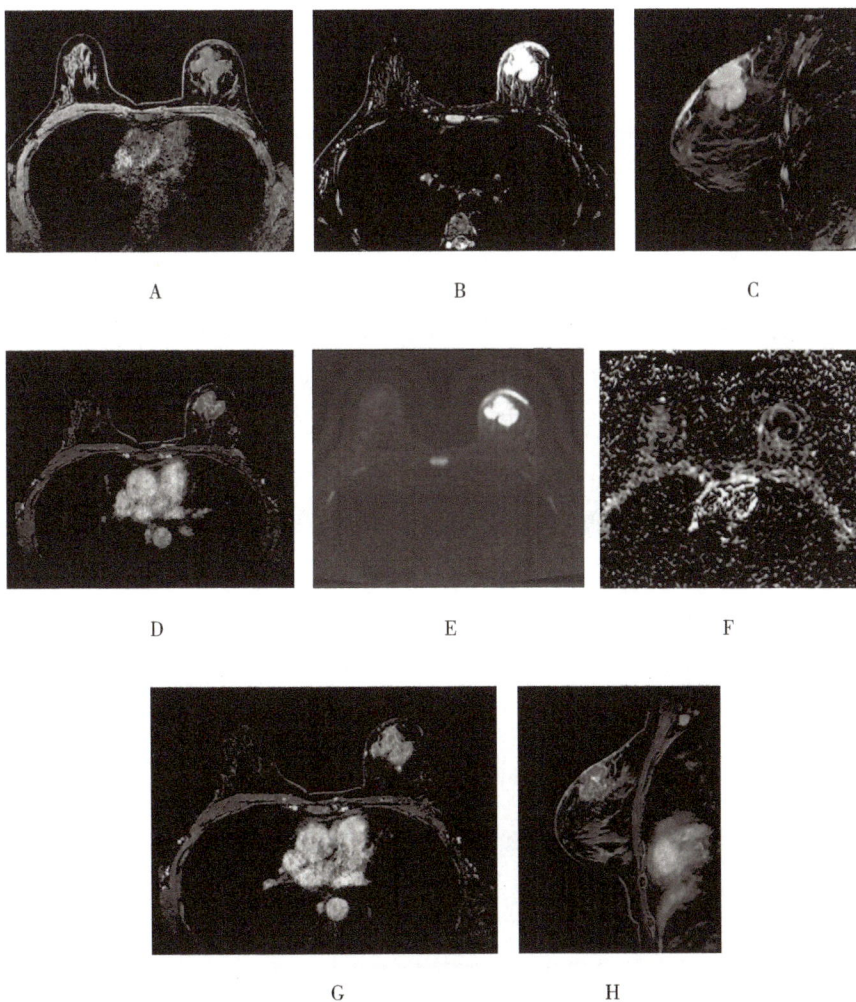

图 11-32　乳腺 MRI 检查结果

注　A. MR 平扫蒙片；B、C. MR 平扫 T_2WI Flex；D. DWI；E. ADC；F ~ H. MR 增强。

三、诊断

1. 临床诊断

乳腺浸润性导管癌。

2. 鉴别诊断

（1）乳腺叶状肿瘤：当肿瘤较小时 X 线检查乳腺叶状肿瘤与纤维腺瘤相似，难以区别。当肿瘤较大时乳腺叶状肿瘤在 MRI 上多表现为边界清楚的分叶状肿块，边缘较光滑，分叶状外形是该肿瘤较具特征性的表现；部分肿瘤内部可见低信号分隔。动态增强 TIC 曲线多呈平台型。

（2）乳腺纤维腺瘤：表现为圆形或卵圆形肿块，边缘光滑，可有分叶，密度近似正常腺体密度，肿瘤周围可见晕圈征；部分纤维腺瘤可有钙化；T_1WI 多呈低或中等信号，T_2WI 信号表现多样，含胶原纤维成分多则呈稍低信号，含水及黏液多则呈高信号，ADC 值通常较高。部分纤维腺瘤在 T_2WI 上可见内部呈低或中等信号分隔特征性表现，动态增强 TIC 曲线多呈上升型。

四、讨论

乳腺癌好发于绝经期前后的 40～60 岁妇女，偶有男性乳腺癌发生。肿块形状不规则，多有小分叶或毛刺呈星芒状或蟹足样。密度高，可有钙化形态上常表现为细小沙砾状、线样或线样分支状，大小不等，分布上常成簇或呈线性或段性沿导管方向走行。可有乳头回缩、乳头溢液。肿块在 T_1WI 上呈低信号，在 T_2WI 上其信号通常不均匀且信号强度取决于肿瘤内部成分，成胶原纤维所占比例越大则信号强度越低，细胞和水含量高则信号强度亦高。DWI 上大多数乳腺癌 ADC 值较低。MRI 动态增强是乳腺癌诊断和鉴别诊断必不可少的步骤，且可发现平扫不能检出的肿瘤。强化多不均匀或呈边缘强化，部分乳腺癌呈向心样强化。动态增强 TIC 曲线多呈流出型，肿瘤广泛浸润时可出现整个乳腺质地坚硬、固定，腋窝及锁骨上可触及肿大的淋巴结。

（王学军）

病例 26　乳腺纤维腺瘤

一、病历摘要

姓名：×××　　性别：女　　年龄：14 岁

主诉：发现左乳腺包块 3 年余。

现病史：患者诉 3 年前无意中发现左乳包块，现患者为治疗，遂至我院就诊。

既往史：否认肝炎、结核等传染病病史，否认高血压、心脏病病史，否认糖尿病、脑血管疾病、精神疾病病史，否认手术、外伤史，否认输血史，否认食物、药物过敏史，预防接种史不详。

二、检查

体格检查：体温 36.5℃，脉搏 70 次 / 分，呼吸 19 次 / 分，血压 98/70 mmHg。双侧乳腺皮肤无红肿：无橘皮样改变及"酒窝征"，双乳无乳头内陷，无乳头溢液，左乳可扪及巨大肿块，大小约 7.0 cm×6.0 cm，边界清楚，形态规则，活动度尚可，无压痛，与皮肤无粘连，与胸壁无侵犯，同侧腋窝及锁骨上下未扪及明显肿大淋巴结。

2024-03-13 乳腺 MR 平扫 + 增强检查（图 11-33）：左乳腺肿块，蒙片呈低信号，T_2WI Flex 呈高信号，DWI 及 ADC 均呈高信号，边缘见分叶，其内见分隔，边界清晰，大小约 5.1 cm×5.8 cm×4.6 cm，增强扫描 TIC 呈上升型。

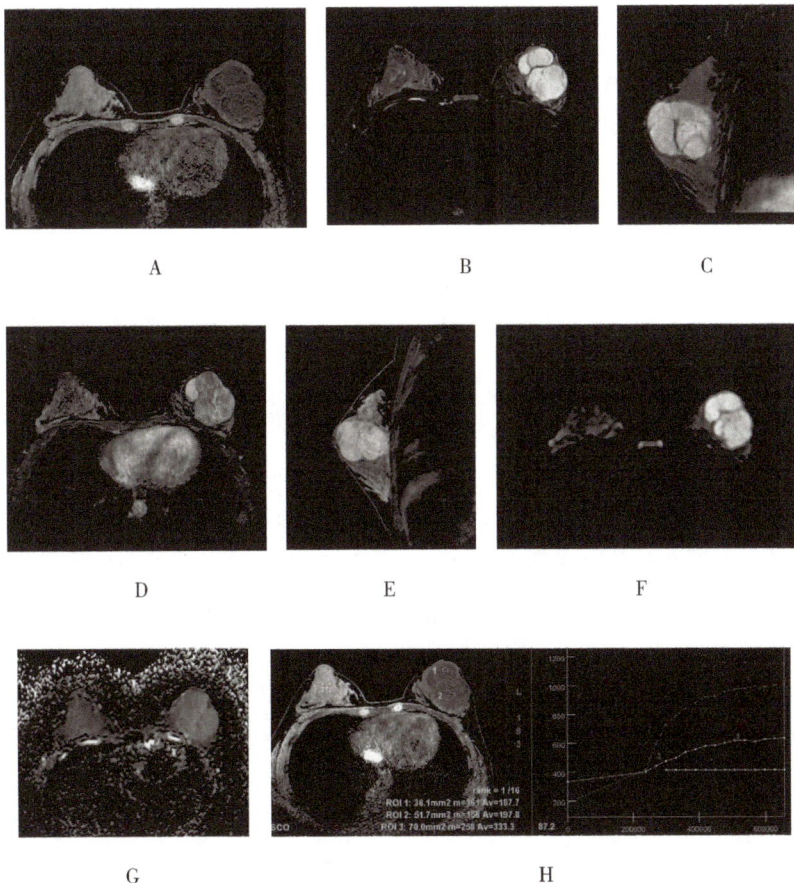

图 11-33　乳腺 MRI 检查结果

注　A. MR 平扫蒙片；B、C. MR 平扫 T_2WI Flex；D、E. MR 增强；F. DWI；G. ADC；H. MR 增强曲线 TIC。

三、诊断

1. 临床诊断

乳腺纤维腺瘤。

2. 鉴别诊断

（1）乳腺癌：好发于绝经期前后的 40 ~ 60 岁妇女，可有乳头回缩、乳头溢液。肿块形状不规则，边缘可有毛刺呈星芒状或蟹足样，其内可有钙化。T_1WI 呈低信号，T_2WI 上其信号通常不均匀且信号强度取决于肿瘤内部成分，成胶原纤维所占比例越大则信号强度越低，细胞和水含量高则信号强度亦高。DWI 上大多数乳腺癌 ADC 值较低。动态增强 TIC 曲线多呈流出型。

（2）乳腺叶状肿瘤：当肿瘤较小时 X 线检查乳腺叶状肿瘤与纤维腺瘤相似，难以区别。当肿瘤较大时，乳腺叶状肿瘤在 MRI 上多表现为边界清楚的分叶状肿块，边缘较光滑，分叶状外形是该肿瘤较具特征性的表现；部分肿瘤内部可见低信号分隔。动态增强 TIC 曲线多呈平台型。

（3）黏液腺癌：形态多为类圆形，边界清晰，T_1WI 呈低信号，T_2WI 明显高信号，ADC 明显高信号其值多 > 2。增强扫描强化不均匀，边缘强化为主，动态增强 TIC 曲线以上升型为主。

四、讨论

乳腺纤维腺瘤是乳腺最常见的良性肿瘤，由乳腺纤维组织和腺管两种成分增生共同组成。可发生于青春期后任何年龄阶段，以 18 ~ 25 岁多见，可见于一侧或两侧，也可多发；表现为圆形或卵圆形肿块，边缘光滑，可有分叶，密度近似正常腺体密度，肿瘤周围可见晕圈征；纤维腺瘤可有钙化常呈蛋壳样、粗颗粒状、树枝状或爆米花样，钙化可逐渐发展，互相融合而成为大块状；T_1WI 多呈低或中等信号，T_2WI 信号表现多样，含胶原纤维成分多则呈稍低信号，含水及黏液多则呈高信号，ADC 值通常较高。部分纤维腺瘤在 T_2WI 上可见内部呈低或中等信号分隔特征性表现；MRI 增强大多数纤维腺瘤表现为缓慢渐进性的均匀强化或由中心向外围扩散的离心样强化，动态增强 TIC 曲线多呈上升型。

（王学军）

病例 27 胸腺癌

一、病历摘要

姓名：×××　　　性别：男　　　年龄：76 岁

主诉：发现前上纵隔占位。

现病史：无不适，体检偶然发现。

既往史：高血压，胆囊结石术后。

二、检查

2020-05-22 胸部 CT 平扫＋增强检查（图 11-34）：前上纵隔见软组织密度肿块，增强扫描中度强化，最大横截面约 3.3 cm×2.2 cm，病灶附近见多个小淋巴结。

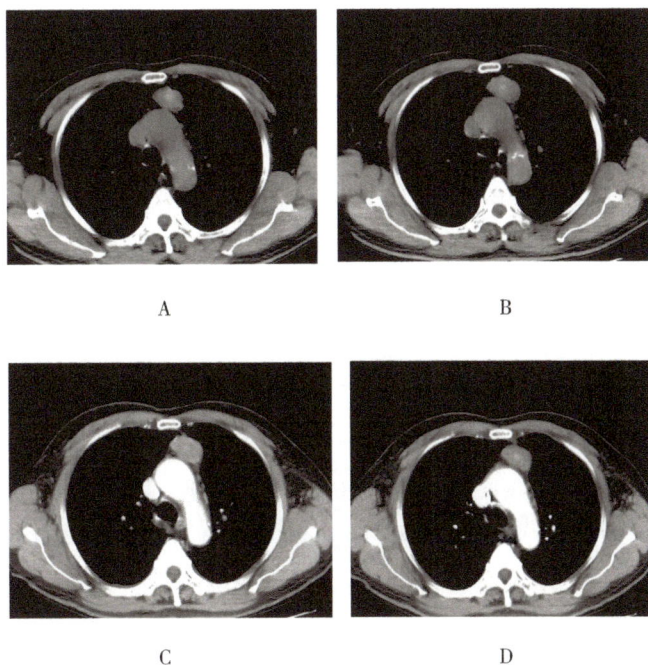

A

B

C

D

图 11-34 胸部 CT 检查结果

注 A、B. 胸部 CT 平扫；C、D. 胸部 CT 增强扫描。

三、诊断

1. 临床诊断

胸腺癌。

2．鉴别诊断

（1）纵隔型肺癌：是发生于肺部靠近纵隔面生长的肺癌，肿块内缘与邻近纵隔紧密相连、分界不清。肿块中心位于肺内，与纵隔相交呈锐角。

（2）淋巴瘤：多位于前中纵隔及支气管旁，单侧或双侧不对称淋巴结肿大，常融合成团，很少坏死钙化，可侵犯血管及支气管外脂肪层"血管漂浮征"，增强轻、中度强化，肺部多继发浸润改变。对放化疗敏感。

（3）纵隔生殖细胞肿瘤：以良性畸胎瘤多见，表现为囊性或囊实性混杂密度肿块，其内可有脂类、钙化或牙齿样成分，囊壁可出现弧形钙化。恶性生殖细胞肿瘤表现分叶状肿块，无脂肪及钙化，多有坏死囊变，呈浸润性生长；与其他前纵隔肿瘤难以鉴别。

（4）胸骨后甲状腺肿：与甲状腺相连，增强扫描强化程度同甲状腺，可随吞咽动作上下移动。

（5）巨大淋巴结增生症：边界清晰，明显强化的肿大淋巴结，部分可出现短条状、分枝状钙化，散在或簇状分布，多位于病变中央区。

四、讨论

胸腺癌和胸腺瘤统称胸腺上皮肿瘤，前纵隔最常见的原发肿瘤是胸腺瘤，胸腺癌发病率较为少见。胸腺癌轮廓多不规则，密度多不均匀，坏死及囊变多见，可有钙化。无包膜或有不完整包膜，呈侵袭性生长，多伴有周围组织浸润及纵隔淋巴结肿大。增强扫描肿瘤可呈明显均匀或不均匀强化。肿瘤大多侵犯邻近大血管，病变周围脂肪层消失及部分模糊。肿瘤侵犯胸膜及心包，引起胸膜及心包增厚，产生胸腔积液和心包积液，可有淋巴结或血源性转移。

胸腺瘤 WHO 组织学分型：A 型、AB 型、B 型（B1、B2、B3）、C 型（胸腺癌）。胸腺瘤分期：Ⅰ 期，肉眼可见肿瘤局限在胸腺内，且镜下无包膜浸润；Ⅱa 期，肉眼可见侵犯邻近脂肪组织或纵隔胸膜；Ⅱb 期，镜下可见包膜侵犯；Ⅲ 期，肿瘤侵犯邻近组织器官，包括心包、肺或大血管；Ⅳa 期，肿瘤广泛侵犯胸膜或心包；Ⅳb 期，淋巴结转移或血行转移。

（王学军）

病例 28　胃癌

一、病历摘要

姓名：×××　　　性别：男　　　年龄：36 岁

主诉：咳嗽 1 个月。

现病史：患者咳嗽 1 个月，于外院行胸部 CT 检查发现胃占位并淋巴结肿大（外院手术确诊）。

二、检查

检查方法：全腹 CT 平扫 + 增强扫描。

检查结果：见图 11-35。

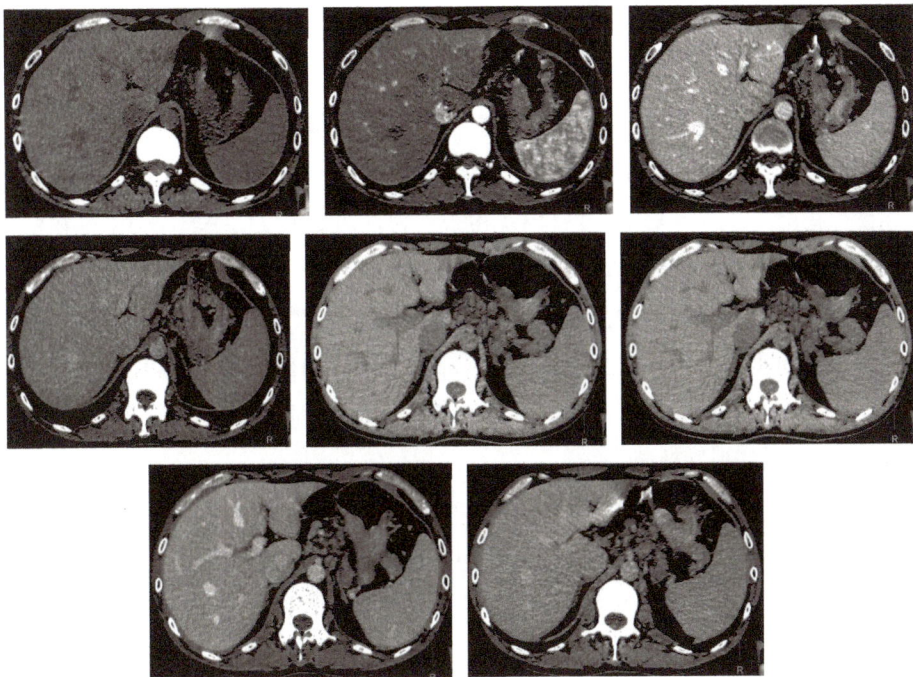

图 11-35　全腹 CT 检查结果

三、诊断

1. 临床诊断

胃癌。

2. 鉴别诊断

胃淋巴瘤，胃间质瘤，胃神经内分泌肿瘤。

3. 诊断依据

（1）CT 平扫示胃壁不均匀增厚，周围多发淋巴结肿大；增强扫描示明显强化。

（2）病理诊断：肉眼可见（胃底胃体）碎组织一堆，直径 0.4 cm。诊断为（胃底胃体）低分化腺癌。

四、讨论

胃癌是起源于胃黏膜上皮细胞的恶性肿瘤，是我国最常见的消化道恶性肿瘤，好发于40~60岁，男性多于女性。

早期胃癌手术治疗，5年生存率可达95%以上，所以早期发现、早期诊断对临床预后具有重要意义。

胃癌的诊断方法较多，胃肠钡餐造影、胃镜检查、腹部CT检查、相关化验等。

胃肠钡餐造影经济、无创、无痛苦，气钡双对比造影对于早期胃癌价值有限，作为筛查有一定临床价值。

CT检查（平扫加增强扫描），薄层图像可以明确显示胃黏膜、胃壁各层结构，可准确评估肿瘤部位、侵犯深度、周围累及情况，局部淋巴结情况，明显提高胃癌分期和准确率。中国胃癌诊疗指南（2022年版），已将CT检查列为首选临床分期手段。但不推荐用CT作为胃癌的首选诊断方法。目前CT多采用TNM分期法。对于CT对比剂过敏的患者或怀疑转移者，可使用MRI检查。增强MRI是胃癌肝转移的首选或重要补充检查，特别是注射肝特异性对比剂更有助于诊断和确定转移病灶数目、部位。MRI对胃癌的TNM分期，与CT基本一致。MRI多b值弥散加权成像，对胃癌N/T分级有一定价值，可以提高腹膜转移的检出率，是CT扫描的很好补充。

胃镜检查，是目前权威的诊断方法，可以肉眼宏观观察胃黏膜病变，还可以直接取到活体组织病理检查，作出明确诊断。

CT对于术前评估具有重要价值。胃癌CT表现特点：胃壁不规则或弥漫性增厚，胃腔变形和缩窄，对比剂通过快，呈"倾倒现象"；门静脉期呈渐进性、延迟期呈持续性强化；网膜侵犯和腹腔种植发生率高是浸润型胃癌的主要CT特点。

胃淋巴瘤为胃非癌性恶性肿瘤中最常见的类型，占胃部肿瘤的3%~5%，是发生于胃黏膜固有层和黏膜下层淋巴组织的肿瘤，可伴引流区的淋巴结转移。临床表现无特异性，常表现为上腹痛、恶心、呕吐、畏食，上消化道出血、腹上区扪及肿块或周围淋巴结肿大，难以引起患者的重视。常被误诊为胃癌等，误诊率高达90%。多数淋巴瘤对放化疗敏感，且患者全身状况相对较好，临床一般以保守治疗为主。

CT表现：多部位浸润，以胃体、胃窦部常见；胃壁节段性或弥漫性增厚，厚度可在5 cm以上，呈均匀一致性密度，增强扫描呈均匀轻、中度强化；胃侵袭范围大，肿瘤可向胃腔内突入，表面呈波浪状，常不伴梗阻；较少侵犯胃周围脂肪和邻近器官；肿大的淋巴结散在分布，范围广，肾蒂平面以下仍多见。

胃间质瘤典型CT表现为平扫肿瘤多呈圆形或类圆形，向腔内、腔外或同时向腔内外生长，可因坏死、出血、囊变而密度不均，可伴有多个钙化点。大多数肿块边缘清晰光整，动脉期肿瘤呈轻、中度强化，门静脉期呈延迟强化。动脉期瘤体内或瘤体旁见肿瘤血管。

按肿瘤生长方式可分为 3 型：胃内型，肿瘤位于黏膜下，向腔内生长；胃外型，肿瘤位于胃浆膜下，向腔外生长；胃壁型（或腔内腔外型），胃间质瘤较少浸润邻近组织。

影像学表现与临床分型及病理分级有很大关系。Ⅰ型：好发于胃底/胃体，通常为黏膜或黏膜下的多发小结节，CT 表现为轻、中度强化的息肉样小结节，肿瘤直径一般小于 1 cm，分化好不伴转移，CT 易漏诊。Ⅱ型：多表现为胃体边缘光滑的 1 ~ 2 cm 的结节，CT 可见胃壁增厚，黏膜或壁内结节，增强呈中度强化。Ⅲ型：与一般腺癌 CT 表现相似，表现为菜花状、溃疡状肿物或管壁的浸润性增厚，病变强化方式不一，以中度延迟强化方式多见，多数在门静脉期达到强化峰值，且大多呈均匀强化，少数有囊变、坏死者呈不均匀强化。Ⅲ型神经内分泌肿瘤比一般腺癌恶性程度更高，更易发生转移，溃疡发生率较高。

肿瘤 CT 表现为动脉期黏膜面明显强化，CT 值达 100 HU 以上，转移淋巴结及肝内转移灶亦在动脉期明显强化，高度提示Ⅲ型胃神经内分泌肿瘤。

（陈　群）

病例 29　肛管癌

一、病历摘要

姓名：×××　　　性别：男　　　年龄：49 岁

主诉：排便习惯改变 2 月余，便血 1 月余。

现病史：患者近 2 个月以来无诱因出现排便不畅、大便性状改变，每天 2 ~ 3 次，伴排便不尽，自行触及肛周肿物，1 个月前出现大便带血，呈鲜红色，排便困难进行性加重，至外院就诊，行肛门镜检查，肛门镜无法伸入肛门，至我院就诊，肛门口可见菜花样肿物，直肠指检距肛门缘 3 ~ 4 cm，肿物环绕肛管一周，呈菜花状，大小约 4 cm×4 cm，质地较硬，表面粗糙，活动度欠佳，触痛明显，退出指套有暗红色血迹。

二、检查

检查方法：盆腔 MR 平扫 + 增强扫描（3T）。

检查结果：见图 11-36。

三、诊断

1. 临床诊断

肛管腺癌。

2．诊断依据

（1）患者排便习惯改变，便血。

（2）直肠下段至肛管中上段管壁增厚，局部信号增高，其左后侧见不规则团片影，边界不清，T_1WI 呈低信号，T_2WI 呈稍高信号（图 11-36A ～ D），MR 增强扫描病灶不均匀强化（图 11-36E、F）；病灶相应直肠管腔局部狭窄，病灶与邻近组织分界不清。

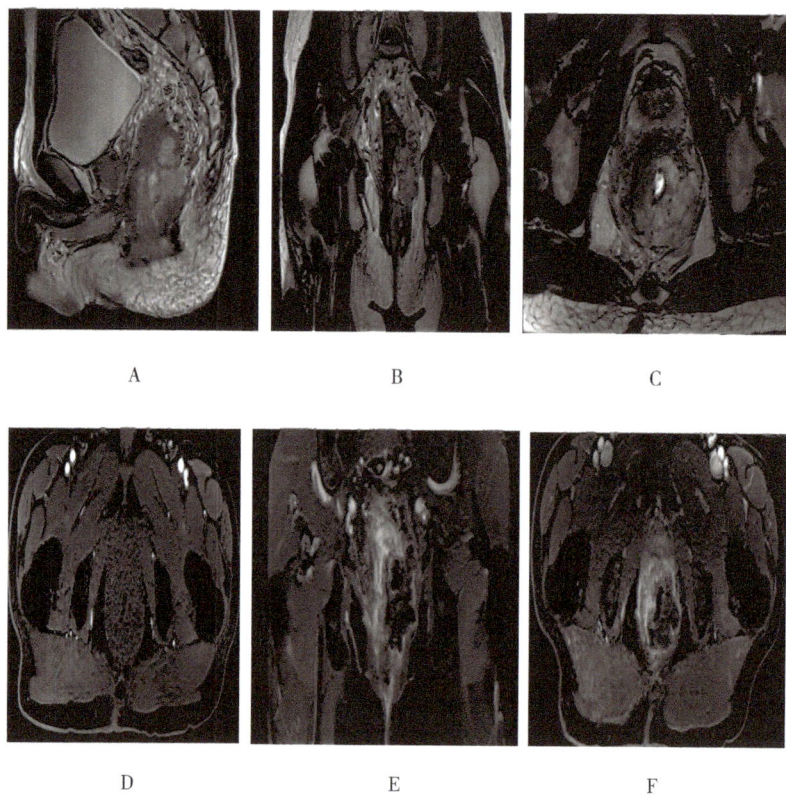

图 11-36　盆腔 MR 平扫＋增强扫描结果

注　A. T_2WI 矢状位；B. T_2WI 冠状位；C. T_2WI 横轴位；D. T_1WI 横轴位；E. T_1WI 增强冠状位；F. T_1WI 增强横轴位。

（3）直肠周围、骶前见多个肿大的淋巴结。

（4）病理：（肛管）黏液腺癌，部分为印戒细胞，结合临床，首先考虑为肛门腺腺癌，建议临床除外转移。

3．鉴别诊断

（1）肛管直肠黑色素瘤：罕见且预后差的直肠肛管恶性肿瘤，肛管直肠是仅次于皮肤及眼的黑色素瘤第三大原发部位，老年人和女性更容易患病，早期肿瘤较小时可出现直肠肿物脱出，并可自行还纳，肿瘤大时呈菜花样，表面常有糜烂和溃疡形成，影像学表现为息肉状或突向肠腔较大肿块，常＞ 3 cm，但不引起肠梗阻，MRI 表现为 T_1WI 高信号，

T_2WI 低信号（黑色素顺磁性），对无黑色素病灶，T_2WI 上固有肌层显示为一条低信号带，病灶脂肪浸润常明显，易侵犯至盆壁或骶前间隙，转移淋巴结 > 3 cm。

（2）直肠癌：直肠癌形成很大肿块而不伴肠梗阻的情况少见，因其常浸润生长，使肠腔狭窄，导致肠梗阻，其转移淋巴结很少 > 3 cm。

（3）肛周淋巴瘤：临床上淋巴瘤可发生于人体任何部位，以颈部淋巴结多见，发生于消化道的淋巴瘤以胃和小肠为主，占 70% 以上，而发生于肛周的淋巴瘤则少见。肛周淋巴瘤患者可有肛周肿痛，压痛，质稍硬，确诊多需要临床病理活检，本病常误诊为肛周脓肿或肛乳头瘤等，病灶在短时间内迅速增大可有利于鉴别诊断。MRI 表现为肛周长或等 T_1、长 T_2 信号，边缘多较光整，增强扫描可见轻、中度强化，也可呈浸润性生长，表现为与周围组织器官分界欠清晰。

（4）肛周上皮样肉瘤：上皮样肉瘤是一种罕见的软组织低度恶性肿瘤，主要发生于 20 ~ 40 岁的青年人，2/3 发生于男性，发生于肛周者更为少见。肿瘤在 T_1WI 上为稍低信号，由于内部可出现出血、坏死等改变，T_2WI 上表现为混杂稍长 T_2 信号，DWI 为高信号，增强扫描肿块呈明显不均匀强化。

（5）肛周尖锐湿疣：尖锐湿疣好发于中青年男性，主要发病部位为外生殖器和肛周，表现为多发性乳头状、菜花状的粉红色或灰白色赘生物，常伴分泌物，患者可有瘙痒、排便困难、肛门疼痛、出血和里急后重等症状。尖锐湿疣主要通过临床病史及相关临床检查来诊断，影像学检查的作用主要是明确病变范围以及与周围肌肉及组织器官的关系。较小的病变 MRI 诊断困难，当病灶较大时，MRI 可表现为肛周肿物，多呈菜花样或多个融合结节影，平扫呈长 T_1、混杂稍长 T_2 信号，增强扫描可见不均匀强化。结合临床病史及相关标志物的筛查，多可作出明确诊断。

四、讨论

肛管癌比较少见，占结直肠癌的 1% ~ 4%。从组织学类型上可分为鳞癌、腺癌和黏液腺癌等，其中以鳞癌最为常见。肿瘤常呈浸润性生长，括约肌易被侵犯。典型的病灶在 MRI 图像上表现呈长 T_1、稍长 T_2 信号，增强扫描可见明显强化或不均匀强化，结合相关病史多可作出诊断。肛管癌要综合 MRI、病理及生化检查结果共同作出最终诊断。

MRI 的软组织对比度高，能够多平面成像，对于肛周解剖结构的显示具有明显的优势，能够准确地发现病变，并能较好地评价其位置、范围、信号改变以及周围组织的受累情况，同时通过多序列之间的对比，可以明确病灶内软组织、水分、脂质成分、脓液及周围组织炎症的存在与否，可以有效地指导临床的下一步治疗方案的制订实施，有效地指导外科手术的顺利实施。

（杨欣欣）

病例 30 肝内胆管错构瘤

一、病历摘要

姓名：×××　　　　性别：女　　　年龄：73 岁

现病史：偶然发现，患者无异常体征。

二、检查

检查方法：腹上区 CT 平扫 + 增强扫描。

检查结果：见图 11–37。

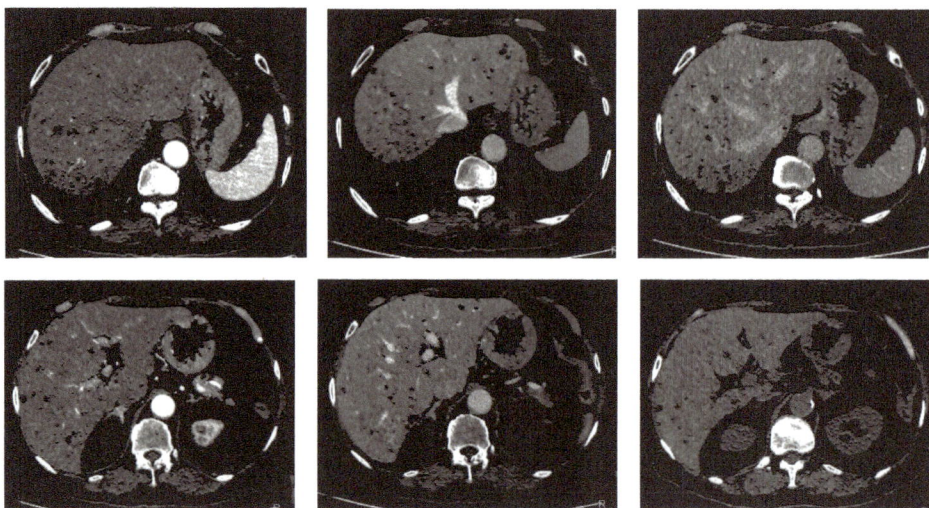

图 11–37　腹上区 CT 检查结果

三、诊断

1. 临床诊断

肝内胆管错构瘤。

2. 诊断依据

（1）无明显症状，多为体检发现。

（2）形态多种多样囊状低密度灶，可为圆形、长条形、柱状、菱形或多角形，以菱形或多角形多见，病灶多为 1 ~ 10 mm，边界清晰，无包膜。

3. 鉴别诊断

多发肝囊肿、多囊肝，先天性肝内胆管囊状扩张，多发肝转移。

四、讨论

肝内胆管错构瘤可发生于任何年龄，老年患者多见，女性发病率约为男性的 3 倍；多无临床表现，常体检时发现。主要应与多发肝囊肿、Caroli 病进行鉴别。多发肝囊肿为圆形，张力较高，有清晰锐利的边缘，密度接近于水，而肝内胆管错构瘤病灶形态不规则，多数病灶边缘也不清晰锐利，不同病变密度或信号强度也有不同；肝囊肿在 MRI 的 FIESTA 序列、T_2WI 上显示病变数目基本相同，而肝内胆管错构瘤病灶则不然。Caroli 病的囊性病变与胆管树相通，而肝内胆管错构瘤病灶与胆管树不相通。多发囊样转移瘤在增强扫描时边缘或多或少均有强化，而肝内胆管错构瘤病灶不强化。

综上所述，肝内胆管错构瘤以多发为主。弥漫分布于多个肝段多见，也可分布于某一肝段或以某一肝段为主。在 CT 和 MRI 上呈有壁小囊样病变，形态各异，具有一定的特征性，MRI 检查是诊断肝内胆管错构瘤较为敏感的方法。

（陈　群）

病例 31　肝内胆管细胞癌

一、病历摘要

姓名：×××　　　性别：男　　　年龄：49 岁

主诉：咳嗽咳痰 10 天。

现病史：患者 10 天前无明显诱因出现咳嗽咳痰，为阵发性咳嗽，伴咳少许黄白色黏痰，在家处理后未见改善，于 2023-07-07 在外院就诊，查胸部 CT 示双侧肺炎，予"莫西沙星、复方甲氧那明胶囊、桉柠蒎"等口服治疗，痰转白色，量明显减少，干咳为主，偶有剧烈咳嗽，伴有乏力。彩超提示肝左叶占位，性质待定。

二、检查

检查方法：腹上区 CT 平扫 + 增强扫描。

检查结果：肝脏外缘光整，形态、大小及各叶比例正常，肝左叶密度不均匀减低，范围约 72 mm × 51 mm，增强后门脉期见部分区域呈轻度环形强化，延迟期边缘强化更明显，另外肝内见多发、散在的小类圆形低密度边缘强化灶；肝尾叶可见类圆形、直径约 22 mm 的低密度灶，肝左叶胆管扩张；肝门区、肝胃间隙及腹膜后见多个肿大的淋巴结影，最大短径约 15 mm， 部分淋巴结坏死、边缘强化；胆囊不大，囊壁均匀，强化均一，囊内见多发小结石。脾形态、大小正常，脾实质密度均匀，强化均匀，未见异常强化灶。胰腺形态、大小及密度未见异常。腹腔及腹膜后未见肿大的淋巴结，腹膜腔未见积液。诊断意见：肝左叶轻度环形强化并肝内多发小环形低密度灶，肝脓肿？不排除肝内胆管细胞癌；肝左叶胆管扩张；肝门区、肝胃间隙及腹膜后多发肿大、坏死淋巴结，部分融合；肝尾状叶血管瘤可能性大；胆囊多发结石。

三、诊断

1. 临床诊断

肝内胆管细胞癌。

2. 鉴别诊断

肝上皮样血管内皮瘤，肝脓肿，炎性肌成纤维细胞瘤。

四、讨论

肝内胆管细胞癌是肝内第二常见的原发恶性肿瘤，可发生于胆管树任意位置，异质性较高，具有早期周围淋巴结受侵、远处淋巴结转移的特点。按形态可分为肿块型、管周浸润型、管内生长型。早期无明显症状，常在肝功能异常时进行影像学检查偶然发现，CT 平扫可见肝叶萎缩、胆管扩张、包膜回缩征，增强早期边缘强化，中心延迟强化，延迟期中央纤维间质进行性向心填充，周围呈相对低密度，包膜回缩，肝叶萎缩。可见 "靶征"，胆管细胞癌预后与强化方式有关，动脉期显著强化，预后较好；延迟强化，预后较差；导管内生长型，预后较好；导管周浸润型，预后较差。

炎性肌成纤维细胞瘤 CT 上多为单发或多发低密度灶，边界欠清，形态多不规则。增强上主要门静脉供血，动脉期轻度强化，周围肝是指异常高灌注导致病灶相对低密度，边界更清楚，门脉期渐进性强化。MRI 信号因病程而异，进展期以炎性浸润为主而纤维成分较少，水分较多呈长 T_1、长 T_2 信号，内部小灶性坏死呈更高 T_2 信号。

肝脓肿临床上常有感染性症状和体征，典型者 T_2WI 可见症状周围高信号的水肿带，增强扫描出现 "簇征" "靶征" 脓液，环形强化、可见 "双环征" 或 "三环征"，在 DWI 上明显受限，慢性厚壁型肝脓肿与肝内胆管细胞癌鉴别困难。

肝细胞肝癌多有慢性肝炎病史，且大多伴有肝硬化改变，其影像学特点时动态增强扫描 "快进快出" 的强化方式。甲胎蛋白是当前诊断肝细胞肝癌常用且重要的指标。

（陈　群）

病例 32　肝癌

一、病历摘要

姓名：×××　　　性别：男　　　年龄：33 岁

主诉：HBsAg 阳性 1 余年，发现肝功异常、肝占位 3 天。

现病史及既往史：患者自诉 1 年前发现有 HbsAg 阳性，未予以诊治，未规律复查，3 天前体检开始患者间断出现肝区不适，无明显腹痛，3 天前在我院体检，腹部超声提示弥漫性肝损害。肝 S_6 段低回声结节，性质待定，肝癌待排，门诊拟以"慢性乙型病毒肝炎，肝占位"收治。

二、检查

检查方法：腹上区 MR（1.5T）增强扫描。

检查结果：见图 11-38。

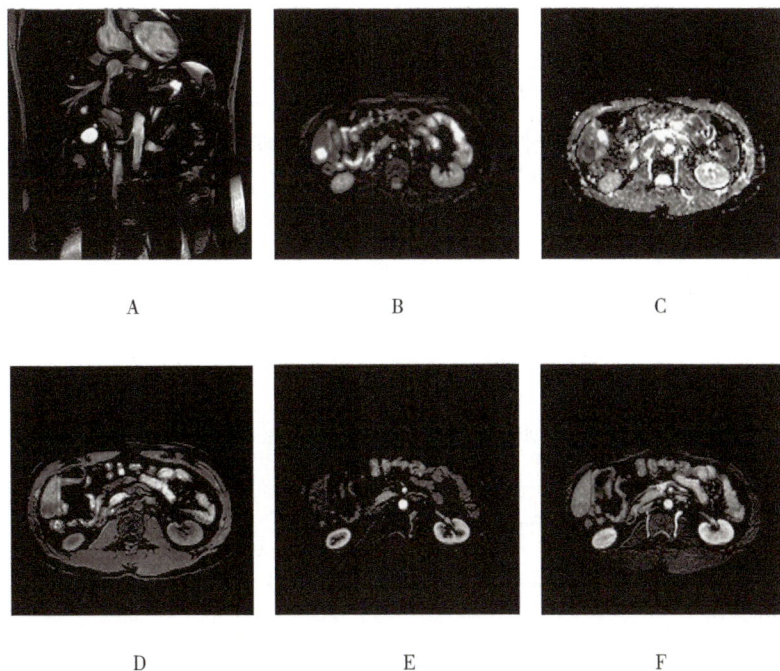

图 11-38

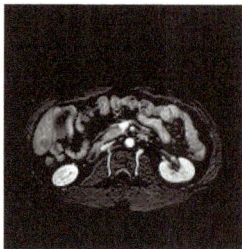

G

图 11-38　腹上区 MRI 检查结果

注　A. T$_2$WI 冠状位；B. DWI；C. ADC；D. T$_1$WI 平扫；E. 动脉期；F. 门脉期；G. 静脉期。

三、诊断

1. 临床诊断

肝 S$_6$ 段肝癌。

2. 病理诊断

肉眼可见（肝 S$_6$ 段结节）组织一块，大小 7.5 cm×3 cm×3 cm，临床已切开，切面紧邻被膜，距切缘 0.9 cm，可见一大小 2 cm×2 cm×1.4 cm 的灰黄色肿物一枚。1-2- 肿物 + 被膜 3-4- 肿物 + 切缘 5- 肿物 + 肝脏 6-1 cm 以外肝组织。诊断：（肝 S$_6$ 段结节）肝细胞癌，高、中分化，梁状型；肿瘤最大径约 2.0 cm，部分紧邻肝被膜，未见脉管内癌栓（MVI=0），肝切缘未见癌组织。肿瘤周围肝组织病变符合慢性乙型病毒性肝炎，肝硬化，伴轻度肝细胞脂肪变性。

3. 免疫组化结果

肿瘤组织 GPC-3（+），HSP70（少许 +），GS（部分 +），Happer-1（-），Arginase-1（-），AFP（-），CD34（血管密度增加 +），CEA（-），p53（部分 +），Ki-67（约 60%+）；肿瘤及周围肝组织 HBcAg（+），HBsAg（+），CK7（胆管 +），CK19（胆管 +）。

特殊染色结果：网染（周围肝组织假小叶形成 +）。

4. 诊断依据

（1）乙肝病史。

（2）肝 S$_6$ 段见结节状异常信号，T$_1$WI 呈低信号，T$_2$WI 呈高信号，DWI 呈高信号，ADC 图呈低信号，增强扫描动脉期明显强化，静脉期对比剂廓清，并可见包膜强化。

5. 鉴别诊断

肝脏神经内分泌肿瘤，FNH，肝腺瘤，相关平滑肌脂肪瘤。

四、讨论

原发性肝细胞癌是我国最常见的恶性肿瘤之一，好发于 30 ~ 60 岁男性多见，大部分 HCC 发生于乙肝病毒或丙肝病毒引起的肝硬化基础上。50% ~ 90% 的肝细胞癌合并肝硬化，30% ~ 50% 肝硬化并发肝细胞癌。90% 原发性肝癌血供丰富，由肝动脉优势供血；快速、膨胀性生长，导致瘤周肝实质受压及导致纤维组织增生，形成假包膜。按大小分为 3 型：巨块型，$\geqslant 5$ cm，占 31% ~ 78%；结节型，< 5 cm，占 19% ~ 49%；弥漫型，弥漫小结节分布全肝，占 1.5% ~ 10%。其中直径 $\leqslant 3$ cm 的单发结节或 2 个结节直径之和不超过 3 cm 的肝细胞癌称为小肝癌。

肝细胞癌（HCC）：由肝硬化再生结节（RN）经过一系列的病理变化演变成为早期 HCC，最后发展至进展期 HCC。直径 $\leqslant 2$ cm 的 HCC 结节为小肝癌。早期肝细胞癌通常表现为边界不清的结节状病灶，显微镜下，早期 HCC 作为一种高分化肿瘤，与周围的肝实质仅有细微差别与 HGDN 的镜下表现十分相似，因而组织学上鉴别两者非常困难，结节内汇管区的间质内可见肿瘤浸润是其与 HGDN 鉴别的最重要的病理学特征。进展期小肝癌与典型的大 HCC 有相同的组织学表现，是明确的生物学进展性结节，边缘清楚，肿瘤无门静脉血供，由完全发育的非配对动脉供血，可侵犯病灶内门静脉分支及出现肝内转移。

（赵　静）

病例 33　假乳头状瘤

一、病历摘要

姓名：×××　　　性别：男　　　年龄：18 岁

主诉：发现腹腔占位 3 天。

现病史：患者 3 天前因"反复咳嗽伴胸痛 3 周"至当地某医院行胸部 CT 检查提示"双肺多发磨玻璃结节，左侧第 6 腋肋骨折，左上腹巨大肿块"，完善腹部 CT 增强检查提示"胰体尾肿块考虑神经内分泌肿瘤可能性大，建议结合其他检查，以排除腹腔间质瘤可能"，为进一步诊治转诊至我院，拟以"胰体尾占位：神经内分泌肿瘤？间质瘤？"收入院。

既往史：平素身体健康状况良好，无传染病或慢性病病史，预防接种不详，无药物或食物过敏史，无手术史，无外伤史，无输血及输血制品史。

二、检查

检查方法：全腹部 CT 平扫 + 增强检查。

检查结果：见图 11-39。

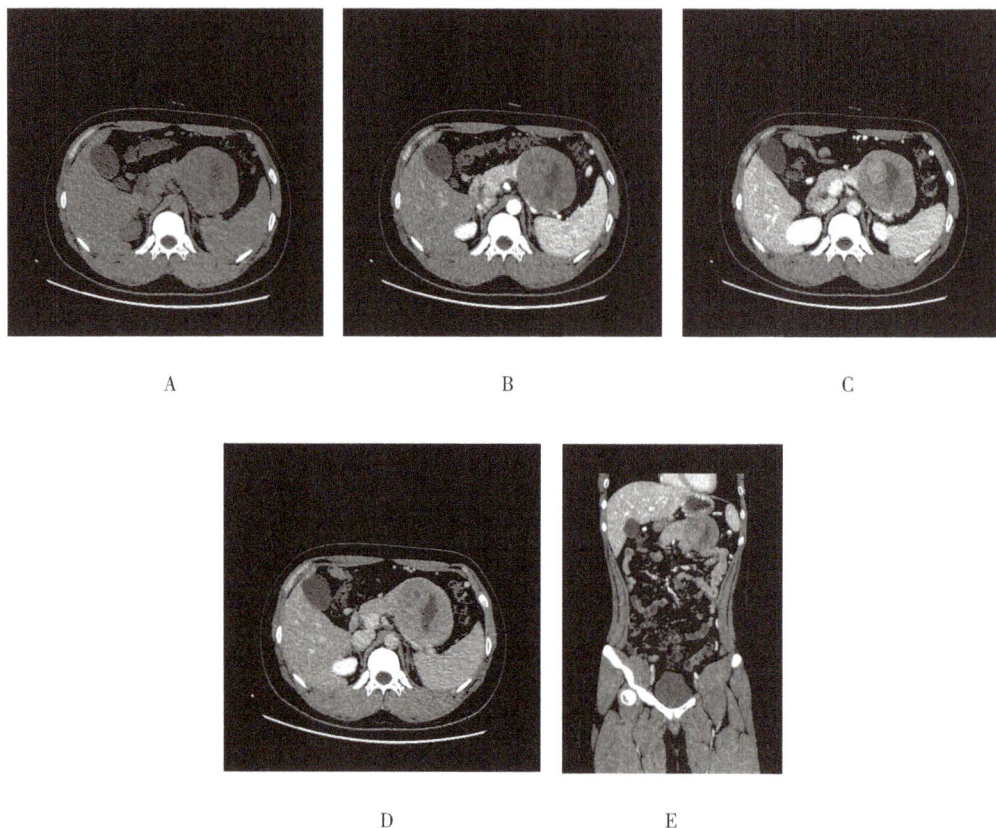

图 11-39　全腹部 CT 检查结果

注　A. 腹部平扫；B. 动脉期；C. 门脉期；D. 静脉期；E. 门脉期冠状位。

三、诊断

1. 临床诊断

胰腺实性假乳头状瘤。

2. 病理诊断

肉眼可见（胰体尾及肿瘤）灰褐色不规则组织一块，大小 13 cm×9.5 cm×7 cm，切面见一灰白色实性结节，大小 10 cm×9.5 cm×7.5 cm，质中，部分胰腺组织，大小 4.5 cm×3 cm×1.5 cm，1- 胰腺切缘 2-3- 胰腺肿物 4-6- 被膜 + 肿瘤 7-10- 肿物。诊断：（胰体尾及肿瘤）胰腺实性假乳头状肿瘤，伴坏死。肿瘤大小约 10 cm×9.5 cm×7.5 cm，可见脉管侵犯，未见神经侵犯，胰腺切缘（-）。

3．免疫组化结果

CD10（＋），Calretinin（－），Vimentin（＋），Cyclin D1（部分＋），PR（＋），CD99（＋），CD56（＋），CgA（－），Syn（部分＋），Ki-67（约1%＋），CK（少许＋），TFE3（少许弱＋），b-catenin（＋）。

4．诊断依据

（1）青年男性。

（2）胰腺体尾部见类圆形软组织密度影，大小约9.4 cm×8.1 cm×7.7 cm，密度不均，CT值为17～50 HU，其内可见多发结节状钙化影，增强扫描实性成分呈渐进性轻、中度强化。主胰管未见扩张。

5．鉴别诊断

胰腺浆液性、黏液性囊腺瘤，胰腺神经内分泌肿瘤，胰腺癌。

四、讨论

实性假乳头瘤可发生于胰腺任何部位，瘤体平均直径为6 cm，常呈卵圆形或浅分叶状，常见完整或不完整，瘤体内囊实性成分混杂分布，亦可表现为以囊性或实性成分为主，实性为主的病变囊性部分多位于边缘部，囊性为主的病变可见壁结节，部分肿瘤内可伴有钙化或出血。肿瘤呈外向性生长，位于胰头部者即使瘤体很大亦罕见伴有胰胆管扩张，淋巴结及远处转移少见。

CT表现：CT平扫肿物呈囊实性，边界清楚或不清，有时可见小片状或小结节状钙化灶，肿瘤内出血呈边界不清片状略高密度影，多期增强扫描实性成分、壁结节及包膜呈渐进性延期强化。

MRI表现：T_1WI瘤体实性成分呈低信号，出血区域呈片状明显高信号。T_2WI及T_2WI脂肪抑制肿物呈混杂中高信号，有时可见液液平面，为不同时期肿瘤内出血表现。增强扫描瘤体实性成分、壁结节及包膜呈渐进性延迟强化。

（赵　静）

病例34　肝血管瘤

一、病历摘要

姓名：×××　　性别：男　　年龄：30岁

主诉：慢性乙型肝炎复诊。

现病史：服用网上自购替诺福韦抗HBV药治疗中，现无不适，二便调。体格检查：一般情况可，无黄染，肝、脾不大，腹腔积液阴性。

二、检查

检查方法：3.0T 腹上区磁共振检查。

检查结果：见图 11-40。

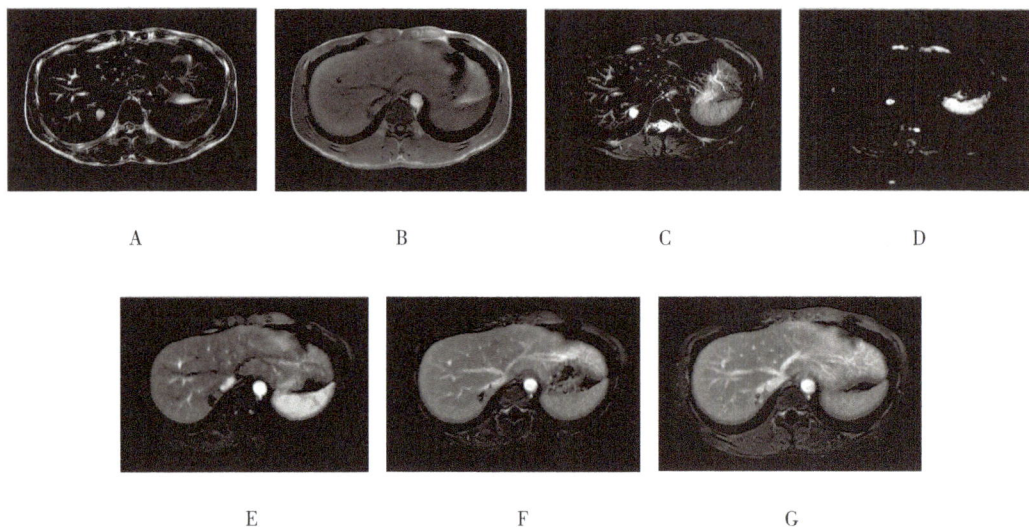

图 11-40　腹上区磁共振检查结果

注　A. T_2WI 横轴位；B. T_1WI 横轴位；C. T_2WI 抑脂横轴位；D. DWI 横轴位；E. T_1WI 抑脂增强动脉期；F. T_1WI 抑脂增强门脉期；G. T_1WI 抑脂增强延迟期。

三、诊断

1. 影像学诊断

肝 S_1 富血供结节，考虑血管瘤；考虑肝脏铁沉积。

2. 鉴别诊断

肝血管瘤须与肝细胞癌、肝转移瘤相鉴别。肝细胞癌多有肝炎、肝硬化病史，CT 增强早期可有边缘强化，整个对比增强过程表现"快进快出"特征。MRI 平扫中 T_1WI 呈低信号，T_2WI 为信号强度不均的高信号，边界模糊。肝转移瘤 CT 平扫显示"牛眼征"，增强早期多为环状强化，MRI 平扫病灶往往边界清楚，信号均匀。病灶中心液化、坏死，呈长 T_1、长 T_2 信号，"靶征"。

（黄茗勇）

病例 35　肝脏肿瘤

一、病历摘要

姓名：×××　　性别：男　　年龄：45 岁

主诉：发现 HBsAg 阳性多年，定期复诊。

现病史：发现 HBsAg 阳性多年，现未行抗病毒治疗，近期食欲正常，无乏力、尿黄，大便正常，体重无增减。现复诊，否认乙肝家族史。

二、检查

检查方法：1.5T 腹上区磁共振检查。

检查结果：见图 11-41。

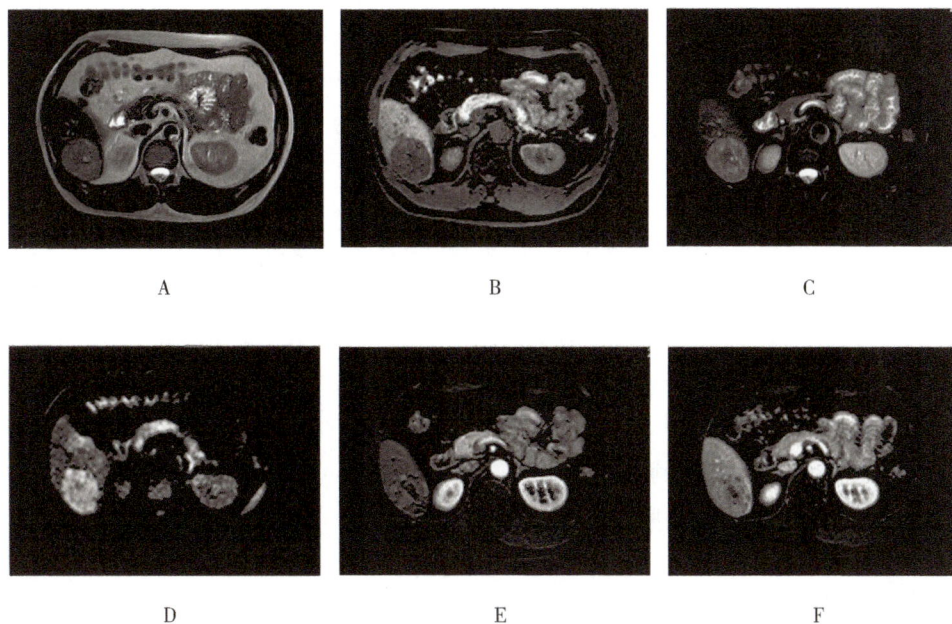

图 11-41　腹上区磁共振检查结果

注　A. T_2WI 横轴位；B. T_1WI 横轴位；C. T_2WI 抑脂横轴位；D. DWI 横轴位；E. T_1WI 抑脂增强动脉期；F. T_1WI 抑脂增强门脉期。

三、诊断

1. 影像学诊断

肝 S_6 异常信号灶，考虑肿瘤性病变，HCC 可能性大。

2．鉴别诊断

（1）肝转移瘤：多数为多发，位于肝脏边缘，以右肝多见，增强扫描见"牛眼征"，呈环状或结节状强化，以中心坏死常见。而肝癌多为单发，可出现边缘坏死，可相鉴别。

（2）肝内胆管细胞癌：平扫呈低密度结节，多无完整包膜，伴有远端胆管扩张，部分扩张的胆管内可见结石，增强后因病灶含较多纤维成分，呈持续性向心性强化，中心常有坏死。而小肝细胞癌多无上述征象，可相鉴别。

（3）肝炎性假瘤和肝脓肿：病灶多较规则，周围见充血水肿带，呈楔形或小片状强化带。而肝细胞癌多无此征象，可相鉴别。

（4）肝血管瘤：平扫呈边界清楚低密度灶，增强后呈边缘结节状强化，随时间延长逐渐向心性强化，呈"快进慢出"表现。而肝细胞癌呈不均匀斑片状或斑点状强化，多可见斑点状坏死区，可相鉴别。

（5）肝淋巴瘤：多为非霍奇金淋巴瘤，影像学表现为多发的结节状低密度区，增强后呈轻度强化，强化较均匀一致，极少出现坏死。而肝细胞癌多伴有坏死，强化多较明显，其内可见更低密度区可相鉴别。

（黄茗勇）

病例 36　输尿管发育畸形 1

一、病历摘要

姓名：×××　　　性别：男　　　年龄：37 岁
主诉：上腹痛（腰背部胀痛）1 周。
现病史：右肾双肾盂双输尿管畸形。

二、检查

检查方法：双肾、输尿管、膀胱 CT 平扫＋增强扫描。
检查结果：见图 11-42。

三、诊断

1．临床诊断
输尿管发育畸形。

2. 诊断依据

双肾、输尿管及膀胱 CT 增强检查提示对比剂通过异常输尿管与肾盂膀胱相通。

3. 鉴别诊断

输尿管囊肿。

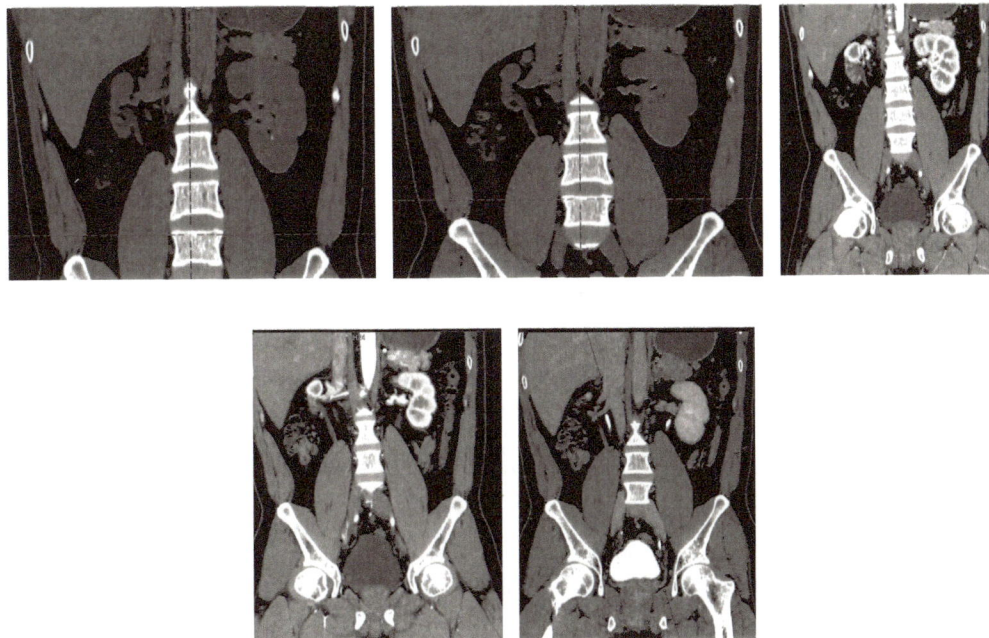

图 11-42 双肾、输尿管、膀胱 CT 检查结果

四、讨论

输尿管不发育是由于胚胎期输尿管芽缺如所致，合并同侧肾不发育，同侧膀胱三角区有缺如或发育不全，也无同侧输尿管开口。两侧不发育者患者不能成活。

单侧或双侧发育不全是由于输尿管芽发育缺陷所致，常伴有同侧或双侧相应的肾发育不全。如输尿管呈纤维条索状或呈残肾输尿管，输尿管开口细小或缺如和膀胱三角区发育不良。

多输尿管：胚胎四周时在中肾管下端发育出的输尿管芽，其近端形成输尿管，远端被原始肾组织块覆盖而发育为肾盂、肾盏和集合管。如输尿管远端的分支为多支，则形成不完全性双输尿管和 Y 形输尿管。如中肾管的下端生出一个输尿管芽（副输尿管芽），它可和正常输尿管并行发育成完全性输尿管异常。

输尿管开口异位：胚胎发育的异常，可造成输尿管开口异位。70% ~ 80% 的输尿管开口异位是并发于重复肾和输尿管病例，且多数输尿管开口异位来自重复肾的上段肾，此症很少发生于单根输尿管病例。

输尿管囊肿：是指输尿管末端的囊性扩张，病因至今未定。

先天性输尿管狭窄和梗阻：①先天性输尿管狭窄，常见于肾盂输尿管连接处和输尿管膀胱连接处，有的可发生于中段；②先天性输尿管瓣膜症，少见，这种瓣膜可在出生后自行消退；③先天性输尿管盲端，可分为高位和低位两种；④先天性巨输尿管症（原发性巨输尿管症，先天性输尿管末端功能性梗阻）。

输尿管位置异常：①腔静脉后输尿管，较常见；②髂动脉后输尿管，少见；③输尿管疝，少见，可向腹股沟（男性）或腹部（女性）疝出，也可从坐骨孔或向髂血管和腰大肌间隙处疝出，输尿管疝多无疝囊。

其他：①先天性输尿管憩室，少见，是由于输尿管芽过早分裂形成，具有完整的输尿管壁层，多为圆形或椭圆形，多发生于输尿管膀胱连接处附近，也可见其他任何部位，须与有盲端的双叉输尿管和后天性憩室相鉴别；②输尿管扭转，少见；③输尿管褶叠（输尿管纠缠），多继发于输尿管梗阻处近侧的扩张输尿管，或由肾活动度大造成，真性褶叠少见；④倒 Y 型输尿管，罕见，病因不明。

（陈　群）

病例 37　输尿管发育畸形 2

一、病历摘要

姓名：×××　　　性别：男　　　年龄：33 岁

主诉：头痛、发热 3 天，短暂意识不清 1 天。

现病史：患者头痛、发热 3 天，短暂意识不清 1 天。左肾先天发育不良并左侧输尿管重度迂曲、扩展，输尿管末端囊肿形成。

二、检查

检查方法：双肾、输尿管、膀胱 CT 平扫 + 增强扫描。

检查结果：见图 11-43。

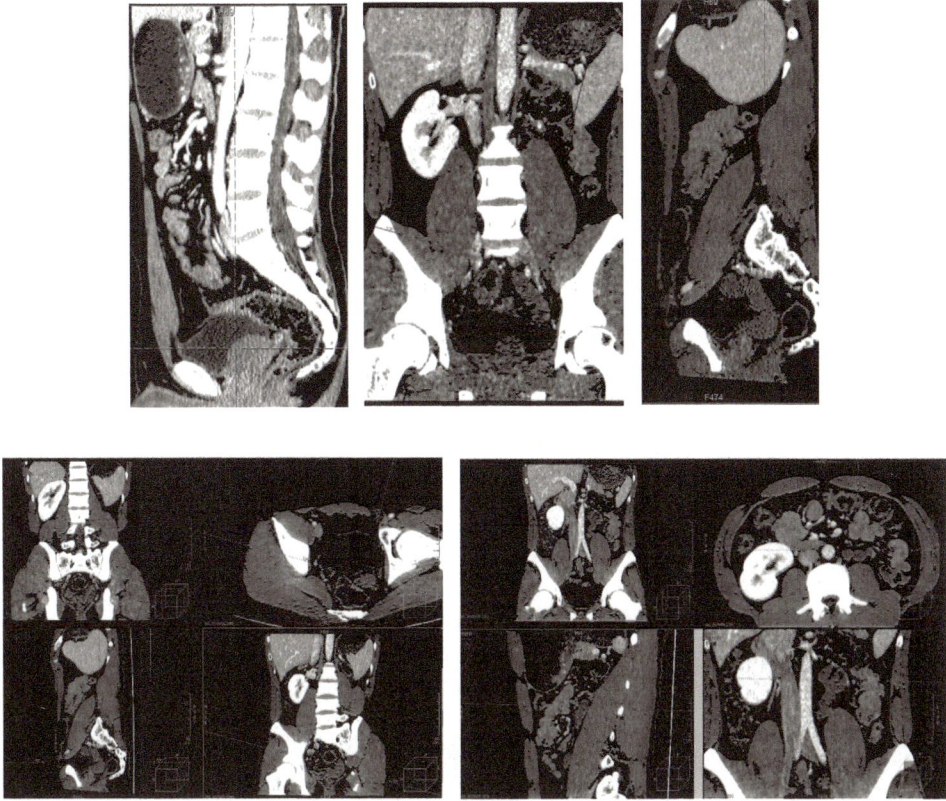

图 11-43 双肾、输尿管及膀胱 CT 检查结果

三、诊断

1. 临床诊断

输尿管发育畸形。

2. 诊断依据

双肾、输尿管及膀胱 CT 增强检查提示对比剂通过异常输尿管与肾盂膀胱相通。

3. 鉴别诊断

输尿管囊肿。

四、讨论

参见"病例 36 肾盂输尿管畸形 1"讨论部分。

（陈　群）

病例 38　腹盆腔平滑肌瘤

一、病历摘要

姓名：×××　　　性别：女　　　年龄：44 岁

主诉：次全子宫切除术后 5 年多，腹痛 5 天。

现病史：患者 2015 年因多发子宫肌瘤行腹腔镜次全子宫切除术，2021 年 4 月出现腹痛，活动时明显加重，平卧时缓解，后腹痛加剧就诊。超声提示：子宫体切除术后，残余宫颈囊肿，盆腔多发实性占位，考虑平滑肌瘤可能。妇科检查：腹部可触及一包块，大小约 8 cm×6 cm，质硬，活动度可，上推宫颈，包块向上移动。

二、检查

检查方法：盆腔（子宫）磁共振平扫 + 增强扫描（3T）。

检查结果：见图 11-44。

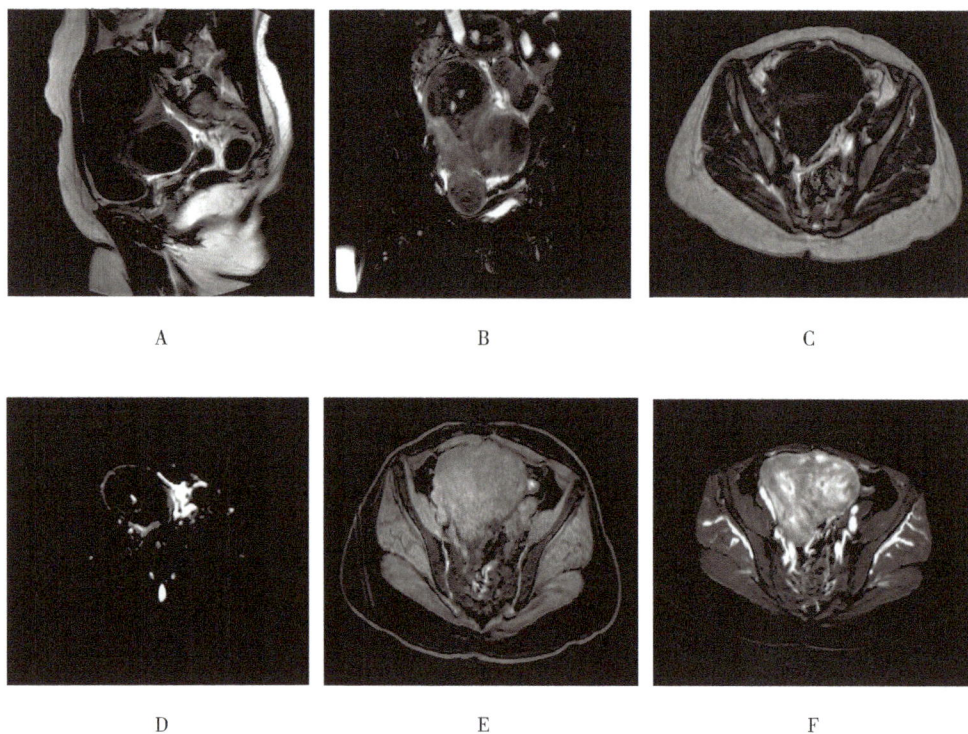

图 11-44　盆腔（子宫）磁共振平扫 + 增强扫描结果

注　A. T$_2$WI 矢状位；B. T$_2$WI 抑脂冠状位；C. T$_1$WI 横轴位；D. DWI 横轴位；E. T$_1$WI 抑脂横轴位；F. T$_1$WI 抑脂增强横轴位。

三、诊断

1. 影像学诊断

腹盆腔平滑肌瘤。

2. 诊断依据

（1）女性，有子宫肌瘤病史。

（2）病灶位于腹盆腔，较大，边界尚清，与周围组织分界尚清；T_1WI 及抑脂 T_1WI 呈等信号（图 11-44C、D），T_2WI 及抑脂 T_2WI 呈不均匀低信号，部分病灶内见少许高信号（图 11-44A、B），DWI 受限不明显，部分病灶内见高信号（图 11-44D）；增强扫描病灶不均匀强化（图 11-44F）。

（3）未见腹腔积液、淋巴结肿大、腹膜种植等恶性征像。

（4）手术记录：进腹后，切口下见一大小约 3 cm×3 cm 圆形肿物，表面光滑、质硬，与周边分界明显，根部位于腹壁上，肠系膜上有一大小约 4 cm×2 cm 的肿物，另见一大小约 15 cm×14 cm 不规则肿物，根源为宫颈，与肠系膜、大网膜粘连。病理诊断意见：平滑肌瘤。

3. 鉴别诊断

（1）平滑肌肉瘤：50 岁以上女性多见，肿块生长迅速常不均匀，边界不清，MRI 上信号混杂，可含有出血或坏死灶，DWI 受限明显，强化程度低于子宫肌层；具有浸润性、腹腔积液、淋巴结肿大、腹膜种植等恶性肿瘤征像。

（2）宫颈腹膜后延伸平滑肌瘤：盆腔腹膜后肿块，T_2WI 低信号，与宫颈相连。

（3）子宫浆膜下/子宫阔韧带肌瘤：巨大的子宫肌瘤可以向腹膜后生长，常起源于浆膜下或子宫阔韧带；子宫多变形或宫腔受压变窄，带蒂肿物与子宫相连提示来源于子宫；起源于腹膜后间隙，邻近脏器推移表现，无明显受压变形提示腹膜后来源。

（4）卵巢来源实性肿瘤：病变同侧卵巢显示不清，或与肿瘤组织关系密切，卵泡膜纤维瘤：性索间质来源，好发于绝经期女性，雌激素升高，实性肿块内见云絮状低信号，实性部分轻度强化。Brenner 瘤：上皮来源，多房囊性或实性，内含纤维基质，增强中等强化，钙化常见。

（5）腹膜后孤立纤维瘤：动脉期明显不均匀强化，延迟呈持续强化，可见中央坏死、出血或囊变。

（6）盆腔胃肠道外间质瘤：极其罕见，具有侵袭性，女性多发，影像学表现为较大、副血供肿块，坏死、出血、囊变常见。

四、讨论

平滑肌瘤多见于子宫、胃、小肠系膜等部位，腹膜后平滑肌瘤罕见，是平滑肌瘤的异常生长方式，盆腔为腹膜后平滑肌瘤最常见的部位，腹膜后平滑肌瘤起源于腹膜后精索、血管、中肾管或苗勒管残余等含平滑肌的组织，主要发生在绝经期前的女性，肿瘤发生常与激素有关，缺乏特异性肿瘤标志物，约40%同时伴有子宫肌瘤；影像学上，腹膜后多为疏松结缔组织，间隙大，平滑肌瘤呈膨胀性生长，体积多较大，多呈实性为主的囊实性肿块；CT表现为盆腔腹膜后均匀软组织肿块，钙化少见；MRI典型表现为T_1WI及T_2WI低信号，增强延迟强化。超声是诊断子宫肌瘤的首选方法，可以满足普通肌瘤的诊断要求；肌瘤巨大，怀疑恶变时，需进行MRI检查明确，MRI可以提供肌瘤的位置、大小数量及血供情况，对制订治疗方案有重要意义。

（杨欣欣）

病例 39　椎管内畸胎瘤

一、病历摘要

姓名：×××　　　性别：女　　　年龄：37岁

主诉：体检发现腰椎管内占位2周。

现病史：2周前因"腰痛"在外院行腰椎CT及MRI检查提示$L_3 \sim L_4$椎管内占位，无肢体乏力、疼痛、麻木不适，四肢运动感觉正常，大小便正常。为求手术治疗来我院，拟以"椎管内占位"收住院。自起病以来，患者精神、睡眠、食欲尚可，大小便正常，体重无明显变化。

二、检查

检查方法：颅脑MRI平扫＋增强扫描。

检查结果（图11-45）：腰椎椎管内（$L_3 \sim L_4$椎体水平）内可见髓外硬膜下占位，边界清晰，与脊髓圆锥关系密切，病灶大小约40 mm×17 mm×17 mm。T_1WI与T_2WI均呈混杂等高信号，T_2WI压脂序列可见病灶内局部成分呈极低信号，以病灶前上份为主。增强扫描病灶呈轻度强化，其T_2WI压脂极低信号成分强化不明显。

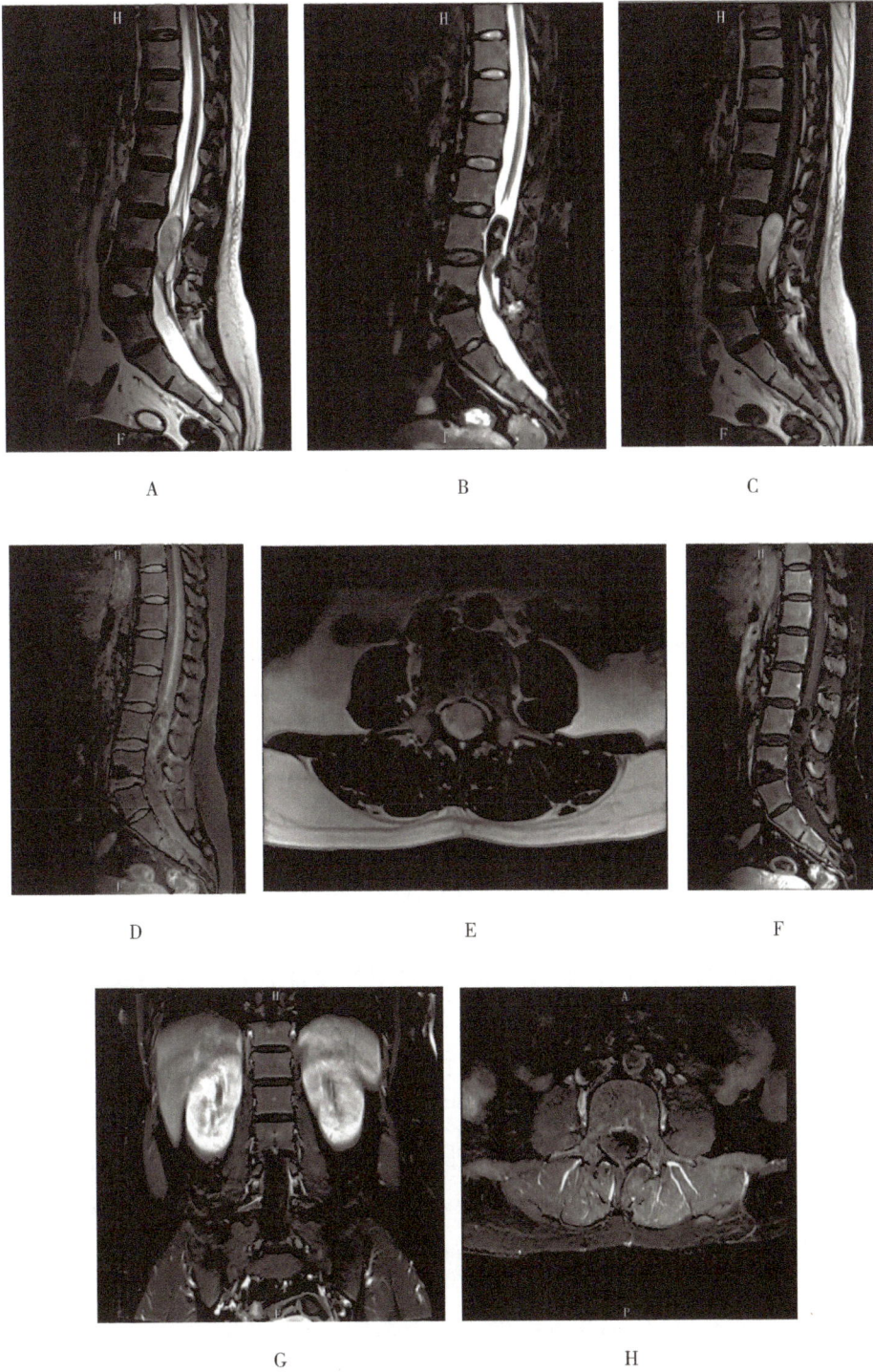

图 11-45 颅脑 MRI 检查结果

注 A. T₂WI 矢状位；B. T₂WI 矢状位压脂序列；C. T₁WI 矢状位；D. T₁WI 矢状位压脂序列；E. T₂WI 横轴位图像；F. T₁WI 增强扫描矢状位图像；G. T₁WI 增强扫描冠状位图像，箭头所指病灶；H. T₁WI 增强扫描横轴位图像。

三、诊断

1. 术后病理诊断

椎管内畸胎瘤。

2. 鉴别诊断

（1）皮样囊肿（囊性成熟型畸胎瘤）：CT 多表现为边界清晰的囊性结节，壁稍厚，囊壁常见钙化，由于含有大量脂肪，CT 值较表皮样囊肿更低，有时可有钙化呈混杂密度影，可合并皮毛窦。MRI 由于皮样囊肿内含有液态的脂类物质，在 T_1WI 表现为高信号为其特征性表现，有时也可因囊内含有毛发团等其他成分，呈高低混杂信号，T_2WI 多为略高信号。增强扫描不强化，壁偶见强化。

（2）室管膜瘤：脊髓内室管膜瘤，多发生于颈胸段及脊髓圆锥。MRI 呈长 T_1、长 T_2 信号影，合并瘤内出血时可见短 T_1、长 T_2 信号影，脊髓局部膨大，肿瘤两端多出现脊髓空洞，不合并脊髓低位或脊柱裂，增强扫描瘤体实质部分可不均匀强化，在脂肪抑制序列上仍为高信号。

（3）神经鞘瘤：好发于髓外硬膜下，以颈、胸段多见。可发生囊变、坏死，易与囊性畸胎瘤混淆。但无脂肪及钙化成分，可通过椎间孔向椎管外延伸，呈"哑铃状"改变。典型表现为 T_1WI 呈低信号，T_2WI 呈高信号，增强扫描多数呈明显均匀或环状强化。

四、讨论

椎管内畸胎瘤是源于原始胚胎生殖细胞的肿瘤，比较少见。由 3 个胚层衍化的器官样组织结构构成：外胚层来源的毛发、皮肤附件和神经组织；中胚层来源的骨、软骨、牙齿、脂肪与肌肉组织等；内胚层来源的消化道和呼吸道黏膜与腺体成分可分为成熟型、未成熟型和畸胎瘤恶变 3 个类型，成熟型多见。大多位于髓外硬膜下，多发生于胸腰段，尤其是脊髓圆锥处最多见。肿瘤生长缓慢，无特征性临床表现，与其他椎管内肿瘤不易鉴别。临床主要表现为肢体麻木无力，腰背部疼痛，大小便功能障碍以及性功能障碍等。患者通常以腰骶部和下肢疼痛、麻木、无力或小便困难为首发症状，还有部分患者因后背部长毛发的皮疹就诊。随着疾病的进展，后期可出现截瘫、大小便失禁等。本例患者出现腰痛症状，但未出现下肢疼痛、麻木、无力或小便困难等症状，可能与肿瘤大小与位置有关。

实验室检查提示，部分患者可以出现血 AFP 常轻度升高，但很少超过 1 000 ng/mL，若 AFP 水平明显升高，则提示内胚窦的可能。其他的肿瘤标志物如 NSE、HCG、CEA 及甲状腺激素（见于卵巢甲状腺肿）也可升高。本例患者并未发现血 AFP 升高。椎管内畸胎瘤多呈椭圆形、梭形或不规则形，边界通常较清楚。CT 表现为肿块呈混杂密度，低密度示脂肪组织，中等密度为软组织，高密度为钙化。大的肿瘤还可见椎管扩大，椎弓根增宽。小的畸胎瘤显示椎管大小、形态正常，通常仅见斑点状钙化，脂肪组织很难检测到。MRI 肿块边界清楚，信号复杂，可显示脂肪、囊变、软组织及较大的钙化灶信号，其中脂肪及钙化灶的检出对畸胎瘤的诊断具有定性意义，增强一般无强化，常合并其他畸形，如椎体发育畸形、脊髓栓系、皮毛窦、蛛网膜囊肿、脂肪瘤等。成熟畸胎瘤血供少，增强后常无强化；未成熟畸胎瘤中还有恶性成分，可表现为不同程度的强化。特征性 MRI 征象包括：脂液平面，瘤内同时存在分界清晰的液体和脂肪成分，界面以上为脂肪信号，界面以下为水样信号；"囊中囊"，瘤内见边界清晰的类圆形囊状水样结构，游离于脂性信号或其他成分的母囊中；"游离脂肪征"，自发性破裂时，脂性成分沿脑脊液播散，表现为脑脊液循环通路散在分布的异常脂肪信号。

（何文杰）

病例 40　左前臂血管瘤

一、病历摘要

姓名：×××　　　　性别：女　　　　年龄：35 岁

主诉：左前臂血管瘤病术后 20 年余，复发 2 月余。

现病史：患者于 20 年余前无意中发现左前臂背侧有一肿物，大小约栗子，质软，无伴疼痛不适，当时于当地医院行肿物切除术，术后病理检查提示肿物为血管瘤；2 个月前原手术处发现肿物，约栗子大小，之后肿物有逐渐增大，现大如鸡蛋，伴有隐痛不适，关节活动正常。门诊彩超提示：左前臂血管瘤。

二、检查

检查方法：X 线 +MRI 检查。

检查结果：① X 线检查示，低密度软组织肿块，钙化常见，邻近骨质改变；② CT 检查示，边界清楚或不明确，等或稍低软组织肿块，增强扫描明显强化，出血可见液平；③ MRI 检查示，等或稍低 T_1 信号肿块，局灶性高 T_1 信号提示脂肪组织或缓慢的血流信号，显著高 T_2 信号肿块，钙化个序列均呈低信号。

三、诊断

1. 影像学诊断

左前臂海绵状血管瘤。

2. 诊断依据

X 线、CT、MRI 检查结果。

3. 鉴别诊断

（1）毛细血管瘤：由血管内皮细胞增生形成，呈红色，突出正常皮肤，多数刚出生后就有，少数在出生 3 ~ 6 个月内出现，初起时呈小红点状，随时间逐渐增大，除了少数血管瘤会自行消退，大部分血管瘤不会消退，随患儿生长发育而逐渐增大。

（2）混合型四肢血管瘤：具有草莓状血管瘤和海绵状血管瘤病理和临床的特点，表现为颊部黏膜呈红色或紫红色，卵圆形斑块高出黏膜表面，呈小丘状或结节状隆起，质软，压之缩小，肿块界限不清。

（3）海绵状血管：由很多大小不一、形态不规则血管腔窦或间隙组成，腔隙外围有厚薄不均的结缔组织包绕。患处稍隆起皮肤表面，呈青紫色；挤压时缩小，撤压后即恢复原状，随着时间而逐渐增大，向邻近组织扩展。

（4）草莓状四肢血管瘤：由大量毛细血管在黏膜层增生而形成，通常表现为颊部黏膜呈红色或紫红色圆形斑块，与口腔黏膜表面持平或稍高出黏膜，压之退色，边界清楚。

四、讨论

海绵状血管瘤通常含有脂肪成分，当血管瘤内脂肪成分较多时难与脂肪瘤区别。儿童和青少年膝部反复疼痛和肿胀是滑膜血管瘤的典型临床表现。

X 线平片上显示的肌内静脉石（钙化的血栓）是诊断肌内血管瘤较为特异的征象。深部软组织血管瘤伴随的各种形态的骨膜新生骨包括花边状骨膜新生骨、连续线状骨膜新生骨、骨皮质梭形增厚、波浪状骨膜新生骨和细线样骨膜新生骨。影像学上需要与软组织血管瘤引起的反应性骨膜新生骨鉴别的有各种良恶性肿瘤。线状骨膜新生骨是深部软组织血管瘤最常伴随的骨膜反应类型，易被误为应力性骨折的骨膜反应。骨皮质梭形增厚则类似骨样骨瘤的表现，但无瘤巢的存在。骨小梁增粗的表现类似于脊椎血管瘤的改变，常见于肢体深部软组织血管瘤。

研究表明，血管瘤在 T_1WI 呈等或稍高信号，T_2WI 呈明显高信号。T_1WI 上病灶内高信号影为脂肪成分，T_2WI 上多发结节或条状高信号影为海绵状血窦的血池和扩张静脉管腔内的缓慢流动的血液，T_2WI 上高信号结节中央低信号点状影为有快速血流的血管影。

软组织血管瘤具有某些特征性的 MRI 表现而有别于其他恶性软组织肿瘤，包括 T_2WI 上呈相互分隔的多结节或管状异常信号，结节中央点状低信号（"圆点征"）。30 岁以前出现软组织包块，应考虑肌内血管瘤的可能，若此临床病程较长且病变含有脂肪成分、静脉石或较大的血管，则强烈支持肌内血管瘤的诊断。

（陈　群）

病例 41 软骨母细胞瘤

一、病历摘要

姓名：×××　　　　性别：女　　　　年龄：30 岁

主诉：左膝关节行走间断疼痛一年半余，加重 1 个月。

现病史：患者一年半前行走出现左膝关节间断疼痛，下肢活动正常，不影响生活及工作，未予诊治，近 1 个月，自觉疼痛较前明显加重，外院左膝关节 CT 示左股骨病变。查体：左大腿无明显畸形，皮肤无破损，无静脉曲张，左膝关节稍有压痛，活动无明显受限。

二、检查

检查方式：左股骨 MR 平扫 + 增强扫描（3T）。

检查结果：见图 11-46。

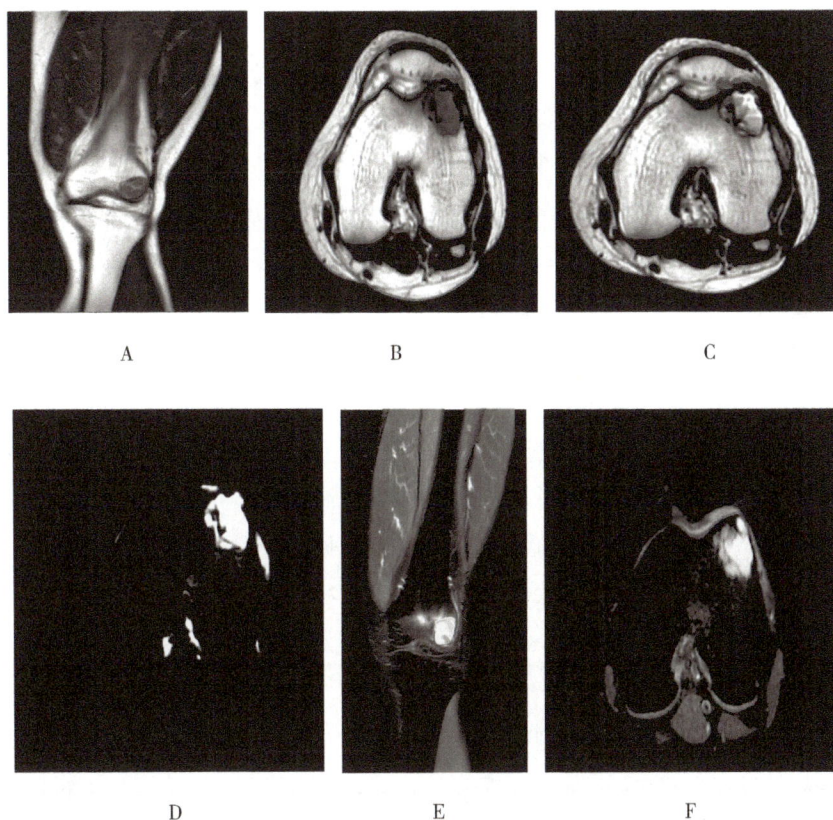

A　　　　　　　　　B　　　　　　　　　C

D　　　　　　　　　E　　　　　　　　　F

图 11-46　左股骨 MRI 检查结果

注　A. T_1WI 冠状位；B. T_1WI 横轴位；C. T_2WI 横轴位；D. T_2WI 抑脂横轴位；E. T_1WI 增强冠状位；F. T_1WI 增强横轴位。

三、诊断

1. 临床诊断

软骨母细胞瘤。

2. 诊断依据

（1）青年、股骨远端病变。

（2）左股骨远端见类圆形异常信号影，T_1WI 呈稍低信号，T_2WI 呈混杂信号，病灶边界尚清，病灶边缘局部见骨质硬化（图 11–46A ~ D）。

（3）MR 增强扫描病灶轻度不均匀强化（图 11–46E、F）。

（4）手术记录：股骨下端骨髓内见一大小约 2 cm×2 cm×2 cm 的占位病变，髓腔内见黄褐色样肿物，肿物侵犯周围骨皮质，刮除肿物后可见周围皮质明显变薄。

（5）病理：结合临床、影像、病理、HE 形态及免疫组化结果，符合软骨母细胞瘤。

3. 鉴别诊断

（1）骨巨细胞瘤：好发于青壮年，20 ~ 40 岁为发病高峰，罕见于骨骺闭合之前（尤其为 10 岁之前）；50 岁以上患者亦少见，常发生于长骨骨端，一般为单发，50% ~ 60% 的病变位于膝关节周围，极少发生于长骨骨干，脊柱椎体和骨盆髋臼也是其好发部位，病变骨破坏区明显膨胀，周围无硬化边，其内无钙化。

（2）动脉瘤样骨囊肿：发病年龄多为 10 ~ 30 岁，其中 80% 发生于 20 岁以下，发病部位主要在长骨、脊椎、手等，X 线检查病变呈膨胀性分房改变，并可有不规则的钙化斑点，发生于脊柱者为骨性膨胀性囊状透亮影，囊内见粗而浅淡的骨小梁；CT 及 MRI 检查显示病变内液液平面，是本病较特异征像。

（3）内生软骨瘤：骨破坏区内可见钙化，多见于成年人的短管状骨，发生于长骨者病变多位于干骺端并向骨干方向发展。

（4）骨骺干骺端结核：病灶常横跨骨骺板，病变多小而无膨胀，一般无硬化边，病灶内钙化常密度高，也可见细小的死骨。邻近骨质常有骨质疏松。

（5）透明细胞软骨肉瘤：属于低度恶性肿瘤，常见于 25 ~ 45 岁男性患者，好发于长骨骨端软骨下区，影像学表现近似软骨母细胞瘤，但少见钙化。

四、讨论

软骨母细胞瘤又称成软骨细胞瘤，是一种良性成软骨性肿瘤，约占良性骨肿瘤的 3.5%。少数软骨母细胞瘤在组织形态上是良性，却表现出侵袭性行为和发生转移，或者恶变为肉瘤。

软骨母细胞瘤可发生于任何软骨内化骨的骨骼，但以长骨的骨骺多见，尤以股骨远端、胫骨近端、股骨近端、肱骨近端和大转子骨骺常见。此病好发于 11 ~ 30 岁的人群，男性多于女性，男女之比为 1.8 ∶ 1；临床常表现为疼痛、关节腔积液或肌肉萎缩。专科检查无特异性，可出现滑膜炎、肿胀、压痛和邻近关节运动受限的体征。

多数软骨母细胞瘤发生于骨骺，发生部位是其重要的影像诊断依据，病变起于骨骺且常跨越骺板累及干骺端。X 线检查病变表现为地图样骨质破坏，多伴有薄层硬化边。骨皮质局部膨胀变薄亦较为常见。部分肿瘤远侧出现骨膜反应，通常表现为厚的、线样或层状的骨膜新生骨。骨膜新生骨的出现有助于软骨母细胞瘤与其他骨骺病变的鉴别。

CT 检查示肿瘤多位于干骺闭合前的骨骺，可突破骨端进入关节，亦可跨越骺板向干骺端扩展。病灶多为圆形或不规则形局限性骨破坏区，有轻度膨胀，少数呈分叶状。病灶边界清楚，常有硬化边，可穿破骨皮质形成局限性软组织肿块。20% ~ 50% 病例在骨破坏区出现钙化，多呈小点状、斑片状甚至团状。

MRI 检查示肿瘤 T_1WI 呈低或等信号，T_2WI 呈低、高或混杂不均匀信号。骨髓水肿是软骨母细胞瘤诊断的又一重要依据。骨髓水肿在 T_1WI 呈低信号，脂肪抑制 T_2WI 呈高信号，增强扫描后强化。肿瘤周围的软组织亦可出现水肿。此外，邻近关节可出现滑膜炎和关节腔积液等表现。

超过 1/3 的软骨母细胞瘤合并继发性动脉瘤样骨囊肿。多数研究未能证实软骨母细胞瘤合并继发性动脉瘤样骨囊肿与肿瘤复发率之间存在相关性。

（杨欣欣）

病例 42　淋巴瘤

一、病历摘要

姓名：×××　　　性别：女　　　年龄：67 岁

主诉：言语障碍伴行走不稳 1 月余。

现病史：患者于 1 个月前无明显诱因出现言语障碍伴走路不稳，无头晕、头痛、恶心、呕吐等不适。遂于外院就诊，完善颅脑 CT：左额叶、眠体膝部占位性病变，建议增强检查；双侧颞顶骨术后改变。为进一步诊断治疗来我院就医，在门诊拟诊断为"颅内占位性病变"收入院。自发病以来，患者精神状态良好，食欲良好，睡眠良好，大小便正常，体力情况正常，体重无明显变化。

二、检查

检测方法：颅脑 MR 平扫 + 增强扫描。

检查结果（图 11-47）：左侧额叶、胼胝体可见不规则片状异常信号灶，左侧基底核区可见斑片状异常信号灶，T_1WI 呈不均匀等低信号，T_2WI 呈不均匀等高信号，较大截面约 50 mm × 36 mm × 20 mm，增强扫描可见明显强化，病灶周围大片状水肿，表现为 T_1WI 低信号，T_2WI 高信号，增强后无明显强化。双侧—侧脑室受压稍移位，双侧颞顶骨部分缺损，余脑实质信号未见异常，脑室、脑池及脑沟的大小、形态和位置未见异常，中线结构居中。

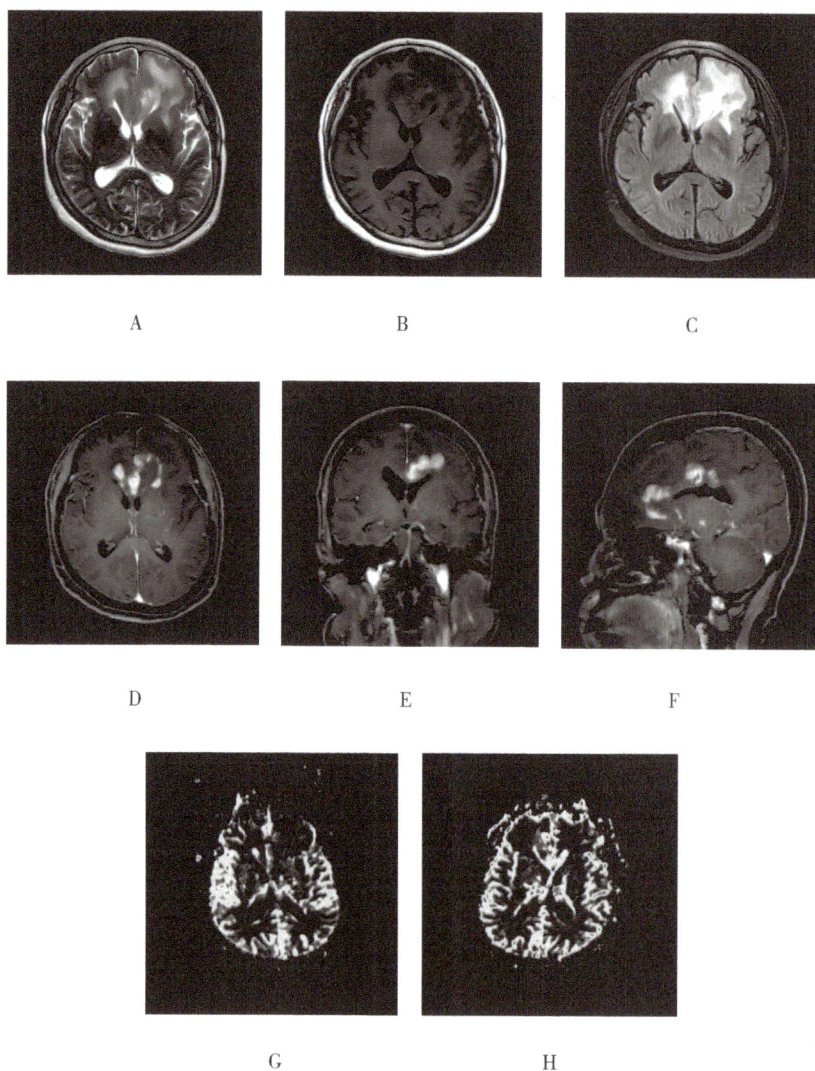

图 11-47　颅脑 MRI 检查结果

注　A. T_2WI 横轴位；B. T_1WI 横轴位；C. FLAIR 横轴位；D. 3D T_1WI 增强扫描横轴位重建图像；E. 3D T_1WI 增强扫描冠状位重建图像；F. 3D T_1WI 增强扫描矢状位重建图像；G. CBF 图像；H. CBV 图像。

三、诊断

1. 术后病理诊断

淋巴瘤。

2. 鉴别诊断

（1）胶质母细胞瘤：多见于中老年人，病程进展快，预后差（浸润性生长特征明显）。多发生于大脑半球皮质下白质区，形态多不规则，内部密度/信号更倾向于不均匀出血、坏死、囊变，周围见中、重度水肿。多为"花环样"不均匀强化。DWI 高信号，MRS cho 峰升高，灌注增高（大量肿瘤新生血管）。

（2）转移瘤：有原发肿瘤病史，肺癌最多见，其次为乳腺癌。常位于灰白质交界区，多数为多发，大小不一，中心易发生坏死、囊变，周围水肿明显并沿脑白质呈指压状分布（具有"小病灶，大水肿"的特点）。磁共振平扫 T_1WI 呈低或等信号，T_2WI 呈高信号。增强扫描呈结节状或环状明显强化，环壁完整，厚而不规则。

（3）脱髓鞘假瘤：高峰发病年龄为 20～40 岁，急性或亚急性起病，激素治疗有效。多位于幕上白质内，一般为单发肿块样病变（直径大于 2 cm），圆形或不规则形坏死罕见，其占位效应和周围水肿程度较轻。磁共振平扫 T_1WI 低信号，T_2WI 高信号，病灶垂直于侧脑室分布，强化方式多样，可呈环形、结节样或斑片样强化。急性期典型表现为开环样强化。

（4）脑脓肿：磁共振平扫脓肿壁 T_1WI 上为等或略高信号，T_2WI 为等或稍低信号；脓液在 T_1WI 为低信号 T_2WI 为高信号。"增强扫描"脓腔无强化，脓肿壁薄，呈完整、均匀的环状强化，内壁光滑而有张力感，可形成"双环征"，邻近软脑膜明显强化。脓液在 DWI 上一般呈明显高信号，ADC 值低。

四、讨论

原发性中枢神经系统淋巴瘤（WHO Ⅲ～Ⅳ级）是起源于中枢神经系统的恶性淋巴瘤，病灶往往局限于脑、眼、脊髓及软脑膜，多无全身其他系统受累。约 90% 的原发性中枢神经系统淋巴瘤病理分型为弥漫性大 B 细胞淋巴瘤（DLBCL）。好发于免疫缺陷的患者，也可见于免疫正常的人群。原发性中枢神经系统淋巴瘤发病率较低，但侵袭性强，恶性程度高，预后极差，激素治疗后肿瘤可短暂缩小，但绝大多数患者不久后复发。原发性中枢神经系统淋巴瘤的临床表现通常与相对快速进展的局灶性神经症状相关，这些症状与肿瘤的神经解剖定位有关。免疫正常的原发性中枢神经系统淋巴瘤患者多见于 60 岁以上老年人，单发病灶多见；免疫缺陷患者发病年龄多为 40 岁左右，多发病灶多见。原发性中枢神经系统淋巴瘤大部分发生于幕上，常累及额顶叶、基底核区及胼胝体。幕下以桥臂多见。组织学上肿瘤生长方式：①瘤细胞常在 V-R 间隙内聚集，呈袖套状排列，嗜血管生长（瘤细胞在血管周围密集，远离血管处稀疏），浸润血管壁，并破坏血管屏障；伴邻近脑实质浸润；

②瘤细胞弥漫性浸润性生长。影像学表现：免疫正常的原发性中枢神经系统淋巴瘤多为单发病灶，肿瘤信号较均匀，囊变、坏死及出血少见；免疫缺陷的原发性中枢神经系统淋巴瘤常为多发病灶，肿瘤信号多不均匀，囊变、坏死及出血多见；肿瘤在T1WI常为等或低信号，T2WI常呈等或稍高信号；肿瘤周围水肿明显，但占位效应较轻，与肿瘤大小不成比例；"握拳样"或"团块样"的明显强化是其典型特征。这是因为原发性中枢神经系统淋巴瘤是乏血管肿瘤，其明显强化是由于肿瘤破坏了血脑屏障，在血管周围间隙呈浸润性生长，并可侵犯周围的软脑膜、硬脑膜或室管膜，呈线样强化。MRS：特征性表现为明显的Lip（脂质）峰。Cho峰升高，无NAA峰或NAA峰明显降低。PWI：灌注减低。

（何文杰）

病例 43 子宫内膜异位囊肿

一、病历摘要

姓名：×××　　　性别：女　　　年龄：48岁

主诉：发现盆腔占位4天。

现病史：绝经2年，绝经后无异常阴道流血、流液，患者外院体检发现盆腔占位，具体不详，我院超声显示：绝经后子宫，内膜无明显增厚，盆腔内混合回声包块，性质待查，右侧附件区囊性包块，输卵管积水？妇科检查：阴道通畅，宫颈光滑，子宫左后方可扪及一大小约10 cm×7 cm的囊性包块，边界不清。

二、检查

检查方法：盆腔MR平扫+增强扫描（3T）。

检查结果：见图11-48。

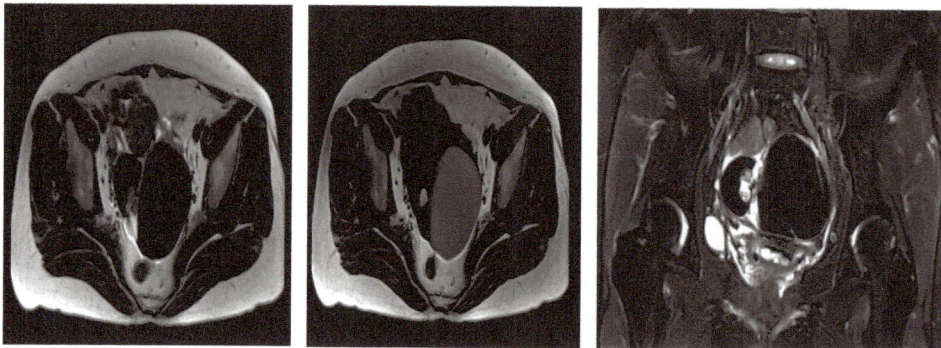

A　　　　　　　　　　B　　　　　　　　　　C

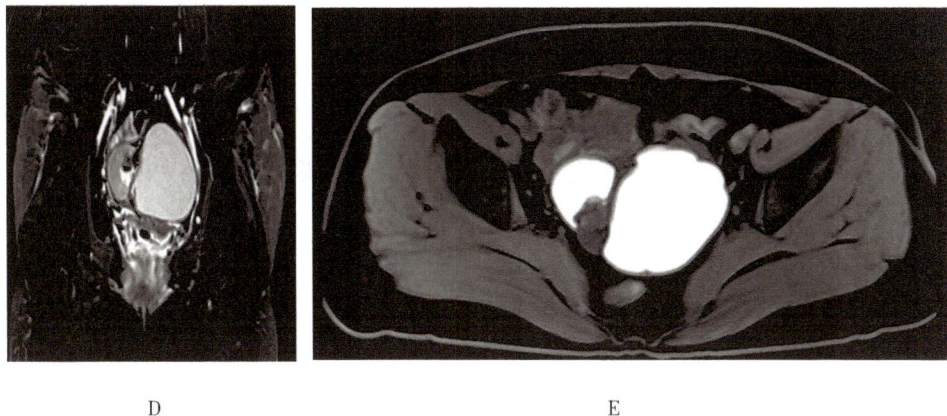

D   E

图 11-48 盆腔 MRI 检查结果

注 A. T_2WI 横轴位；B. T_1WI 横轴位；C. T_2WI 抑脂冠状位；D. T_1WI 增强冠状位；E. T_1WI 增强横轴位。

三、诊断

1. 临床诊断

子宫内膜异位囊肿。

2. 诊断依据

（1）女性，绝经。

（2）MRI 检查显示盆腔左侧类圆形占位，T_1WI 呈稍高信号（图 11-48B），T_2WI 呈低信号（图 11-48A），T_2 抑脂序列呈低信号（图 11-48C），病灶信号均匀，边界清，增强扫描强化不明显（图 11-48D、E）。

（3）盆腔未见明显肿大淋巴结。

（4）手术记录：腹腔镜下见左侧卵巢见一大小约 9 cm×8 cm 囊性包块，壁薄，表面光滑，与左侧盆腔粘连，右侧输卵管未见明显异常，大网膜、余腹盆腔脏器表面未见异常。切除左侧附件及囊肿组织放置标本袋中，送病理检查。

（5）术后病理：（左附件）卵巢子宫内膜异位囊肿伴子宫内膜样囊腺瘤，输卵管组织未见特殊，系膜囊肿。

3. 鉴别诊断

（1）出血性黄体囊肿：典型表现为 T_1WI 上呈高信号，T_2WI 上呈低信号，但往往为单个，出现在月经周期后半阶段，3 个月以后复查出血会减少甚至消失，与子宫内膜异位囊肿有所不同。此外，子宫内膜异位囊肿和附件炎性肿块均可出现粘连的征象，但后者出血机会要少得多，可作出鉴别。

（2）成熟囊性畸胎瘤：典型表现为 T_1WI 上呈高信号，也可以是在 T_1WI 上含高信号成分，但随着选择性脂肪抑制，T_1WI 高信号将变为低信号。

（3）囊腺瘤：浆液性囊腺瘤，单囊或多囊，囊壁光滑，可见大小、分布不一的乳头状突起，信号均匀。黏液性囊腺瘤呈多房性改变，病变一般较大，轮廓光整，分隔清晰，囊内蛋白一般 T_1WI 呈中、高信号，T_2WI 上高信号，但黏蛋白的信号可随黏度而发生改变，增强扫描囊壁、分隔及囊壁结节均强化，囊液不强化。

（4）输卵管卵巢脓肿：T_1WI 呈高信号和 T_2WI 呈低信号，并由于富含蛋白质和潜在相关出血而限制扩散。特点：T_1WI 高信号可以是均匀的或可变的；临床上除了壁增厚和增强，炎性改变和输卵管积脓可有助于诊断。

（5）输卵管积血：子宫内膜异位症是输卵管扩张的常见原因，最常累及输卵管的浆膜和浆膜下；与输卵管积脓不同，子宫内膜异位症患者的输卵管壁通常较薄。

（6）阔韧带子宫内膜异位症：阔韧带是子宫腹膜前后表面的外侧延伸，向外侧汇合，延伸至下方的盆腔侧壁和盆底；阔韧带子宫内膜异位症可表现为附件区卵巢外肿块或卵巢子宫内膜异位囊肿，为孤立性病灶。

（7）子宫内膜异位症相关卵巢癌：最常见的恶性转变为内膜样癌和透明细胞癌。在 MRI 图像上，提示可能恶变的征象包括强化的附壁结节、囊内的分隔有结节样增粗、扩散受限等。

（8）盆腔炎性疾病：可急性发作，发热，白细胞增多，抗感染后腹痛可有效控制，腹痛不受月经周期影响，可表现为囊性，壁较厚，囊内信号不均匀，边缘模糊不清，T_1WI 及 T_2WI 呈混杂信号，增强后囊壁明显强化。

四、讨论

子宫内膜异位症是具有活性的子宫内膜种植在子宫腔以外器官和组织，由于卵巢激素的作用而产生周期性的增生和出血所造成的一类疾病。慢性盆腔痛和不孕是最常见的临床症状。

卵巢子宫内膜异位囊肿典型 MRI 表现为 T_1WI 呈高信号，是由于其内存在亚急性的出血以及较高的蛋白浓度；而 T_2WI 上表现为均匀的低信号，即 T_2 加权像的"阴影"现象，是由于反复出血导致铁质和蛋白的沉积表现；T_2WI "阴影"现象的诊断特异性非常高，但敏感性较差。

目前，子宫内膜异位症最准确的诊断手段是腹腔镜或剖腹探查手术，两者能直接观察到不同异位子宫内膜病灶的分布、形态和粘连情况。而磁共振成像具有良好的软组织分辨率，可多方位、多序列、多参数成像，通过对病变与周围组织器官的解剖关系的分析，可准确判定病变的来源，且可通过病变的形态特征、周围器官的形态、信号改变，来判断病变是否与周围器官组织粘连；另外 MR 脂肪抑制成像、扩散成像以及动态增强扫描可以显示病变的组织特征及病灶血供情况，对确定病变的性质作用明显。与超声和 CT 相比，MRI 对诊断出血性囊肿的敏感性和特异性较高，故 MRI 是诊断本病非常理想的无创性影像学检查手段。

（杨欣欣）

病例 44　输卵管异位妊娠破裂出血

一、病历摘要

姓名：×××　　　性别：女　　　年龄：35 岁

主诉：腹部疼痛不适 1 天，伴呕吐、腹泻。

现病史：患者青年女性，急性起病。因"腹痛"入院。患者平时月经规律，LMP 2023 年 7 月 22 日，有怀孕计划，8 月 20 日阴道流血，量少，褐色，今（8 月 21 日）下午无诱因突发下腹痛，持续性钝痛，阵发性加重，伴肛门坠胀，逐渐转移至全腹痛，间或胀痛及绞痛，无晕厥，伴呕吐 5 次，为胃内容物，伴阵发性全身冷汗、乏力，头晕、心慌，无咳嗽、咳痰、胸痛。尿妊娠试验，弱阳性。

二、检查

检查方法：全腹 CT 平扫。

检查结果：见图 11-49。

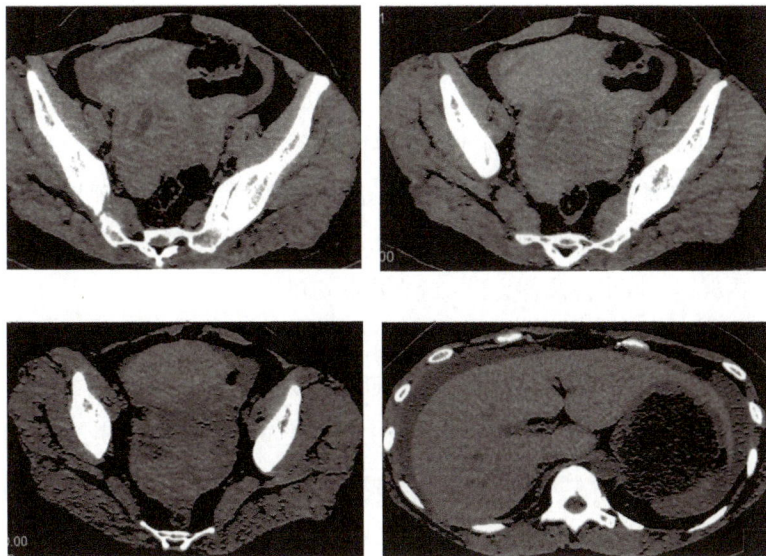

图 11-49　全腹 CT 平扫结果

三、诊断

1. 临床诊断

输卵管间质部妊娠破裂。

2. 诊断依据

育龄期女性，腹痛、阴道流血，盆腔内包块位于子宫右外侧，密度较高，子宫轮廓模糊、宫腔积液，腹腔及盆腔积液。

3. 鉴别诊断

黄体囊肿破裂出血，卵巢囊肿蒂扭转。

四、诊疗经过

患者全身麻醉成功后取平卧位，留置尿管，常规消毒铺巾，消毒脐孔，经脐孔切开皮肤 10 mm，常规气腹后插入腹腔镜，在左右侧髂前上棘内上方分别行 10 mm、5 mm、5 mm 穿刺孔。腹腔积血约 1 500 mL，肠管粘连悬吊于左盆壁，子宫稍增大，质软，表面光滑，活动，未见明显结节样凸起，右侧输卵管扭曲、肿胀，间质部增粗约 3.0 cm×2.5 cm×2.0 cm，表面紫蓝色，见破口，少许渗血，双卵巢及左侧输卵管外观未见异常，吸净积血块后见双侧骶韧带内侧见散在紫蓝色病灶。术中诊断：右侧输卵管妊娠（间质部）破裂，失血性休克，盆腔子宫内膜异位症，肠粘连。将术中情况向患者家属交代，输卵管间质部明显膨大破坏，保留意义不大，存在持续性异位妊娠，再次异位妊娠风险大，其表示理解，签字要求保留输卵管，遂决定行右侧输卵管间质部开窗取胚＋肠粘连＋盆腔子宫内膜异位病灶电灼术＋盆腔引流。

吸净盆腔积血后，分离左盆壁悬吊的肠管，保留术野，提起右侧输卵管，置入标本袋，切开右侧输卵管间质部，扩大破口，清除机化组织置入标本袋，术中追踪血 HCG 92.6 mU/mL，尿 HCG 弱阳性，取出标本未见典型绒毛，吸净管腔机化组织及血块。双极电凝破坏双侧骶韧带内侧紫蓝色病灶，见少量巧克力样液体流出。用生理盐水反复冲洗盆腹腔镜，并用术尔康冲洗盆腔，明确创面无渗血，盆腔留置引流管一条。清点纱布、器械无误，排空腹腔内气体，取出镜及各套管，缝合皮肤切口。

手术过程顺利，麻醉效果满意，生命征波动，快速补液，并输血浆 400 mL，添加红共 1.5 U 后稳定，剩余 1.5 U B 型 Rh 阳性添加红细胞带回病房继续输注，输血过程中无发热等输血反应；输液 750 mL，出血 10 mL，尿量 50 mL，色黄。术后将取出的右侧输卵管妊娠组织送病理检查。

五、讨论

异位妊娠分为输卵管妊娠、腹腔妊娠、卵巢妊娠和子宫妊娠等，但是 95% 的异位妊娠为输卵管妊娠，其中，输卵管壶腹部妊娠占 70% ~ 80%，输卵管峡部妊娠占 10% ~ 25%，输卵管间质部妊娠占 2% ~ 5%。CT 主要表现包括血性腹腔积液、输卵管血肿和输卵管周围血肿。输卵管内血肿在 CT 上显示为高密度结构。

异位妊娠和卵巢出血的对比：如果发现增强的绒毛组织和胎囊，提示异位妊娠的可能性很高，异位妊娠中，由于与妊娠相关的激素发生变化，子宫本身可能会稍大，子宫内膜可能会变厚，但是这些无法得到证实，所以通常很难与卵巢出血相鉴别。妊娠试验是否阳性对于鉴别是有帮助的。但是如果在正常妊娠早期合并卵巢出血（从妊娠黄体排出），则妊娠试验可能为阳性，所以这时如果妊娠试验阳性，也不一定是异位妊娠。

卵巢囊肿破裂，囊肿表面下陷并出现凹痕。CT 上可以观察到囊壁破裂和变薄。在成熟的囊性畸胎瘤的影像中，可见腹腔内的脂肪成分与腹腔积液共同形成一个液面的特征，在有子宫内膜异位囊肿的情况下，渗漏的血液成分在 CT 上呈高密度，在 MRI T_1 加权像中呈不受脂肪抑制的高信号。

卵巢囊肿蒂扭转：在 CT 和 MRI 图像中可以看到，引起水肿和（或）淤血的输卵管和周围肠系膜可能与卵巢肿块接触并显示为与子宫相连的块状或条索状结构，这是其特异性表现。除此之外血管集中在条索状结构中，肿块表面的血管、肿块内血肿和增强效果不明显（由于严重扭转时动脉闭塞）是卵巢肿块蒂扭转的特征。非特异性表现包括子宫向患侧移位、患侧血管扩张、少量腹腔积液和脂肪组织浸润等。

（陈　群）

参考文献

［1］李怀波，崔峥，于璟，等．实用医学影像检查与常见疾病影像诊断［M］．西安：西安交通大学出版社，2022．

［2］蒲馨，杨颖，张晓燕．医学影像研究与应用［M］．长春：吉林科学技术出版社，2021．

［3］代京翠．临床医学影像诊断与实践［M］．长春：吉林科学技术出版社，2022．

［4］王宝锋．新编医学影像技术与诊断［M］．南昌：江西科学技术出版社，2022．

［5］丛建玲．实用临床影像诊断与分析［M］．哈尔滨：黑龙江科学技术出版社，2022．

［6］唐汐．实用临床影像学［M］．天津：天津科学技术出版社，2020．

［7］王燕．临床影像诊断研究［M］．武汉：湖北科学技术出版社，2022．

［8］纪方强．影像基础与诊断学［M］．武汉：湖北科学技术出版社，2022．

［9］安红卫．临床医学影像诊断与实践［M］．上海：上海交通大学出版社，2023．

［10］高素娟，刘建新，赵宇博，等．医学影像学读片指南［M］．上海：上海交通大学出版社，2023．

［11］刘坚．医学影像诊疗与技术［M］．济南：山东大学出版社，2021．

［12］李剑，李书强，夏祥静，等．现代医学临床影像学［M］．哈尔滨：黑龙江科学技术出版社，2021．

［13］王成禹．现代医学放射影像学［M］．汕头：汕头大学出版社，2023．

［14］郑娜，姜波，崔文超，等．实用临床医学影像诊断［M］．青岛：中国海洋大学出版社，2020．

［15］王翔，张树桐，谢元亮，等．临床影像学诊断指南［M］．郑州：河南科学技术出版社，2020．

［16］杨贵昌．医学影像学基础与应用［M］．武汉：湖北科学技术出版社，2022．

［17］谢强．临床医学影像学［M］．昆明：云南科技出版社，2020．

［18］孙凤涛．实用医学影像诊断与技术应用［M］．南昌：江西科学技术出版社，2021．

［19］何正平．实用医学影像诊疗指南［M］．长春：吉林科学技术出版社，2019．

［20］苗同敬，李剑，李凤英．医学影像诊断精要［M］．上海：上海交通大学出版社，2024．

［21］MÜLLER H L, MERCHANT T E, WARMUTH-METZ M, et al. Craniopharyngioma ［J］. Nat Rev Dis Primers, 2019, 5（1）: 75.

［22］DIAZ M J, KWAK S H, ROOT K T, et al. Current Approaches to Craniopharyngioma Management ［J］. Front Biosci（Landmark Ed）, 2022, 27（12）: 328.

［23］SALMON M K, KSHIRSAGAR R S, EIDE J G. Craniopharyngioma surgery for rhinologists ［J］. Curr Opin Otolaryngol Head Neck Surg, 2023, 31（1）: 45-52.

［24］郝跃文, 刘燕, 印弘. 颅内实性血管母细胞瘤的 MRI 表现与病理基础 ［J］. 中华神经外科疾病研究杂志, 2015, 14（4）: 331-333.

［25］陈峥, 关惠英, 黄晓健, 等. 小脑实性血管母细胞瘤的 CT 与 MRI 诊断 ［J］. 罕少疾病杂志, 2017, 24（2）: 10-11.

［26］HO V, SMIRNIOTOPOULOS J, MURPHY F. Radiologic-pathologic correlation: hemangioblastoma ［J］. Am J Neuroradiol, 1992, 13（5）: 1343-1352.

［27］ZACCAGNA F, BROWN F S, ALLINSON K S J. In and around the pineal gland: a neuroimaging review ［J］. Clin Radiol, 2022, 77（2）: e107-e119.

［28］OGIWARA H, LIAO Y M, WONG T T. Pineallgerm cell tumors and pineal parenchymal tumors ［J］. Childs Nerv Syst, 2023, 39（10）: 2649-2665.

［29］CAMBRUZZI E, MEDEIROS M S, DA SILVAJN A M. Pineal anlage tumor: a case report and review of the literature ［J］. Childs Nerv Syst, 2022, 38（8）: 1625-1629.

［30］SETHI D, ARORA R, GARG K P. Choroid plexus papilloma ［J］. Asian J Neurosurg, 2017, 12（1）: 139-141.

［31］SHI Y Z, CHEN M Z, HUANG W. Atypical choroid plexus papilloma: clinicopathological and neuroradiological features ［J］. Acta Radiol, 2017, 58（8）: 983-990.

［32］KABASHI A, AHMETGJEKAJ I. Choroid plexus papilloma-case presentation ［J］. Curr Health Sci J, 2021, 47（2）: 310-313.

［33］BUERKI R A, HORBINSKI C M, KRUSER T. An overview of meningiomas ［J］. Future Oncol, 2018, 14（21）: 2161-2177.

［34］CHEN R, AGHI M K. Atypical meningiomas ［J］. Handb Clin Neurol, 2020, 170: 233-244.

［35］MAGGIO I, FRANCESCHI E, TOSONI A. Meningioma: not always a benign tumor. A review of advances in the treatment of meningiomas ［J］. CNS Oncol, 2021, 10（2）: CNS72.

［36］MAIURI F, MARINIELLO G, BARBATO M. Malignant intraventricular meningioma: literature review and case report ［J］. Neurosurg Rev, 2022, 45

（1）：151–166.

[37] CHENG Z, CHAO Q, ZHANG H. Intraventricular cystic papillary meningioma：a case report and literature review［J］. Medicine（Baltimore）, 2020, 99（31）：e21514.

[38] CHEN H, LAI R, TANG X. Lateral intraventricular anaplastic meningioma：a series of 5 patients at a single institution and literature review［J］. World Neurosurg, 2019, 131：e1–e11.

[39] WANG H, HUANG Y, NIE P. MRI findings in intraspinal mature teratoma［J］. Clin Radiol, 2016, 71（7）：717.e1–8.

[40] SCHMIDT R F, CASEY J P, GANDHE A R. Teratoma of the spinal cord in an adult：report of a rare case and review of the literature［J］. J Clin Neurosci, 2017, 36：59–63.

[41] GROMMES C, DEANGELIS L M. Primary CNS Lymphoma［J］. J Clin Oncol, 2017, 35（21）：2410–2418.

[42] RUBENSTEIN J L. Primary CNS lymphoma：progress with dose–intensive consolidation ［J］. J Clin Oncol, 2022, 40（32）：3681–3687.

[43] HOANG–XUAN K, BESSELL E, BROMBERG J. European association for neuro–oncology task force on primary CNS lymphoma. diagnosis and treatment of primary CNS lymphoma in immunocompetent patients：guidelines from the European Association for Neuro–Oncology［J］. Lancet Oncol, 2015, 16（7）：e322–332.